顾植山五运六气医学书系

U0265493

顾植山◎著

吴　波　姜东海◎整理

# 顾植山

## 运气

### 医论选

中国健康传媒集团
中国医药科技出版社

## 内容提要

本书收集整理了顾植山教授论述运气学说的文章，据其内容分为文化卷、医论卷、抗疫卷和传承卷。向读者全方位展示了顾植山教授关于五运六气原理、五运六气各层次气化的致病规律、五运六气在判定气候变化方面的应用等内容，并重点阐释了如何运用五运六气来诊断疾病、指导疾病治疗。读者通过阅读此书可以全面了解、正确认识五运六气，基本学会运用五运六气诊断、治疗疾病的思路，提高疾病治疗的有效率。

## 图书在版编目（CIP）数据

顾植山运气医论选 / 顾植山著；吴波，姜东海整理. —北京：中国医药科技出版社，2023.4

（顾植山五运六气医学书系）

ISBN 978-7-5214-3790-4

Ⅰ.①顾⋯　Ⅱ.①顾⋯②吴⋯③姜⋯　Ⅲ.①运气（中医）—文集　Ⅳ.①R226-53

中国国家版本馆CIP数据核字（2023）第038074号


**美术编辑**　陈君杞
**版式设计**　南博文化

出版　**中国健康传媒集团** | 中国医药科技出版社
地址　北京市海淀区文慧园北路甲22号
邮编　100082
电话　发行：010-62227427　邮购：010-62236938
网址　www.cmstp.com
规格　710×1000mm $^1/_{16}$
印张　20 $^3/_4$
字数　442千字
版次　2023年4月第1版
印次　2024年3月第2次印刷
印刷　北京印刷集团有限责任公司
经销　全国各地新华书店
书号　ISBN 978-7-5214-3790-4
定价　**59.00元**

获取新书信息、投稿、为图书纠错，请扫码联系我们。

# 自序

习近平主席曾于2010年在澳大利亚皇家墨尔本理工大学中医孔子学院授牌仪式上说："中医药学凝聚着深邃的哲学智慧和中华民族几千年的健康养生理念及其实践经验，是中国古代科学的瑰宝，也是打开中华文明宝库的钥匙。"2015年习主席在致中国中医科学院成立60周年贺信中重申了这一观点。

习主席的话给了我很大的震撼和启发。过去只是讲中医学是中华文化伟大宝库的重要组成部分，是伟大宝库中的一颗明珠，"钥匙论"较之"重要组成部分"的提法显然上升了一个很高的层次。

古代文献中讲伏羲画八卦，伏羲比黄帝早得多，古人为什么不把文明的起源定于伏羲或者更早而要定在黄帝时代？这是一个值得学术界深思的问题。

懂得了什么是"中华文明"，读懂了《黄帝内经》，才能理解在丰富多彩的中华文化载体中，为什么中医药学能成为打开文明宝库的"钥匙"。

在"钥匙论"这盏明灯的指引下，笔者对我国的文化史、文明史及医学史重新进行了系统学习和探究，本论文集的第一部分文化卷，主要是笔者这几年在这一方面的思考和认识，认为中华文明的标准是对自然周期节律的认知和把握，"三皇"是中华先民认识自然周期节律的三大里程碑。伏羲时代从天象二十八宿定一年四象四季，是为"天皇"，这是古人认识自然周期节律的第一阶段；神农时代从地象动态太极创洛书、后天八卦，是为"地皇"，由动态太极产生开阖枢三阴三阳的六节律，这是古人认识自然周期节律的第二阶段；黄帝时代完成了对十二律吕和五行学说的认识，创建了六十甲子，所制定的"调历"成为人们生产生活中遵行的准则，也是中华文明成熟的标识，所以黄帝是"人文始祖"，为"人皇"。这些都是古人在对自然规律的科学探索中总结出来的模式，三皇文化建立在古代科学基础之上！

中华文化不讲上帝，而把自然的周期规律称作"天"；"天人合一"就是人与自然在动态节律上同步和谐。

各种物象都会呈现出生、长、化、收、藏的五个过程，这是五行学说的基础；五、六周期是构成六十甲子的基本节律，是中华文明的标志性成果。阴阳五行研究的进一步深化，就产生了"五运六气"学说。

《黄帝内经》中的"五运六气"是讨论天人相应关系及如何通过天人合一达到健康的理论。中华先民对自然周期节律的认知，在五运六气学说中反映得最为集中、最为系统，此所以中医药学能成为打开中华文明宝库的钥匙的重要原因。

本论文集的第二部分医理卷，是笔者近30多年来从五运六气角度对中医理论研学后的一些重新解读。

早在20世纪80年代，已故中医学家方药中先生就明确指出：五运六气是中医基本理论的基础和渊源！可惜方老早逝，未能对这一英明论断展开具体阐述。遵照方先生指示的方向，笔者着意于中医基本理论与五运六气关系的研究，逐步领会到《黄帝内经》中处处都是五运六气，中医理论基本建立在五运六气基础之上。

例如，中医学的"藏象"讲的是天地自然五行之象在人体的表现，《黄帝内经》讲"各以气命其藏"，"五藏六府"的模式显然源于五运六气，没有五运六气，何来"五藏六府"？现在将基于时间的藏象学说代之以基于空间解剖实体的脏腑器官，藏象理论的天人相应思想被严重曲解。

再拿中医学中最基本的理论"阴阳"来说，古人讲"太极生两仪"，太极是古人观察万事万物周期节律变化的最基本的图式，描绘了周期变化中的两种象态——阴阳，由小到大，由衰到盛的象称为"阳"；由大到小，由盛到衰的象称为"阴"。古人又将自然界阴阳的盛衰变化周期理解为一种"离合"运动，离合过程有开、阖、枢三种状态，阴阳各有开、阖、枢，就产生了三阴三阳六气。三阴三阳说是中医学对阴阳学说的一个重要拓展，是中医阴阳学说的精髓。懂得了阴阳的开、阖、枢，才能理解由此派生出来的一系列概念和理论。

三阴三阳在中华文明中称"六律"，"王者制事立法，物度轨则，壹禀于六律，六律为万事根本焉"。中医也不例外。用三阴三阳来指导经方的应用是张仲景在理论上最大的贡献，"六经辨证"其实就是"六气辨证"。柯韵伯讲"六经之为病，不是六经之伤寒，乃六经分司诸病之提纲"；俞根初说"以六经钤百病，为确定之总诀"，这些观点已是医界共识。

《伤寒论》中的"六经病欲解时"，源于"开阖枢"的时间定位，讲的是六经的"相关时"，指导临床应用意义重大。由于张仲景在《伤寒论》中语焉未详，后世医家大多不明所以，导致这一重大理论被废弃。

对温病的卫气营血辨证与《伤寒论》的六经辨证，学术界颇多争议，其实叶天士在讲卫气营血时，明言"辨卫气营血与伤寒同"，依据的仍是阴阳开阖枢理论，从三阴三阳开阖枢的模式就可以把两者统一起来。

"七损八益"是对天地阴阳动态变化盈虚损益的描述。《素问·阴阳应象大论》提出调和阴阳的大法是"知七损八益，则两者可调"。由于摒弃了五运六气开阖枢，这一重要思想在现行许多著作中成了"房中术"！

《黄帝内经》反复强调的是"谨守病机"，辨病机要求从五运六气的时间动态看问题，"握机于病象之先"，抓的是先机、隐机；而辨证论治是治已病的思想，病未发作时往往无证可辨，只能在已病后抓"后机"了。

五运六气渗透于中医理论的方方面面，十二经络的命名用的是五运六气的三阴三阳，其理论体系基于五运六气不容置疑；药性的"五苦六辛"，脉学的寸口六部等中医核心理论，无不如是。丢掉了五运六气，教科书中许多中医的基本概念都走样了。需要用五运六气来重新认识中医基础理论的构架原理和起源问题。

运气学说强调天人间动态节律的同步和谐是保持健康的基本要求，人与自然不同步，天人不相应，是产生疾病的最主要原因。从天人合一追求健康的思想通过五运六气的应用得到落实，可为实现全民健康从治病为中心向健康为中心的转移提供强有力的理论支撑。

有了"钥匙论"这盏明灯，再读《黄帝内经》感觉就完全不一样了，随处可见中华医学的特色优势，处处都是中华文明的奇珍异宝！

第三部分是抗疫卷。2002~2003年，SARS的爆发，给人们带来了灾难，也给中医学和五运六气学说带来了考验和机遇。

在重温《黄帝内经》的运气理论时，发现按照《素问遗篇》中"刚柔失守""三年化疫"的理论，完全可以在2年以前就预见到SARS疫情的发生。2003年，笔者写了《疫病钩沉——从运气学说论疫病的发生规律》一书，书中运用运气理论对SARS疫情的预测，引起了国家中医药管理局的重视。2004年3月，国家中医药管理局启动"运用五运六气理论预测疫病流行的研究"特别专项课题，由笔者负责。结题时专家组验收意见："所作数次预测与以后发生的实际情况基本一致，初步证明了五运六气学说在疫病预测方面具有一定准确性，为重新评价运气学说提供了重要依据。""课题组在预测方法学上从多因子综合和动态变化的角度辩证地进行疫情分析预测，态度是科学的，客观的；方法是先进的。"在2008年启动国家科技特别专项时，"中医疫病预测预警方法研究"被列为国家"十一五"科技重大专项子课题，仍由笔者负责。在"十一五"重大专项期间，课题组成功预测预警了2009年的甲型流感疫情，因而又滚动进入"十二五"。2013年出现规模不大的H7N9疫情，课题组较精确预测了疫情消退的时间。从预测SARS到禽流感、手足口病、甲型流感、H7N9，基本上屡测屡验，显示了运气学说对疫病预测预警的意义和价值。

我们在预测预警的实践中深深体会到，预测是对前人经验的总结应用，前人的经验非常宝贵，但如何用好这些经验和规则，则有许多复杂的道理。社会上对运气预测存在一极大误解：认为运气学说的预测方法是根据天干地支的推演就可以直接获取结果，社会上也确有人仅仅摘用《黄帝内经》中的片言只语就去搞预测的，虽然有一定的符合率，但为什么会经常不符合？因为推演的只是五运六气的常位格局，不是结果。《黄帝内经》明确指出："时有常位，气无必也！"强调"不以数推，以象之谓也"。对临床更实用的是疫情发生后能看到相关的运气病机，找到针对病机的防治措施。对预测重大疫病来说，分析不正常运气的状态比常位运气的推演更为重要。

有人把五运六气学说定义为"古代的医学气象学"，这也是一个误区。在运气学说中，气象、物象、脉象、病象均受五运六气规律的影响，但病象、脉象等可以先于气象或单独出现，尽管气候对健康和疾病有重要影响，但五运六气并不源于"古人对气象变化规律的总结"。

运气学说的意义，不仅表现在对疫病的预测上，更是中医分析疫病病机和制定治则不可或缺的重要依据。用五运六气去分析和把握病机，才是最需要的。

这一部分的论文大致反映了我们在预测实践中的经历和心得体会。2015年重大专项结题后，我们更致力于五运六气对疫病防治的应用性研究。在抗击新冠的战斗中，我们以五运六气理论为指导制订的一些防治方在全国得到广泛使用，发挥了积极作用，《中国中医药报》2020年4月29日发表了《五运六气向新冠肺炎亮剑》的长篇报导，2023年1月12日发表了《龙砂医派顾植山立足五运六气伏邪两感理论　谨守"少阴"病机应对新冠病毒感染》一文，中医界需要重新认识和正确把握五运六气在疫病防控中的地位和意义。

本论文集的第四部分传承卷，主要为传承弟子总结发表的一些笔者的学术观点和他们的跟诊心得体会。

　　2012年，国家中医药管理局启动中医学术流派传承工作室建设项目，并以龙砂医学流派为试点。贯彻流派传承要落实到推广应用的精神，要求我们向外省设2个推广工作点，参照国家"全国名老中医药专家传承工作室建设项目"的模式，开始时每个点只带2个传承人。我们在广东省中医院和山东临沂市人民医院设的2个推广点的传承弟子，临床业务能力快速提升，而且带动了周围同事，显示了中医传承可以形成一定规模的团队效应；国家中医流派传承基地推广了我们的经验，扩大了传承队伍，龙砂医学流派的传承推广工作在全国乃至海外快速展开。目前，龙砂医学流派在全国各地的推广工作站已达43个，已拜师的弟子逾千人。

　　我们在传承中有两点深刻体会：

　　一、传承不是师生间的单向知识传授，而是教学相长，许多问题经过互相切磋，互相启发，共同提高，并形成学术发展的坚实基础。例如我们在抗击新冠感染时，每年根据运气变化制定不同的防治方，不是根据理论推断就想当然推介，而是在全国团队成员中先经过不同地区的不同医生的多点验证，做到心中有底后再作推广。

　　二、书本是不完全知识，只有经过实践检验的知识才是最可靠的。传承需要"创造性转移，创新性发展"。就拿"三因司天方"的临床应用来说，前人留下的书本资料非常有限，陈言之后800多年被束之高阁，知者寥寥；现经众多龙砂传人的大量应用和推广，已从独门秘技发展成为流行时方，从文中一些疗效神奇的验案报道中可以看到，临床应用的范围和思路大大超出了原文献的记载，许多是传承学生的临床发现和发挥，是团队智慧的再创造。

　　笔者负责龙砂医学流派传承工作室建设项目并作为流派代表性传承人，承担了较多传承教学及国家继续教育项目的教学任务，为教学所需，诸多推广工作站、培训承办单位和一些传承弟子都内部编印了论文选集，但内容参差，体例杂乱，大家迫切希望笔者能自己编集一个版本，笔者在所见流传各本中，见山东省中医院吴波大夫所编内容较为全面，文字校对也颇精细，遂以吴本为基础，又请安徽中医药大学姜东海同学补充收集，完成此稿。

　　中医学博大精深，五运六气奥妙无穷，笔者对五运六气的探索尚在初阶，许多观点还不成熟，论述多有不足，抛砖引玉，有望于读者诸君多多指正。

顾植山

岁在癸卯甲寅中澣于合肥

# 目录

## 文化卷

## 医论卷

# 抗疫卷

# 传承卷

文化卷

# 阴阳索隐——兼谈中华文明的三大里程碑

## 一、阴阳的来源

　　阴阳的概念来源于太极图，故而要想清楚阴阳的来源，就先要明白太极图的概念。太极图其实是古人观察各种自然界的动态变化，自然而形成的一个模式。古人测量一年中太阳影子的变化，把这些数据连起来就形成了太极图如图1-1。现在经常把夸父追日讲成是古代有个人每天跟着太阳走，找太阳下山的地方。但在《山海经》里写得很清楚，夸父追日是"欲追日景"。"景"通"影"，夸父就是专门研究太阳影子的专家。如果说夸父是追着太阳落山走，理应是向西走，但是《山海经·海外北经》和《山海经·大荒北经》中记载夸父都是在向北走，夸父"北饮大泽"，他要找的是北方，最后"未至，道渴而死"。"渴"通"竭"，"道渴"就是走到后来没有路走了。所以，夸父每天是在研究太阳的影子，是第一个在时间上找到冬至点，在空间上找到北的人。正是因为夸父有这样的巨大贡献，古人才会用故事来纪念他。

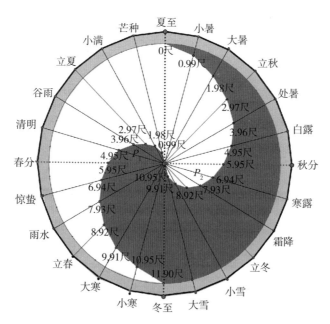

图1-1　周髀算经太极图

太极图源自科学观察，不仅观察太阳的影子可以形成太极图，而且观察自然界中各种动态变化的周期规律，都可以形成太极图。譬如，按照日间、夜间时间的变化数据：夏至晚上最短，过了小暑，晚上时间长一点，大暑时间又长一点，晚上时间不断增加，到冬至点晚上时间最长，这样按照二十四节气白天、晚上时间长度的变化，就可以形成太极图。太极图就是自然界周期性变化规律的一个模式，不是哪个哲学家为了说明事物之间相互关系而设计出来的图。发现这个自然模式后，我们可以看到阴阳是互相对立统一、互相消长、互相转化的，这就是哲学的内容了，所以哲学是对自然模式的智慧解读。

## 二、阴阳的本义

太极生两仪，"仪"是一种象态，不是指物质。若阴阳是两类物质，那就成了"太极生两物"了。从太极图可以看出，由衰到盛的象态叫作阳，由盛到衰的象态叫作阴。一年中上半年为阳，下半年为阴，它不是两个世界，而是同一个世界的不同的时态。白天跟晚上也是同一个世界的不同的时态。了解了太极图的来源，我们就知道什么是正确的太极图。北宋周敦颐画的就是哲学的太极图，因为他没有见到古代的太极图。我们现在看到的大多是艺术化的太极图，不能表达太极的真正含义。笔者曾看到过一个中医文化进校园的太极图，图中冬至位上阳气最大，以后阳气不断减少，到夏至点阳气最少，这样阴阳颠倒的太极图，能给我们的儿童什么样的教育？

## 三、开阖枢与三阴三阳

《内经》中有一篇关于太极阴阳动态变化的篇章——《阴阳离合论》，讲的是太极的开阖枢变化产生三阴三阳。原文："圣人南面而立，前曰广明，后曰太冲；太冲之地，名曰少阴；少阴之上，名曰太阳；……广明之下，名曰太阴；太阴之前，名曰阳明；……厥阴之表，名曰少阳。……是故三阳之离合也，太阳为开，阳明为阖，少阳为枢；……三阴之离合也，太阴为开，厥阴为阖，少阴为枢。"把三阴三阳的时间点和方位定得非常明确，这就是阴阳"六气"的来源和本义。六气就是三阴三阳，三阴三阳来源于开阖枢。有些著作讲六气是风、寒、暑、湿、燥、火，这是讲六气相应的气象，不是六气本义。从阴阳的离合运动才能理解为什么太阳是寒水。有医家认为太阳是阳多，阳多怎么能叫寒水呢？应该改成太阳君火；少阴在北方，怎么配君火呢？要把少阴改成寒水。这都是因为不了解开阖枢而产生的误解。《史记·历书》曰："以至子日当冬至，则阴阳离合之道行焉。"这是以冬至点作为阴阳离合的起点。开阖枢思想有一个非常重要的文化信息被我们忽略了，就是洛书怎么来的？（图1-2）

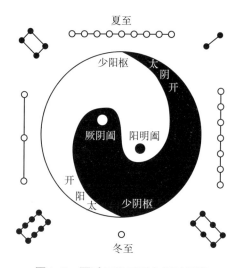

图1-2　顾氏三阴三阳太极时相图

　　洛书就是由太极的开阖运动产生的，是数字化的太极图，和开阖枢产生的六气高度一致。冬至后天气越来越冷，进九，所以太阳配寒水，洛书的点数是十以内最大的偶数八。这里"太"不是大的意思，是最早的意思，最早的老祖宗叫"太祖、太宗"，阳气刚出来的时候叫"太阳"。不懂得动态开阖枢的位置，就不理解什么叫"太阳寒水"。哲学概念的阴阳与《内经》的三阴三阳概念是不一样的，所以《阴阳离合论》中黄帝有"今三阴三阳不应阴阳其故何也？"之问。中医有了三阴三阳的阴阳学说，更完整地显示了古代阴阳学说的科学内涵。看到开阖枢的图（图1-3），就知道洛书的数是怎么来的。

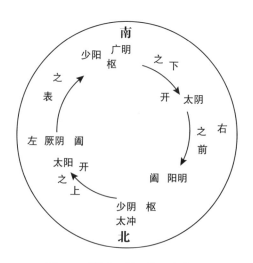

图1-3　顾氏三阴三阳开阖枢图

"广明之下"，就是过了夏至点温度最高，一天中过了中午，阳气最多，阴气最少，所以此处是2个点，表达阴气最少；中午以前阴气较中午以后阴气要多一些，所以是4个点；半夜以后的阴气比半夜以前的要重，所以代表半夜后的东北位是8个点、半夜前的西北位是6个点。整个洛书的点都反映了动态的气化状态。所以，看了动态的开阖枢，才能理解洛书是怎么来的。

## 四、什么叫三生万物

许多研究《道德经》的专家不研究《黄帝内经》、五运六气，不懂得开阖枢，把三生万物的"三"讲成是天、地、人。《黄帝内经》曰："三而成天，三而成地，三而成人。"天、地、人都是由"三"产生的，所以"三"不可能再是天、地、人。"三"是开阖枢的三种象态，是动态的。"三"一分阴阳就变成"六"，《黄帝内经》讲的是六生万物，《素问·至真要大论》曰："天地合气，六节分而万物化生矣。"《左传》也说："天有六气，降生五味，发为五色，徵为五声。"六生万物跟三生万物是一个思想。河图、先天八卦是怎么变成洛书、后天八卦的？其实就是从开阖枢来的。

先天八卦的"离"卦在东边，代表太阳，但是太阳升起来以后不会停留在东方，要转到南方，所以后天八卦的"离"卦就从东方到南方。以后又要不断地下降，所以代表最大阳的"乾"卦就要落到西北的方位了。北方原来是"坤"卦，都是阴爻，为什么后天八卦要变成"坎"卦，里边加一个阳爻？因为冬季，植物地面上的茎叶枯萎并不是阳气没有了，而是以种子的形式储藏起来，作为下一个生命周期的原动力，"命门"思想就是这样来的。通过开阖枢就知道，少阴中一定要有阳，这是开阖枢也是《内经》中非常重要的思想。

开阖枢思想是什么时候有的呢？我们现在太局限于文献研究，因为最早的文献记载也就是3000多年前的甲骨文，而甲骨文记载的信息是非常有限的。在没有文字的远古时期不可能用文字的形式来表达，大多数留下的是图。河南濮阳的西水坡墓葬距今约6500年，这比5000年前的黄帝时期早，比8000年前的伏羲时期晚。这个墓葬里出现了左青龙、右白虎的文化现象。现在流传的四象八风、二十八宿是伏羲文化，6500年前的墓葬出现青龙、白虎，证明了6500年前的神农时期就已经有了青龙、白虎等有关伏羲文化的记载，完全可以从许多出土文物、考古遗迹中得到印证。另外还可以通过天文考古恢复古代的天象：二十八宿作为时间坐标，出现的最合理的年代是在距今大约7700年前，当时二十八宿在赤道上的分布相当均匀，所以把二十八宿作为时间坐标。现在的二十八宿间的距离已经相当不均匀，不可能把现在的二十八宿作为二十八个时间坐标。西水坡墓葬的周围还有几个殉葬的儿童，当时没有意识到这些儿童跟墓主人之间的关系。当时发掘出来的陪葬孩童有4个，最小的是一个10~12岁的小女孩，在墓主人的西边；最大的是一个16岁左右的男孩，葬在东边；北边有一个14岁左右的男孩；南边还有一个小孩未做鉴定。为什么最大的男孩放在东边，而最小的女孩放在了西边？因为在八卦中，东方是震卦，代表长男，古代"东宫太子"就是这一文化的代表；西方的卦是兑卦，兑卦象征着少女；坎卦是中男，在北方。这是非常强烈的后天八卦的形式。由此推测，后天八卦不是由周文王创立的。现在讲授《易经》的都讲后天八卦是由周文王创立的文王八卦，然而在6500年前的大约是神农时期的墓葬中已经有了后天八卦，比周文王早了大概3500年，这个发现非常重要。

## 五、关于神农文化

现在人们对神农文化的了解极少，误解很多。看到有些书上讲神农是刀耕火种的农业社会的创始人，创造的是钻木取火和翻土的农具。曾看到一个神农塑像，一只手正在钻木取火，另一只手拿着水稻，这是对神农文化的极大误解。中国的农业社会是到6000多年以前的神农时期才有的吗？河南贾湖遗址距今约9000年，里面农业社会的各个要素已经相当完备；湖南也发现了距今约15000年的水稻。因此，不是神农时代才有农业社会的。我们通过对濮阳墓葬和三星堆遗址的考察可以知道，神农时期最重要的文化是把先天八卦变成后天八卦，把河图变成洛书。他们的文化符号是南方的九数，南方色赤，所以把神农叫作炎帝。不了解神农文化这一特性，看到三星堆遗址就不会解释了。神农把代表太阳的离卦从东方转移到南方，说明他们重视南方的太阳，所以洛书南方的数要取最大的奇数"九"。

三星堆出现的大眼睛头像、三足鸟的铜器等，许多人不明白，所以出现了"外星文化说""西亚文化说""中华文明西来说""甲亢说"等诸多争论。懂得神农文化后就能解释清楚，为什么眼睛那么大？因为"离为目"，神农用同时代表太阳的离卦作为他的文化符号，所以要突出眼睛。为什么是九头鸟？本来河图南方的成数是七，神农推崇南方的太阳，故把最大的奇数九放到南方。南方朱鸟跟太阳联系起来，所以出现了太阳中的朱鸟，再联系到九数，就有了"九头鸟"。

还有一个典型的例子：三星堆中有两棵巨大的青铜树，1号树高3.96米，2号树只有1号树的一半大；1号树是细柳，2号树是扶桑。扶桑代表日出，有人问"为什么代表日出的树，比代表日落的树小一半呢？难道日落比日出更好看吗？"懂了神农文化后就非常容易理解。

## 六、中华文明的三大里程碑

中华文明的形成过程，经过了伏羲、神农、黄帝这三大里程碑，其实这也是阴阳学说发展的三大里程碑。因为到黄帝时期才比较成熟，所以我们把中华文明的标志定在这个时期。伏羲时期，有了太极生两仪，有了阴阳；两仪生四象，有了一年四季；四象生八卦，又生出八方、八风等格局，但这还是阴阳的初级模式。

到神农时期有了开阖枢，有了"三"，产生了六气，形成九数。到黄帝时期找到了十二律，十二律使六气成了标准的"律"；黄帝又建立了五行学说，"五"跟"六"的结合产生了六十甲子，有了沿用至今的黄历。三皇的文化沿革非常清楚，不是不可考的神话。黄帝时期确立了三阴三阳"六律"以后，六律成为万事根本，"王者制事立法，一本于六律"！依据六律建立的黄历，应用到人们生活生产的方方面面，促使了社会的繁荣辉煌，所以把黄帝讲成"人文始祖"和"人皇"。天皇、地皇、人皇不是一个比一个低，而是逐级发展。到黄帝时期发展到中华文明的最高级，所以讲"黄帝陵是中华文明的精神标志"，而不是以伏羲、《易经》为标志。

要深入发掘现存的文献资料里找不到的信息，可以"象罔索珠"，从无字文献中下功夫。之所以三星堆里有那么大的青铜礼器，说明古人把这个看得非常重要，是传承给我们后人的重大文化信息，我们要读懂这些东西。读懂五运六气对理解整个《内经》理论有非常重大的意义。"六"代表"炎"，"五"代表"黄"，所以五运六气是炎黄文明的标志性成果。不懂开阖枢，就丢掉了阴阳离合思想，就讲不好什么叫"七损八益"。七、八的概念已经深入到生活的方方面面，譬如为什么说"七不出，八不归"？为什么"七上八下"是不好的词？这些都跟阴阳离合运动的特点有关系。北宋沈常说："损益之不分，害生民之命。"这是阴阳学说和天人合一的关键。通过三阴三阳，就可以知道古人治病思想的高明。《伤寒论》是应用三阴三阳学说的典范。最近盛行的龙砂开阖六气针法，不需要找具体穴位，直接找三阴三阳，思路清晰，非常简单，效果超过传统针法。其实许多早期文献上都不讲具体穴位，只讲"治阳明""刺太阳"等。通过疗效，我们看到，在治疗时可以不去关注疾病本身而治愈疾病，真正的从"以治病为中心"转变到"以健康为中心"。五行的五气更立中，为什么木生火，是因为春天过后就是养长的夏天，而不是因为木材燃烧了产生火。天六地五，开阖枢是自然层面的天的变化规律，六气是天的象，五行是地上看到的象，所以五行是地数。不把文化搞清楚，不把三皇文明梳理清楚，这些全都成了糊涂账。"道法自然，天人合一"是我们健康的理论基础。阴阳作为中医的核心理论，其概念尤为重要，可以解决中医文化复兴的一系列问题。

（原载于《中国中医药报》2020年8月5日第4版）

## 为什么说中医药学是打开中华文明宝库的钥匙

作为中医学理论核心的"五运六气"，是探讨自然变化的周期性规律及其对人体健康和疾病影响的学问。其理论源头深深植根于中华传统文化，反映了古代中国人对自然宇宙规律的认识。了解其中的关键，有助于我们从更深层次理解中华文明的精神内涵，同时防止某些将"五运六气"简单化、机械化、绝对化、神秘化的倾向。

在人类与疾病做斗争的过程中，古老的中医学积累了丰富的防病治病经验，其核心理论就是五运六气。需要强调的是，五运六气不是中医理论的分支，而是五脏六腑、三阴三阳六经、十二经络等中医概念形成的基础。

### 一、五运六气的来源既不神秘也不复杂

什么叫"六气"？通常的讲法，六气是指风、火、热、湿、燥、寒六种气候的转变。事实上，气候只是六气联系的一个方面，六气是太阳寒水、少阳相火、阳明燥金、太阴湿土、少阴君火和厥阴风木，来源于太极阴阳的动态变化。

太极图的样子人们都知道，但很多人只是把太极图理解成哲学模型，并不知道太极图是宇宙周期性变化的科学图式，宇宙间各种周期性变化，例如从圭表影长和昼夜渐变等都可以自然形成太极图。太极图是动态的，表示自然界的阴阳气是具有盛衰变化的节律运动。阴、阳代表了气化运动的两种象态：由衰到盛是阳象，由盛到衰即阴象。

古人把天地间的盛衰变化理解为一种"开阖"运动，又称"离合""捭阖""阖辟"等。一开一阖，化生万物。介于开与阖之间的是"枢"，动态太极就有了"开、阖、枢"三种状态。《内经》中的《阴阳离合论》专门讨论了这一问题："圣人南面而立，前曰广明，后曰太冲；太冲之地，名曰少阴；少阴之上，名曰太阳……广明之下，名曰太阴；太阴之前，名曰阳明……厥阴之表，名曰少阳。……是故三阳之离合也，太阳为开，阳明为阖，少阳为枢；……三阴之离合也，太阴为开，厥阴为阖，少阴为枢。"阴阳离合产生三阴三阳六气，"三生万物"是"六气化生万物"。《内经》载"三而成天，三而成地，三而成人"，"其生五，其气三"，故"三生万物"的"三"不是天、地、人，应是"开、阖、枢"。《素问·至真要大论》载："天地合气，六节分而万物化生矣。"

五运即五行，运和行都是运动变化的意思。

万物不可胜数，西方科学重在区分不同事物之间物质形态上的差异，而中国古人更加推崇"智者察同"。"察同"是察动态变化之同，根据事物运动变化过程中显示出来的生、长、化、收、藏五个基本时态，创造了以木、火、土、金、水为代表符号的"五行"说。《汉书·艺文志》载："五行者，五常之形气也。""五气更立"，就是"五运"。五行五运以象统物，执简驭繁，把握事物的动态规律。

可见，太极阴阳、五运六气的来源既不神秘，也不复杂。

### 二、五运六气在中华传统文化中的地位

运气学说，是探讨自然变化的周期性规律及其对人体健康和疾病影响的一门学问。这里讲的周期性规律，是基于自然界六气六律和五气更立的六、五节律，

即五运六气节律。运气学说认为，天人合一是天人间动态节律的同步和谐，这是人体健康的基础，而天人合一的失调是产生一切疾病的根本原因。

特别需要指出的是，在运气学说中，尽管气候对疾病有重要影响，但气象、物象、脉象、病象均受五运六气规律的影响，气象和疾病是平行相关的两个方面，不完全是因果关系，病象、脉象可以单独或在气象之前先出现，故五运六气不是源于"古人对气象变化规律的总结"，不宜定义为"古代的医学气象学"。同时，古人在论述五运六气时，常常会联系到天文，但"天自为天，岁自为岁"，古人只是借天象来标示五运六气。事实上，天文是符号，是工具，不是由天文决定五运六气。

远在伏羲时代之前，中华先民对"天道"的认知已经达到了相当水平。古人讲的"天"，指的就是大自然。上古先民通过观察日影和天体运动的变化轨迹，产生了太极和河图等图形。伏羲时代，又形成了以太极、阴阳、四象和先天八卦等为主要符号的八卦文化。八卦文化，表达了古人对"天道"的认识。

尽管伏羲时代比炎黄时代早得多，但后人把文明源头定于炎黄而不是伏羲，可见炎帝和黄帝时代的文化具有特殊重要意义。

黄帝文化的重要标志是"黄历"的制订。黄帝通过"伶伦造律吕"，用标准十二音阶的乐管进行"飞灰候气"，发现了十二气的时间规律。但由于"飞灰候气法"难度极大，中华先哲的大智慧以天象为记载乐律的符号，故称"天文"。《说文解字》中称："依类象形，故谓之文。"十二气为万古不变的时间单位，故称"律"。十二气纳入六气系统称"六律六吕"，也称"十二律吕"。古人用十二律吕"以调气候，以轨星辰"，而不是从天文得出十二气。

中国的"天文学"不同于西方天体学。人们察天文知时气。顾炎武所著《日知录》记载："三代以上，人人皆知天文。"于是很少再去候气了。天文兴，候气废。十二气的天文表达产生"十二地支"，十二地支的名称是天象的象形符号，十二气从地下候气测得，故称"地支"。十二地支决定一年的十二气和十二个月；十二律吕与八方的结合演变为二十四节气。

以气乐之律定历法，故称"律历"。"乐律"是中华先民的伟大发现，是人类的大智慧。中华文化崇尚"和"的思想也源于乐律。"乐者，天地之和也""和，故百物皆化""大乐与天地同和"。六气六律成为中华先人建立各种理论和制度的基础和渊源。《史记》载："王者制事立法，物度规则，壹禀于六律，六律为万事根本焉。"六五相合，产生六十甲子。以六十甲子为计时符号编成的历法，是五运六气历。

东西方"文明"标准不同，西方文明社会的标准主要看物质生活，中华文明的标准是看对自然界"律"的认知。炎黄完成了对十二律吕的把握，是中华文明时代的开始。"黄历"即"黄帝之历"，它确立了中华文明的文化核心。

"乐律"是中华先民的伟大发现，是人类的大智慧。五运六气就是研究如何"与天地同和"的学说。

《史记》记载："黄帝考定星历，建立五行。"五运由察天象而定时位，故代表五运（五行）的符号称"天干"。运气学说以"五音建运"，故五运也需合乎乐律。黄帝时代在对宇宙自然六气十二律和五运周期认知的基础上，完成了阴阳五行理论的构建。《汉书·艺文志》载："言阴阳五行，以为黄帝之道也。"

十二律吕不是由某个或某几个星座作用于地球产生的，而是整个宇宙与地球相应的综合结果。研究天地、天人关系的最可行也是最正确的方法，是观察地球上的各种物象和人体的各种感受，总结和把握其变化规律。中国古人用这种方法发现了"天人相应"规律，产生了"天人合一"的理念。从宇宙中一个个星球实体去研究天地、天人关系，永远找不到十二律，也永远产生不了"天人合一"的思想。共同的祖先观念，首先是共同的文化观念。最突出的是律历，以及在此基础上产生的阴阳五行思想和对天人合一的追求。

《内经》植根于黄帝文化，《内经》中的五运六气学说，传承发挥了炎黄文明的五六之律，凝聚了黄帝时代的文化精粹，是黄帝文化的活化石，故能成为打开中华文明宝库的钥匙。

### 三、五运六气学说在中医理论中的地位

中医理论基本上建立在五运六气基础之上。

中医理论的基本模式是阴阳五行、脏腑经络。中医的阴阳学说，由阴阳离合运动产生三阴三阳（太阴、少阴、厥阴、太阳、少阳、阳明）六气，又称"六经"。六经理论是中医学的核心理论之一，指导临床意义巨大。张仲景的《伤寒杂病论》以"六经"统方而成为中医经典。

《内经》调阴阳的基本大法是"七损八益"。《素问·阴阳应象大论》载："能知七损八益，则二者可调，不知用此，则早衰之节也。"不懂得开阖枢六气，就不知道什么是"七损八益"。近年来，因马王堆出土医简《天下至道谈》中，列举了古代房中术的七损八益，故世人多以为七损八益就是房中术的专用术语。其实不然。从三阴三阳开阖枢方位图可知，"八"是东北方，相应于初春，阳气正由一向三，渐渐生发（益）；"七"是西方，相应于秋天，阳气由九到七，不断收降（损）。调阴阳时先要了解阴阳所处的时位和趋向，譬如春夏两季要顺从和帮助阳气的生升成长，所谓"春夏养阳"就是"益八"；秋冬两季就要顺从自然收降的规律，帮助阳气收藏，所谓"秋冬养阴"就是"七损"。

五运六气强调的是动态、时态，天人相应的关键，是要把握天地阴阳动态节律中的盈虚损益关系，"天不足西北，地不满东南"和"七损八益"等，都是对天地阴阳动态变化盈虚损益的描述。中医藏象学说"各以气命其藏"，天有五运六气，故人有五脏六腑。五运六气代表的是时态，故《黄帝内经》谓"藏气法时"。藏象理论说的是五运六气的动态变化在人体的表现之象。十二经络以三阴三阳命

名，而且早期出现的是"十一脉"，也可见其理论基础亦是五运六气。

五运六气理论用于疫情预测，凸显中医学在疫病预测方面的特色优势。正确运用五运六气理论，可以为疫病的预测和疾病防治提供重要参考。但运气有常有变，《黄帝内经》讲"时有常位，气无必也"，因而五运六气"不以数推，以象之谓也"。社会上有些用五运六气进行疾病预测的人，往往会简单化、机械化、绝对化，把运气预测神秘化，造成人们对运气学说的误解。

中医切脉，首先是看人体天人相应的状态，而不是诊断具体的疾病。中药讲究的是药性，药物归经归的主要是三阴三阳六气，是辨药物的阴阳气化属性。这是从中华文化天、地、人、物大一统的观念建立的理论。中医各家学说的产生，与五运六气有直接关系，不同的运气背景产生不同的学术理论，形成不同的学术流派。从运气学说入手，可澄清中医学术中大量历史悬案。

《黄帝内经》五运六气学说的主导思想方法是客观的、辩证的，我们曾用大量气象资料的统计分析证明了五运六气周期规律的存在。在临床中，应用五运六气指导，对疑难杂症甚至急危重症救治，都显示出了难得的疗效。所以，正确认识中医理论与黄帝文明的密切关系，正确认识黄帝文明的科学内涵和科学高度，将改变人们对中医学理论的偏见，也给国人带来自豪和自信。

（原载于《光明日报》2017年10月7日第3版）

# 中华文明与《黄帝内经》

习近平主席曾于2010年6月20日在澳大利亚出席皇家墨尔本理工大学中医孔子学院授牌仪式时指出："中医药学凝聚着深邃的哲学智慧和中华民族几千年的健康养生理念及其实践经验，是中国古代科学的瑰宝，也是打开中华文明宝库的钥匙。"2015年12月18日，习近平主席在致中国中医科学院成立60周年贺信中再次强调："中医药学是中国古代科学的瑰宝，也是打开中华文明宝库的钥匙。"为什么中医药学是打开中华文明宝库的钥匙？显然，这不是仅从治病技术和医德的层面就能解释的，必须从"中国古代科学"角度加以探讨。

## 一、正确理解中华文明的内涵

### 1. 黄帝文明与伏羲文化的差别

我们常讲五千年文明，五千年是从炎帝和黄帝时代起算的。古有"三皇"之说：伏羲——天皇、神农——地皇、黄帝——人皇。伏羲比黄帝早得多，为什么不把文明的源头定于更早的伏羲而要定在炎黄时代？伏羲时代的文化在一定程度上反映了当时古人对"天道"的认识，但"文明"是人类社会的文明，必然以"人道"为标志。炎黄时代的文化不但对自然规律有了进一步的认识，并且更多地落实到了人类社会生活的层面，故史称黄帝为"人文始祖"，我们自称"炎黄子孙"，曰"上下五千年"。了解黄帝文明与伏羲文化的差别，对理解中医药学"钥匙"的意义至关重要。

（1）伏羲时代的代表性文化符号是八卦　炎黄以前的先民从每天不同的天象中找到了北极、北斗，由"太极生两仪，两仪生四象，四象生八卦"而产生四季、八风等概念，构建了青龙、白虎、朱鸟、玄武四天象和先天八卦等模式，代表了那时对天地变化规律的认识。

黄帝时代的文化与伏羲时代有什么不同？文献记载："黄帝使羲和占日，常仪占月，臾区占星气，伶伦造律吕，大桡作甲子，隶首作算数；容成综此六术，而著'调历'也。"这里最关键的是"律吕"和"调历"。"调"是音调、乐律，基于音律而建的历法，谓之"调历"，又称"律历"。

中国古人对音乐有深刻的认识。1987年河南贾湖遗址出土了约8000年前的用鹤类尺骨制成的骨笛，它有两个八度的音域，并且音域内半音阶齐全，这意味着贾湖骨笛已经具备十二音阶。

（2）黄帝时代将十二音阶上升到了"律"的高度　人们在不同的时间感受到不同的"乐"，由"乐"的十二个音阶而发明十二气的是"飞灰候气法"：将芦苇的薄膜烧制成灰，放入代表十二音阶的乐管内，埋于密室地下。冬至一阳来复时，最长的乐管"黄钟"内的灰便自动飞出。此后每过一个节气，依次会有一个乐管的灰飞出，古称"葭管飞灰"。全部十二个乐管的灰飞结束，恰恰是一个年周期。这是一个非常了不起的发现。

以天象定时间，可以管一时；但天象时时年年都在变化，时间长了就有误差。而由乐管测到的十二气的周期非常稳定，是万古不变的"律"。

（3）中华文明"和"思想本于乐律　十二气分六律六吕，合称"十二律吕"。为什么是六律六吕呢？这是因为发现十二气以前，已经先有了"六气"的概念。古人把天地间的盛衰变化理解为一种"橐"的运动。《老子·五章》："天地之间，其犹橐龠乎？"橐运动一开一阖，出现"开、阖、枢"三种状态。"开阖"又称"离合""捭阖""阖辟"。《吕氏春秋·仲夏纪·大乐》："离则复合，合则复离，是谓天常。"

开阖运动化生万物。《黄帝内经》："其生五，其气三；三而成天，三而成地，三而成人。"故曰"三生万物"。

阴阳各有开、阖、枢，就产生了"六气"。《黄帝内经》对六气的命名：太阳、少阳、阳明、太阴、少阴、厥阴。

古人把开阖运动与时间周期联系起来，以冬至点作为开阖运动的起点。《史记·历书》："以至子日当冬至，则阴阳离合之道行焉。"

《素问·阴阳离合论》对开、阖、枢产生六气的时空定位有完整的论述："圣人南面而立，前曰广明，后曰太冲；太冲之地，名曰少阴；少阴之上，名曰太阳；……广明之下，名曰太阴；太阴之前，名曰阳明；……厥阴之表，名曰少阳。是故三阳之离合也，太阳为开，阳明为阖，少阳为枢；……三阴之离合也，太阴为开，厥阴为阖，少阴为枢。"见图1-3、图1-4。

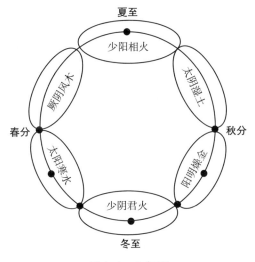

图1-4 六气图

十二气与"六气"相合，相应于六气的称"六律"（黄钟、太簇、姑洗、蕤宾、夷则、无射），其余六个称"六吕"（大吕、夹钟、仲吕、林钟、南吕、应钟六吕）（图1-5，图1-6）。

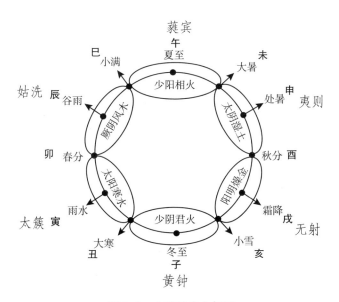

图1-5 六律配应六气图

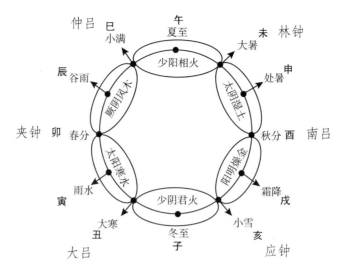

图1-6 六吕配应六气图

文献记述"逮乎炎帝,分八节以始农功"(《晋书·律历志》),到黄帝时才有"伶伦造律吕",显示六律六吕的建立应该完成于黄帝时代。

"容成综此六术而著调历"。"调历",后世称"黄历"——黄帝之"历",是构建黄帝时代文明社会最重要的文化标志。

掌握了万古不变的六律,就有了建立文明社会各项制度的标准。《史记·律书》:"王者制事立法,物度规则,壹禀于六律。六律为万事根本焉。"

音乐最讲究"和"。《史记·乐书》:"乐者,天地之和也""和,故百物皆化""大乐与天地同和。"中华文明特别崇尚"和"的思想本于乐律。

**2.以十二气为标准的年月周期**

十二气命名为子、丑、寅、卯、辰、巳、午、未、申、酉、戌、亥,习称"十二地支"。有专家研究认为,十二地支是象形文字,是对与十二气相应的天象描述。文字虽是天象,但因十二气是从地下候气测得,故称"十二地支"。

以天象为文字描述时气,故称"天文"。中国的天文学,不同于西方的天体学。

十二律吕是天地相应的产物,但不是日月五星中某一个或几个星球与地球相互作用就能产生的,它是整个宇宙天体与地球相互作用的综合结果。哥白尼发现地球围绕太阳公转后,人们就认为"地心说"落后过时了,但能到太阳上去研究十二律吗?再说太阳也不是宇宙的中心,银河也不是中心,宇宙的中心在哪儿?可能永远是个谜!研究天人相应,能把宇宙天体的每一个星体与地球相互关系的物质基础都研究清楚再下结论吗?当西方科学认识到天人相应的重要性时,必然要回归到中国古人以地球为中心的研究思路上来。

社会的发展往往有一进就有一退，不会是单向的进化论。天文兴，候气废！后世依赖于天文历算，乐管飞灰候气渐渐失传。

一年中的十二气决定十二月，故我国的十二月不是以月球围绕地球运行的周期为标准的所谓"阴历"，而是以十二乐律的气为标准的"律历"。当月球围绕地球运行的周期偏离十二气，即某一月亮周期内没有"气"时，就要用闰月的形式进行纠正。同理，年周期也是以十二气的周期为标准的。

十二气说与此前"分八节以始农功"的八节说的结合产生了二十四节气（图1-7，图1-8）。二十四节气中，"气"与"节"的意义和地位是不同的。由十二律吕定下的十二气有固定的地支名，是决定一年十二个月的"律"；而十二个"节"则没有固定的地支和月份与之配应，不是"律"。

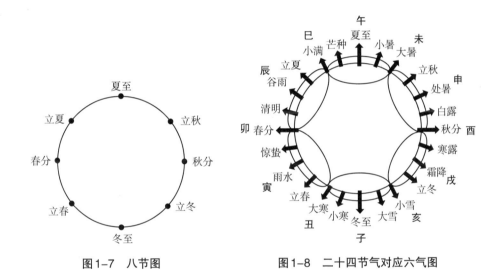

图1-7 八节图　　　　　图1-8 二十四节气对应六气图

六气化生万物。《素问·至真要大论》："天地合气，六节分而万物化生矣。"

"万之大不可胜数"，中国古人认为："智者察同，愚者察异。"故没有像西方科学那样对万物一个个去寻找物质形态的差别，而是着重于观察事物变化共同的动态规律，根据事物变化过程中显示出来的不同象态，创造了以木、火、土、金、水为代表符号的"五行"学说。这是上古先民的大智慧。

把一年分作五个时段，就会依次出现"生、长、化、收、藏"五大类自然象态，代表符号就是木、火、土、金、水。因为是万物运动变化的五大类时态，不是五种物质或元素，故称"五行"。《汉书·艺文志》："五行者，五常之形气也。"自然界"五常之形气"轮流不息，"五气更立"，就是"五运"。"行"和"运"都有运动变化之义。

五运五行是六气化生万物后在地球上可见的物象，故五是"地数"。《国语·周语下》谓："天六地五，数之常也。"因为五行随时间变化，古人把握五行的动态规律要靠观察天上的星象来定时，故《史记·历书》说："黄帝考定星历，建立五行。"表示五运的符号称"干"。五行分阴阳，产生十个"干"。五运由察天象来判定，故有"十天干"之名。由六气六律六吕产生的十二地支与代表五运的十天干相结合，组成六十甲子，六十甲子的内涵是五运六气。

十二律吕、五运六气、六十甲子、调历，都是对自然现象及宇宙变化规律的科学认识，说明中华文明是建立在古代科学基础上的，是科学瑰宝，学术界认为：中国古代的科学成就，集中于农、医、天、算四大学科，这是中国对世界的四大贡献！

有了高度科学的调历来指导农业生产，才有了高度发达的农业；掌握了六律六吕五运六气规律而创建了以天人相应、五脏六腑为核心理论的医学体系，中医药学才能辉煌至今；以观察天象代替候气来制定历法，造就了我国古代天文学的发达；天象年年不同，十二气的天文定位错综复杂，要求有非常精密的"历算"才能准确建历，促成了中国古代算学的非凡成就。

对乐律和五运六气的认知是造就黄帝时代文明的科学核心，但这一科学核心在历史的长河中几经浮沉，没有得到很好的传承与发扬。孔子指责东周时期"礼坏乐崩"，战国时屈原慨叹"黄钟毁弃"，从东汉到隋代的禁图谶，使五运六气学说被尘封了近千年。近代西方文化的入侵，把中华五千年的文明史腰斩一半，什么都从春秋战国开始讲了，黄帝文明中的科学精髓似乎已经湮没殆尽。

实现中华民族的伟大复兴，人们需从接轨的西方梦中惊醒，要通过振兴中华文化，打开中华文明宝库的大门，来认识中华文化中的科学瑰宝。

## 二、《黄帝内经》是黄帝文化的活化石

中华民族跨入文明时代的里程碑是黄帝文化，而中医药学最重要的典籍恰是《黄帝内经》。《黄帝内经》植根于黄帝文化，是黄帝文化的活化石。

### 1. 中医药学理论是黄帝文化的缩影

太极阴阳—开阖枢六气—十二律吕—二十四节气—阴阳五行—六十甲子—天文调历—五运六气，形成了黄帝文化的知识链。中医学的阴阳五行—三阴三阳开阖枢—六经辨证—五运六气—五脏六腑—阴阳十一脉—三阴三阳十二经等理论，基本上是黄帝文化的缩影，特别是三阴三阳开阖枢和五运六气，既体现了黄帝文明科学内涵的核心内容，又是中华其他传统文化领域如儒、释、道和易学中所阙如的。在中华传统文化现存的各个领域，以《黄帝内经》为代表的中医药学对黄帝文明中科学精髓的传承发扬最为全面完整，打开中华文明宝库钥匙的重任非中医药学莫属。

中医药学不但全面传承了黄帝文明的文化模式，并以其在养生治未病方面的特色优势和卓越的临床疗效显示了中国古代科学的价值和高度。

《黄帝内经》的书名首见于《汉书·艺文志》，可能是刘向等分类汇编医经类

文献资料后形成的一部书。《汉书·叙传下》谓："刘向司籍，九流以别。"刘向父子整理图书做的是"辨章学术，考镜源流"的工作。

按照刘向整理图书的通例，用《黄帝内经》命名，应是标示该书汇编的内容在学术上属于"黄帝之道"。《汉书·艺文志》上载有另一部叫《黄帝泰素》的著作，书目下引有刘向的注文："或言韩诸公孙之所作也，言阴阳五行，以为黄帝之道也。"《黄帝内经》是建立在阴阳五行理论基础上的医学著作，冠以"黄帝"之名是从学术思想上的判别。

由于黄帝时代文字尚在初创阶段，我们现在看到的《黄帝内经》不可能是黄帝时代的原始模样，只能是经后人传述并不断整理补充后的面貌。《四库全书简明目录》在《黄帝素问》条下云："其书云出上古，固未必然，然亦周、秦间人传述旧闻，著之竹帛。"这段话的关键在"传述旧闻"四字，是说原创在周、秦之前。谢观《中国医学源流论》谓："中国自西周以前，本为阴阳五行之世界。"

《黄帝内经》有不同时代的人记述整理，就会留下不同时代的载体特征和某些后人的补充注释内容，但基于万古不变的六律建立起来的五运六气学说和阴阳五行理论这个主轴始终没有变。

### 2. 中医药学是植根于黄帝文明的华夏医学

阴阳五行在夏代以前已成为重要准则，决不如近现代某些国学权威所讲是春秋战国时期才形成的思想。中华民族的第一次文化高峰应该是在炎黄时代而不是春秋战国时期。

夏禹治理洪水的事迹尽人皆知，但今人鲜知的是，他重新阐述和推广了五行学说，传承了炎黄文化的正统。这对中国社会和中华文化的发展产生了极为深远的影响。

《尚书·禹贡》将大禹的功绩最后总结为"朔南暨声教讫于四海"。大禹传播"讫于四海"的"声教"是什么呢？按照《尚书·洪范》的记述，夏代以五行思想为治国大纲，传承了炎黄文化的正统。《尚书·洪范》所论五行、五事、五纪、五福及三德、六极、八政等内容，反映了炎黄文明的丰富内涵和精邃思想。

夏、商、周三族起源与兴起的地区不同，祖先来源各异，但商、周两族，都认为其祖先起源与兴起的地域是"禹绩"，即在由大禹奠定的夏文化疆域之中。周人以夏文化继承者自居，称其兴起的西土为"有夏""区夏""时夏"，称原商朝统治中心地区为"东夏"，所封诸侯号为"诸夏"，由此形成了民族的称谓——"华夏"。

夏代强化了阴阳五行的文化核心地位。在此文化背景下围绕五行而形成五时、五方、五色、五味、五星、五音、五谷、五官、五志、五德等概念就不难理解了，构建以五脏为中心的医学理论框架也就顺理成章。由于从炎黄文明的出现到中医学基本理论框架的成型需要有相当长的过程，可以认为，中医药学是植根于黄帝文明的华夏医学。

### 三、《黄帝内经》深沉的精神追求

《素问》开卷第一篇《上古天真论》，论述的是天人相应的基本思想。名曰"天真"，表明《黄帝内经》追求的是"天"（大自然）的"真"（规律）。古人讲的"天"，本义指的是大自然。明白了古人讲的"天"是大自然，才能理解中华文化和《黄帝内经》中关于"天"的深刻含义。

《素问·宝命全形论》谓"人以天地之气生，四时之法成""天地合气，命之曰人"，是说人的生理功能是由所处的自然环境决定的；"天人相应"是讲人与环境息息相关，会互相影响；"天人合一"是讲人和天在一个整体中，受同一规律的支配。

《素问·上古天真论》谓"提挈天地，把握阴阳"，就是要寻求和把握自然的基本规律。"法则天地""淳德全道"，是讲要遵守天地自然的基本法则来达到理想境界。"以通神明之德，以类万物之情"，达到"天人合一"。"奉天承运"——古人的行事准则。

这一系列思想既代表了"中华民族最深沉的精神追求"，也体现了中华文化认识论和方法论的科学底蕴。《素问·宝命全形论》曰："知万物者，谓之天子。"可知"天子"的本意是形容能掌握大自然规律的人，人人可以为"天子"。史前部落的人推举最了解"天"的人作领袖，称为"天子"。后世统治者加上了神化迷信色彩。

通过对《黄帝内经》文化源头的梳理和阐述，有助于恢复和弘扬被湮没和已被曲解的古代文化的原貌，对中华文明的历史作出新的评估。解读《黄帝内经》的关键在于对开阖枢、三阴三阳和五运六气的理解。中医教科书中摈弃了开阖枢和五运六气，许多中医的道理和原则都讲不清楚了。

《黄帝内经》中五运六气学说的主导思想是努力探索自然规律，其方法是客观的、辨证的。我们从事的科研课题，通过大量气象资料的统计分析证明了五运六气客观规律的存在。有些使用运气理论的人搞机械迷信与学说本身无关，也是《黄帝内经》的运气学说所反对的。《汉书·艺文志》："及拘者为之，则牵于禁忌，泥于小数，舍人事而任鬼神。""小数家因此以为吉凶而行于世，寖以相乱。"已故中医学家邹云翔先生说"不讲五运六气学说，就是不了解祖国医学"，语重心长，切中肯綮；方药中先生说"五运六气是中医基本理论的基础和渊源"，极有见地。

深入认识中华黄帝文明的科学内涵，将大大提振中国人的文化自信和民族自信；正确认识中医理论与黄帝文明的密切关系，将彻底改变人们对中医学理论的偏见，给中医人带来学术自信，树立学术信仰。

［原载于《中医药文化》2016，11（3），29-34.］

# 中医之魂在《黄帝内经》中

习近平主席曾在2010年6月20日澳大利亚出席皇家墨尔本理工大学中医孔子学院授牌仪式时说："中医药学凝聚着深邃的哲学智慧和中华民族几千年的健康养生理念及其实践经验，是中国古代科学的瑰宝，也是打开中华文明宝库的钥匙。"习近平的讲话内涵深刻、意义深远。当前，如何看待中医药文化在中国传统文化中的地位，如何给《黄帝内经》以正确的历史定位，如何讲清楚中医药文化的精粹，关系到中医药传承发展的大方向和根本原则，应当引起中医界的高度重视。

《黄帝内经》是建立在阴阳五行理论基础上的医学著作，冠以"黄帝"之名是标示该书汇编的内容在学术上属于"黄帝之道"。其基本思想形成于周、秦之前。

学习四书五经诸子百家，对领悟《黄帝内经》确有触类旁通的作用，但它们之间是同源异流互通的关系，中医之本、之根还是在《黄帝内经》。

《黄帝内经》的许多理论可以给国学其他方面的研究提供新的视角，并填补某些缺失。通过对《黄帝内经》文化源头的梳理和阐述，有助于恢复和弘扬被湮没和已被曲解的古代文化的原貌，对中华文明的历史正本清源，作出新的评估。

## 一、《黄帝内经》植根于周秦之前的黄帝文化

我们自称"炎黄子孙"，常说"上下五千年"，这主要是从文化的角度讲的，五千年是中华民族的文明史。古文献讲伏羲画八卦，伏羲比黄帝早得多，为什么不把起源定于伏羲而要定在黄帝时代？我的理解是，伏羲时代的代表性文化符号是八卦，"太极生两仪，两仪生四象，四象生八卦"，这是古代的二分制思维模式，虽已表达了阴阳的概念，但作为认识世界的方法论比较单一，在解释事物之间相互的生克关系时尚不能应付裕如。黄帝时代的文化特征是什么？就是将阴阳学说上升到了五行的层面。《史记·历书》说："盖黄帝考定星历，建立五行。"阴阳五行合起来，就奠定了中华文明的思想基础，大桡作甲子、容成造历等文化创造都是在阴阳五行的基础上产生的。所以代表我们民族文明的文化，虽肇始于伏羲，却是到黄帝时期才基本定型，以阴阳五行作为标志的。

阴阳五行在夏代以前已成为重要准则，早期的许多文献可以互相印证。如《尚书·洪范》讲"鲧陻洪水，汩陈其五行……彝伦攸斁，鲧则殛死。禹乃嗣兴，天乃锡禹洪范九畴，彝伦攸叙。初一曰五行……"《尚书·甘誓》记载了夏启讨伐有扈氏的一篇檄文，列举有扈氏的第一条罪名就是"威侮五行"。夏代将"五行"（所讲"五行"包涵了"阴阳"）作为九条建国大纲的第一纲，强化了阴阳五行的文化核心地位。在此文化背景下围绕五行而形成五时、五方、五色、五味、五星、五音、五谷、五官、五志、五德等概念顺理成章，构建以五脏为中心的医学理论

体系也就不难理解。谢观《中国医学源流论》谓"中国自西周以前，本为阴阳五行之世界"，其说可信。故阴阳五行决不是春秋战国时期才形成的思想，中华民族的第一次文化高峰也应该是在黄帝时代而不是"春秋、秦汉"时期。

明确了阴阳五行学说产生的时间，才能讨论《黄帝内经》的成书年代问题。现在大多数观点认为，《黄帝内经》是战国至秦汉时期的著作。至于书名为什么冠以"黄帝"两字，则往往引《淮南子·修务训》"世俗之人，多尊古而贱今，故为道者，必托之于神农、黄帝而后能入说"之论，判为托名之作。其实，《黄帝内经》的书名首见于《汉书·艺文志》，《汉书·艺文志》依据的是刘向父子等编著的《七略》，《黄帝内经》是刘向等分类汇编医经类文献资料后形成的一部书，其书名也是他们整理图书时所题。《汉书》云："刘向司籍，九流以别。"刘向父子整理图书做的是"辨章学术，考镜源流"的工作，大概不会有需要"托名"的动机。《黄帝内经》的命名，是标示该书汇编的内容在学术上属于"黄帝之道"。《汉书·艺文志》上另有一部《黄帝泰素》的著作，书目下有刘向《别录》的注文："或言韩诸公孙之所作也，言阴阳五行，以为黄帝之道也。"《黄帝内经》恰是建立在阴阳五行理论基础上的医学著作，冠以"黄帝"之名是从学术思想上的判别。

由于黄帝时代文字尚不成熟，我们现在看到的《黄帝内经》不可能是黄帝时代的原作，只能是经后人记述并不断整理补充后的面貌。《四库全书简明目录》在《黄帝素问》条下云："其书云出上古，固未必然，然亦周、秦间人传述旧闻，著之竹帛。"这句话的关键在"传述旧闻"四字，说明原创在周、秦之前。但现在有些人依据传世本《黄帝内经》载体的时代特征去判定该书的成书时间，有著作云："有人认为成书于春秋战国时期，有人说是秦汉时期的作品，还有人断定成书于东汉，甚或魏晋南北朝时期。"这些都是仅据传世载体的时代特征去进行判断而出现的推测。对于流传久远的古籍来说，文献载体的时代特征，不能代表该文献中学术思想的形成时间。《黄帝内经》由不同时代的人记述整理，就会留下不同时代的载体特征。

明确了《黄帝内经》的基本思想形成于周、秦之前，就可以来讨论《黄帝内经》与当今"国学"中其他文献的关系了。

## 二、四书五经等先秦文献与《黄帝内经》同源异流

有学者认为，《黄帝内经》的理论源于先秦的四书五经及春秋战国诸子的思想，因而号召中医学子要饱学四书五经。学习四书五经诸子百家，对领悟《黄帝内经》确有触类旁通的作用，但它们之间是同源异流互通的关系，中医之本、之根还是在《黄帝内经》。

### 1. 医与易的关系

近年来，不断有学者引古人"医源于易""不知易者，不足以言太医"等论而

认为《易经》是中医之源，主张学中医者先要研读《易经》，这是对古人"医源于易"论的片面理解。

（1）"易"和《易》 "易"是易学，《易》是《易经》。为了避免"易"的不同概念的混淆，需要对"易"的历史源流稍作说明。

相传古有三易：连山、归藏、周易，故易学的范围远不止今本《周易》。有人把"三易"理解为《连山》《归藏》《周易》三部书，笔者更倾向于三大易学流派的解释。因为"连山易"时代是否有书籍这种载体形式尚存疑问，更重要的一条理由是，《汉书·艺文志》除列于儒家"六艺略"中的《易经》（即今本《周易》）外，另有《周易》书数种，如《周易》三十八卷、《周易明堂》二十六卷、《周易随曲射匮》五十卷等入"术数略"中。可见作为三易之一的"周易"是一个易学流派，而不是仅指《周易》一部书。后世流传的《周易》只是"周易"流派中的一个分支——"儒家易"的代表著作。由于汉前古易传世者仅有《周易》，也由于《周易》成为儒家"五经"之首后产生巨大影响，后世学者主要依据《周易》研析易理，就常把"易"和《易经》作为对《周易》的专称了。

（2）"医易同源"与"医源于易" 对医易关系，前人有"医易同源"说，又有"医源于易"说。有人认为两说矛盾，不能并存，其实这是两个不同角度的命题，并无抵牾。"医易同源"的"易"是《周易》，"医源于易"的"易"则不是《周易》，而是指上古易理，也即"医易同源"的"源"。

历史上最先明确提出医易同源的是明末张介宾的《类经附翼·医易义》，与张介宾同时而稍早的名医孙一奎虽未有"医易同源"的提法，但他在《医旨绪余》中有意思相仿的论述。张介宾将《黄帝内经》与《周易》对举：孙一奎认为阴阳太极之理"经于四圣则为《易》，立论于岐黄则为《灵》《素》"。可见他们所讲"医易同源"之"易"，确是指《周易》而言：而"同源"之"源"是阴阳太极变化之理。

"医源于易"是在清代医家中出现的提法。清代医家提出"医源于易"时，"易"的含义已有所不同。如章虚谷《医门棒喝·论易理》说："易象为大道之源，医理儒理俱在其中；《易》辞为儒者之言，可用治世不可治病也。"唐宗海所著《医易通说·考辨》谓："上古之易，并无文词。至文王、周公、孔子，乃作《彖》《象》《爻辞》《系辞》，皆是'易'之注脚。"在这些清代学者看来，"医易同源"论者所讲的医和《易》的共同之源——阴阳太极变化，其实是"上古之易"的"易象"，因而他们就直接说成"医源于易"了。"医源于易"说是清代学者对"医易同源"说的深化和补正。

（3）《周易》非中医学之源 上述医家所讲的意思很明确，儒家的《周易》和中医学的《黄帝内经》是同源的关系，它们共同的源是阴阳太极变化之理，也即易理。而易理是在《周易》出现之前早就反映在"上古之易"的易象中了。故不管是医易同源还是医源于易论者，都没有把《周易》看作是中医学之源。

有些学者未能很好理解"易"的意思，把"医源于易"的易，混同为"医易同源"的易，因而号召大家必须攻读《周易》；也有人专门去进行《周易》与《黄帝内经》文字上的对照考察，因而得出"在祖国医学的基础理论中无法找出什么内容是直接来源于《易》"，《易》"未必对中医有重大影响"等结论。这些都是将"易"和《周易》混为一谈产生的误解。

研读《周易》固然是了解易理的重要途径，但不是唯一选择。由于《周易》文字古奥，又是以占卜的形式写的书，要读懂《周易》不是轻而易举的事；再说《周易》是儒家为阐述其治国做人的道理而撰写的著作，前人已指出："《易》辞为儒者之言，可用治世不可治病也。"要了解《黄帝内经》中的易理，不是一定非要去啃《周易》那样难读的书的。让中医学子花太多的时间精力去攻读《周易》，再从中悟出与中医相关的易理来，实在是绕了大弯子，不但事倍功半，还要防止被引入占筮歧途。

### 2. 四书等先秦文献与《黄帝内经》的关系

四书和道德经等先秦文献与《黄帝内经》在文化上同样是同源异流的关系。

由于医史界误把《黄帝内经》的思想定位为秦汉时期受了四书五经等影响后才创立的学说，有些人就刻意到儒家、道家及春秋战国的诸子百家中去找中医理论的源头了，只要发现《黄帝内经》与这些先秦著作有相似的内容，就断言《黄帝内经》的论述来源于这些先秦文献。若从寻求本源的目的去强调读四书五经的作用，甚而要用四书五经的思想来"重铸中医之魂"，则有"援儒入墨"之虞了。

这里有两个需要注意的问题：一是《黄帝内经》在理论上自成体系，其中有些概念与四书五经并不完全一致。如《黄帝内经》讲三阴三阳，太阴、太阳的"太"是初生的意思，而《易经》只讲太、少二阴二阳，有些人用《易经》的太、少概念去解释《黄帝内经》的三阴三阳就错了；还有人用八卦的六爻去解释"六经"，就更不合适了。又如《黄帝内经》讲的"其生五，其气三"的"三"是开阖枢的三种气化状态；"三而成天，三而成地，三而成人"，故不能用《易传》的天、地、人"三才"的概念去解释这里的"三"。二是近现代一些国学研究在许多地方已严重背离了中华文化的传统本义，例如将阴阳定性为"古代自发的、朴素的辩证法"，把五行说成是"构成世界的五种基本物质或基本元素"、是"古代朴素的唯物论"等。中医教科书中的有些错误，恰恰是错引了近代一些国学大师们的观点产生的。

### 3.《黄帝内经》与文史书是主客关系

有学者推荐梁启超列举的五类137种和"最低限度之必读书目"25种文史类书目作为传统文化的代表号召中医去攻读，认为熟读了这些书，"就能真正准确、全面地理解中医"。用意固然不错，俗云"秀才学医，瓮中捉鳖"，其他文化书读多了，肯定对学习中医有用。学中医要多读文史书，也是笔者一贯的主张，但关键要看学习的方法。在近现代的文化名人中，饱学经史类文献之士而反对中医、乱批阴阳五行者触目皆是。

清代乾嘉以来研究国学的学者，大多偏重于对文献的文字考据。文献虽然是传播知识的主要载体，但"文不尽言，言不尽意"，前人强调做学问要有悟性，要从无字处下功夫，学经典尤其如此。再说历代文献散佚严重，先秦文献能流传下来的已是"百不及一"，原文献就只有出土文物了，研究古代学术思想仅据现存文献考证自然局限性很大。近代疑古派们在古史考证上的一大弊端就在于以古书论古书，不能跳出书本内学问的圈子，故考据虽精，结论多错。他们把中华五千年的文明史腰斩一半，什么都从春秋战国开始讲了。

对于像太极河图洛书这样的上古思想的研究，更要超越以文献证文献的窠臼。犹如庄子讲的"赤水遗珠"："使知索之而不得，使离朱索之而不得，便吃诟索之而不得也。乃使象罔，象罔得之。"就是说，用"知""离朱"和"吃诟"等一般寻找知识的方法不行时，需要考虑用"象罔"的方法去"索珠"。

读文史书时要摆正与中医经典的位置，分清主客关系，避免出奴入主。对中医来说，《黄帝内经》是主，文史书是"他山之石"，不要轻易用某些文史书的观点去乱解《黄帝内经》。有时《黄帝内经》的讲法与其他文史书不一样，本来《黄帝内经》的观点是正确的，而有些文史书错了，就可以通过《黄帝内经》去纠正其他书的错误，例如对"天不足西北，地不满东南"的理解，《淮南子》的地理说就有问题。如果引《淮南子》的错误讲法来注释《黄帝内经》，"以讹校正"就不可取了。

若缺乏对《黄帝内经》的自信，只是一心想到四书五经中去寻找打开中医学的钥匙，这就反客为主了。

### 三、中医之魂是中华文化之魂的展现

前面已谈到，《黄帝内经》的文化基础是黄帝时期发展成熟的阴阳五行思想，其"大道之源"是上古太极阴阳之理的"易象"，这既是中医学思想之魂，也是中华文明中其他各学术流派共同的"魂"。

#### 中医药文化是中华民族优秀传统文化的集中体现

习近平总书记提出：要"讲清楚中华文化积淀着中华民族最深沉的精神追求，是中华民族生生不息、发展壮大的丰厚滋养；讲清楚中华优秀传统文化是中华民族的突出优势，是我们最深厚的文化软实力"。

中医药文化是中华民族优秀传统文化的集中体现，凝聚了深厚的中华优秀传统文化。中医学之所以能成为"打开中华文明宝库的钥匙"，笔者个人体会，在中

华传统文化中，中医学具有如下突出优势：一是中医学理论的经典《黄帝内经》直接植根于中华文明的源头——黄帝文化，根基最为正宗；二是《黄帝内经》整合了太极阴阳、开阖枢三生万物和五行学说三大基本理论，反映中华文化原创思维的系统最为完整；三是《黄帝内经》的理论受后世封建迷信等思想的掺杂最少，保持了中华传统文化的纯净内涵；四是中医学研究的是天人相应和强身健康的道理，是传统文化中的"科学瑰宝"；五是《黄帝内经》从阴阳五行模式推衍总结出来的藏象经络、五运六气等学说，在传统文化中已达最高学术层次。

## 四、阴阳五行的源头在太极——河图洛书

中医学中的阴阳五行思想，较为突出地传承了中华优秀传统文化的精粹，而在近现代的国学中，阴阳五行的许多重要概念被严重曲解。譬如阴阳，近现代的一些读物认为：阴阳的含义很朴素，"是指日光的向背""是对日月、男女、水火等概念的哲学抽象"，因而将阴阳概括为对立统一的两个方面，把阴阳学说定性为"古代自发的、朴素的辩证法"。对五行学说的解释则是"五种物质的运动和相互作用"的学说，是"朴素的唯物论"。其实，仅据日光的向背，日月、男女、水火的相对，不足以形成阴阳学说；仅仅是"木、火、土、金、水五种物质的运动"也产生不了五行学说。阴阳五行的源头在太极——河图洛书。

### 1.太极阴阳的概念

中国古人由察日影和昼夜的短长而产生太极阴阳的概念。冬至白天最短，夜晚最长，日影也最长。随后白天不断增长，到夏至白天最长，日影最短。通过观察日影并结合自然气息的变化，容易得出冬至阴极而一阳生，夏至阳极而一阴生，冬至到夏至的上半年为阳，夏至到冬至的下半年为阴的概念。这一概念的形象表达就是太极图。太极图表示自然界的阴阳气是具有盛衰变化的节律运动，阴阳代表了气化运动的两种象态：由衰到盛——阳象，由盛到衰——阴象。这就是"太极生两仪"。

太极图用数字来表达就成了"洛书"，"河图""洛书"都是数字化的太极图。太极河洛图式是中华先祖们对自然变化规律的深刻领会和形象描述。先哲们从这些图式中悟出许多道理，形成哲学理论，而不是为了说明对立统一等哲学观点而人为地去设计的这些图，这就是文献记载的"河出图，洛出书，圣人则之"。将阴阳概括为对立统一的两个方面，用阴阳来阐释事物属性及相互关系，是从哲学角度对太极阴阳的理解和演绎，不是阴阳的原始概念。

发明太极、河图、洛书，是中华民族在文化上的一大杰出创造，是中华民族文化之源，也是中医药理论的根本。读懂了太极图、河图、洛书，阴阳五行和中医理论最基本的道理都在里边，此所以中医界和讲阴阳五行者都要以太极图为标志的缘由。

过去有些人认为河图洛书是神话传说，是宋儒的伪造，或谓即甲骨文，但出土文物证明古代确有其物，而且是上古人传布思想的重要方式。看看安徽凌家滩出土的距今约4300年前的玉龟，就会明白"河出图，洛出书"的记载是可以采信的。张光直先生在《考古人类学随笔》中说："数十年来的考古工作，的确产生了一部崭新的古史……也同时证实了传说中的古史里面很多内容的可靠性。"考古学愈是向前发展，就愈加证明传统古籍记载的古史框架及基本面貌是准确的。

自然界的阴阳气不是静态的比对，而是具有盛衰变化周期的节律运动，古人将自然界阴阳气的盛衰变化理解为一种周期性的"离合"动，《黄帝内经》中有论述阴阳离合的专篇《素问·阴阳离合论》。《史记·历书》谓："以至子日当冬至，则阴阳离合之道行焉。"气化阴阳的离合过程形成开、阖、枢三种状态，由开、阖、枢三种动态的"气"升降出入往来变化而生万物。此当为"三生万物"的本义。万物又可归纳为"五行"象态，故《黄帝内经》云："其生五，其气三。"

阴阳各有开阖枢，就产生了三阴三阳六气。三阴三阳说是中医学对阴阳学说的一个非常重要的发挥和创新，是中医阴阳学说的精髓，指导中医辨证意义重大。阴阳被蜕化为对立统一的辩证法后，中医教科书中的三阴三阳已不知所云，失去了其应有的地位。

三阴三阳的开、阖、枢是人体气化运动升降出入的主要依据，关系到中医基础理论的方方面面。但在近现代国学研究中，开阖枢三阴三阳几乎是个盲区。

### 2.五行的概念

读了《黄帝内经》就会知道，五行首先是一年中五个时段的气息特征的概括和表达，《汉书·艺文志》云："五行者，五常之形气也。"把一年分作五个时段，就会依次出现木、火、土、金、水五大类自然气息，也就产生了五行。时令的顺序是春→夏→长夏→秋→冬，所以五行相生的顺序是木→火→土→金→水。

因为五行是随时间演变的五类气息表达，古人靠观察天上的星象来定时，故《史记·历书》说："黄帝考定星历，建立五行。""考定星历"就是考定五行的时间定位。若云五行是五种物质，或仅仅是讲相互关系，何以要"考定星历"？

五行的相生相克是自然规律，不是人为的牵强附会，阴阳和五行都是古人对天地自然运动变化规律的理解，首先是有古代的自然科学模型，然后才有哲学层面的推演和说理。至于后来有人机械教条地应用，甚而搞成封建迷信的东西，那是应用者的事。诚如《汉书·艺文志》所说："及拘者为之，则牵于禁忌，泥于小数，舍人事而任鬼神。""小数家因此以为吉凶而行于世，窈以相乱。"

### 3.五运六气学说

阴阳和五行强调的是动态、时态。天人相应的关键是要把握天地阴阳动态节律中的盈虚损益关系，"天不足西北，地不满东南"和"七损八益"等都是对天地阴阳动态变化盈虚损益的描述。《素问·阴阳应象大论》提出调和阴阳的大法是

"知七损八益，则两者可调"。"七损八益"是启示我们辨时机、抓先机、治未病的思想，治病治国皆然。

五行学说和三阴三阳六气的组合，形成了五运六气。近年来有关科研课题对大量气象数据的分析结果显示，自然界的五运六气周期是客观存在，这是中华民族的伟大发现。正确运用五运六气理论可以为疫病的预测和疾病防治提供重要参考。

五运六气学说是中医学中综合天文、历法、物候、气象等多学科知识，全面运用阴阳五行和开阖枢理论的高层次的学说，也是中华文明精华的集成。中医学的许多重要法则出自《黄帝内经》的运气九篇大论。已故中医名家邹云翔先生说："不讲五运六气学说，就是不了解祖国医学。"

"人以天地之气生，以四时之法成"，是讲人体的生理功能是由人生存的时空环境——天地四时的自然规律决定的。中医的"藏象"讲的是天地自然变化之象在人体的表现，《黄帝内经》讲"各以气命其藏"。自然界有五运六气，故人有五脏六腑。近贤恽铁樵先生讲中医之五脏是"四时之五脏"，也强调了五脏的时态概念。这样的五脏六腑不同于解剖学上的器官实体，但也不是纯抽象的哲学概念。

### 五、《黄帝内经》理论给国学研究提供新视角

仅从上述《黄帝内经》思想的举隅，已可以让我们领悟到中华文化的博大精深。近年来，中医药正在加快走向世界的步伐，2013年8月20日国家主席习近平在人民大会堂会见时任世界卫生组织总干事陈冯富珍时表示，要"促进中西医结合及中医药在海外发展"。中医药走向世界，必须要向世界"讲清楚"中医药的特色优势。

针对目前中医在学术上"丢魂落魄"的现状，不少学者提出要"重铸中医之魂"，但这里需要强调的是中医之魂就在《黄帝内经》之中，中医之魂就是中华文化之魂的展现！它是我们智慧的先祖们在黄帝时代就为我们铸就的。我们坚信只要让中华文明之魂回归中医，中医的发展创新之路必将无限宽广，并在中华民族伟大复兴的事业中担当起重要的角色。

《黄帝内经》的许多理论可以给国学其他方面的研究提供新的视角，并填补一些缺失。通过对《黄帝内经》文化源头的梳理和阐述，有助于恢复和弘扬被湮没和已被曲解的古代文化的原貌，对中华文明的历史正本清源，作出新的评估。

（原载于《中国中医药报》2013年9月11日第3版。摘要内容曾在2013年12月23日世界中医药学会联合会中医药传统知识保护研究专业委员会第一届学术年会暨中国中医科学院第二届中医药文化论坛上发表，并收录于会议论文集中，题为《〈黄帝内经〉的文化定位思考——学习中医药学是"打开中华文明宝库的钥匙"体会》。）

医论卷

# 以健康为中心　不治病而病自愈

《健康中国行动（2019—2030）》提出，促进以治病为中心向以健康为中心转变。本文从推广五运六气的意义，剖析如何响应"大健康"理念，为什么学习运用五运六气指导临床，可以达到不治病而病自愈的效果。试作解答如下。

## 一、从"以治病为中心"向"以健康为中心"转变

现在医学界的人都跳不开"以疾病为中心"。以前讲"治未病"都是讲未病先防，有病防变，病好防反复，强调的是预防。中华人民共和国成立初期制定了卫生工作的四大方针，第一就是预防为主，所以预防为主并不是一个新的思想，如果仅仅讲预防疾病就是治未病的话，那西医认为中医应该向我们西医学习，我们疾控中心都是搞未病先防的，打疫苗就是未病先防。所以，许多中医没读懂"治未病"是什么概念，认为预防疾病就是治未病。后来讲向"以健康为中心"的转变，大家又认为健康就是要做到三早：早检查、早发现、早干预，讲来讲去，还是围绕"病"在转。五运六气更重要的意义是见病可以不治病。《汉书·艺文志》有云："有病不治，常得中医。"中医的核心思想是"天人合一"，这可以使人的健康达到最佳状态，"天人合一"了，许多病不用去管它，自己会好的。中医就是强调"气血冲和，百病不生"，产生病的最根本内因，是身体的内部乱了，是天人关系失调了，而不要只是去寻找外来的因素，如外来的细菌、病毒什么的直接致病原。《素问·刺法论》曰："正气存内，邪不可干。"怎样使正气达到最佳状态？天人合一。天人关系协调了，就可以不得病。但是，现在的医生遇到具体问题，大都还是围绕"病"在转，因为没有认识到身体有多强的自愈能力。

大健康的理论基础是什么？许多人把"天人合一"理解成仅仅是人与环境相关，这个理解虽然不错，但是太浅，没有任何特色。中医学的"天人合一"不是简单的环境跟人的相关性问题，而是找到了自然之间动态变化的律，就是五运六气律，有了五运六气律，才有六十甲子，才有黄帝的黄历，跟着黄历定下来的动态周期走。五运六气更高的层次是找到了不同的年之间的差别，只讲春夏秋冬没有人反对，但是仅仅知道每年春夏秋冬的变化是远远不够的，同样的四季，不同年份的气温是不同。为什么有时是凉夏，有时却非常热？2018年夏天为什么前期非常凉爽，到后期高温？为什么冬季有时是寒冬，有时是暖冬？古人找到了这其中动态变化的规律，总结出来的是五运六气律，掌握了五运六气就能知道可能的变化。比如，在2019年春节安徽电视台《健康大问诊》节目中，我就讲到2019年

4月的"倒春寒"问题，特别叫大家警惕。根据五运六气规律可知，2019年二之气春分到小满，从3月下旬到5月中旬，这个时间段特别容易出现倒春寒。

所以把握了动态周期，再去讲"天人合一"，层次就不一样了。比如2009年的甲流，为什么美国最早发现，而且患者最多？跟美国人喝凉水，吃冰块有关。他们讲我们每年都吃冰块，为什么在那一年出现问题？因为那一年是己丑年，寒湿重，易伤阳气。所以研究运气，不知道自然界的规律，"不知年之所加"是不行的，要"必先岁气"。所以，在己丑年这样的寒湿年，就要注意减少饮冷了。当年的高发人群是青少年，因为青少年最不注意保暖。特别在下半年，暑假后更是高发，因为夏季学生更不注意保暖，吃冷饮多，伤阳气，抵抗力下降，故暑假后发病人数暴增。比现在一般的气象医学更高级的思想，比《四气调神大论》里顺应四季气候变化高深了很多的知识，都在五运六气里。

所以不明白五运六气是搞不好大健康的。主观上知道要顺应自然，但理解上会有偏颇。比如"春夏养阳，秋冬养阴"，不懂五运六气，就认为春夏养阳就是吃补阳的东西，秋冬养阴就是吃补阴的东西，这就错了。正确的理解应该是顺应动态的阴阳运动变化，春季阳气生发该多的时候，要帮助阳气生发；秋冬阳气该少、该收的时候，要帮助收藏，不是要达到阴阳平衡。过分强调"阴阳平衡"是不懂五运六气者对大家的误导，阴阳平衡是一种调节措施，是手段，不是终极目标。现在中医界常讲：什么病都是阴阳不平衡造成的，阴阳平衡了什么病都没有了，这是很大的误导。假如阴阳平衡是终极目标的话，我们发明阴阳的测量仪器，测出小孩阳多阴少，那是不是要把小孩抑阳扶阴，调成阴阳平衡？老年人一般是阴气重，阳气少，少动多静，如果把老年人调成阴阳平衡，少静多动了，老人还能长寿吗？在一年中也是这样，春、夏阳要多一些，秋、冬阳气收藏，植物都在凋零，此时补阳气，让阴阳平衡，让植物重新开花，把冬眠了的动物赶出来活动，是不是就要乱了？所以把阴阳平衡的调节手段看成终极目标是错误的。太极图讲的是动态，阴阳是两种象态，整个自然界是在动态中间。把握动态的规律，其实就是一种波形运动，不是进化论的线性发展。人体跟自然界的波要同步，这样对人体是有利的。如果日间阳气多时去睡觉；晚上自然界阳气收藏，阳气少时又非要出来活动，这样跟自然界不同步，就对身体不利。

所以"天人合一"不是形态上天有什么，地有什么；不是天有日月五星，人有七窍，在自然界找形态上的相似。这是不了解"天人相应"的真正含义。"天人相应"强调的是动态，追求形态上的相同没有意义。"天人合一"合的实质是什么？学了五运六气才知道。

## 二、运用五运六气治病就是调天人的动态和谐

怎样运用五运六气治病？这涉及对人体自身的抗病能力重新认识的问题。过

去我们按照西医的思维模式，总是从物质角度去研究药物能治好病的物质基础。西医虽然也讲要调动身体自身的免疫能力、抗病能力，但是西医注重的是物质层面的。我们古人发现了"天人合一"能使我们的健康达到最佳状态，这种最佳状态对治病能起什么作用？这几年我们承担国家科技重大专项课题的时候，就开始研究这些问题。通过大量实践证明，许多病可以不用专科思维论治，仅按照"天人合一""运气思想"进行调理，即可自愈。开始是在一般常见病中发现了，比如皮肤病，可能完全没用治疗皮肤病的药物，一些并不是皮肤科的医生，可以取得皮肤病专家都感到不可思议的疗效。如山东省名中医李宏用2个多月的时间治愈了1例严重的牛皮癣患者，用的就是运气思路。还有一个典型案例，北京的一位西医医生，自己皮肤病严重，北京许多专家都治疗过了，效果不理想。后来看到青岛市海慈医院的儿科医生王静在《中国中医药报》上发表的2篇运用运气思路治疗皮肤病的文章，就找到了王静医生。作为小儿科医生，王静并不知道他得的是什么皮肤病，也没按皮肤病的治疗思路用药，结果调理一个半月后严重的皮损都消退了。

后来我们进一步发现一些严重的病也是如此，比如肿瘤。原来我们治疗肿瘤，只是把五运六气作为一种帮助提高疗效的措施。西医用抗肿瘤的方案，再加五运六气思路提高疗效。有些医生刚接触五运六气的时候也是这种思路，在辨证论治基础上加一些五运六气思路，认为五运六气是助推剂、增效剂。后来发现，全部用五运六气原方，比结合抗癌思路效果更好，把它从后备、配合的位置提升到主力。五运六气不是助推剂，不是针对病的，是通过调天人关系，激发了自身的愈病能力。去年我在北京"中美国际肿瘤大会"上介绍了4个肿瘤病例，有一个是2018年6月中旬肺癌四期胸膈转移的患者，来诊之前抽了2次6400ml的胸水，本来已经没有希望了，只想多活几天。通过中药治疗，到9月时，已经可以打3小时的乒乓球了，根本看不出来是患者，10月检查各项指标都恢复正常。但是用的药里是没有所谓的抗肿瘤药，全都是调运气的思路。这给我们一个启示：在调理身体状态的时候，身体所发挥的抗病能力是远远超过我们的预期的。比如针灸治疗就没有给予患者药物，完全是调动患者自身的力量。用运气方疗效的神奇，比单纯的针灸又拓展了一个角度。

我们现在要做的工作，是通过大量的临床实例，展现古人推崇的思想："正气存内，邪不可干""气血冲和，万病不生"。现在有些讲经方的人，实际上对经方并没有很好地理解，还是从西医治病的角度看。经方比一般的方剂疗效好一些，但是《汉书·艺文志》对经方的定义最后落实在"通闭解结，反之于平"，疾病的发生都是气血不通了。真正的经方治病是"辨五苦六辛，致水火之齐，以通闭解结，反之于平"。辨五苦六辛就是辨药物的五运六气，就能达到通闭解结，气血平和。

健康是天人之间动态节律的和谐与同步，运用五运六气治病就是调天、人的动态和谐。从调"天人合一"入手，是更高层次的诊疗体系。以健康为中心，顺天应时，调整人的动态节律，则不治病而病自愈。

（原载于《中国中医药报》2020年8月14日第3版）

# 还中医药理论本来面目

近现代中医药理论创新和科研发展缓慢的症结，主要在于对中华民族优秀传统文化缺乏深入了解和准确认识，尤其是对中医药文化中最核心的天人相应思想和阴阳五行理论的曲解。

中国古人观察日影和昼夜的长短从而产生阴阳的概念，五行是对不同时段的五类自然气息的概括和表达。二者讨论的是自然变化的"象"和"理"，是古代的自然科学模型，在中医学中是具体的医学理论，而非"古代自发的、朴素的辩证法"和"朴素的唯物论"。

将被湮没的传统文化进行发掘，就是创新；将被后人曲解的中医药理论重新解读，修正现行错误模型，就是创新，而且是首要的、更重要的创新。必须还中医阴阳五行自然科学模型的本来面目。

中医药文化是中华民族优秀传统文化的集中体现。中医药的继承复兴，首先是对中医药文化的继承和复兴。我认为中医药文化在近现代没有被很好地继承发展，许多重要的概念已经被严重曲解了。究其原因，主要还是因为对中华民族的优秀传统文化缺乏深入的了解和准确的认识。以下就拿中医药文化中最核心的天人相应思想和阴阳五行理论来说明这个问题。

## 一、对阴阳五行理论的曲解

我们现在把阴阳的起源解释为根据日光的向背和日月、男女、水火的相对而产生的阴阳，因而把阴阳概括为对立统一的两个方面，把阴阳学说定性为"古代自发的、朴素的辩证法"。对五行的解释则是"古人认为构成世界的五种基本物质或基本元素"，五行学说也就成了"五种物质的运动和相互作用"的学说，是"朴素的唯物论"了。

其实，仅据日光的向背，日月、男女、水火的相对，不足以形成阴阳学说；仅仅是"木、火、土、金、水五种物质的运动"，也产生不了五行学说。阴阳和五行都是古人对天地自然运动变化规律的理解，首先是古代的自然科学模型，讨论的是自然变化的"象"和"理"，在中医学中是具体的医学理论。必须还中医阴阳五行自然科学模型的本来面目。

中国古人观察日影和昼夜的长短就会产生阴阳的概念。冬至白天最短，夜晚最长，日影也最长；随后白天不断增长，到夏至白天最长，日影最短。通过观察日影并结合自然气息的变化，容易得出冬至阴极而一阳生，夏至阳极而一阴生；冬至到夏至的上半年为阳，夏至到冬至的下半年为阴的概念。这一概念的形象表达就是太极图。河图、洛书是太极图的数字表达，是数字化的太极图。阳和阴首先是气化运动的不同状态，教科书强调"阳是功能，阴是物质"，概念不准确。

五行是对不同时段的五类自然气息的概括和表达。《汉书·艺文志》谓"五行者，五常之形气也"。把一年分作五个时段，就会依次出现木、火、土、金、水五大类自然气息，也就产生了五行。时令的顺序是春→夏→长夏→秋→冬，所以五行相生的顺序是木→火→土→金→水。

阴阳和五行强调的是动态、时态。古人把宇宙的动态节律描述为"离合"运动，气化阴阳的离合过程产生开、阖、枢三种状态，形成三阴三阳六气。三阴三阳说是中医阴阳学说的精髓，指导中医辨证意义重大。阴阳被蜕化为对立统一的辩证法后，就失去了其应有的地位。把五行说成是"构成世界的五种基本物质"，就更没有继承发扬的价值了。上古的许多思想是用图、物来表达的，如山西吉县柿子滩约1万年前岩画反映的河图、河南濮阳西水坡约6400年前墓葬显示的八卦方位图、安徽凌家滩出土的约4500年前玉龟中所夹玉版图等。"河出图，洛出书，圣人则之"，出土文物已证明这不是传说。河洛-太极思想是中华民族文化之源，河洛-太极文化也是中医药理论的根本。读懂了太极图，中医理论的道理都在里边。

## 二、对天人相应理论的误解

天人相应的关键是要把握天地阴阳动态节律中的盈虚损益关系，"天不足西北，地不满东南"和"七损八益"等都是对天地阴阳动态变化盈虚损益的描述。《素问·阴阳应象大论》提出调和阴阳的大法是"知七损八益，则两者可调"。如果把"七损八益"解释为房中术，还能成为中医调阴阳的大法吗？谓"天不足西北，地不满东南的说法，是根据祖国的地理形势"而分的，变动态为地域，变时间为空间，这样的"文化"已经不是中国的传统文化了。

中医的"藏象"讲的是天地自然五行之象在人体的表现，《黄帝内经》讲"各以其气命其藏"，自然界有五行之气，故人有"五脏"。近贤恽铁樵先生讲中医之五脏是"四时之五脏"，也强调了五脏的时态概念。现在将基于时间的藏象学说代之以基于空间解剖实体的脏腑器官，如何在藏象研究中继承发扬天人相应的思想，又如何体现中医学的文化特色？

中药讲究的是药性。《汉书·艺文志》云："经方者，本草石之寒温，量疾病之浅深，假药味之滋，因气感之宜，辨五苦六辛，致水火之齐，以通闭解结，反之于平。""因气感之宜"是讲药物的性能受天地阴阳五行之气的感应，与自然生态环境密切相关；"辨五苦六辛"是辨药物的阴阳五行属性。这是从中华文化天、地、人、物大一统的观念建立的理论。现在的中药药理学与西药一样只讲有效成分，只讲物质的结构功能，不再重视药物的气味厚薄、升降浮沉、归经等性能，中药成了西医理论指导下的天然药物。刘长林先生认为："中华传统文化的主流偏向于以时间为主，讲求认识活动的主体与客体相融。""阴阳五行的实质是昼夜四时，这使中医学成为真正以时间为本位的医学。"

《史记·天官书》云："斗为帝车，运于中央，临制四乡，分阴阳，建四时，均五行，移节度，定诸纪，皆系于斗。"阴阳五行"皆系于斗"，就是皆出于时间的律历之数。《素问·五运行大论》云："候之所始，道之所生。""道"是阴阳五行，"候"是时间（五日为一候）。就是说，阴阳五行之道，依据的是时间的象态。"候"的变化规律是五运六气。背离了中华传统文化中以时间为主的思想，中医药理论中就不再讲五运六气。

### 三、必须重新解读中医药理论

诸如此类的问题不胜枚举。中医药理论植根在中华民族传统文化的土壤之中，根深才能叶茂。近现代学术界热衷于以现代科学技术研究中医药，而中华民族的优秀传统文化没有在中医药领域得到很好的阐述，与民族文化脱离了，中医学的许多道理都搞不清了。这是中医药理论创新和科研发展缓慢的症结所在，也是中医药文化走向世界的首要障碍。

所以笔者认为，将被湮没的传统文化进行发掘，就是创新；将被后人曲解的中医药理论重新解读，修正现行错误模型，就是创新，而且是首要的、更重要的创新。中医药不是像有些人讲的停留在2000年以前，而是跟2000年以前的中医药相比走样了、退化了，所以一定要先回到正道上来。

史学界提出要重视考古研究的新成果，应用现代科学技术，对整个中国古代文明作出重新估价，开拓历史文化研究的新局面，走出疑古时代，恢复被破坏的古史系统和古史面貌。中医界也必须超越以文献证文献的窠臼，恢复被破坏的古医史系统和古医史面貌，重建中医理论模型。

（原载于《中国中医药报》2011年2月16日第4版。摘编自2011年1月23日作者在"中医影响世界论坛"北京会议上的发言）

# 需要用五运六气来重新认识中医基本理论的构架原理

运气学说是中医理论的重要组成部分，五运六气思想渗透到中医学理论的各个方面。

过去认为，运气学说首见于《素问》七篇大论中，是中医的疾病预测学。实践证明，运用五运六气理论进行疫病预测，采用多因子综合和从动态变化进行分析的方法，可以取得较为准确的预测结果。尽管如此，我们的研究发现，运气学说不只是在"七篇大论"中，也不仅仅是疾病预测的问题，《黄帝内经》的理论基本建立在五运六气基础之上。需要用五运六气来重新认识中医基础理论的构架原理。

《黄帝内经》到处都是五运六气。《黄帝内经》中的疑点难点，大多与运气有关。掌握了五运六气，许多问题均可迎刃而解。不懂五运六气，就读不懂《黄帝内经》，就不会真正搞懂中医理论。

阴阳五行的思想历史悠久，《黄帝内经》的基本思想形成于黄帝时代是完全有可能的。仅据日光的向背，日月、男女、水火的相对，不足以形成阴阳学说；仅仅是"木、火、土、金、水五种物质的运动"也产生不了五行学说。阴阳五行的概念起源于对大自然气息变化的描述，阴阳离合是化生万物的原动力，三阴三阳六气的划分是对一个运动变化周期中阴阳盛衰变化的一种表达，是阴阳的动态。不研究五运六气，就难以搞清三阴三阳说的基本原理。中医阴阳五行学说的精髓在五运六气。

"六经辨证"，其实就是"六气辨证"。从五运六气看六经，以往六经理论中的一些难题，大多可以得到较为合理的解释。

中医藏象学说讲五脏六腑，运气学说五运法地，六气法天，运五气六。脏为阴，故其数取五；腑为阳，故其数取六。藏象模式的玄机，全在五运六气中。十二经络模式也源于运气学说。

中医各家学说的产生，跟五运六气有直接关系。不讲五运六气，就难以搞清各家学说的关系。从运气学说入手，可澄清中医学术中大量历史悬案。

五运六气研究是中医药学术整理和发展的需要，近代在西方科学思想的影响下，基本上把五运六气排除在中医学基础理论之外。目前对运气学说不存不废的局面已严重影响了对中医理论的继承和发展，造成现代中医理论与传统中医理论间的严重隔阂。五运六气理论的存废，关系到对整个中医理论的阐述和评价，已不容回避。不搞清五运六气，"973"计划对中医基本理论的整理研究就是无根之木，无源之水。

我们今天这个会是新观点、新学说沙龙，我想讲的新观点比较多，如果展开讲，不是十分钟能讲完的。按照主持人的要求，我把我想讲的新观点归纳一下先亮出来，只讲观点不作论证，大家对哪个问题有兴趣、有疑问，需要我做解释的地方，多留点时间一起讨论。

我的第一个新观点，五运六气的思想渗透到中医学理论的各个方面，不仅仅是中医的疾病预测学，需要用五运六气来重新认识中医基本理论中的许多问题；目前流行的观点是五运六气是专门搞预测的，与中医基本理论关系不大。

第二个新观点，阴阳太极是一种周期性的开阖运动，而不是静态的属性比对，也不是"古代朴素的辩证法"；目前流行的观点是阴阳学说是中国古代朴素的辩证法。

第三，"三生万物"是气化运动的三种状态：开、阖、枢；目前流行的观点是"三生万物"的"三"是指天、地、人。

第四，三阴三阳反映的是气化运动时空方位，六经辨证辨的是疾病的气化状态，是疾病的动态趋势。而"八纲"是相对静态的病性辨别；目前流行的观点是六经辨证就是辨八纲。

第五，阴阳之间的关系是动态的和谐，而不是平衡；目前流行的观点是阴阳之间的关系是动态平衡。

第六，"六经"和"卫气营血"是建立在阴阳离合的同一理论模式上的；目前流行的观点是"六经"和"卫气营血"是两个不同的理论体系。

第七，五行不是构成世界的五种基本物质，五行学说不是春秋战国后才形成的，应该追溯到黄帝时代。目前流行的观点认为五行是古人认为构成世界的五种基本物质，五行学说形成于春秋战国。

第八，《黄帝内经》中的"七损八益"讲的是阴阳气化，是中医学阴阳理论中一个非常重要的概念；目前流行的观点是"七损八益"是房中术。

第九，《黄帝内经》一书的命名是刘向等"辨章学术、考镜源流"的结果；目前流行的观点是书名《黄帝内经》是托名。

第十，中医各家学说的产生与五运六气有很大关系，不讲五运六气，对中医各家学说中的很多问题就会搞不清楚；研究中医各家学说的人基本上都没有认识到这一点。

第十一，要从五运六气的"少阴君火"去理解中医"命门"的概念；目前流行的观点是命门就是肾阳。

第十二，《黄帝内经》中的"天不足西北，地不满东南"讲的是气化；目前流行的观点是"天不足西北，地不满东南"讲的是中国地理。

第十三，中医的疫病病因观是"三虚致疫"，吴有性的"戾气说"相比《黄帝内经》的"三虚致疫说"从整体观上是倒退；目前流行的观点是吴有性的"戾气说"代表了中医病因学说的古代最高水平。

第十四，五运六气不是像现在教科书讲的那样是东汉时期形成的学说，其基本概念的形成要追溯到夏代以前；目前流行的观点是五运六气学说形成于东汉时期。

第十五，中医学的藏象经络学说建立在五运六气基础之上，不讲五运六气就搞不清藏象经络的来龙去脉；目前流行的观点没有认识到藏象经络与五运六气的关系。

第十六，五运六气理论在疫病预测方面有很高的准确性，运气理论用于疫病预测绝不是简单的干支推算；目前流行的观点是五运六气就是机械的干支推算，运气理论是不能用来预测疫病的。

严重急性呼吸综合征（SARS）暴发以后，国家中医药管理局特别专项课题用五运六气预测疫病，所进行的多次预测基本上都符合，没有相反的。现在列为国家科技重大专项内容，就是因为有以前9次预测成功的基础。在预测方法学上，是多因子综合动态分析，不是靠天干地支就能够推算出来。我先讲这些观点，大家对哪部分有兴趣、有疑问我可以跟大家一起讨论。

**赵洪钧**：我提一个很具体的问题，您能通过五运六气学说预测出天花怎么消灭的吗？

**顾植山**：五运六气讲的是产生疫病的自然环境。例如，研究天气与发生交通事故的关系，大雾天容易发生车祸，你问昨天某路段发生过车祸，今天该路段是不是还会发生车祸？我不能回答，因为这超出了讨论的范围。

**王拥军**：我同意顾教授的观点，我认为赵教授提出的问题太具体了，预测一个趋势，具体落到哪一点，像天花是否会来，我认为违背了我们的理念。另外，请教顾老师，五运六气渗透到中医各个方面，特别是中医的临床，顾教授能不能高屋建瓴地再梳理一下，关键的切入点是什么？

**顾植山**：中医方面的专家对《黄帝内经》可能比较熟悉，非中医专家可能不是很熟悉，我现在把《黄帝内经》中一些论述和图解的PPT快速放映一下。

扫码看PPT

**何裕民**：顾老师你研究得很深，历史的文化现象上曾有过很多崇拜，从神的崇拜、动物图腾，到性器图腾、数的图腾等。五运六气的产生与"数"的图腾肯定有关系。五运六气绝对不是凭空产生的，这方面还可以研究研究，找找根源。

**赵洪钧**：作为应用科学，应该有证伪性。

**顾植山**：关于六气的产生，中国古代文化都是强调开阖运动。为何肝生于左，肺生于右？六经辨证出现的问题：六经辨证与脏腑的关系通过五运六气看得很清楚，许多著作都没办法解释这些问题。

（原载于《香山会议文集》中国科学技术出版社，2010）

# "三虚"致疫——中医学对疫病病因的认识

中医学认为，人是自然的产物，"人以天地之气生，四时之法成"。人与自然是和谐统一的整体，当人与自然的和谐关系遭到破坏、个体不能适应自然变化时，就会产生疾病。这是《黄帝内经》最基本的病因观。因此，调整天人关系也就成了中医学治疗疾病的基本思想。

对于疫病的病因，《黄帝内经·素问遗篇》中提出了"三虚"说："人气不足，天气如虚……邪鬼干人，致有夭亡……一脏不足，又会天虚，感邪之至也。""天虚而人虚也……神游失守其位，即有五尸鬼干人，令人暴亡也。"

所谓"邪鬼""五尸鬼"，在《黄帝内经》中又称为"虚邪贼风"，相当于西医学的致病微生物，而致病微生物侵犯人体，中医学认为需要具备另外两个条件："天虚"和"人虚"。天虚——自然变化节律的失常，人虚——人群抗病能力的不足，邪虚——直接致病原的侵犯。"三虚"致疫说，较为完整地指出了产生疫病的三大因素。

人和自然都是不断运动变化的物体。人与自然的运动变化，都是有一定节律的。《黄帝内经》总结了自然的周期性变化规律，创立了"五运六气"学说。人体的五脏六腑、十二经络等，都是与自然界的五运六气对应而产生的理论。《黄帝内经·素问遗篇》是讲五运六气的专篇，故文中讲的"天虚"主要指五运六气的失常。

《黄帝内经》论述疫病的发生，非常注重"伏气"的概念。《黄帝内经·素问遗篇》中有"三年化疫"的理论，这是中医伏气致疫说的极致。但由于《素问遗篇》的长期失传，此说未能在后世医家中产生大的影响。

西晋王叔和《伤寒例》中说："中而即病者，名曰伤寒；不即病者，寒毒藏于肌肤，至春变为温病，至夏变为暑病。"这段论述有两个问题，一是"寒毒藏于肌肤"之说纯属臆想，故遭到后世医家的攻击；二是忽略了发生疫病时的"虚邪"因素，容易使人对伏气致疫说产生误解。

东晋葛洪《肘后方》注意到虚邪的因素："其年岁月中有疠气兼挟鬼毒相注，名为温病。"这里的"鬼毒"与《黄帝内经·素问遗篇》的"邪鬼""五尸鬼"同义；"温病"在这里是指"瘟疫"，古无"瘟"字，"瘟"写作"温"。

"疠气"应作"戾气"，《诸病源候论》称"乖戾之气"，即不正常的运气。因"戾气"遇上"鬼毒相注"会产生疫疠，故"戾气"也被称作"疠气"。但"戾气"的本义应是疫病未发生前的阴阳乖戾之气，而"疠气"则指已发生疫病后的"疫疠之气"，故"戾气"与"疠气"本应有层面上的差别，不仅是"一声之转"的关系，将"戾气"与"疠气"混称，就模糊了"戾气"作为不正常运气的原始含义。

戾气影响人体可以即时发病，称为"时气病"；可以不即时发病，成为一种潜伏因素，遇到"鬼毒相注"时再发病，这种潜伏因素就叫作"伏气"。古人观察到大的疫病发生前大多先有运气的失常，而且这种运气失常与疫病的发生往往有一段时间间隔，故有"伏气温病"之说。

东汉后期至隋代的历朝政府多次采取了严禁谶纬的政策："搜天下书籍与谶纬相涉者皆焚之，为吏所纠者至死"（《隋书·经籍志》）。五运六气虽非谶纬，但因运气学说涉及预测，容易被误解成谶纬（现代也有人把五运六气说成谶纬）。因此，严禁谶纬的政策就很可能殃及池鱼，导致五运六气学说的隐佚，这是为什么专论五运六气的《黄帝内经》第七卷会在南北朝时期失传的一个较为合理的解释。

唐代中期王冰发现并在《黄帝内经》中补入了《运气七篇大论》，以后又发现了专论运气变化与疫病关系的《素问遗篇》，使运气学说重新受到重视。经北宋政府的提倡，运气学说成为宋代医家之显学，宋金元医家论疫病大多会运用到运气学说。

北宋庞安时综合运气、体质、地理等因素探讨疫病，认为引发疫病有"寒毒"和"乖气"两种不同原因。并在所著《伤寒总病论》中提出："天行之病，大则流毒天下，次则一方，次则一乡，次则偏着一家，悉由气运郁发，有胜有复，迁正退位，或有先后，天地九室相形，故令升之不前，降之不下，则天地不交，万化不安，必偏有宫分，受斯害气。"北宋其他名医如韩祗和、杨子建、史堪等亦多用运气学说来诠释伤寒。

金元医家基于对五运六气不断变化的认识，认为"五运六气有所更"（刘完素语），"运气不齐，古今异轨"（张元素语），因而详察运气变化，因时制宜，各创新说。金元四大家之一的刘完素应用运气理论研究疫病病因，倡"六气皆能化火"说，突出了"火"在六气中的主导地位。张从正灵活运用运气原理，谓"病如不是当年气，看与何年气相同，只向某年求活法，方知都在至真中"。李东垣侧重于"三虚"因素中人的因素——内伤病机的研究，避免了单一从五运六气论疫病病因的片面性。

明代吴有性则比较注重对"邪"因素的研究，并在《温疫论》中提出："温疫之为病，非风非寒，非暑非湿，乃天地之间别有一种异气所感。"他感觉到了直接致病原的存在，并把这种能直接致病的"异气"亦称为"戾气"（故今人多称其为"戾气说"），但他讲的"戾气"已完全不同于古人"乖戾之气"的概念了。吴有性的戾气说基本排斥了"天虚"——五运六气的因素，其"戾气"只相当于前人的"鬼邪""鬼毒"一类概念。尽管其对直接致病原的认识较前人的"鬼邪""鬼毒"等说有所深化，但整体观念已从前人的立场上倒退。由于吴氏的"戾气论"接近于西方医学致病微生物的观点，故在近现代受到较多推崇，有些人常借吴氏之说来批判运气和伏气致疫说。

清代温病学家仍大多注重五运六气与疫病发生的关系，研究内容丰富多彩。温病四大家之首的叶桂作《三时伏气外感篇》，在疫病病因上发挥了六气说，同时还据五运六气理论创制了甘露消毒丹等名方。与叶桂齐名的薛雪提出："凡大疫之年，多有难识之症，医者绝无把握，方药杂投，夭枉不少，要得其总诀，当就三年中司天在泉，推气候之相乖者在何处，再合本年之司天在泉求之，以此用药，虽不中，不远矣。"依据的是"素问遗篇"的三年化疫理论。《伤寒瘟疫条辨》开篇便是"治病须知大运辨"，将运气病因分为大运和小运，认为疫病的病因"总以大运为主""民病之应乎运气，在大不在小，不可拘小运，遗其本而专事其末也"。余霖所著《疫疹一得》强调"医者不按运气，固执古方，百无一效"，其治疫名方清瘟败毒饮即是据火年运气立的方。刘奎所著《松峰说疫》卷六为"运气"专卷，撰有《五运五郁天时民病详解》篇，论述疫病病因多联系"五运郁发"，突出一个"郁"字，制方也从治郁入手。吴瑭《温病条辨》观察到痘证的发病与运气的关系，提出"民病温疠之处，皆君相两火加临之候，未有寒水湿土加临而病温者"，并批评了吴有性"不明伏气为病之理"。

晚清温病学名家柳宝诒的《温热逢源》是讨论伏气温病的专著，他指出："就温病言，亦有两证：有随时感受之温邪，如叶香岩、吴鞠通所论是也；有伏气内发之温邪，即《内经》所论者是也。"

近现代中医对疫病病因的研究相对较少，特别是从五运六气角度对疫病病因进行研究者寥寥。或者认为西医对流行性传染病的病因已较清楚，再从中医病因学的角度去研究似已无多大意义，重视直接致病原而淡化自然"六气"的倾向。或者为了与西医传染病的病因学靠拢，直接把疫病病因称为"温热病毒"，认为"发生温病的主要原因并不是四时的气候变化，而是某种特定的'邪毒'"。"邪毒"在这里已是细菌、病毒等致病微生物的代称，这是试图用西医的病因学来替代中医的疫病病因理论。

明确病因是中医辨证论治的基础。对疫病来说，不能正确把握"六气"病因，就难以在辨证论治中体现天人相应的中医本色。按照西医的病因观，就会置重点于寻找对付直接致病原的方药，失去中医药调整天人关系的治疫特色。

2002~2003年发生的严重急性呼吸综合征（SARS），引起了中医界对五运六气与疫病关系的重新重视。

我们在研究中发现，按照《素问遗篇》中"三年化疫"的理论，根据2000年的运气和气象特点，可以明确预见到2002~2003年间将发生"金疫"——肺性疫病的大流行；依据运气理论，对2003年SARS的高峰与消退时间及下半年是否复发等，也可做出较准确的判断。国家中医药管理局"运用五运六气理论预测疫病流行的研究"课题所做的2004~2006年疫情预测，与实际情况基本相符。

今年（2009年）年初，我们又对今年的疫情做出了预警，把主疫情发生的时间节点判断为二之气中期（二之气是3月20日~5月21日）；在三四月手足口病肆虐时，我们按照运气理论判断"手足口病不是今年的主疫情"，并在一些人认为5~7月将出现手足口病高峰时，做出了"5月后可望缓解，不必担心5~7月会再出现高峰"的预测意见。我们在预测预警报告中还指出：根据运气理论，"今年疫病的中医病机和证候特征，应注重于湿、寒方面"。

近见媒体报道："据《纽约时报》12日消息，一名美国传染病专家称，许多得了甲型H1N1流感甚至病情很重的人，都没有出现发热症状。病毒的这种奇怪症状可能会增加控制疫情的难度。""美国专家Richard P. Wenzel医生在前往协助的两家医院里，观察到三分之一的甲型H1N1流感患者在观察期间没有出现发热症状。他上周在墨西哥待了4天。'这让我和我的墨西哥同事们很惊讶，因为教科书告诉我们，当得了流感时，有90％的概率会出现发热和咳嗽'，Wenzel医生在手机里说道。""曾任国际传染病学会会长的Wenzel医生同时也说到，两家墨西哥医院的患者中有12％人除了出现诸如咳嗽、呼吸困难等呼吸道症状外，还腹泻得很厉害。许多这样的患者会连续3天，每天排便6次。"甲型流感出现上述症状特点，使西方的传染病专家感到"惊讶"，但从中医五运六气的角度看，不发热和多出现腹泻，这恰恰是中医湿、寒病机的临床表现。以上说明前人通过几千年的观察和实践总结出来的五运六气理论，反映了一定的自然规律，已能为疫病的发生和消退时间及证候特点提供重要参考，值得我们深入研究。

致病微生物会不断变异，新的致病微生物会不断产生。针对冠状病毒的特效药还没有研制成功，H5N1又来了；H5N1的问题没有解决，又出现了H1N1。所以在疫病的防治问题上，不能仅仅盯住致病微生物，老是被动地跟在致病微生物后面跑。事实启示我们，在疫病的病因问题上，只讲致病微生物是远远不够的，人体的抗病能力、致病微生物的传染力和生物学特性，都受制于自然大环境的变化条件。

运用五运六气理论，把握好疫病的发生发展规律，有可能发扬"上工治未病"的精神，在与致病微生物的斗争中，变被动为主动。以五运六气的研究为突破口，有望重构中医学天、人、邪一体的外感病因学说，提高中医药防疫治疫的水平。中医天、人、邪三因致疫学说，将是对西方医学流行性传染病病因学的必要补充和重大突破。

〔原载于《中国中医基础医学杂志》2009，15（5）：350-351. 亦收录于《浙江中医药大学50周年校庆特刊》2009，33（5）：648-649.〕

# 五运六气——中国医学的伟大发现

中医药学是我国最具原始创新潜力的学科领域，五运六气学说（简称"运气学说"）是古人探讨自然变化的周期性规律及其对疾病影响的一门学问，其中包含了天文、历法、气象、物候、医学等多学科的学术内涵，是天人合一思想在医学运用方面的最高体现，也最具中国传统文化特色，但又是中医学理论中被误解最深、传承最薄弱的部分。

五运六气理论是否对疫病的发生具有预测功能是中医界长期以来争论较多的一个问题。近代在西方科学思想的影响下，运气学说被摈斥于中医基本理论之外，新一代中医人已大多不知五运六气为何物。2002~2003年发生的SARS，引起了中医界对五运六气学说的重新关注。

笔者在承担国家中医药管理局"运用五运六气理论预测疫病流行的研究"课题的研究中，通过回顾性对照和前瞻性预测，对五运六气理论的疫病预测功能进行验证。结果显示，五运六气与疫病的发生具有很高的相关性，其理论应引起高度重视。

## 一、SARS 的发生和消退时间与五运六气理论的对照

### 1.据五运六气理论可预见到 2002~2003 年间 SARS 的发生

《素问·刺法论》说："假令庚辰刚柔失守，……三年变大疫。"《素问·本病论》中更具体指出："假令庚辰阳年太过，……虽交得庚辰年也，阳明犹尚治天，火胜热化，水复寒刑。此乙庚失守，其后三年化成金疫也，速至壬午，徐至癸未，金疫至也。"这两段话的意思是，假若庚辰年的年运"刚柔失守"，三年以后将出现大的瘟疫。庚辰年刚柔失守的表现为天气干燥，气温偏高，并出现寒水来复的变化。化生的大疫名"金疫"（中医五行学说肺属金，故"金疫"即"肺疫"）。时间上快到壬午年，慢到癸未年，"金疫"就来了。

2000 年正好是经文提到的庚辰年，该年出现全国大面积干旱，据中华人民共和国水利部 2000 年水资源公报，2000 年"我国北方大部及南方部分地区 2~7 月降水量比常年同期偏少 2~7 成，造成严重干旱，旱灾先后波及 20 多个省（自治区、直辖市），北方一些大中城市出现了新中国成立以来最为严峻的缺水局面"。兹统计合肥地区气象数据如下（表 2-1，图 2-1）。

表 2-1　合肥地区 2000 年 2~7 月降雨量与累年平均值比较（单位：mm）

| 比较项 | 2月 | 3月 | 4月 | 5月 | 6月 | 7月 |
| --- | --- | --- | --- | --- | --- | --- |
| 2000年 | 23.7 | 12.7 | 27.4 | 51.2 | 216.5 | 51.4 |
| 10年平均值 | 43.8 | 96.2 | 72.4 | 89.4 | 172.4 | 136.3 |
| 47年平均值 | 50.0 | 77.3 | 90.5 | 99.7 | 133.7 | 168.2 |

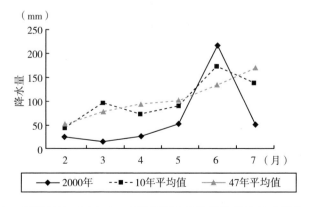

图 2-1　合肥地区 2000 年 2~7 月降雨量与累年平均值比较（单位：mm）

2000年上半年的平均气温也明显偏高，合肥地区数据如下（表2-2，图2-2）。

表2-2　合肥地区2000年2~7月气温与累年平均值比较（单位：℃）

| 比较项 | 2月 | 3月 | 4月 | 5月 | 6月 | 7月 |
|---|---|---|---|---|---|---|
| 2000年 | 4.4 | 12.0 | 17.9 | 23.4 | 26.2 | 29.9 |
| 10年平均值 | 5.7 | 9.5 | 16.5 | 21.9 | 25.2 | 28.5 |
| 47年平均值 | 4.4 | 9.2 | 15.7 | 21.0 | 25.0 | 28.2 |

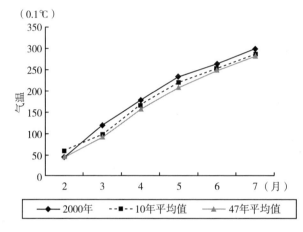

图2-2　合肥地区2000年2~7月气温与累年平均值比较（单位：0.1℃）

下半年至11月份"水复寒刑"的特点也很明显，合肥地区该年11月平均气温为近20年最低，具体数据如下（表2-3，图2-3）。

表2-3　合肥地区近20年11月平均气温对照表

| 年份 | 气温（℃） |
|---|---|
| 1984 | 12 |
| 1985 | 10.2 |
| 1986 | 9.8 |
| 1987 | 10.5 |
| 1988 | 11.1 |
| 1989 | 9.7 |
| 1990 | 12.6 |
| 1991 | 10.9 |

续表

| 年份 | 气温（℃） |
|------|----------|
| 1992 | 10.3 |
| 1993 | 9.7 |
| 1994 | 13 |
| 1995 | 10.6 |
| 1996 | 9.9 |
| 1997 | 10.5 |
| 1998 | 14.2 |
| 1999 | 10.8 |
| 2000 | 9.4 |
| 2001 | 11.2 |
| 2002 | 11.7 |
| 2003 | 10.8 |

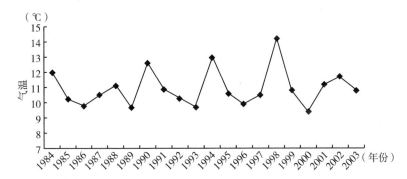

图2-3　合肥地区近20年11月平均气温对照表（单位：℃）

　　为了排除合肥地区偶然巧合的可能性，我们又收集了能涵盖全部中原及长江中下游地区的10个城市的气象资料，统计数据如下（表2-4）。

表2-4　10个城市2000年11月平均气温与30年（1971－2000）均值对照表

| 比较项 | 北京 | 石家庄 | 太原 | 西安 | 济南 | 郑州 | 合肥 | 杭州 | 武汉 | 长沙 |
|--------|------|--------|------|------|------|------|------|------|------|------|
| 2000年11月平均气温（℃） | 3 | 4.2 | 1.6 | 5.6 | 6.4 | 6.9 | 9.4 | 11.5 | 9.9 | 10.2 |
| 11月份30年平均气温（℃） | 4.6 | 5.9 | 2.5 | 6.9 | 8.3 | 8 | 10.7 | 12.4 | 11.4 | 12.4 |
| 较30年平均气温变化幅度（%） | −34.7 | −28.9 | −36.0 | −19.0 | −22.9 | −13.8 | −12.1 | −7.3 | −13.2 | −17.7 |

上表显示，2000年11月的平均气温，除杭州地区与30年平均气温的差别稍小于合肥外，其他地区"水复寒刑"的特点较合肥地区更为明显。

气象资料证明，2000年完全符合《黄帝内经》描述的"庚辰刚柔失守"的运气特点。按"三年变大疫"之说，正好应该在2003年发生大疫情。最早发现SARS在2002壬午年，北方大规模流行在2003癸未年，也与经文所说的"速至壬午，徐至癸未"一致，而且经文明言发生的是"金疫"——肺性疫病，预见的准确性已超出一般想象。运气学说"三年化疫"的理论得到了完全应验。

2. SARS大规模流行的高峰时段与运气学说的论述基本一致

《素问·六元正纪大论》中说，逢到"太阴司天之政""二之气……其病温厉大行，远近咸若"。2003年是癸未年太阴司天，二之气是3月21日到5月21日，北方SARS大规模流行的高峰时段与运气学说的论述基本一致。

虽然2002年11月广东就已出现SARS，但2003年初的运气并不主疫，故该时段不但广东疫情控制较好，春节前后大规模人群南北流动包括在广东的大量民工返乡也并未引起疫情向北方扩散。到二之气，运气主"温厉大行"了，这时不但北方出现较大规模疫情，广东的疫情也出现了超过年前的较大反复，至二之气结束时才与北方SARS同步消退。这里是否是运气时间因素起的作用值得我们深思。

3. 运气理论对2003年下半年和2004年春SARS疫情的预见

2003年夏，SARS疫情消退以后，有专家认为"SARS病毒可能在10~20℃时最活跃"，预测2003年下半年SARS还将卷土重来；8月份世界卫生组织有关负责人也表示，SARS疫情随时可能再次暴发流行。笔者在2003年8月中旬完成的《疫病钩沉——从运气学说论疫病的发生规律》一书中按照运气进行了分析，认为下半年的运气不支持再次暴发疫情。笔者在书中指出：与春天气温相近的五之气（9~11月）时段"完全不具备运气致疫条件"，故下半年"像上半年那样的大规模流行不会再出现"；至2004年初，"稍符合SARS滋生条件"，但"再次暴发SARS疫病大规模流行的可能性亦微乎其微"，判断较大的可能是"散在发生"。实际情况与运气理论的预测相符。

2004年4月，北京、安徽两地出现SARS疫情，我们在消息见报的第2天，即向国家中医药管理局书面报告：按运气理论，目前发生的SARS"只是散在发生而已，不必担心会有大流行"。

随即我们在2004年5月中旬送交国家中医药管理局的报告中对2004年下半年的五运六气和疫情作了较为详细的分析，认为2004年下半年"不具备发生大疫的运气条件，即使有人为输入性因素发生疫情，也不会引起大的蔓延"，排除了该年再次暴发SARS疫情的可能性。

另外，SARS患者的证候寒热错杂，燥湿相间，传变不按一般温病的卫气营血或三焦规律，医者各执一端，众说纷纭。其实，从运气的角度分析，庚辰年刚柔失守产生的"燥"和"热"是伏气，癸未年二之气的"寒雨数至"造成的"寒"和"湿"则是时气，由疫毒时气引动伏气，燥、热郁于内，寒、湿淫于外，导致了SARS内燥外湿、内热外寒的病机证候特征。2003年运气主要因素中无风，该年北方很少沙尘暴，发生的疫病证候亦无风。天人相应，高度一致。搞清楚SARS证候特点与五运六气的关系，对SARS的辨证治疗有非常重要的指导意义，这一方面的内容笔者已另有专文阐述。

## 二、运用五运六气理论对2004年下半年至2007年疫情的预测

1. 对2004年下半年疫情的预测

上面谈到我们在5月中旬完成的对2004年下半年的运气分析报告中指出：2004年下半年"不具备发生大疫的运气条件"，并具体分析到每个时段的运气特点，指出四之气的运气特点"最不容易发生疫病"，排除了夏秋之交常易发生的胃肠道传染病。认为"稍有可能发生的是11月份左右规模不大的流感或其他呼吸道传染病"，实际情况与此相符。

2. 对2005年疫情的预测

我们在2004年底所作《对2005年疫情的五运六气分析报告》中指出："2005年是疫情多发年，会有疫情出现；疫情规模一般，可无大碍；疫情规模虽不大，但'其病暴而死'，可能死亡率较高。"三之气后"需适当注意疟疾一类传染病"。在2005年上半年所作《对2005年下半年疫病预测的补充意见》中指出：至四之气（大暑至秋分），若气候"湿而热蒸"，"易发生消化系统传染病"。

原卫生部发布的2005年7月份疫情报告：霍乱67例，较去年同期（19例）上升了2.5倍；流行性乙型脑炎1690例，较去年同期（1317例）上升28.32%。并发生了猪链球菌病和人皮肤炭疽疫情，部分地区出现鼠间及人间鼠疫疫情。丙类传染病居第一位的是感染性腹泻。

原卫生部发布的2005年8月份疫情报告：重点疫情霍乱116例，较去年同期有较大幅度的上升；疟疾也呈高发趋势。该年8月16日，还在疫情多发的高峰时期，笔者在给国家中医药管理局的报告中指出："估计近日天气转凉疫情亦将消退，五之气时段将较平稳，至六之气再见疫情。"

原卫生部发布的9月份疫情报告显示：甲乙类传染病的发病总数352 577例，比8月份的399 165例下降了11.7%；死亡总数742例，比8月份的878例下降了15.5%，7月份出现的猪链球菌病、炭疽、鼠疫和8月份高发的炭疽、霍乱和疟疾均基本消退。丙类传染病发病总数也由5 125例下降至75 222例，死亡人数从9人下降为6人。

10月份的疫情报告显示：甲、乙类传染病的发病总数比9月份下降13.7%，死亡人数下降7.5%。丙类传染病发病总数下降至72 247例，死亡1例。

至11月份甲乙类传染病的发病总数回升至317 975例，死亡增加至804人，并出现了3例人感染高致病性禽流感。丙类传染病发病总数回升至93 493例，死亡15人。12月份甲、乙类传染病300 186例，死亡934人。人感染高致病性禽流感4例，丙类传染病96 584例，死亡9人。符合"至六之气再见疫情"的运气预测。

### 3. 对人感染高致病性禽流感疫情的分析预测

世界卫生组织的戴维·纳巴罗（David Nabarro）博士曾于2005年9月29日以联合国人禽流感事务协调员身份举行记者招待会，就人感染高致病性禽流感发出警告说："下一场流感爆发随时可能到来"，而根源"可能正是目前肆虐于亚洲地区的禽流感病毒的某种变体"，"如果出现一场流感大暴发，500万到1.5亿人将会丧生。"纳巴罗的讲话引起了社会高度紧张。11月10日，国家中医药管理局科教司正式通知笔者"就目前疫情可能出现的情况，运用五运六气理论进行预测并提出意见"。笔者于11月12日上报国家中医药管理局的预测意见是："今冬明春属疫情多发期，发生小疫情可能性极大。运气失常时需防中等规模疫情，但不必担心有大疫情，至明年二之气后可较乐观。"

"按2005—2006年五运六气常规分析，2005年末六之气'其病温'，2006年初一之气'民乃疠，温病乃作'，均需警惕疫情发生。但小运主疫，大运主平，一般不会是大疫。"其后从2005年11月16日至2006年4月，原卫生部陆续报告了人感染高致病性禽流感18例，正是小范围传播。2006年春，许多人认为候鸟北迁，将导致疫情扩大，但实际上4月中旬后疫情消退，"二之气后可较乐观"的运气预测又得到应验。

## 三、对五运六气学说价值的重新认识

### 1. 五运六气是中国先人对自然变化周期性规律的智慧总结

中国古人由察日影、昼夜的短长，感受自然气息的变化而产生阴阳的概念，阴阳是对气化的属性区分，是一种形态。古人又把自然气息的阴阳变化描述为气的"离合"（或称"捭阖"）运动，阴阳的离合运动可区分为开、阖、枢三个阶段，阴阳各有开、阖、枢，就形成了太阳、少阳、阳明、太阴、少阴和厥阴六种形态，即为"六气"。阴阳的离合运动是一种周期性的节律变化，三阴三阳是对这种节律变化的动态描述，宇宙万物是在这种开、阖、枢周而复始的气化运动中产生发展的，故曰"三生万物"。这是运气学说中六气循环说的来源。三生万物以后，"万之大不可胜数"，必须寻找一个能执简驭繁的工具。

把一年分作五个时段，就会依次出现木、火、土、金、水五大类自然气息：春天入夜以后，北斗七星的斗柄指向东方，二十八宿的苍龙七宿出现在东方的天空，东风频吹，气候转温，大地复苏，万象更新，草木开始发芽、长出新叶，呈现一片青绿之色，自然界充满了生机。把春天—东方—温风—青色—生气等等联系在一起，用"木"作为代表符号，五运六气该时段的主运称为"太角"或"少角"，主气是"厥阴风木"，在五行就是"木"行。医家将"木"的概念比类取象于人体功能，于是有了《黄帝内经》"东方生风，风生木，木生酸，酸生肝，肝生筋，筋生心，肝主目。其在天为玄，在人为道，在地为化，化生五味，道生智，玄生神。神在天为风，在地为木，在体为筋，在脏为肝，在色为苍，在音为角，在声为呼，在变动为握，在窍为目，在味为酸，在志为怒"这样的论述。

随后斗柄逐渐南指，苍龙七宿行进到南天，时序进入夏季，天气转热，自然界红色增多，万物生长茂盛，因而夏天—南方—热—赤色—"长气"等等组成了以"火"为代表符号的一类自然气息，五运六气的主运变为"太徵"或"少徵"，主气进入"少阴君火"和"少阳相火"，在五行就是"火"行。联系到人体就是"南方生热，热生火，火生苦，苦生心，心生血，血生脾，心主舌。其在天为热，在地为火，在体为脉，在脏为心，在色为赤，在音为徵，在声为笑，在变动为忧，在窍为舌，在味为苦，在志为喜"。（长夏、秋、冬依此类推）

《汉书·艺文志》谓："五行者，五常之形气也。""小数家因此以为吉凶而行于世，窜以相乱。"把一年分作五个时段与古天文历法有密切关系，故《史记·历书》云："黄帝考定星历，建立五行。"《管子·五行第四十一》谓："作立五行，以正天气。"所以说，五行是用一年中五个时段的气息特征——木、火、土、金、水五种象为符号，对自然界万事万物进行比类取象而构建的五大系统。

五运即五行，"运"和"行"都是运动变化的意思。东汉郑玄在《尚书·洪范》"一曰五行"下注曰："行者，言顺天行气也。"可见五行或五运，是天体运行在不同时空方位的五类气息表达。五行是气化运动的象态。

阴阳五行和五运六气，都起源于对大自然气息变化的描述，是古代的自然科学模式。现在仅从哲学的角度讲阴阳五行是远远不够的。如果阴阳五行成了纯哲学的抽象概念，那么五运六气就失去了物质运动的依托。

《黄帝内经》的作者观察到：大自然的气息变化存在着多种节律周期，各种周期交错并存，不是单一的阴阳或五行或六气所能解释的。古人经过一代代长期观察的积累，终于总结出五运六气的变化规律，联系到疾病发生的周期性变化，于是产生了运气学说。五运六气是自然界各种变化节律综合作用的反映。运用五运六气理论预测疫病的准确率，说明五运六气是中国古人非常了不起的伟大发现。

**2.用科学、辩证的态度对待运气预测理论**

过去对五运六气学说的最大误解，是把五运六气看作六十干支的简单循环周期，仅据天干地支去推算预测某年某时的气候和疾病，这样的机械推算显然是不科学的，是违背《黄帝内经》运气学说的精神的。古代有些医家加以批驳的，正是这种胶柱鼓瑟的"五运六气"。其实，《黄帝内经》明确指出：五运六气有常有变，有未至而至，有至而未至，有至而太过，有至而不及，有胜气、复气之异，有升降失常之变，所谓"时有常位而气无必也"。吴谦《医宗金鉴·运气要诀·运气当审常变歌》说："近世医者，皆谓五运六气与岁不应，置而不习，是未达天道之常变也。"

那么，《黄帝内经》中为什么又详列了五运六气的六十干支推算方法呢？道理很简单，《黄帝内经》在这里介绍的是五运六气的"常位"。虽云"时有常位而气无必也"，但知常才能达变。不知常位，就无从分辨出现的气候是常气还是异气。

举例来说，2000年是庚辰年，那年气候燥热，会不会引起疫情？先要看该年的常位是什么。庚辰年的司天之气是太阳寒水司天，正常情况下气温应偏低。然而实际上气温却不低反高，这不是五运六气的规律不正确，而是表明该年出现的是不正常的运气，《素问遗篇》讲这是"升降失常"，上一年的司天阳明燥金未退位，该年的司天太阳寒水未迁正。按照阴阳五行的动态变化规律，下半年易出现"水复寒刑"，果然该年11月的月平均气温为20年最低。也正因为该年的运气属刚柔失守的异气，所以才有"三年化疫"的变化，导致2002~2003年的"金疫"大流行。

过去曾有人致力于寻找五运六气的对应气象数据。我们的研究表明，虽然气象数据与五运六气存在一定联系，但显然不是一种简单的对应规律。譬如，2003年太阴湿土司天，太阳寒水在泉，SARS暴发时"寒雨数至"，"湿寒合德"，人们的感觉与运气一致，SARS的症状中也多寒湿之象，但多数地区平均气温不低反高，这是因为冷热交替频繁的缘故。再如同样是夏天湿热，2004年夏天的湿热是正常运气，故不易发生疫情；而2005年夏天的湿热则是不正常运气，就容易发生疫情。可见，运气学说注重的应是各运气因子间的组合序位及相互关系，而不是单一的气象数据。

大疫多由不正常的异气造成，故只知道六十年常规时位的推算是不能预测疫病的。故《素问·五运行大论》强调"不以数推，以象之谓也"。若单从天干地支去推算，就是"数推"了。自然变化中规律是非常复杂的，多因子综合的，动态变化的。实践证明，运用五运六气理论时，采用多因子综合和从动态变化进行分析的方法，才可以取得较为准确的预测结果。

### 3.运气学说在中医理论中的地位

过去认为，运气学说首见于《素问》七篇大论，是中医的疾病预测学。我们通过研究发现，运气学说不只是在七篇大论中，也不仅仅是疾病预测的问题。运气学说是中医理论的重要组成部分。五运六气思想渗透到中医学理论的各个方面，《黄帝内经》的理论基本建立在五运六气基础之上，需要用五运六气来重新认识中医基础理论的构架原理。

已故著名中医学家方药中先生曾指出："运气学说是中医学基本理论的基础和渊源。"邹云翔先生说："不讲五运六气学说，就是不了解祖国医学。"五运六气理论的存废，关系到对整个中医理论的阐述和评价，已不容回避。五运六气研究是中医药学术整理的需要，也是中医学发展的大势所趋，目前这种不存不废的局面已严重影响了对中医理论的继承和发展，造成了现代中医理论与传统中医理论间的严重隔阂。

前人经几千年实践观察总结出来的五运六气理论，尽管受历史条件的局限，不一定完全精确，但毕竟是许多代人经验的积累，代表了前人在这一问题上的认识水平。若随意否定或无视前人从数千年观察研究中得出的宝贵认识，绝不是正确态度。只要我们用科学的态度去对待它，用辩证的方法去运用它，用现代科技手段去发展它，相信可以使中医五运六气理论重放光芒，为现代防病治病及疫病预测作出应有贡献。

（原载于《2008年中医五运六气理论与应用学术研讨会论文集》）

# 从五运六气看六经辨证模式

已故中医学家方药中先生曾指出：五运六气学说"是中医理论的基础和渊源"。近现代的中医界，由于摒弃了运气学说，对中医基本理论中的许多重要概念已经说不清楚了，"六经"问题就是一个典型例子。有人认为"六经辨证实即八纲辨证，六经名称本来可废"，甚而批评张仲景《伤寒论》"沿用六经以名篇，又未免美中不足"。六经辨证是中医基础理论中极为重要的内容，六经的存废非同小可。本文拟据运气理论对六经辨证的原义和实质试作阐释，借此说明运气学说的重要意义。

中医学将疾病分属三阴三阳（太阳、阳明、少阳、太阴、少阴、厥阴）进行辨证论治的方法，习称"六经辨证"。《素问·热论》首先将热病分作三阴三阳六个阶段；至东汉张仲景的《伤寒论》，以三阴三阳为辨证纲领，树立了中医辨证论治的光辉典范，对中医学的发展产生了极大影响。但是，六经的实质是什么？后世医家颇多争议。

讨论六经的实质，关键在于对"三阴三阳"的理解。目前通常的解释为：三阴三阳是阴阳的再分，事物由阴阳两仪各生太少（太阴、少阴，太阳、少阳）而为四象，进而又分化出非太非少的阳明和厥阴，形成三阴三阳。有人认为，《素问·热论》的六经以表里分阴阳，《伤寒论》六经则以寒热分阴阳。若按此理解，三阴三阳表达的仅是寒热的甚微和表里的深浅。但作为辨证纲领的六经，并没有把热象最著或阳气最盛的病叫太阳病，也没有把寒象最重或阳气将绝，抑或传变到最里的病叫太阴病。且太阳主表，何以不联系主皮毛的肺卫而与膀胱配应？为什么温邪外感就不是先犯太阳？太阴若为阴之极，为什么《伤寒论》太阴病提纲云："太阴之为病，腹满而吐，食不下，自利益甚，时腹自痛。"讲的仅是一般脾胃消化道症状？太阴病的第2条是"太阴中风，四肢烦疼"；第4条是"太阴病，脉浮者，可发汗，宜桂枝汤"，均不能以寒盛里极作解释。日本汉方医家把少阴病说成是"表阴证"，但《伤寒论》少阴病多亡阳危候，论中列出的"难治""不治""死"的条文有8条之多，远较太阴和厥阴病深重，其证候性质能以"表阴"概括吗？等等此类的问题，显然不是简单的阴阳再分或八纲说所能解释清楚的。三阴三阳的概念不搞清楚，六经的实质就永远是个谜。

三阴三阳理论是中医阴阳学说的一大特色。《素问》论述三阴三阳的篇名叫《阴阳离合论》，这就明确指出了三阴三阳与"阴阳离合"密切相关。什么叫"阴阳离合"呢？《史记·历书》说："以至子日当冬至，则阴阳离合之道行焉。"说明三阴三阳的划分是以一年中阴阳气的盛衰变化为依据的，三阴三阳表述的是自然界阴阳离合的六种状态。《素问·阴阳离合论》云："圣人南面而立，前曰广明，后曰太冲；太冲之地，名曰少阴；少阴之上，名曰太阳；……广明之下，名曰太阴；太阴之前，名曰阳明；……厥阴之表，名曰少阳。是故三阳之离合也，太阳为开，阳明为阖，少阳为枢；……三阴之离合也，太阴为开，厥阴为阖，少阴为枢。"（图1-2，图1-3）

三阳之开、阖、枢，为什么太阳为开，少阳为枢，阳明为阖？从图1-2、图1-3中可以看到，太阳在东北方，冬至过后，正是阳气渐开之时，故为阳之"开"；阳明在西北方，阳气渐收，藏合于阴，故为阳之"阖"；少阳在东南方，夏至太阳回归，阴阳转枢于此，故为阳之"枢"。三阴之开、阖、枢同理：太阴在西南，夏至以后，阴气渐长，故为阴之"开"；厥阴居东向南，阴气渐消，并合于阳，故为阴之"阖"；少阴在正北方，冬至阴极而一阳生，故为阴之"枢"。

笔者认为，老子《道德经》中"三生万物"之"三"，指的就是自然之气的开、阖、枢。宇宙由太极生阴阳，阴阳之气有了开、阖、枢三种运动变化状态，于是化生万物。有人引用《周易·系辞》的天、地、人三才说来解释老子"三生万物"之"三"，但人是由"三"产生的万物之一，而不应是生成万物的不可缺少的基本元素，否则，没有人的地方的万物怎么产生呢？故以《周易·系辞》的"三才"来解释老子的"三生万物"，于理欠通。三阴三阳的开、阖、枢，决定了"六经"各自的属性和不同特点。需要用五运六气在不同时空方位阴阳气的状态来理解三阴三阳。从五运六气看六经，以往六经理论中的一些难题，大多可以得到较为合理的解释。

例如：风寒外感，何以先犯足太阳膀胱？为什么温邪外感又首先犯手太阴肺？按三阴三阳六气开阖枢方位，太阳在东北，阳气始开之位；太阴在西南，阴气始开之位。《素问·五运行大论》云："风寒在下，燥热在上，湿气在中，火游行其间。"寒为阴邪，故风寒下受，宜乎先犯足太阳。温热在上，又属阳邪，故温邪上受，就要先犯手太阴。气分是阳明，营分、血分是内入少阴。可见六经辨证和卫气营血辨证的理论基础都是三阴三阳，用三阴三阳模式就可以把两者统一起来。

《素问·六微旨大论》论标本中见曰："少阳之上，火气治之，中见厥阴；阳明之上，燥气治之，中见太阴；太阳之上，寒气治之，中见少阴；厥阴之上，风气治之，中见少阳；少阴之上，热气治之，中见太阳；太阴之上，湿气治之，中见阳明。"六经表里相配：实则太阳，虚则少阴；实则阳明，虚则太阴；实则少阳，虚则厥阴。有人问：为什么不是太阳和太阴、少阳和少阴、阳明和厥阴互相中见和互为表里？试看三阴三阳开阖枢图，太阳与少阴同居北方，均含一水寒气；阳明与太阴同居西方，均含四金燥气；少阳与厥阴同居东方，均含三木风气。明白了这一关系，它们之间互相中见和互为表里的道理就容易理解了。

由此联系到中医的伏邪学说。前人认为寒邪"无不伏于少阴"。为什么伏于少阴呢？因少阴和太阳同处北方时位，寒邪从北方入侵，体实则从太阳而发（所谓"实则太阳"），体虚则心肾阳气受损，发病时呈现出少阴病特征，故称"邪伏少阴"。再看SARS，按"三年化疫"理论，病邪应属伏燥，燥邪多从西方犯太阴阳明之地，故SARS呈现出伏燥发于太阴而伤肺的特征。《素问·热论》描述六经传变，只涉及足之六经而未及手六经。《伤寒论》的六经辨证，基本上继承了《素问·热论》六经的概念。经北宋朱肱的发挥，遂有"六经传足不传手"之说。后人对此多存疑问，不知其所以然。如方有执在《伤寒论条辨或问》中说："手经之阴阳，居人身之半；足经之阴阳，亦居人身之半。若谓传一半不传一半，则是一身之中，当有病一半不病一半之人也。天下之病伤寒者，不为不多也，曾谓有人如此乎？"从阴阳离合的开、阖、枢方位可知，三阴三阳与经络的配应，确乎先从足六经开始。

再从三阴三阳与脏腑的联系看，足六经与脏腑的关系：太阳——膀胱，阳明——胃，少阳——胆，太阴——脾，少阴——肾，厥阴——肝。若谓六经模式由八纲辨证归纳而来，何以忽略了人体最重要的器官心和肺？从三阴三阳开阖枢方位图可知，心所处的正南和肺所处的正西都不是三阴三阳的正位。南北对冲，正北为少阴，故心称手少阴；少阴也缘心火而配属"君火"，少阴病多心肾阳衰证候。西方属太阴、阳明之地，"实则阳明，虚则太阴"，肺称手太阴，辨证宜从阳明、太阴中求之。

人气应天，"天有六气，人以三阴三阳而上奉之"。三阴三阳既是对自然界阴阳离合的六个时空段的划分，也是对人体气化六种状态的表述。三阴三阳在天为风木、君火、相火、湿土、燥金、寒水六气，在人则各一脏腑经络。清代张志聪《伤寒论集注·伤寒论本义》在阐述六经时云："此皆论六气之化本于司天在泉五运六气之旨，未尝论及手足之经脉。"张氏强调六经是"六气之化"是对的，但"六经"不是经络而又不离经络；不是脏腑却可统概脏腑；不是风、寒、暑、湿、燥、火六气，但又与风、寒、暑、湿、燥、火密切相关。正是有了三阴三阳辨证，故伤寒学家强调"伤寒之法可以推而治杂病""六经岂独伤寒之一病为然哉，病病皆然也"。山西老中医李可先生治疗内科急危重症疑难病，常用六经辨证而获奇效。他的体会是："伤寒六经辨证之法，统病机而执万病之牛耳，则万病无所遁形。"

有学者认为，《伤寒论》中的方剂主要源自《汤液经法》，但为什么《汤液经法》未能像《伤寒论》那样对后世产生如此巨大的影响？原因在于张仲景发展了六经辨证体系。陶弘景的《辅行诀脏腑用药法要》也取材于《汤液经法》，但采用的是五行脏腑辨证模式，影响就远不如《伤寒论》而少有流传。讲《伤寒论》不能不讲六经辨证。可以说，没有六经辨证，就不会有《伤寒论》如此高的学术地位。

日本的古方派医生不重视《黄帝内经》，其代表人物吉益东洞甚至否定阴阳五行和脏腑经络学说，认为《伤寒论》"论不可取而方可用"。他们割裂《伤寒论》与《黄帝内经》的联系，不去研究《黄帝内经》中三阴三阳的深意，只研究《伤寒论》的方证和药证。日本古方派的观点在很大程度上影响了近现代中国的一些学者，"六经可废论"就是这一影响下的产物。

王永炎院士等将证候的动态演化性概括为"动态时空"特征，认为三阴三阳之间是有序的动态时空变化。三阴三阳辨证，可较好地反映疾病发生时内外环境整体变化的动态时空特征，绝非八纲辨证可以替代。厘清"六经"理论与五运六气的关系，对正确理解和运用六经辨证的理论，评估六经辨证的价值，具有极为重要的意义。

［原载于《中华中医药杂志》2006，21（8）：323-325.］

# 《黄帝内经》"七损八益"不是房中术

对于《黄帝内经》中的"七损八益"一词，历代医家的解释颇有分歧。近读7月12日《中国中医药报》载文认为："长沙马王堆三号汉墓竹简《天下至道谈》出土以后，这个问题才算迎刃而解。""拿竹简的这类论述去解释《黄帝内经》所论七损八益，无不丝丝入扣，语语贴切，疑难冰释，悉得其解。""长沙马王堆汉墓竹简《天下至道谈》的出土，不仅大大丰富了传统房事养生与性保健的内容，而且也为《黄帝内经》注释中长期争论不休的七损八益等学术问题的彻底解决，画上了一个非常圆满的句号。"

马王堆《天下至道谈》中的"七损八益"与《黄帝内经》的"七损八益"是否是一回事？用《天下至道谈》的"七损八益"能否圆满解释《黄帝内经》中的七损八益？笔者持有不同看法，略述如下。

"七损八益"一词，见于《素问·阴阳应象大论》。"阴阳应象大论"的命名，是因为该篇主旨强调的是自然界的阴阳与人体阴阳之"象"的对应，所以人体的一切活动需要与自然界的阴阳气化之"象"保持一致。

综观古代医家对"七损八益"的注释，虽众说纷纭，但认为"七损八益"调和阴阳大法的基本精神还是一致的，分歧主要在对七和八的不同理解。之所以对七和八产生不同解释，是因为把七和八看成了一般的数字，不知《黄帝内经》的"七损八益"中的七和八是象数，主要表达的是"象"而不是数。

在易学的洛书模式中，七居西方配兑卦，兑象少女为阴；八在东北配艮卦，艮象少男为阳。"七损八益"在易学中就是"损益阴阳"。但损益阴阳为什么是"七损八益"呢？有人认为这是古代男权思想的反映，我们认为《黄帝内经》在讨论摄生时无论男女都很重视，故不提倡损女益男，其实这里隐含了五运六气的概念。

五运六气中的六气反映了阴阳气化的六种状态，在中医学中以三阴三阳分属之。三阴三阳的概念始见于《素问·阴阳离合论》，经文云："圣人南面而立，前曰广明，后曰太冲；太冲之地，名曰少阴；少阴之上，名曰太阳；……广明之下，名曰太阴；太阴之前，名曰阳明；……厥阴之表，名曰少阳。……是故三阳之离合也，太阳为开，阳明为阖，少阳为枢；……三阴之离合也，太阴为开，厥阴为阖，少阴为枢。"笔者据此绘出三阴三阳开阖枢图，将此图与洛书九数及太极图相合，得三阴三阳太极时相配洛书九数图（图1-2）。

从图1-2中可以看到，八位于东北方，相应于初春"太阳为开"之处，天气左升右降，八之后阳气渐旺；七位于西方主秋之位，七之后"阳明为阖"，阳气逐渐闭藏。四时之气春生、夏长、秋收、冬藏，《素问·阴阳应象大论》云"阳生阴长，阳杀阴藏"，上半年的气化特点表现为"阳生阴长"，下半年的气化特点表现为"阳杀阴藏"，故"八益"表达了阳生阴长，"七损"反映了阳杀阴藏。

《素问·阴阳应象大论》的原文，上文为"帝曰：法阴阳奈何？"岐伯讲了一番"阴阳更胜之变，病之形能"后，黄帝又问："调此二者奈何？"岐伯回答："能知七损八益，则二者可调。"显然，岐伯所答的"七损八益"是调和阴阳之大法。下文"是以圣人为无为之事，乐恬愉之能，从欲快志于虚无之守，故寿命无穷，与天地终，此圣人之治身也"，是讲"圣人"如何遵循"七损八益"之道的，亦未涉及房中术。《黄帝内经》不是讲房中术的著作，"阴阳应象大论"是讨论阴阳五行的大道理的，相比之下，房中术是小道。所以，如果将《黄帝内经》中的"七损八益"理解为《天下至道谈》中的房中术，不仅不合《黄帝内经》之旨，也局限和贬低了"七损八益"的重要意义。

黄帝和岐伯讨论的"七损八益"是天人相应、调和阴阳的大道理，房中养生时当然也需遵循此大法，故《天下至道谈》等房中术文献中出现了房中术的"七损八益"。但这类文献中的"七损八益"的七与八，已是具体的数而不是象，而且不同的房中术文献中"七损八益"的方法也有所不同，故不可以《天下至道谈》中讨论房中术的"七损八益"来解释和代替《素问·阴阳应象大论》中的七损八益。

"七损八益"是中医基础理论的重要概念，关系到养生防病和辨证论治的许多方面。通晓损益阴阳之理的人，才能够适应自然；机体与自然的阴阳协调，则苛疾不起。《素问·宝命全形论》云："人以天地之气生，四时之法成。"人与天地相参，与四时阴阳变化相应。既然四时阴阳的变化规律是"七损八益"，人们在养生、治病、调和阴阳时就必须知道七可损、八宜益的道理，并顺从这一规律。这种顺应天地四时阴阳关系而摄生防病治病的指导思想在《黄帝内经》和历代医著中随处可见。

例如，《素问·四气调神大论》说："夫四时阴阳者，万物之根本也，所以圣人春夏养阳，秋冬养阴，以从其根，故与万物沉浮于生长之门……故阴阳四时者，万物之终始也，死生之本也。"这里"春夏养阳"就是"益八"，"秋冬养阴"则是顺从"七损"的自然规律，通过"养阴"帮助阳气收藏。因为冬天的阳气以精的形式封藏于正北少阴之位，故有"少阴君火"和"肾间命门"之说。"命门"即上文中的"生长之门"。春夏阳气表现在外为"浮"，秋冬阳气收藏于内为"沉"。顺从七损八益是原则，"春夏养阳，秋冬养阴"是方法，"与万物沉浮于生长之门"是境界。

金元四大家之一的李东垣在《脾胃论》中引述了《素问·六节藏象论》"凡十一脏取决于胆"的论点，认为"胆者，少阳春生之气，春气升则万化安，故胆气春生，则余脏从之"。故在其创制的著名方剂补中益气汤中加入柴胡，用升发少阳春升之气来带动脾胃中气。李氏这种重视春升阳气的观点，也是"七损八益"思想的一种体现。

外感病的治则有"伤寒下不嫌迟，温病学下不嫌早"之说。伤寒为何下不嫌迟？《素问·五运行大论》曰："风寒在下，燥热在上，湿气在中，火游行其间。"从上述"三阴三阳太极时相配洛书九数图"（图1-2）可知，"风寒在下"宜乎先犯艮八太阳之位，此时阳气宜益不宜损，若早用下法，势必阻遏和损伤东升的阳气，不利于人体抗病能力的发挥。至阳明病时多用下法，是因为阳明之位已在"七损"之后，用下法顺了西降之气。温病则不同，"燥热在上"，温邪上受，首先侵犯的是手太阴肺，而手太阴肺在正西，又与兑卦相配，恰属"七损"之位，"下不嫌早"就顺理成章了。明代医家李时珍在《本草纲目》卷一中列举四时用药原则："春月宜加辛温之药，薄荷、荆芥之类，以顺春升之气；夏月宜加辛热之药，香薷、生姜之类，以顺夏浮之气；长夏宜加甘苦辛温之药，人参、白术、苍术、黄檗之类，以顺化成之气；秋月宜加酸温之药，芍药、乌梅之类，以顺秋降之气；冬月宜加苦寒之药，黄芩、知母之类，以顺冬沉之气。所谓顺时气而养天和也。"

这是"春夏养阳，秋冬养阴"的"七损八益"思想在组方遣药方面的运用。

综上所述，"七损八益"一词是《黄帝内经》顺从四时阴阳养生疗疾思想的生动体现。同时，通过"七损八益"以及"阳杀阴藏"等问题的运气学阐释，也充分体现出五运六气理论在中医学思想体系形成过程中的重大指导意义。

（原载于《中国中医药报》2006年7月21日第5版）

# 从阴阳五行与五运六气的关系谈五运六气在中医理论中的地位

过去认为，运气学说见于《素问》七篇大论，而七篇大论为唐代王冰所补入，非《黄帝内经》所原有，是一个相对独立的学说，故有些教科书只是把运气学说以附录形式略作介绍，不作为《黄帝内经》的主要内容。

但历史上运气学说曾受到相当重视，甚而有"不懂五运六气，捡遍方书何济"之训。已故著名中医学家邹云翔先生说："不讲五运六气学说，就是不了解祖国医学。"方药中、许家松、高思华等都一再强调："运气学说是中医学基本理论的基础和渊源。"2002~2003年发生的SARS，显示了疫病发生与五运六气的密切相关性，引起了中医界对五运六气学说的重新关注，运气学说在中医理论中的影响和地位问题也重新凸现出来。

笔者通过研究发现，运气学说不只是在七篇大论中，也不仅仅是疾病预测的问题。《黄帝内经》中到处都是五运六气，需要用五运六气来重新认识中医基础理论的许多原理。五运六气理论的存废关系到对整个中医理论的阐述和评价。目前这种不存不废的局面已严重影响了对中医理论的继承和发展，造成现代中医理论与传统中医理论间的严重隔阂。

笔者拟就五运六气在中医理论中的影响和地位，分列阴阳五行与五运六气、六经辨证与五运六气、藏象经络与五运六气、中医各家学说与五运六气诸题做系列讨论，本文先就阴阳五行与五运六气的关系略陈管见。

## 一、"六气"说是中医阴阳学说的精髓

现行观点认为，阴阳的含义很朴素，"是指日光的向背"，是对日月、男女、水火等概念的哲学抽象；五行则是"木、火、土、金、水五种物质的运动"。

日光的向背，日月、男女、水火的相对性和自然界木、火、土、金、水五种物质，是尽人皆知的生活常识。为什么其他国家和民族没有出现阴阳五行学说？可见仅据"日光的向背"和日月、男女、水火的相对性，不足以形成阴阳学说；仅仅是"木、火、土、金、水五种物质的运动"也产生不了五行学说。

著名天文学专家陈久金教授认为，阴阳原本是天文历法上的概念。中国古人由察日影和昼夜的短长，感受自然气息的变化而产生阴阳的概念。冬至白天最短，夜晚最长，日影也最长。随后白天不断增长，到夏至白天最长，日影最短。通过观察日影并结合自然气息的变化，容易得出冬至阴极而一阳生，夏至阳极而一阴生，冬至到夏至的上半年为阳，夏至到冬至的下半年为阴的概念。

二十四节气是我国古代天文学独创的一种太阳历系统（国外至今还只有二分、二至四个节气），产生二十四节气的基础是阴阳六分系统和八分系统的结合，二十四是六和八的最小公倍数。阴阳的六分系统就是三阴三阳，三阴三阳说是中医阴阳学说的一大特色。中医学对三阴三阳的论述，始见于《素问·阴阳离合论》，说明三阴三阳表述的是阴阳离合的六种状态。《史记·历书》说："以至子日当冬至，则阴阳离合之道行焉。"可见三阴三阳的划分以一年中阴阳气的盛衰变化为依据，这正是五运六气中的六气学说。

《素问·阴阳离合论》："圣人南面而立，前曰广明，后曰太冲；太冲之地，名曰少阴；少阴之上，名曰太阳……广明之下，名曰太阴；太阴之前，名曰阳明……厥阴之表，名曰少阳。是故三阳之离合也，太阳为开，阳明为阖，少阳为枢……三阴之离合也，太阴为开，厥阴为阖，少阴为枢。"（图1-2，图1-3）

图1-2、图1-3两图表达了"六气"的时空方位，也可以认为是中医阴阳学说的基本图式。中医学中阴阳的许多概念，可以从上述图式中得到体现。"六气"思想是形成中医阴阳学说的重要源头。

例如，三阳之开、阖、枢，为什么太阳为开，少阳为枢，阳明为阖？从图式中可以看到，太阳在东北方，冬至过后，正是阳气渐开之时，故为阳之"开"；阳明在西北方，阳气渐收，藏合于阴，故为阳之"阖"；少阳在东南方，夏至太阳回归，阴阳转枢于此，故为阳之"枢"。三阴之开、阖、枢同理：太阴在西南，夏至以后，阴气渐长，故为阴之"开"；厥阴居东向南，阴气渐消，并合于阳，故为阴之"阖"；少阴在正北方，冬至阴极而一阳生，故为阴之"枢"。

三阴三阳的开、阖、枢是一个非常重要的概念，是人体阴阳之气升降出入的主要依据，关系到中医基础理论的方方面面。王冰对《阴阳离合论》篇的注文云："离，谓别离应用；合，谓配合于阴。别离则正位于三阳，配合则表里而为脏腑矣。开阖枢者，言三阳之气多少不等，动用殊也。夫开者所以司动静之基，阖者所以执禁固之权，枢者所以主动转之微。由斯殊气之用，故此三变之也。"王冰注是正确的，也非常精辟。北宋林亿等《新校正》引《九墟》"太阳为关"之文，以讹校正，徒生歧义。杨上善《太素》中的，"开"为"关"字，并以"门关""门扉""门枢"作譬喻，这是杨氏不明五运六气而产生的误释。近人多引杨氏之说，开阖枢成了无关紧要之谈。

又如，《素问·阴阳应象大论》中"天不足西北，故西北方阴也""地不满东南，故东南方阳也"一段话，据上述三阴三阳开阖枢图，天（阳）气至西北阖而不足，地（阴）气至东南阖而不满，其义显而易见。历代医家多从天地阴阳气的盈虚为释，尚不离其宗。近人抛弃了运气学说，谓"天不足西北，地不满东南的说法，是根据祖国的地理形势"而分的，"天不足西北，因为西北方多高山峻岭；而东南方却是汪洋大海，所以称地不满东南了"。按此地理形势之说，西南青藏高原比西北更多高山峻岭，是否因古人不知道有青藏高原才误以为"天不足西北"的呢？能不能更正为"天不足西南"呢？显然是不能的。

同篇中的"七损八益"问题，历代医家注释不一，近年来因马王堆出土医简《天下至道谈》中列举了古代房中术的"七损八益"，人多以为"七损八益"就是房中术的专用术语，似乎这一问题已得到圆满解释，其实不然。按洛书方位，七为西方之数，八为东北方之数。从上述三阴三阳开阖枢方位图可知，七（西方）是阳气衰损之位，而八（东北）恰为阳气生益之方，讲的还是五运六气。只有从五运六气、天人相应的角度，才能与上面黄帝提问的"法阴阳奈何"相匹配，才能把七损八益提到"能知七损八益，则二者（指阴阳）可调"的高度。至于《天下至道谈》中的论述，只是和调阴阳的七损八益思想在房中术方面的应用而已，所以不同文献（如《医心方》）中"七损八益"的具体内容会有所不同。

三阴三阳与六气的配应：太阳居东北寒水之位，时序"正月太阳寅"，故配寒水；太阴居西南坤土之位，时序长夏主湿，故配湿土；阳明居西北乾金之位，时序秋燥，故配燥金；厥阴居正东风木之位，时序属春，故配风木；少阳居东南巽风生火之位，时序初夏，故配相火；少阴居太冲之地，虽正北寒水，但与正南君火子午相应，标阴而本火，故配君火。

图（图1-3）中"圣人南面而立"，左东右西。天体东升西降，故"左右者，阴阳之道路也"。肝相应于东方，肺相应于西方，故肝气左升，肺气右降。阳气生发于左，收藏于右，故"肝生于左，肺藏于右"，不能说成"肝藏于左，肺生于右"。心中有了上述图式，阴阳的许多概念不言自明。

六气学说也体现了三生万物的思想。离开了六气学说，阴阳就只有对立统一的两个方面了，故六气说是中医阴阳学说的精髓和特色体现。

## 二、五行与五运同源异名

五行概念同样来源于天文，著名科学家竺可桢先生早就提出了这一观点。

东汉郑玄注《尚书·洪范》"一曰五行"曰："行者，言顺天行气也。"《管子·五行第四十一》："作立五行，以正天气。"《史记·历书》曰："黄帝考定星历，建立五行。"《素问·五运行大论》曰："丹天之气经于牛女戊分，黅天之气经于心尾己分，苍天之气经于危室柳鬼，素天之气经于亢氐昴毕，玄天之气经于张翼娄胃。"五行即五运，"运"和"行"都是运动变化的意思。把一年分作五个时段，就会依次出现木、火、土、金、水五运，也就产生了五行。

春天入夜以后，北斗七星的斗柄指向东方，二十八宿的苍龙七宿出现在东方的天空，东风频吹，气候转温，大地复苏，万象更新，草木开始发芽、长出新叶，呈现一片青绿之色，自然界充满了生机。把春天—东方—温风—青色—生气等等联系在一起，用"木"作为代表符号，五运六气该时段的主运称为"太角"或"少角"，主气是"厥阴风木"，在五行就是"木"行。医家将"木"的概念取象比类于人体功能，于是有了《黄帝内经》"东方生风，风生木，木生酸，酸生肝，肝生筋，筋生心，肝主目。其在天为玄，在人为道，在地为化。化生五味，道生智，玄生神。神在天为风，在地为木，在体为筋，在脏为肝，在色为苍，在音为角，在声为呼，在变动为握，在窍为目，在味为酸，在志为怒"这样的论述。

随后斗柄逐渐南指，苍龙七宿行进到南天，时序进入夏季，天气转热，自然界红色增多，万物生长茂盛，因而夏天—南方—热—赤色—长气等等组成了以"火"为代表符号的一类自然气息，五运六气的主运变为"太徵"或"少徵"，主气进入"少阴君火"和"少阳相火"，在五行就是"火"行。联系到人体就是"南方生热，热生火，火生苦，苦生心，心生血，血生脾，心主舌。其在天为热，在地为火，在体为脉，在脏为心，在色为赤，在音为徵，在声为笑，在变动为忧，在窍为舌，在味为苦，在志为喜。"（长夏、秋、冬以此类推）

时令的顺序是春→夏→长夏→秋→冬，所以五行相生的顺序是木→火→土→金→水。可见，五行首先是一年中的五运，是对天体运行在不同时空方位的五类气息的概括和表达。

如果仅仅认为五行学说是"木、火、土、金、水五种物质的运动"，"基于古人对日常生产和生活中最常见的木、火、土、金、水五种基本物质或基本元素的认识，产生了五行学说"是不恰当的。与人类生活紧密相关的材料绝非仅是木、火、土、金、水五种；五行学说还讲五音、五色、五畜、五味等，自然界中也不仅仅只有五种音调、五种颜色、五种动物、五种气味等。古人之所以都只选五种，只能是因为先有了以五数为基准的分类体系。也就是说，先有了五行，才有五材、五音、五色、五畜、五味等概念出现，而不是由五材产生五行。

木、火、土、金、水是五行的代表符号，这个符号可以用木、火、土、金、水，也可以用角、徵、宫、商、羽，或青、赤、黄、白、黑，或生、长、化、收、藏，或风、热、湿、燥、寒等作代表，不能因为用了木、火、土、金、水的符号，就认定五行学说源于古代的"五材"说。根据五材说，木材能燃烧，所以木生火；火烧后能变成焦土，所以火生土……水能把火灭掉，所以水克火；火能把金属熔化，所以火克金等。这样的五行学说，用在医学上又能有多少意义呢？

有些书上讲中医的五行学说起源于战国邹衍的五德终始论，更是不对的。邹衍用五行生克理论去解释社会政权的更迭，与中医学的五行学说风马牛不相及；

况且五行学说的产生远远早于邹衍所在的战国时期。文献中"五行"一词在《尚书·甘誓》和《尚书·洪范》中就可见到。《尚书·甘誓》是夏王启对有扈氏的讨伐令，"威侮五行"是夏启声讨有扈氏的第一大罪状；《尚书·洪范》中叙说的是"昔鲧陻洪水……天乃赐禹洪范九畴"之事，五行被作为治国"九畴"中的第一畴。既然五行原理在夏朝之初已被尊奉为治国的第一重要法则（所以才能品类万物，贯穿古今），则其产生又要远早于鲧、禹时代。据此，《史记》"黄帝考定星历，建立五行"之说可以采信，五行学说形成于黄帝时代符合情理。

### 三、阴阳五行之道始于五运六气之候

天人相应是中医阴阳五行学说的灵魂，五运六气是这一思想的集中体现。《素问·五运行大论》曰："候之所始，道之所生。""道"是阴阳五行，"候"是气候、物候，"候"变化的规律就是五运六气。也就是说，阴阳五行之道，是始于五运六气之候的。

《史记·天官书》："斗为帝车，运于中央，临制四乡，分阴阳，建四时，均五行，移节度，定诸纪，皆系于斗。""皆系于斗"就是皆依据天文历法，讲浅一点是四时季节，深一点就是五运六气。撇开了五运六气，阴阳五行就成为抽象的哲学概念了。

哲学是一种意识形态。从哲学的角度看阴阳五行，就会把阴阳学说定性为"古代自发的、朴素的辩证法"，五行就成了"五种基本物质或基本元素"，五行学说也就成了"五种物质的运动和相互作用"的学说，是"朴素的唯物论"了。

有学者尖锐指出："面对这样的结论，受过现代教育的中医初学者不禁要问：有了现代高级的对立统一规律学说，还要古代'自发的、朴素的阴阳学说'做什么？中医的'阴阳理论'有什么值得讲、值得学？'自发的、朴素的'不就意味着落后吗？进而，现代中医接班人首先就会想到要将'阴阳学说'进行现代化改造，或者直接将其扬弃，代之以现代高级的对立统一规律——矛盾论？"

其实，阴阳五行和五运六气，首先是古代的自然科学模型，在中医学中是具体的医学理论。在自然模型及医学理论的层面上，是有具体的事物可指的，是可以实验、可以量化的。现在仅从哲学的层面讲阴阳五行是片面的，远远不够的。

有些人把五运六气和占卜算命联系在一起，这是对中医五运六气学说极大的误解。要讲跟占卜算命的联系，阴阳五行更多一些，一般的占卜算命是不用五运六气的，只有古代占候术中有所涉及。不管是五运六气还是阴阳五行，在《黄帝内经》中是绝不用来算命的。不能因为搞占卜算命的用了阴阳五行或五运六气，就认为中医的阴阳五行、五运六气就和占卜算命同类了。搞占卜算命迷信活动的有一个重要特征，是只凭天干地支的"数"去推算结果，而《素问·五运行大论》明确指出："天地阴阳者，不以数推，以象之谓也。"说明《黄帝内经》的作

者早就将阴阳五行和五运六气学说与占卜算命一类纯以数推的迷信活动划清了界线。运气学说中虽然有天干地支推算之法，但推算的只是五运六气的常位。运气有至而未至、有未至而至、有至而不及、有至而太过、有胜气复气、有升降失常等变化。《素问·至真要大论》特别强调"时有常位而气无必也"，后世有些医家单凭天干地支去预测或验证气候疾病，违背了运气学说的基本精神，不能代表运气学说。

阴阳五行和五运六气学说主要讨论的是自然变化的"象"和"理"，是古人的自然科学模型。通过五运六气，可以还中医阴阳五行自然科学模型的本来面目。

中医阴阳五行学说的许多概念和精辟名言来自于专论运气的七篇大论和两个遗篇。有人提出要将运气七篇的这些精辟名言与运气学说区别开来，笔者不敢苟同。运气七篇的论述在学术上是一个完整体系，不能凭个人好恶进行分割取舍。譬如孔子《论语》里面的每一句话不管正确与错误，都是孔子儒学思想的组成部分。假如尊儒者把《论语》里不正确的或有时代局限的内容从孔子思想里区分出去，批儒者又将《论语》里有积极意义的内容区分出去，那我们对孔子学说的评价还能全面客观公正吗？

有人认为五运六气学说到东汉时才出现，怎么能影响到成书于西汉以前的《黄帝内经》呢？这是误把运气七篇的成书时间等同于运气学说的产生时间了。笔者认为，五运六气的思想应该在《黄帝内经》成书以前就出现了，所以在《黄帝内经》的其他篇章中才会处处反映出五运六气的原理，只是《黄帝内经》其他篇章里的运气内容融合在医理的阐述中，对运气理论未作专题介绍，一般人也未引起注意而已。七篇大论加两个遗篇则是运气学说的专论，并侧重于五运六气六十年周期的推演和疾病的预测（遗篇更侧重于异常运气和疫病方面）。王冰深明《黄帝内经》与五运六气的密切关系，才会把七篇大论补入《素问》之中，使两者相得益彰，更为完整。以七篇大论的浩大篇幅和行文的精密程度来看，应是运气学说发展到相当成熟后才可能出现，绝非运气学说的创始形态。故尽管七篇大论的最后完成或者在东汉，但不能说五运六气思想也产生在该时期。

五运六气和阴阳五行都起源于古人对天地自然运动变化规律的理解，时间和空间是人类社会实践活动和领会世界的基本依据。天文定五方，历法分四时，古代原始的天文学和历法制度是中医阴阳五行和五运六气学说共同的文化源头和知识原型。在中医学中，阴阳五行和五运六气是一个完整体系。相对来说，五运六气学说偏重于自然变化周期性规律的演绎，阴阳五行学说则多从哲理阐述。有了五运六气，才可以更好地理解中医阴阳五行学说的天人相应思想；没有了五运六气，就难以真正掌握中医阴阳五行学说的精神实质。

［原载于《中国中医基础医学杂志》2006，12（6）：463-466.］

# 让中医五运六气学说重放光芒

中医阴阳五行的概念起源于对大自然气息变化的描述，其基础就是五运六气。中医"六经辨证"，其实就是"六气辨证"。从五运六气看六经，以往六经理论中的一些难题，大多可以得到较为合理的解释。中医藏象模式的玄机，全在五运六气中。十二经络模式也源于运气学说，从五运六气角度可以清楚地看到从三阴三阳六经到配应洛书方位的八经到"足臂十一脉"，最后完成十二经络系统的过程。本文认为，运气学说不只是在七篇大论，也不仅仅是疾病预测的问题，《黄帝内经》的理论基本建立在五运六气基础之上，需要用五运六气来重新认识中医基础理论的构架原理。

五运六气研究是中医药学术整理和发展的需要，目前对运气学说不存不废的局面已严重影响了对中医理论的继承和发展，造成现代中医理论与传统中医理论间的严重隔阂。只要我们用科学的、正确的态度去对待运气学说，相信可以使中医五运六气理论重放光芒，为现代防病治病及疫病预测作出应有贡献。

运气学说是中医理论的重要组成部分。五运六气思想渗透到中医学理论的各个方面，曾长期指导中医防治疾病。古有"不懂五运六气，捡遍方书何济"之训，但也有医家对运气学说提出质疑，特别是对运气学说据六十年干支预测疾病的内容有过长期论争。近代在西方科学思想的影响下，基本上把五运六气排除在中医学基础理论之外。2002~2003年发生的SARS，引起了中医界对五运六气学说的重新关注，学术期刊上讨论五运六气的文章骤然大增。国家中医药管理局因势利导，连续召开了几次关于五运六气的专家座谈会听取意见，并及时启动了"运用五运六气理论预测疫病流行的研究"特别专项课题。五运六气理论的存废，关系到对整个中医理论的阐述和评价，已不容回避。历史要求我们对运气学说作出一次总结性的认识和评价意见。

## 一、五运六气与疫病预测

### 1.运气学说对SARS疫情的预见性

（1）《素问·本病论》中指出：若庚辰年的运气"刚柔失守"，"其后三年化成金疫也，速至壬午，徐至癸未，金疫至也"。2000年为庚辰年，上半年大面积干旱，气温偏高，下半年出现"水复寒刑"，正好符合《素问·本病论》描述的"刚柔失守"的特征。广东最早发现SARS在壬午年，北方大规模蔓延在癸未年，SARS按中医命名恰恰就是"金疫"。"三年化疫"的理论得到了完全应验。

（2）《素问·六元正纪大论》中说，逢到"太阴司天之政"，"二之气……其病温厉大行，远近咸若"。2003年是癸未年太阴司天，二之气是3月21日到5月21日，北方SARS大规模流行的高峰时段与运气学说的论述基本一致。

（3）对2003年下半年和2004年春SARS疫情的预见。SARS发生以后，有专家预测2003年下半年SARS还将卷土重来；8月份世界卫生组织有关负责人也表示，SARS疫情随时可能再次暴发流行。但按运气学说则不支持疫病在下半年再次暴发流行的观点。笔者在2003年8月中旬完成的《疫病钩沉——从运气学说论疫病的发生规律》一书中明确指出：下半年"像上半年那样的大规模流行不会再出现"，与春天气温相近的五之气（9~11月）时段"完全不具备运气致疫条件"；至2004年初，"稍符合SARS滋生条件"，但"再次暴发SARS疫病大规模流行的可能性亦微乎其微"，判断较大的可能是"散在发生"。实际情况与运气学说的预测相符。

（4）2004年4月北京、安徽两地出现SARS疫情，我们按运气学说进行分析后在预测报告中明确指出：目前发生的SARS"只是散在发生而已，不必担心会有大流行"。

**2. 运用五运六气理论对2004年下半年和2005年疫情的预测**

（1）我们在2004年5月中旬所作对2004年下半年疫情的分析预测，认为2004年下半年"不具备发生大疫的运气条件，即使有人为输入性因素发生疫情，也不会引起大的蔓延。稍有可能发生的是11月份左右规模不大的流感或其他呼吸道传染病"。

预测报告认为该年三之气以湿热为主，若燥热则不正常；四之气的运气特点"最不容易发生疫病"，排除了夏秋之交常易发生的胃肠道传染病。

（2）2004年底所作《对2005年疫情的五运六气分析报告》认为：2005年是疫情多发年，会有疫情出现；疫情规模一般，可无大碍；疫情规模虽不大，但"其病暴而死"，可能死亡率较高。三之气后需适当注意疟疾一类传染病；若气候"湿而热蒸"，需注意肠道传染病。报告中原据《素问·六元正纪大论》提出疫情发生的时间主要在二之气，年初和年末亦需警惕。年初的疫情已有流脑应验，二之气气温本应偏高并易发疫情，但实际气温偏低，发生的疫情也较小。我们根据这一情况于5月上半月作出了"对2005年下半年疫病预测的补充意见"，认为二之气的气候会导致三之气"炎暑盛行，风燥横运""凉风间发""燥极而泽"，气候变化剧烈（短时局部灾害为主，总体上无大的旱涝灾害），"民病寒热"，疫情的时段将延长。四之气若"湿而热蒸"，就易发生消化系统传染病。

原卫生部发布的7月份疫情报告：霍乱67例，比去年同期（19例）增加了2.5倍；流行性乙型脑炎1 690例，较去年同期（1 317例）上升28.32%，并发生了猪链球菌病和人间皮肤炭疽暴发疫情，部分地区出现鼠间及人间鼠疫疫情。丙类传染病居第一位的是感染性腹泻。原卫生部发布的8月份疫情报告，重点疫情霍乱116例，较去年同期有较大幅度的上升；疟疾也呈高发趋势。

以上疫情对照五运六气的预测，情况基本符合。

### 3.用科学、辩证的态度对待运气预测理论

《黄帝内经》指出：五运六气有常有变，有未至而至，有至而未至，有至而太过，有至而不及，有胜气、复气之异，有升降失常之变，所谓"时有常位而气无必也"，不是六十干支的简单对应关系。过去有些人把五运六气看作六十干支的简单循环周期，仅据天干地支就去推算某年某时的气候和疾病，这样的机械推算显然是不科学的，是违背《黄帝内经》运气学说的精神的。古代有些医家反对的，正是这种胶柱鼓瑟的"五运六气"。其实《黄帝内经》的五运六气理论主要讨论的是自然变化中的阴阳五行规律，这个规律是非常复杂的，多因子综合的，动态变化的，故《素问·五运行大论》强调"不以数推，以象之谓也"。举例来说，2000年是庚辰年，太阳寒水司天，正常情况下气温应偏低，但实际气温不低反高，是否是五运六气不正确呢？不是的。《素问遗篇》讲这是"升降失常"，上一年的司天阳明燥金未退位，该年的司天太阳寒水未迁正，故该年上半年的气候表现为燥和热。按照阴阳五行的动态变化规律，下半年易出现"水复寒刑"，果然该年11月份的月平均气温为近20年最低。也正因为该年的运气属刚柔失守的不正常异气，所以才有"三年化疫"的变化，导致2003年的"金疫"大流行。

过去曾有人致力于寻找五运六气的气象数据，我们的研究表明，虽然气象数据与五运六气存在一定联系，但显然不是一种简单的对应规律。譬如，2003年春SARS暴发时人们感觉天气寒湿，但平均气温不低反而偏高，这是因为冷热交替频繁的缘故。再如同样是夏天湿热，2004年夏天的湿热是正常运气，故不易发生疫情；而2005年夏天的湿热则是不正常运气，就容易发生疫情了。运气学说注重的是各运气因子间的组合序位及相互关系，而不是单一的气象数据。大疫多有不正常的异气造成，故对疫病预测来说，分析不正常运气的状态比六十年常规时位的推算更为重要。实践证明，运用五运六气理论时，采用多因子综合和从动态变化进行分析的方法，可以取得较为准确的预测结果。

## 二、从SARS看运气学说对临床辨证论治的指导意义

### 1.从五运六气看SARS的中医病机

SARS患者的证候寒热错杂，燥湿相间，传变不按一般温病的卫气营血或三焦规律，使许多人在辨证时感到迷茫。从运气的角度分析，庚辰年刚柔失守产生的"燥"和"热"是伏气，癸未年二之气的"寒雨数至"造成的"寒"和"湿"则是时气，由疫毒时气引动伏气，燥、热郁于内，寒、湿淫于外，导致了SARS内燥外湿、内热外寒的病机证候特征。

大凡伏气皆病发于里，故早期便可见正虚阴伤，SARS早期即出现极度乏力，恰是伏燥伤肺的重要指征。笔者认为，若外感骤见极度乏力，多为伏燥伤肺所致。

一般将乏力归之热伤气津，但SARS患者多为青壮年者，初见发热，又无大汗，若云热伤气津而见极度乏力，于理欠通。刘完素《素问玄机原病式》归纳病机十九条谓"诸气膹郁病痿，皆属肺金"，又云"筋缓者，燥之甚也"，指出了外感急性乏力与肺燥的关系。喻嘉言《医门法律》讲得更明白："肺气膹郁，痿喘呕咳，皆伤燥之剧病"；"惟肺燥甚，则肺叶痿而不用，肺气逆而喘鸣，食难过膈而呕出。三者皆燥证之极者也"；"诸气膹郁之属于肺者，属于肺之燥，非属于肺之湿也。"

何廉臣《重订广温热论》云："虚燥从伏邪伤阴，阴虚生火，火就燥而成，病势较实火症似缓实重，用药必贵于补。如发于太阴肺者……神多困倦……咽干喉燥，气喘咳逆，或干咳无痰，即有稀痰，亦黏着喉间，咯吐不爽，或痰中间有红丝红点……翻身则咳不休。"所述与SARS亦颇相类。2004年安徽宋姓患者发病后仅轻度咳嗽，但体位改变即咳剧，表现为明显的"翻身则咳不休"。

我们采集了北京广安门医院、广州中医药大学第一附属医院采用中医药治疗的2组SARS病例（分别为42例和72例），以及国家中医药管理局2003年7月编《中医药防治SARS学术交流专辑》中记录有SARS患者早期症状的全部病例进行了证候特点与运气相关性分析的研究。统计结果在早期症状中燥金类所占比例最大，为49.6%，其次为热火类37.0%，其他依次为湿土类9.6%，寒水类3.7%，风木类0%。这一结果与运气理论吻合。2003年运气主要因素中无风，该年北方很少沙尘暴，发生的疫病证候亦无风。天人相应，高度一致。

清代著名温病学家薛雪说："凡大疫之年，多有难识之症，医者绝无把握，方药杂投，夭枉不少，要得其总诀，当就三年中司天在泉，推气候之相乖者在何处，再合本年之司天在泉求之，以此用药，虽不中，不远矣。"SARS的发生，印证了薛氏意见的正确和五运六气理论对疫病辨证的重要性。

### 2.运气学说对SARS治疗的指导意义

综观国家中医药管理局和各地专家推荐的防治SARS方案，对SARS的热、毒、瘀、湿、虚诸端，考虑已颇周详，也有医家论及阴证寒疫问题，惟于伏气之燥多未注意，因而对肺燥这一重大病机的处理难中肯綮。

SARS是内燥外湿，《重订广温热论》谓"燥又夹湿之际，最难调治"，故如何处理好润燥与化湿的矛盾，是问题的关键所在。不少人在治疗SARS时强调了化湿，但SARS的湿和寒是时气，是兼邪，为害轻而易治；燥和热是伏邪，为害烈而难平。晚清名医薛福辰认为：凡病内无伏气，病必不重；重病皆新邪引发伏邪者也。故SARS的燥热与湿寒相较，应以治燥热为主。伏燥伤津犹烈，故治疗时当步步顾护阴津。化湿时必须强调不能伤津，不宜多用香燥。

石寿棠在《医原》中提出治肺燥时需注意的"五相反"："燥邪用燥药，一相反也；肺喜清肃，而药用浊烈，二相反也；肺主下降，而药用升散，三相反也；

燥邪属气，……肺为清虚之脏，……苦寒沉降，阴柔滞腻，气浊味厚，病未闭而药闭之，病已闭而药复闭之，四相反也；气分之邪未开，而津液又被下夺，五相反也。"故在用药方面，退热时的辛散发汗，攻毒时的苦寒重剂，补虚时的滋腻厚味，均在避忌之列。

《素问·至真要大论》云："燥淫所胜，平以苦湿（温），佐以酸辛，以苦下之。"石寿棠《医原》认为："苦当是微苦，如杏仁之类，取其通降；温当是温润，非温燥升散之类。""辛中带润，自不伤津，而且辛润又能行水，燥夹湿者宜之。"

可见运气学说对临床辨证论治具有很大指导意义，绝非无关临床的空谈。

## 三、运气学说在中医理论中的地位

过去认为，运气学说首见于"素问七篇大论"，是中医的疾病预测学。研究发现，运气学说不只是在七篇大论中，也不仅仅是疾病预测的问题，《黄帝内经》的理论基本建立在五运六气基础之上。需要用五运六气来重新认识中医基础理论的构架原理。

### 1.五运六气与阴阳五行

中医阴阳五行学说的基础就是五运六气。著名天文学专家陈久金教授认为，阴阳原本是天文历法上的概念。著名科学家竺可桢先生很早就提出：五行概念来源于天文。仅据日光的向背，日月、男女、水火的相对，不足以形成阴阳学说；仅仅是"木、火、土、金、水五种物质的运动"也产生不了五行学说。中国古人由察日影、昼夜的短长，感受自然气息的变化而产生阴阳的概念。三阴三阳的划分是中医阴阳学说的一大特色。而构建三阴三阳理论的基础，正是五运六气中的六气学说。

中医学对三阴三阳的论述，始见于《素问·阴阳离合论》。《史记·历书》："以至子日当冬至，则阴阳离合之道行焉。"说明三阴三阳六气的划分是对一年中阴阳盛衰变化的一种表达。《素问·阴阳离合论》："圣人南面而立，前曰广明，后曰太冲；太冲之地，名曰少阴；少阴之上，名曰太阳；……广明之下，名曰太阴；太阴之前，名曰阳明；……厥阴之表，名曰少阳。是故三阳之离合也，太阳为开，阳明为阖，少阳为枢；……三阴之离合也，太阴为开，厥阴为阖，少阴为枢。"

三阴三阳与六气的配应：太阳居东北寒水之位，时序"正月太阳寅"，故配寒水；太阴居西南坤土之位，时序长夏主湿，故配湿土；阳明居西北乾金之位，时序秋燥，故配燥金；厥阴居正东风木之位，时序属春，故配风木；少阳居东南巽风生火之位，时序初夏，故配相火；少阴居太冲之地，虽正北寒水，但与正南君火子午相应，标阴而本火，故配君火。

五行即五运。"运"和"行"都是运动变化的意思。东汉郑玄注《尚书·洪范》"一曰五行"曰:"行者,言顺天行气也。"《管子·五行第四十一》:"作立五行,以正天气。"可见五行或五运,是天体运行在不同时空方位的五类气息表达,后来衍生为对自然界五种运动变化状态和性质的概括。

阴阳五行的概念都起源于对大自然气息变化的描述,是古代的自然科学模式。现在仅从哲学的角度讲阴阳五行是远远不够的。

阴阳五行的思想历史悠久,早期的模型是河图、洛书。《周易·系辞》谓:"河出图,洛出书,圣人则之。"河图洛书过去认为是神话传说,但出土文物证明古代确有其物,而且在黄帝时代之前已经形成。《史记·历书》:"黄帝考定星历,建立五行。"《黄帝内经》的基本思想形成于黄帝时代是完全有可能的。

### 2.五运六气与六经辨证

教科书笼统地讲六经辨证来源于八纲,但八纲辨证产生不了六经理论。作为辨证纲领的六经,并没有把热象最著或阳气最盛的病叫太阳病,也没有把寒象最重或阳气将绝,抑或传变到最里的病叫太阴病。且太阳主表,何以不联系主皮毛的肺卫而入膀胱经?太阴为阴之极,为何位西南而主长夏湿土?为什么不是最里的或最寒的或最严重的证候叫太阴?为何太阳不是与太阴而是与少阴相表里?等等此类的问题,显然不是简单的阴阳再分说所能解释清楚。

清代张志聪《伤寒论集注·伤寒论本义》在阐述六经时云:"此皆论六气之化本于司天在泉五运六气之旨,未尝论及手足之经脉。"必须从五运六气在不同时位阴阳气的状态来理解三阴三阳。从五运六气看六经,以往六经理论中的一些难题,就大多可以得到较为合理的解释。

用运气理论解释六经辨证:风寒外感,何以先犯足太阳?《黄帝内经》云"风寒在下",故风寒下受,寒又属阴邪,宜乎先犯位于东北的足太阳。而温热在上属阳邪,故温邪上受,宜乎先犯位于西南的手太阴。可见,从运气角度看,六经辨证与卫气营血辨证是同一理论模式。

理清"六经"理论与五运六气的关系,对正确理解六经辨证的概念,评估六经辨证在外感及疫病辨治中的价值地位,具有极为重要的意义。

### 3.五运六气与藏象学说

中医藏象学说讲五脏六腑,为什么脏取五数,腑取六数?就是因为先有了五运六气的天文模式。"善言天者,必有验于人",天人相应,于是才有了五脏六腑。运气学说五运法地,六气法天,运五气六。脏为阴,故其数取五;腑为阳,故其数取六。藏象模式的玄机,全在五运六气中。

六经与脏腑的关系:太阳——膀胱,阳明——胃,少阳——胆,太阴——脾,少阴——肾,厥阴——肝,依据仍是三阴三阳开阖枢方位(图2-4)。

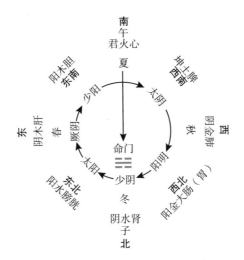

**图2-4 顾氏三阴三阳配属脏腑经络命门图**

为什么肝气左升，肺气右降？从阴阳离合方位图（图1-3）可以看到，"圣人南面而立"，左东右西，左春右秋，左升右降。肝应春气，必然从左升；肺应秋气，自然从右降（由此也可以理解"春气升则万化安""凡十一脏取决于胆""伤寒下不嫌迟，温病下不嫌早"等理论）。

对命门火与心火的关系，赵献可强调命门真火为人身之主，曰"人身别有一主非心也"；孙一奎恪守心主火说而谓"两肾中间动气……谓之阳则可，谓之火则不可"。其实，从六气的三阴三阳模式看，命门居肾间属少阴之位，少阴虽居正北而子午相应兼赅心肾水火，故称少阴君火。北方坎卦阴中之阳称"龙火"，即下降寄居于肾水中的心火。所谓"命火"也即此火，故命火与心火同源，并无牴牾。

**4.五运六气与经络学说**

对于经络的形成，往往认为："经络学说是我国劳动人民通过长期的医疗实践，不断观察总结而逐步形成的。""经络学说的形成，可能通过以下途径：①'针感'等传导的观察；②腧穴疗效的总结；③体表病理现象的推理；④解剖、生理知识的启发。"并认为首先发现的是人体上的许多穴位，然后将这些穴位串起来成了经络。但现在全世界那么多人搞针灸为什么就不能发现经络？为什么那么多经外奇穴就没有串成经络？用这种西方人还原论思维的观点来解释经络的形成有许多难以自圆其说的矛盾。

有人提出了经络可能是古人通过"内景返观"的方法得以发现的猜想，值得研究，但是仅靠内景返观，也形成不了现在这样的经络系统，因为我们从五运六气角度清楚地看到了经络学说从三阴三阳六经到配应洛书方位的八经到"足臂十一脉"最后完成十二经络系统的过程。

《素问·热论》描述六经传变，只涉及足之六经，不谈手之六经。经朱肱的发挥，更有"六经传足不传手"之说。后人对此多存疑问，不知其所以然。如方有执在《伤寒论条辨·或问》中说："手经之阴阳，居人身之半；足经之阴阳，亦居人身之半。若谓传一半不传一半，则是一身之中，当有病一半不病一半之人也。天下之病伤寒者，不为不多也，曾谓有人如此乎？"

但从阴阳离合为三阴三阳的方位看，就会明白为什么开始只有足六经了。

马王堆出土的医帛《阴阳十一脉灸经》中以三阴三阳命名的只有八脉钜（太）阳脉、少阳脉、阳明脉、钜（太）阴脉、厥阴脉、少阴脉、臂钜（太）阴脉和臂少阴脉（其余三脉分别称作"肩脉""耳脉"和"齿脉"），这个情况很值得注意，它给我们留下了三阴三阳与经络相结合的早期形态的痕迹。显然，原始的三阴三阳脉是足六经，名称上也不冠手足，以后加上了臂太阴和臂少阴二脉。为什么只加这二脉？三阴三阳配八方，缺的是正南和正西。正南离心，正西兑肺，《阴阳十一脉灸经》所补恰好是臂少阴心脉和臂太阴肺脉（图2-5）。

| 巽 ☴ | 离 ☲ | 坤 ☷ |
|---|---|---|
| 4 | 9 | 2 |
| 少阳（胆） | 臂少阴（心） | 太阳（脾） |
| 震 ☳ | | 兑 ☱ |
| 3 | | 7 |
| 厥阴（肝） | | 臂钜阴（肺） |
| 艮 ☶ | 坎 ☵ | 乾 ☰ |
| 8 | 1 | 6 |
| 钜阳（膀胱） | 少阴（肾） | 阳明（胃） |

图2-5 《阴阳十一脉灸经》三阴三阳配属图

已故著名中医学家方药中先生曾指出："运气学说是中医学基本理论的基础和渊源"；邹云翔先生说："不讲五运六气学说，就是不了解祖国医学。"五运六气研究是中医药学术整理的需要，也是中医学发展的大势所趋。

前人经几千年实践观察总结出来的五运六气理论，尽管受历史条件的局限，不一定完全精确，但毕竟是许多代人经验的积累，代表了前人在这一问题上的认识水平。若随意否定或无视前人从数千年观察研究中得出的宝贵认识，绝不是正确态度。只要我们用科学的态度去对待它，用辩证的方法去运用它，用现代科技手段去发展它，相信可以使中医五运六气理论重放光芒，为现代防病治病及疫病预测作出应有贡献。

［原载于《浙江中医药大学学报》2006，30（2）：137-142.］

# 重评《黄帝内经》素问遗篇

《黄帝内经》讨论疫病发生规律及防治措施的内容，主要集中在《刺法论篇第七十二》和《本病论篇第七十三》两个"遗篇"中。第七十二篇讨论疫病预防方法，以刺法为主，故名"刺法论"；第七十三篇讨论五运六气升降失常为疫病发生根源，故名"本病论"。其中"五疫之至，皆相染易，无问大小，病状相似，……不相染者，正气存内，邪不可干"等论述，医家广为传诵，无人不晓，但对"五疫"的内容及发生的运气原理，却很少有人深究。在后世有关疫病的论著中，讲"五疫"只是笼统泛指各种疫病，未见就五疫中各疫的特定内容作具体讨论。对两个遗篇中重点阐述的"升降不前，气交有变，即成暴郁"和"三年化疫"理论，基本上被摒弃不论。

笔者以SARS为借鉴，对历代中医治疗疫病的文献进行了回顾性研究。在重温《黄帝内经》运气学说时，发现按"三年化疫"理论可预见到癸未年肺性大疫的发生。兹将《素问遗篇》原文摘录于下："假令庚辰，刚柔失守，上位失守，下位无合，乙庚金运，故非相招。布天未退，中运胜来，上下相错，谓之失守，……如此则天运化易，三年变大疫。详其天数，差有微甚，微即微，三年至；甚即甚，三年至。……三年变疠，名曰金疠。""假令庚辰阳年太过，如己卯天数有余者，虽交得庚辰年也，阳明犹尚治天，……即天阳明而地太阴也，故地不奉天也。……火胜热化，水复寒刑。此乙庚失守，其后三年化成金疫也，速至壬午，徐至癸未，金疫至也。"上述记载表明，疫病的发生，不但与当时的气候，而且与近3年的运气有关。2000年正好是经文上列举的庚辰年，该年出现大面积干旱，气温偏高，据合肥地区气象资料，与《素问遗篇》中描述的庚辰年刚柔失守的特征符合。

《素问遗篇》说："三年化成金疫也，速至壬午，徐至癸未，金疫至也。"广东最早发现SARS在2002年（壬午年），北方大规模流行在2003年（癸未年），《素问遗篇》对疫病发生时间的预测得到应验。而且明确指出所化的是"金疫"——肺的疫病，与SARS的发生符契若是，真是匪夷所思了。

《素问·本病论》又叙述丑未之年，若"少阳升天，主窒天蓬，胜之不前；又或遇太阴未迁正者，即少阳未升天也。"这种"升天不前"，可产生"寒雰反布，……暄暖乍作，冷复布之，寒暄不时"，导致"民病伏阳在内，烦热生中，化成郁疠，乃化作伏热内烦，痹而生厥，甚则血溢"。这里的"痹"是阻塞不通，"厥"是气逆而喘，刻画SARS的中医病机证候，也非常贴切。

SARS患者的证候寒热错杂，燥湿相间，传变不按一般温病的卫气营血或三焦规律。病机分析有主温热者，也有认为属寒疫者；治疗有强调化湿者，也有主张润燥者，莫衷一是。从运气角度分析，庚辰年刚柔失守产生的"燥"和"热"是伏气；癸未年的升降失常及二之气的"寒雨数至"造成的"寒"和"湿"是时气。燥、热郁于内，寒、湿淫于外，伏气和时气的交互作用，导致了SARS内燥外湿、内热外寒的病机证候特征。

"三年化疫"是一重要的伏气概念，"三年化疫"的规律，不仅表现在SARS上。1987年上海暴发甲型肝炎流行，1987是丁卯年，3年前是甲子年（1984年），按《素问遗篇》"甲己失守，后三年化成土疫"之说，1987年易发生土疫，而甲型肝炎按中医辨证应该属土疫。又按《素问·六元正纪大论》之说，卯酉之年，疫病易发生在终之气，辰戌之年（1988年是戊辰年），疫病易发生在初之气。上海甲型肝炎流行从1987年11月至1988年春，时间上也吻合。1970年，全国多个省份暴发疟疾流行，"发病人数达2 400万人以上，是新中国成立以来最高的年份"。1970是庚戌年，3年前是丁未年，《素问遗篇》虽对丁未年未作具体论述，但运气规则"丁壬化木"，丁壬之年若刚柔失守，后3年易发生"木疫"。疟疾的主要病理改变肝脾肿大和往来寒热的少阳证，似均可归属木疫范围。

再从历史上看，许多学说的产生都与这一理论有密切关系。例如李东垣创立脾胃学说的背景是"向者壬辰改元，京师戒严，迨三月下旬，受敌者凡半月，解围之后，都人之不受病者，万无一二，既病而死者，继踵而不绝。都门十有二所，每日各门所送，多者二千，少者不下一千，似此者几三月。"这里壬辰改元是1232年，3年前是己丑年（1229年），按"甲己失守，后三年化成土疫"之论，李东垣遇到的恰应是土疫；因此，才有脾胃学说的创立。后世因发生的疫病不再是土疫，东垣学说转而应用于内伤病为主，故成了"内伤法东垣"之说。

吴有性著《温疫论》的背景是"崇祯辛巳（1641年），疫气流行，山东、浙省、南北两直（北直指河北、南直指江苏一带）感者尤多，至五六月益甚，或至阖门传染"。《吴江县志》记载当地"一巷百余家，无一家仅免；一门数十口，无一口仅存"。1641年的前3年是1638年（戊寅年），据清代马印麟《瘟疫发源》记载："崇祯十二年戊寅，刚柔失守，天运失时，其年大旱。"《素问遗篇》虽未直接讨论戊寅年，但举了戊申年之例："又只如戊申，……后三年化疠，名曰火疠也，……治之法可寒之泄之。"3年以后吴有性所见疫病，医家以"伤寒"法之效果多不好，而吴有性擅用大黄苦寒泄热取效，可证当时流行的正是火疫。再看杨栗山《伤寒温疫条辨》中记载："乾隆九年甲子，寒水大运，证多阴寒，治多温补。自兹已后，而阳火之证渐渐多矣。"乾隆九年（1744年）为什么突然"证多阴寒"？前3年是1741年（辛酉年），按运气"丙辛化水"的原理，正好符合。

种种史实，恐怕不是"巧合"所能解释。章巨膺先生曾主张各家学说的产生与五运六气有关，认为"王朴庄、陆九芝等以《内经》五运六气、司天在泉之学说来推论医学流派形成的缘故，言之成理，持之有故"。"三年化疫"的理论，是对章先生观点的有力支持。

运气七篇大论，特别是《六元正纪大论》，讲的是60年运气的一般规律。以时气和常气为主；而《素问遗篇》重点讨论的是变气和伏气。两者结合，才是较完整的运气学说。《素问遗篇》中提出的对疫病的预防治疗方法，也是对七篇大论的重要补充。研究疫病的发生规律及防治，更要重视《素问遗篇》中的有关论述。

《素问遗篇》中"三年化疫"等理论，之所以长期以来被置而不论，与《新校正》的一段话有很大关系。《新校正》云："今世有《素问亡篇》及《昭明隐旨论》，以谓此三篇，仍托名王冰为注，辞理鄙陋，无足取者。"这段话人多误以为是对《素问遗篇》的评价，但《素问遗篇》中如"五疫之至，皆相染易，无问大小，病状相似，……不相染者，正气存内，邪不可干"等论述，至理名言，《新校正》岂能评为"辞理鄙陋，无足取者"？细读原文，其实《新校正》的这段评语是针对"托名王冰"的注文而言的。至于《素问遗篇》是否如通常所说"显系后人伪托之作""约成书于唐宋间"，似还不能定论。试举疑点数则如下：①王冰自序谓："时于先生郭子斋堂受得先师张公秘本，……兼旧藏之卷，合八十一篇，二十四卷，勒成一部。"若仍缺《刺法》《本病》二篇，则不能云"合八十一篇"。②《新校正》认为王冰所补七篇大论"篇卷浩大，不与《素问》前后篇卷等，又且所载之事，与《素问》余篇略不相通，窃疑此七篇乃《阴阳大论》之文、王氏取以补所亡之卷，犹《周官》亡《冬官》、以《考工记》补之之类也。"王冰所补是否《阴阳大论》之文？《新校正》只是猜测，此处不作讨论。但王冰既已用他书来补《素问》之阙，何必还要仍缺两篇呢？③全元起所注《素问》亡第七卷，该卷篇目亦应同时亡佚。若篇目未亡，王冰将运气七篇大论补入时难以与原书篇目一致。故《刺法论》和《本病论》的篇名，仍以王冰补入的可能性较大，则王冰所补有可能是9篇而非7篇。从王冰次注《素问》到林亿等《新校正》，时隔300年，其间部分篇章（两个遗篇）被人另加"秘藏"不是没有可能。

当然，笔者只是提出疑问，若认为《黄帝内经》素问遗篇一定就是王冰所著补，证据也还不足。

《素问遗篇》的最大成就在于突破了《素问》运气七篇大论的束缚，提出了许多独到的新见解，在运气学说发展史上写下了光辉的一页，足以弥补七篇大论的不足。SARS的发生，表明《素问遗篇》对疫病发生规律的认识是正确的，假如我们重视运气学说这一规律，在2000年出现旱情和气温偏高时，就有可能及早预报2002~2003年间出现的"金疫"。重视这一宝贵经验，并进一步发掘研究，对今后的防疫，具有重要意义。

［原载于《中医杂志》2004，45（11）：868-869.］

# 医易关系名实辨

　　杨振宁先生去年秋天有关《易经》和中医的两次讲话，引起了学术界的大讨论。《中国中医药报》及时组织了这场讨论，对活跃学术气氛，促进中医学理论研究的深入开展，起到了很好的作用。在关于《易经》与中医关系的讨论中，有作者认为"讨论的前提有点问题"，《易经》"未必对中医有重大影响"。联系到过去对医易关系问题的争议，感到许多分歧是对"易"和《易经》概念的不同理解引起的。荀子曰："名定而实辨，道行而志通。"名实不辨，则"人多辩讼"。故笔者认为，首先应该对医易关系中的一些概念作出明确的辨析。

## 一、"易"和《易经》的概念有广狭义之分

　　"易"和"易经"的概念，都有广义和狭义之分。广义的"易"是易学的总称，广义"易经"则泛指易学方面的著作，可包括先秦所有易学专著；狭义的"易"和"易经"则是《周易》的代称。

　　杨振宁教授说"夏朝已经有了最早的《易经》典籍，叫《连山》，晚一些的商朝有《归藏》，现在我们所见的《易经》相传是西周时期周文王所作，故名《周易》。"可见杨教授所讲的《易经》，是广义的概念。他在论述《易经》对中华文化的影响时，甚而追溯到汉语成为单音语言的时代，其广义概念极为明确。

　　为了避免广义"易"和狭义"易"在概念上的混淆，需要对"易"的概念作更具体的说明。

　　易学的范围远不止今本《周易》。相传古有三易：连山、归藏、周易。有人把"三易"理解为《连山》《归藏》《周易》三部书，笔者更倾向于三大易学流派的解释。因为"连山易"时代是否有图书这种载体形式尚存疑问，更重要的一条理由是，《汉书·艺文志》除列于儒家"六艺略"中的《易经》（即今本《周易》）外，另有"周易"书数种，如《周易》三十八卷、《周易明堂》二十六卷、《周易随曲射匿》五十卷等入"术数略"中。可见作为三易之一的"周易"是一个易学流派，而不是仅指《周易》一部书。后世流传的《周易》只是"周易"流派中的一个分支——"儒家易"。由于汉前古易传世者仅有《周易》，也由于《周易》成为儒家"五经"之首后产生巨大影响，后世学者主要依据《周易》研析易理，使人们常把"易"和"易经"作为《周易》的代称了。

　　杨振宁教授讲"易经"的思想"渗透进了几千年的中国文化的每一个角落"，"中医的理论直接沿袭了'易经'的思路"，这是就广义的易经概念而言。记录者加了书名号，容易使人误以为杨教授讲的"易经"就是现在流行的《周易》。某些商榷者未能很好理解杨教授讲话中"易经"的意思，恰是把杨教授讲的"易

经"误读为《周易》，而专门去分析文王、《周易》与《内经》的关系，因而得出"易""未必对中医有重大影响"的结论。

以往有些研究医易关系者曰"在祖国医学的基础理论中无法找出什么内容是直接来源于《易》"，"《易经》不是中医学的直接理论渊源"，都是未能区分"易"与《周易》的区别，只是将《内经》与《周易》进行文字上的对照考察而产生的误解。

## 二、中医学之源不是《周易》

对医易关系，前人有"医易同源"说，又有"医源于易"说。有人认为两说矛盾，不能并存，其实这是两个不同角度的命题，并无抵牾。"医易同源"的"易"是《周易》，"医源于易"的"易"则不是《周易》，而是指上古易理，也即"医易同源"的"源"。

历史上最先明确提出医易同源的是明末张介宾的《类经附翼·医易义》，与张介宾同时而稍早的名医孙一奎虽未有"医易同源"的提法，但他在《医旨绪余》中有意思相仿的论述。张介宾将《内经》与《周易》对举，孙一奎认为"经于四圣则为《易》"，可见他们所讲"医易同源"之"易"，确是指《周易》而言；而"同源"之"源"是阴阳太极变化之理。

"医源于易"是在清代医家中出现的提法。清代医家提出"医源于易"时，"易"的含义已有所不同。如章虚谷《医门棒喝·论易理》说："易象为大道之源，医理儒理俱在其中；易辞为儒者之言，可用治世不可治病也。"唐宗海《医易通说·考辨》谓："上古之易，并无文词。至文王、周公、孔子，乃作《彖》《象》《爻辞》《系辞》，皆是易之注脚。"在这些清代学者看来，"医易同源"论者所讲的医和《易》的共同之源——阴阳太极变化，其实是"上古之易"的"易象"，因而他们就直接说成"医源于易"了。可以认为，"医源于易"说是清代学者对"医易同源"说的深化和补正。

上述医家所讲的意思很明确：儒家的《周易》和中医学的《内经》是同源的关系，它们共同的源是阴阳太极变化之理，也即易理。而易理是在《周易》出现之前早就反映在"上古之易"的易象中了。故不管是医易同源还是医源于易论者，都没有把《周易》看作是中医学之源。

## 三、易与占筮不可混为一谈

有些人对医易关系讳莫如深的主要原因是认为易"属于古代巫术文化的范畴"，提出"如果硬说科学范畴的中医学源于巫术范畴的原始的《易》，岂不亵渎了中医药学吗"？其实这是对易缺乏全面了解而产生的误解。

由于八卦符号来源于占筮，后世搞占卜者亦多喜谈论八卦，因此有些人认为易就是占筮。其实，占筮也是对易理的一种应用，先有上古易象易理，而后才有利用易象易理发展起来的占筮。尽管古代巫师兼掌医疗（其实部族领袖如伏羲、颛顼等也多为巫师），医疗中也掺杂了一些巫术，但占筮不可能给医术的产生和发展带来任何帮助，而占筮中运用的易理则可能给医学理论的形成以启示。假如说"易"就是占筮的话，那么，医易同源也可以说成是"医与占筮同源"，但绝不是医源于占筮。

占筮的易与作为一门学问的易学是有质的区别的。作为历史素材的筮辞，在易学的形成发展过程中被研究运用，起到了一定作用；易学中也包含了占筮内容，但不能因此说易学就是占筮学。庄子谓"易以道阴阳"，荀子说"善为易者不占"，古人早已将学术的易与占筮的易相区别了。孙一奎在《医旨绪余》中说："以卜筮视易者，亦蠡测之识，窥豹之观也。"研究医易关系，绝不是去研究占筮对医学的影响。

## 四、"医源于易"的"医"是医学理论模式，不是具体的医疗技术

某些文章用医学起源于劳动人民与疾病斗争的实践的观点来质疑"医源于易"论，可是，同样是与疾病的斗争，不同的国家、不同的民族、不同的地域和不同的历史时期，会形成不同的医学。每一特定医学的产生，都有其特定的科学文化背景作为源头。单是"劳动人民与疾病斗争的实践"，还不足以产生中医学。

医而成"学"，主要标志是理论体系的建立。不同的理论体系区别不同的医学。"医源于易"讲的是中医学理论之"源"，而非一般医疗技术的起源。杨振宁教授说"中医的理论直接沿袭了'易经'的思路"，笔者非常赞同。中医学理论的基本框架是由《黄帝内经》建立起来的，讨论中医学理论与易的关系，主要看易学思想对《黄帝内经》理论体系形成的影响。

今人讨论《黄帝内经》与易的关系，大多只从天人相应、阴阳五行、取象比类等思想方法方面加以联系，虽亦揭示了《黄帝内经》医理与易理的相通，但人们可以认为这只是"间接的思想文化方面的方法论方面的影响"，还不能证明《黄帝内经》理论与易的直接源流关系。其实，认真分析一下《黄帝内经》的理论构架，不难发现，《黄帝内经》的理论模式与易学有直接关系。

例如，《灵枢·九宫八风》是洛书九数图的演绎，并且按后天八卦方位标出了各宫卦名，就是《黄帝内经》中直接引据易理的最明显的例证。清代名医唐宗海认为，《素问·上古天真论》"女子七岁""丈夫八岁"中"七""八"两个数亦是洛书数字。洛书配八卦，兑数七，艮数八，兑象少女，艮象少男，故"男起八数，女起七数"。

也许有人会说，以上所举不足以代表《黄帝内经》理论的主体。那么，我们就来分析一下作为《黄帝内经》理论核心的藏象学说与易学的关系。藏象学说的重要特点之一是与四时五方的结合。稍作比较就可以发现，《黄帝内经》五脏与四时五方的配应，与河图模式毫无二致。河图四方生数（一、二、三、四）都要与中五相加，才能变为成数（六、七、八、九），中五是特殊数，洛书配八卦，亦独

中五无卦相配，形成"中五立极"。《黄帝内经》谓："脾者土也，治中央，常以四时长四藏，各十八日寄治，不得独主于时也。脾藏者，常着胃土之精也，土者生万物而法天地。"完全依据易说。

其实"五脏六腑"数字的来源，也取法于易。古人以易衍律，天六地五是易的常数。五运六气、五脏六腑，模式皆从易理出。可以说如果没有易学的河图洛书，就不会有《黄帝内经》现在这样的藏象系统。

"六经辨证"是中医学的基本理论之一。所谓的三阴三阳是什么？以往大多认为，三阴三阳是阴阳的再分，由阴阳二仪各生太少而为太阴、少阴、太阳、少阳四象，进而化分出非太非少的厥阴和阳明。但太阳主表，何以不配肺卫而入膀胱？太阳是阳之最，为何位北、主冬、配寒水？为什么不是阴气最重、阳气将绝，抑或传变到最里时叫太阴病？诸如此类问题，显然不是简单的阴阳再分说所能解释清楚的。笔者在医易关系的研究中，发现《黄帝内经》三阴三阳的概念，同样与河图洛书有着密切关系。

河图中一、二、三、四、五为生数，除"中五立极"外，代表四时、四方的四个生数，两相交会，可以也只能产生六种组合。这六种组合恰恰构成了三阴三阳。

一三是阳数，交会东北为太阳；二四是阴数，相合西南为太阴；一四、二三均相邻交会于外，外为阳，一四合化于西北阳明，二三合化于东南少阳。一二、三四相向对合于内，内为阴，一二相合为少阴，三四相合为厥阴。少阴在北、厥阴在东者，阴从于阳（二从一，四从三）之故也。

如此我们才可以明白三阴三阳与脏腑和六气的配应关系，以往六经研究中的一系列问题，均可得到较为合理的解释。

《黄帝内经》直接引据易理的例证尚多，限于篇幅，不能尽举。如果不讲易学知识，学生接触到这些内容时可谓一头雾水，稀里糊涂，对中医理论的理解也就难以深入。确乎近代中医名家恽铁樵先生之言："易理不明，《内经》总不了了。"

（原载于《中国中医药报》2005年3月2日第3版）

## "医易同源"基本概念辨析

学术界对中医学中流传的"医易同源"和"医源于易"之说颇有争议，但究其分歧的原因，许多是出于对"医""易""源"概念的不同理解。由概念上的混淆导致了论争的混乱。因此，笔者认为首先应该对"医易同源"和"医源于易"说的含义作出明确的辨析。

### 一、易与占筮不可混为一谈

有些人对医易关系讳莫如深的主要原因是认为易"属于古代巫术文化的范

畴"，提出"如果硬说科学范畴的中医学源于巫术范畴的原始的《易》，岂不亵渎了中医药学吗？"其实这是对易缺乏全面了解而产生的误解。

由于八卦符号来源于占筮，后世搞占卜者亦多喜谈论八卦，因此有些人认为易就是占筮。其实，原始的占筮易与后来发展起来的作为一门学问的易学是有质的区别的。易而称学，已不是原始的占筮了。作为历史素材的筮辞，经过一些思想家的研究整理，结合了天文、地理、物候、社会、人事等知识，揉入了阴阳五行等学说，形成了影响中国文化数千年的易学。庄子谓"易以道阴阳"，荀子说"善为易者不占"，《汉书·艺文志》将《易经》列于儒家"六艺略"中，而另有《周易》三十八卷，《周易明堂》二十六卷，《周易随曲射匿》五十卷列于占筮类的"术数略"中，说明古人早已开始将学术的易与占筮的易相区别了。孙一奎在《医旨绪余》中也说："以卜筮视易者，亦蠡测之识，窥豹之观也。"尽管占筮至今在社会上仍有流行，但研究医易关系，绝不是去研究占筮对医学的影响。

## 二、"医易同源"之"源"不是巫术

有学者认为：医与易的共同源头都是原始蒙昧时期的巫术，依据是古代巫师兼掌医疗，例如巫贤、巫彭、巫方等都是以医著名的巫师，"医"的古字"醫"下半部"酉"改"巫"亦从"巫"。后来，巫师分化为以治病为主的"医"与以占筮为主的"易"，故医易同源。此说在医学史上不无依据，但以此诠释医易同源，未免郢书燕说，有悖前人医易同源说的原意。

医易同源的倡说者当推明代医家孙一奎和张介宾。孙一奎在《医旨绪余》中说："阴阳，气也；一气屈伸而为阴阳动静，理也。理者，太极也，本然之妙也。所以纪纲造化，根抵人物，流行古今，不言之蕴也。是故在造化，则有消息盈虚；在人身，则有虚实顺逆……但经于四圣则为《易》，立论于岐黄则为《灵》《素》，辨难于越人则为《难经》，书有二而理无二也……故深于《易》者，必善于医；精于医者，必由通于《易》。术业有专攻，而理无二故也。"张介宾《类经附翼·医易义》云："天地之道，以阴阳二气而造化万物；人生之理，以阴阳二气而长养百骸。易者，易也，具阴阳动静之妙；医者，意也，合阴阳消长之机。虽阴阳已备于《内经》，而变化莫大乎《周易》。故曰，天人一理者，一此阴阳也；医易同源者，同此变化也。岂非医易相通，理无二致？"

很明显，孙、张二氏所论"医易同源"之"源"，主要指阴阳太极变化之理，与医学史上讲的"医源于巫"是两个完全不同的概念。

## 三、"医源于易"之"易"不是《易经》

"医易同源"之外，又有"医源于易"之说，有些人欲在两说之间辩论孰是孰非。其实，"医源于易"说是清代学者对"医易同源"说的深化和修正。就医易关系而言，两者并不矛盾。

上面引文中孙一奎讲"经于四圣则为《易》"，张介宾《内经》与《周易》对举，可见他们所云"医易同源"之"易"，是指《易经》而言。但清代医家提出"医源于易"时，"易"的含义已有所不同。如章虚谷《医门棒喝·论易理》说："易象为大道之源，医理、儒理俱在其中；易辞为儒者之言，可用治世不可治病也。"唐宗海《医易通说·考辨》谓："上古之易，并无文词。至文王、周公、孔子，乃作《彖》《象》《爻辞》《系辞》，皆是易之注脚。"在这些清代学者看来，医易同源论者所讲的医和《易》的共同之源——阴阳太极变化，其实是"上古之易"的"易象"。因而他们就直接说成"医源于易"了。不管是医易同源还是医源于易论者，都没有把《易经》看作是中医学之源，他们所讲的意思很明确：儒家的《易经》和中医学的《内经》是同源的关系，它们共同的源是阴阳太极变化之理，也即易理。而易理是在《易经》出现之前早就反映在"上古之易"的易象中了。传说上古有三易：连山、归藏、周易。周易只是三易之一。而且周易作为三易之一，是一个大的流派，而不是仅指《周易》（《易经》）一部书。《周易》又是"周易"系统的一个流派——儒家易。由于汉前古易传世者仅有《易经》，也由于《易经》成为儒家"五经"之首后的巨大影响，后世学者主要从《易经》载录的易象中来研析易理，使人们误把"易"等同于《周易》了。

现在有些人先把"医源于易"的"易"局限为《周易》，而后专从《周易》文字来考察医易关系，结论曰"在祖国医学的基础理论中无法找出什么内容是直接来源于《易》"，"《易经》不是中医学的直接理论渊源"，由此而否认"医源于易"的观点。这是不了解"易"与《易》的区别而造成的逻辑上的混乱。对于这一问题，笔者在《中医学的起源与"医源于易"论》一文中已有详细论证，这里不再重复。

## 四、医易关系的"医"专指中医学的理论体系

某些文章用医学起源于劳动人民与疾病斗争的实践的观点来质疑医源于易论，可是，同样是与疾病的斗争，不同的国家、不同的民族、不同的地域和不同的历史时期，会形成不同的医学。每一特定医学的产生，都有其特定的科学文化背景作为源头。

"医源于易"讲的是中医学理论之"源"，而非一般概念医学的起源，更不是原始医疗活动的产生。医而成"学"，主要标志是理论体系的建立。不同的理论体系区别不同的医学。中医学以其特有的藏象经络学说构建理论体系，讨论中医学的起源，主要看藏象经络学说产生的源头。

中医学理论的基本框架是由《黄帝内经》建立起来的，《黄帝内经》中藏象经络学说与易学的关系，笔者在《易学模式对〈内经〉理论体系形成的影响》《易学对中医学思想的影响》等文中已有具体分析。可以认为，没有易理模式的影响，

就不会有《黄帝内经》那样的藏象经络系统。当然，医学毕竟不是易学的分支或流派，仅凭易学也产生不了中医学，人类与疾病斗争的实践，具体医药知识和医疗手段的积累，是产生任何一门医学的不可缺少的基础，但这与医源于易的观点是并不矛盾的。

有的学者虽然也承认中医药学是"古代文化各个方面、各种成分的综合结晶"，"《周易》、诸子百家及古代其他文化成果、意识形态，均对中医药学有过不同程度的影响"，但又认为"即使某一文化成果、意识形式曾对中医药学起过非常重要的影响，也不能夸大为中医药之源"，"不能以此为理由，论定医易同源或医源于易"。这是对"源"的概念的理解不同了。笔者认为，只要是对中医药学基础理论的形成确实"起过非常重要的影响"者，应该可以看作中医药学之源。源是可以多元性的，例如一条河流可以有多个上源。医源于易论者并未强调易为医的唯一源头，举出其他文化形式对中医药学形成的影响，与医源于易说并不抵触。由于易学在中国古代文化中的特殊地位，故也可以说以易学为代表的中国特有的古代文化孕育和造就了特定的中医药学。

[原载于《医古文知识》2004, 21（4）: 6-7.]

# 易学对中医学思想的影响

易学与中医学的关系，历来有"医易同源"和"医源于易"等讲法，并有一些专门研究医易关系的专著。

易学被认为是中国古代研究宇宙根本原理及事物变化法则的学问，反映了古人对自然和社会普遍规律的总体认识。易学在中国传统文化中占有极重要的地位，班固《汉书·艺文志》称《易》为"大道之源"；《四库提要》谓"易道广大，无所不包，旁及天文、地理、乐律、兵法、韵学、算术，以逮方外之炉火，皆可援易以为说"。影响所及，关系到中国传统文化的各个方面。在以易学思想为学术源头的中国古代文化背景下形成的中医学，不可避免地带上了易文化的烙印。

## 一、易学思想与中医学基本理论体系的关系

### 1. 自然观

易学的自然观有两个基本特点：一是"天人合一"，认为天、地、人是相互联系的整体，天道和人事的运动变化规律具有一致性；二是以天地阴阳二气的交感变化为产生宇宙万物的本源，所谓"天地感而万物化生"，并认为"盈天地之间者唯万物"。易学的这两个基本观点，在中医学中有充分体现。中医学的经典著作《黄帝内经》中反复论述了"人以天地之气生，四时之法成""天地合气，命之曰人""人与天地相参也，与日月相应也"等。将人与自然环境看作密切相关的统一

体，依据人与自然的相应和协调关系来讨论人体的生理、疾病及摄生、治疗等一系列问题，这一大整体思维模式，是中医学的一大特色，而这一特色正是发挥了易学的自然观。

### 2. 认识客观世界的思维方式

易学认识客观世界的途径，主要通过观察物象来体会客观事物的性能，用取象比类来归纳事物特性，立卦象以表达对客观世界的认识。《周易·系辞》云："古者包牺氏之王天下也，仰则观象于天，俯则观法于地，观鸟兽之文，与地之宜，近取诸身，远取诸物，于是始作八卦，以通神明之德，以类万物之情，……是故易者象也，象也者像也。""圣人有以见天下之赜而拟诸形，象其物宜，是故谓之象。""圣人立象以尽意，说卦以尽情伪，系辞焉以尽其言。"中医学引卦象论病，可以上溯到春秋时期，《左传·昭公元年》记载秦国名医"和"为晋侯诊病，断为"蛊"病，并引《周易》蛊卦为说曰："在《周易》，女惑男、风落山谓之蛊。"《内经》虽未直接引用卦象，但观物立象，取象比类，借象表意的思维方式与易学是一致的。藏象学说是《内经》理论的核心部分，"藏象"的"藏"，是"言腹中之所藏者"，"象"是"所见于外可阅者也"。故藏象学说是通过人体外在的表现来推测人体内脏生理规律的学说，是对内脏功能系统反映于外的"象"的概括。

《内经》取象比类主要运用五行学说，将人体各器官及其功能状态归纳为五脏六腑系统，并与自然界的五方、五季、五气、五味、五色等联系起来，构成天人相应的时空整体藏象模型。所讲的五脏六腑，主要是为内脏功能系统立的法象。五行名称成为人体五大功能系统的抽象概括和表象符号。后世医家进一步引易入医，自杨上善《太素》始，又将八卦配属脏腑。但历代各家对六腑与八卦的配属说法颇不一致，乃八卦模式与五行藏象难以完全兼容之故。

### 3. 阴阳辩证法思想的影响

《周易·系辞》云："一阴一阳之谓道。"阴阳原理是卦爻组合排列的基本原则，易学反映了古代阴阳思想的最高范畴。从《左传》《老子》《庄子》《吕氏春秋》等大量先秦文献中可以看到，以易学为代表的阴阳学说，在先秦已相当流行。形成于这一时期的中医基本理论，受到阴阳学说的支配，也是显而易见的事实。《内经》强调指出："阴阳者，天地之道也，万物之纲纪，变化之父母，生杀之本始，神明之府也。"阴阳原理贯彻于中医理论的各个方面，例如生理方面认为"人生有形，不离阴阳"，"阴平阳秘，精神乃治，阴阳离决，精气乃绝"，以阴阳的平秘和谐作为人体健康的最高准则；摄生方面强调"法于阴阳，和于术数"，才能"尽终其天年"；诊法方面提出"善诊者，察色按脉，先别阴阳"；治疗时要求"谨察阴阳所在而调之，以平为期"等。

要之，阴阳学说为中医学术的指导思想，而易学为阴阳学说之渊薮，《黄帝内经》虽然在文字上没有引用《易经》条文，但贯穿中医学术的阴阳学说受易理的影响是不争的事实。

**4.借取易学模式构建医学理论框架**

易学对客观世界变化规律的表达，除了卦画外，还采用了一些图形模式，如河图、洛书、太极图等。从《内经》理论的一些具体内容看，明显借取了易学模式，例如藏象学说与四时五方的配应与河图模式相一致；肝气左升、肺气右降说源于河图洛书的天体左旋运动；《灵枢》九宫八风图，是洛书九宫图的翻版；《内经》中出现的一些特定数字，如《金匮真言论》各脏的"其数某"、运气七大论中的"眚于某""灾某宫"等，均是河图洛书的方位数；三阴三阳的六经辨证模式依据河图洛书方位演绎；《素问·气厥论》中五脏寒热相移的次序遵循脏腑方位后天卦传先天卦的规律等。由于河图洛书、先后天太极等内容《易经》无载而常被一些儒易学家所排斥。其实，易学的范围远不止今本《易经》，相传古有三易：连山、归藏、周易，"周易"只是三易之一；而通常所说的《周易》又已专指《易经》（包括易传）。《汉书·艺文志》列《易经》于儒家"六艺略"中，另有"周易"书数种，如《周易》三十八卷、《周易明堂》二十六卷、《周易随曲射匿》五十卷等入"术数略"中，可证"周易"不止《周易》，今本《周易》只是"周易"流派中的一个分支——"儒家易"。因此，研究易学不能以《易经》为藩篱。可以认为，没有易学的河图洛书模式，就不会有《内经》现在这样的藏象系统。

至于《内经》中的运气学说，学者多认为源于易纬，其实，运气学说六十干支运转模式的基础是天文周期。汉代医学和易学同时撷取了古代天文气象知识，医学创建了运气学说，易学则为爻辰卦气等纬说。运气学说完全不采用易学中最基本的卦爻象数也说明它并不直接起源于易纬。有关五运六气以及易学与运气学说的关系问题，笔者拟另文专题阐述。

## 二、《内经》以后易对医的继续影响

易对中医基本理论体系形成的影响主要反映在《内经》中。据《汉书·艺文志》，《内经》只是西汉医学流派之一。六朝隋唐时期，《内经》的流传还很有限，唐代王冰身居太仆令优越地位，为觅《素问》全本，"精勤博访，历十二年方臻理要"，则一般人欲见《内经》之难可以想见。汉末至宋初的医学著作大多为方书，理论著作相对较少，对易理的引述，除王冰的《素问》注外，其余只是偶有提及。例如《伤寒例》中用卦爻与时令的阴阳消长变化来阐述外感病的发病规律，《诸病源候论·风病诸候》中以八卦配邪气八风，《太素》卷二十八中的"九宫八风"图，《千金要方》中提出欲为大医者并须精熟"周易"等。

北宋以后，情况有了变化。一是《素问》经北宋政府校正医书局校定付印颁行后，成为学医者必读经典。《内经》理论被确立为中医学的基本理论。随着医家对《内经》理论研究的深入，蕴含在《内经》中的易理也逐渐引起医家的重视和讨论。二是受宋代理学大家二程、朱熹等热衷易学的影响，医家谈易也成为时风。宋金元时期易学对医学的影响较著者有如下几端：

### 1. 医学理论方面

各家理论著作中，常引易说作为说理依据。例如《圣济经》以坎离二卦阐释精与神；刘完素《素问玄机原病式》引易理论述鼻窒、衄等病证的火热病机，又在《伤寒直格》中引《说卦》"乾为寒"为其主用寒凉的观点辩说；成无己《注解伤寒论》每引易象注释《伤寒论》；李东垣《脾胃论》以两仪四象阐释水谷气味的升降出入变化；朱震亨《格致余论》多处援引易说，如"相火论""夏月伏阴在内论""房中补益论"等篇。

### 2. 药性理论方面

张元素融易理于药理之中，创药物性味阴阳厚薄升降理论。李东垣继承发扬张氏学说，在《东垣试效方》中有"药象阴阳补泻之图"，把药物的四气、五味、升降浮沉，配以十二消息卦，结合四时、五脏，构成一系统模式。李东垣还对单味药物借卦象推求药理，如《内外伤辨惑论》论枳术丸用荷叶云："荷叶一物，中央空虚，象震卦之体。震者，动也，人感之生足少阳甲胆也。……胃气、谷气、元气，甲胆上升之气一也。……食药感此气之化，胃气何由不上升乎？"张、李药性理论对后世医家影响较大，李时珍《本草纲目》称颂张元素为"《灵》《素》之下一人而已"，清代尤怡在《医学读书记》中撰有"制方用药必本升降浮沉之理"一文，对李东垣药性理论倍加推崇。清代医家对药物的易象分析进一步展开，吴鞠通在《温病条辨》中提出了"草木各得一太极论"；唐宗海《医易通说》提出"凡辨药能详卦气，则更深远""药物之升降浮沉，全视爻位为衡"等论，并列举了大量药物的卦象分析。

金元医家在创立方剂时亦常蕴含易理，如刘完素《伤寒直格》"天水散"、李东垣《脾胃论》"交泰丸"、《兰室秘藏》"丽泽通气汤"等。后世此类方名不断出现，如"太极丸""两仪膏""坎离既济丸""乾坤一气膏"等。至于清代沈金鳌《杂病源流犀烛》中以六十四卦名作为治痧胀六十四方的代名，似很难将药方与卦义一一对应，只能看作是为了方便记忆而编的序号代码。

### 3. 针灸方面

针灸方面主要表现在子午流注针法。子午流注的纳干法和纳支法，可追溯到汉易家京房的纳甲、纳子法。经气运行有盛衰周期和经穴随时开阖的思想，虽在《内经》《难经》中已有论及，但形成完整的子午流注针法则在宋金时期，显然是宋金时期谈易风气盛行的产物。

### 4. 诊断方面

张元素之子张璧所著《云岐子脉诀》论"九道脉诀"以八卦加中土配九脉；张元素和李东垣的学生王好古在《此事难知》中载有"面部形色之图"，将后天八卦方位用于面部望诊。

明代中后期，医易研究进入新的阶段，出现了一批以善谈医易为特色的著名医家和论著，如孙一奎在《医旨绪余》中著有"太极图说""不知易者不足以言太医论""命门图说""右肾水火辨"等专论，赵献可《医贯》通篇贯彻易理，张介宾则在《类经附翼》中撰有"医易"专卷，全面地阐述了医易关系，明确提出"医易同源"的观点。他们依据易理创立的命门学说，对中医学理论的发展产生了重大影响。

针灸方面，在子午流注针法以外又出现了"灵龟八法"和"飞腾八法"，更是直接采用八卦配八脉交会穴施行按时取穴。

推拿出现了"运八卦法"，主要用于小儿推拿。

诊断方面，虞抟《苍生司命》以八卦论寸口左右三部脉；李时珍《濒湖脉学》以乾、坎、离、坤、震五卦说浮、沉、洪、缓、弦五脉。王肯堂《证治准绳》、傅仁宇《审视瑶函》等将眼部"八廓"配以八卦之名，按后天八卦方位与脏腑相应。

清代中期以后，出现了一些论医易的专著，如金理的《医易图说》、茅松龄的《易范医疏》、李雨村的《医易引端》、邵同珍的《医易一理》、唐宗海的《医易通说》、芬余氏的《医源》等；还有一些单论某一专题的医易著作，如车宗辂和胡宪丰合著的《伤寒第一书》、葛自申的《医易脉部》等。这些专著的出现说明医易在清代已成为一门专学。

清代医易专著把易对医的影响提到了前所未有的高度。他们认为医理本于易理，因而提出了"医源于易"的命题。但这些专著大多偏重于易理和医理之间的沟通而缺少新的建树，具有临床实际意义的内容不多，故在中医学术中的影响也很有限。

民国时期论医易较著名的是恽铁樵的《群经见智录》。恽氏认为四时的变化规律是《内经》和《易经》的共同基础，并强调指出：《内经》之理论，即《易经》之理论。易理不明，《内经》总不了了。"

综观易对医学的影响，最主要的是在中医学基本理论形成阶段。宋以后出现过一些新的影响，较突出者有金元时期易水诸家的药性理论、明代温补派的命门学说和针灸方面的子午流注、灵龟八法、飞腾八法等。清代一些医易专著在阐述医中易理方面作了较多探索，在某些方面有助于对医理的认识，但也有一些著作过多的附会易理，难免牵强，实际意义和影响均不大。

## 三、对医易关系有关问题的几点讨论

### 1.关于"医易同源"

最先明确提出医易同源的是明末张介宾的《类经附翼·医易义》。张氏认为："天地之道，以阴阳二气而造化万物；人生之理，以阴阳二气而长养百骸。易者，易也，具阴阳动静之妙；医者，意也，合阴阳消长之机。虽阴阳已备于《内经》，而变化莫大乎《周易》。故曰，天人一理者，一此阴阳也；医易同原者，同此变化也。岂非医易相通，理无二致？"与张介宾同时而稍早的名医孙一奎虽未有"医易同源"的提法，但他在《医旨绪余》中有意思相仿的论述："阴阳，气也；一气屈伸而为阴阳动静，理也。理者，太极也，本然之妙也。……但经于四圣则为《易》，立论于岐黄则为《灵》《素》，辩难于越人则为《难经》，书有二而理无二也。……故深于《易》者，必善于医；精于医者，必由通于《易》。术业有专攻，而理无二致也。"从张、孙两家的论述可知，医易同源之"源"，主要指的是阴阳太极变化之理。他们强调的是医易之间理无二致。故所谓"医易同源"，其实就是"医易同理"。因为同理，就可以"谨摭易理精义，用资医学变通。"

### 2. 关于"医源于易"

清代的一些医易著作中，常出现"医源于易"或"医本于易"的提法，今颇有人在医易同源和医源于易之间辩论是非，其实两者并不矛盾。张介宾等所论医易同源之"易"，主要是指《周易》而言，这从上文孙一奎所云"经于四圣则为《易》"、张介宾将《内经》与《周易》对举等可知。而清代医家讲医源于易时，"易"的含义已由《周易》上溯到先《周易》而存在的易象，如章虚谷云："易象为大道之源，医理、儒理俱在其中；《易》辞为儒者之言，可用治世不可治病也。"这就清楚表明了"医源于易"的"易"不是指"不可治病"的《周易》。治世的《周易》与治病的医经同取法于易象，在易理上自然同源相通。若不了解"医易同源"之"易"是狭义的《周易》，而"医源于易"之"易"是广义之易，就会对两说并存无法理解。当然，"医源于易"说也不排除部分医理直接取法于《周易》。

### 3. 易学与占筮的区别

一般认为，八卦符号来源于占筮，故有人把医易同源理解为医和易都起源于原始蒙昧时期的巫术。其实，作为历史素材的筮辞，经过一些思想家的研究整理，结合了天文、地理、气象、社会人事等知识，揉入了阴阳五行等常识，形成了中国思想史上最有影响的一门学问。尽管占筮卜卦等迷信活动仍在利用易说，但原始的占筮易与后来发展起来的作为一门学问的易学，是应该加以区别的。庄子云："易以道阴阳"；荀子云："善为易者不占"；医易同源说的最早倡导者孙一奎也说："以卜筮视易者，亦蠡测之识，窥豹之观也"，可见古人早就把易学与占筮区别了。

### 4. 易学对医学影响的评价

这是目前学术界争议较大的问题。襃扬者认为中医学取得的成就离不开易学思想的指导，甚而谓"易理是生命科学的最高理论指导"，"二十一世纪将是医易科学的世纪"；贬谪者则认为"以易理释医"乃"凭虚空论"，"无补于治疗"，"把本来简单明白的医药学道理神秘化"。

笔者认为，没有易学思想的影响和指导，中医学理论体系的产生是难以想象的。这一历史功绩不容置疑，但主要表现在中医学形成时期。宋、明以后易学的进一步影响，有积极的一面，也有消极的一面。一般来说，医家从易学的义理探讨医理者，积极意义居多，例如朱丹溪的相火论，孙一奎、赵献可、张介宾的命门学说等。凡以易学的术数推衍具体治疗方法及结果者则大多不可靠，即使像子午流注、灵龟八法、飞腾八法等，虽流行已久，但至今不能证明其优于辨证取穴的治疗效果。

宋明医家大谈医易的负面影响大致有两方面：一是某些儒医空谈易理，牵强附会，滋长了偏离临床实际的虚玄学风；二是将某些术数带入了中医理论，一些江湖巫术也不免混杂其中，但这些成分在中医学中并不占重要地位，试看清代一些医易专著的影响极为有限即可说明。至于医学发展进入近现代阶段后，易学模式在接纳现代医学知识方面的局限性，不能苛责于古代的易学，问题在于今人如何正确看待和运用前人在当时历史条件下形成的理论。今人研究医易，有利于探究中医学理论的来龙去脉，加深对前人理论的认识，宜加重视，但应恰如其分地评估其现实意义。若过分拔高医易的地位，过多沉溺于对《周易》的研究，舍医理之实去就易理之虚，对当代中医学的发展恐无裨益。

[原载于《中华医史杂志》2001（3）：160-164.]

# 中医学的起源与《医源于易》论

医学史认为，医药起源于人类与疾病斗争的实践。但同样是与疾病的斗争，不同的国家，不同的民族，不同的历史时期，产生了不同的医学。可见，每一特定医学的形成，都有其特定的原因，中医学的产生，必有与其他医学所不同的社会条件和特殊因素。笼统的讲医药的起源，是不能说明中医学的形成原因的。探讨中医学的起源，必须从中国古代特定的社会条件和文化背景去考察。

中医学即"中国医学"，但这里讨论的中医学不同于一般概念的中国医学。中国医学以地域为界说，凡中国的医学，包括少数民族医学及当代中国西医都在范围之内；而中医学是对某一特定医学的专称，以其特有的理论体系和治疗方法为界说。

"医"而成"学"，主要标志是理论体系的建立。原始的医疗活动是称不上"医学"的。不同的理论体系形成不同的医学。中医学独特理论体系的产生，才形成独特的中医学。

中医学的基本理论体系，是由《内经》建立起来的。《内经》中的阴阳五行学说是中医学理论的根本，藏象经络学说是中医学理论的核心。可以认为，脱离了这个根本和核心，就成不了现在意义的中医学了。讨论中医学的起源问题，首先要看《内经》理论的渊源。

古有"医源于易"之说，认为"不知易者不足以言太医"，并有一些从易理求医源的专著（如金理的《医原图说》、石寿棠的《医原》、芬余氏的《医源》等）。但又有学者提出不同看法，认为"在祖国医学的基础理论中无法找出什么内容是直接来源于《易》"，"所谓'医源于易'的结论是不能成立的"。哪一种意见对呢？正确的答案还须到《内经》中去寻找。

今人讨论医易关系，大多只从天人相应、阴阳五行、取类比象诸方面加以比较（这类文章已多，具体内容不再赘述），虽亦揭示医理与易理的相通，但还没有证明《内经》中这些思想必然来源于《易》，更何况阴阳五行等不是具体的医学理论，也不是《易》的主要特征。人们可以认为《内经》中的这些思想与《易》"是一种同源异流的关系，而不是渊源关系"，或者仅看作是"间接的文化思想方面的方法论的影响"。要说明医源于易，看来还必须找出《内经》中具体直接引用易理的证据。

《灵枢·九宫八风》所载九宫图，基本袭用"洛书"，并且按文王八卦的方位注上了各宫卦名。这本是《内经》医理直接引据易理的明显例证，但为什么一些人坚持说《内经》中没有直接来源于易的内容呢？这是因为清人胡渭《易图明辨》曾考证"洛书"为宋人附会《易纬·乾凿度》郑玄注文而来。易学界长期信奉胡氏之说，不把河图洛书看作汉前古易内容；中医界也就直指《灵枢·九宫八风》"出于《易纬·乾凿度》"，认为"显然是东汉时代的文字"。由于先有了这个成见，故对《内经》中这一明证也就视而不见了。

1977年7月，安徽阜阳双古堆西汉汝阴侯墓出土的"太乙九宫占盘"，无可辩驳地说明洛书九宫图式早在西汉初年以前已经流行。胡渭的考证意见被推翻，《灵枢》该篇的成书时间及其对医易关系的意义也就应该重新认识了。

《内经》中引用洛书九数的例证还可举出多处，如《素问·五常政大论》中的"眚于三""眚于九""眚于七""眚于一"，《素问·六元正纪大论》中的"灾七宫""灾三宫""灾五宫""灾一宫""灾九宫"等。《五常政大论》中的"其数×"，《六元正纪大论》中的"寒化一""风化八"等等，则是对河图生成数的引用。

唐宗海认为，《素问·上古天真论》中"女子七岁，肾气盛"及"丈夫八岁，肾气实"中的七、八两数，亦是洛书数字。洛书配文王八卦，兑数七，艮数八。因易学中艮卦象少男，兑卦象少女，故"男起八数，女起七数"。由此还可推测，《素问·阴阳应象大论》中"七损八益"之数，亦含兑七艮八之义。古人取数多别有用意，而非随意凑合。损七益八，暗寓采阴补阳，恰与房中术相合。

也许有人会说，以上所举各条不足以代表《内经》理论的主体，那么，下面我们就来分析一下作为《内经》理论核心的藏象经络学说与易学的关系。

五脏取法五行为人所共知，但藏象并不是简单的五行类比，藏象学说的重要特点之一是与四时五方的结合，而河图正是阴阳五行四时五方相结合的整体模式。

稍作比较，就可以发现，《内经》五脏与四时五方的配应，与河图模式毫无二致。

五脏与五行的配应，并不是一开始就像现在这个样子。先秦的一些著作，如古文《尚书》《吕氏春秋》等，曾有脾木、肝金、肺火的说法，这用五行特性很难解释，但按五脏解剖位置配河图五行方位则相一致（肺上火，脾左木，心中土，肝右金，肾下水），说明五脏与五行的配应，首先是从河图而来。以后，《内经》的作者们可能觉得这种配应与五脏生理特性不协调，从五脏的生理特性出发调整了五脏与五行的关系。但由此出现的肝左、肺右、脾中说，仍是为了配应河图方位。肝气左升、肺气右降的理论，就是河图东升西降运行规律的反映。

河图四方生数（一、二、三、四）都要与中五相加，才能变为成数（六、七、八、九），中五就成了特殊数；洛书配八卦，唯独中五无卦相配，形成"中五立极"。《内经》谓"脾者土也，治中央，常以四时长四藏，各十八日寄治，不得独主于时也。脾藏者常著胃土之精也，土者生万物而法天地"。完全依据《易》说。

《素问·金匮真言论》是《内经》中论述藏象的重要篇章之一，描绘了藏象的基本框架。除谈了五脏与四时、五方、五星、五体、九窍及色、味、音、臭、谷、畜等的相应关系外，还有"东方……其数八"及"南方……其数七"等论述，这里的"其数×"就是藏象模式源于河图的直接证据。由此看来，如果没有易学的河图洛书，就不会有《内经》现在这样藏象系统。

再看经络学说，《内经》的十二经脉，不是对经络感传现象的简单记录（仅仅感传记录，只能是马王堆汉墓帛书中的"肩脉""耳脉""齿脉"那种形式），而是受某种理论模式的支配。三阴三阳的命名以及与脏腑、时令等的配应，充分说明了这一点。《内经》的藏象学说和经络学说是一个理论整体，都是建立在易学河图洛书的框架之上。《灵枢·阴阳系日月》篇具体论述了足十二经脉与十二月的对应。《素问·阴阳别论》有"四经应四时，十二从应十二月，十二月应十二脉"之说，杨上善《太素》注云："十二顺，谓六阴爻六阳爻相顺者也……十二爻应十二月"。可见十二脉合十二月的理论，采用了易学的爻辰说。

取法于易，并非必定要引录《易经》原文，也不一定都使用易学的名词术语，主要还是看实际内容。有些地方光看字面是不容易一眼就看出来的。

"六经辨证"是中医学的核心理论之一。《素问·热论》六经分证的思想，经张仲景《伤寒论》的发挥，成为中医学辨证论治的根本大法。但六经的实质，是中医学长期争论且悬而未决的问题。六经所谓的三阴三阳是什么？以往大多认为，三阴三阳是阴阳的再分，事物由阴阳二仪各生太少而为太阴、少阴、太阳、少阳四象，进而化分出非太非少的厥阴和阳明，形成三阴三阳。这种理解虽有一定道理，但用来解释六经分证中的一些问题（如太阳主表，何以不配肺卫而入膀胱？太阳是阳之最，为何位北主冬配水？六经次序为何如此排列？为何太阳与少阴相表里，阳明与太阴相表里，而不是太阳太阴相表里，阳明厥阴相表里等）显然无能为力。其实，运用到中医学中的三阴三阳，已与藏象、经络、时令、方位、运气等密切结合，形成一种理论模式。这个模式的基本框架即易学的河图洛书。以此去探究六经问题，一系列的问题均可迎刃而解（详细论证见拙文《六经探源》，《安徽中医学院学报》1991年第3期）。

再如《素问·气厥论》中五脏寒热相移的次序，既非五行相生，也非五行相克，历代注家对此都不得其解。其实，这里严格遵循了八卦从先天位到后天位的规律。坤卦先天居北方相应于肾，后天居西南相应于脾，故肾移寒热于脾；巽卦先天居西南相应于脾，后天居东南相应于胆，故脾移寒热于肝（胆属肝）；离卦先天居东方相应于肝，后天居南方相应于心，故肝移寒热于心；乾卦先天居南方相应于心，后天居西北相应于大肠，故心移寒热于肺（大肠属肺）；坎卦先天居西方相应于肺，后天居北方相应于肾，故肺移寒热于肾。若非作者心中先有洛书八卦先后天图式，是不可能写出五脏寒热相移的这种次序来的。

古人以易衍律，天六地五，是易的常。中医学之五运六气，五脏六腑，模式皆从易理来；肝气左升，肺气右降，说明皆据易图出。诸如此类的例证尚多，不能尽举。故恽铁樵《群经见智录》谓：《内经》之理论，即《易经》之理论，易理不明，《内经》总不了了。"

八卦符号来源于占筮，因此有些人认为易就是占筮，就是封建迷信，从而否定医易之间的关系。其实，原始的占筮易与后来发展起来的作为一门学问的易学，是应该加以区别的。易而称"学"，已不是原始的占筮了。作为历史素材的筮辞，经过一些思想家的研究整理，结合了天文、地理、气象、社会人事等知识，揉入了阴阳五行等学说，形成了博大精深的易学。庄子谓"易以道阴阳"（《庄子·天下篇》），荀子说"善为易者不占"（《荀子·大略》），说明古人早就把易学与占筮区别了。明代医学家孙一奎也说："以卜筮视易者，亦蠡测之识，窥豹之观也。"中国古代的天文、地理、政治、军事、文化艺术等无不与易学有关，但不能说无不与占筮有关。

还必须指出，《易经》不能代表全部易学。古有三易：连山、归藏、周易。"周易"只是三易之一。"周易"也不完全是《易经》。《汉书·艺文志》中列《易经》于儒家"六艺略"中，而另有"周易"书数种（《周易》三十八卷、《周易明堂》二十六卷、《周易随曲射匮》五十卷等）入"术数略"中。相传《易经》由文王演卦，周公系辞，又经孔子及其门人整理发挥而成。文王、周公、孔子都是儒家推崇的圣人，《易经》中充满儒家道德礼仪的说教，是借易说儒的儒家社会易（因属"周易"系统，故亦称《周易》）。易学的许多内容在《易经》中是没有载录的。现在有些人以为易学唯有《易经》，并专从《易经》文字考察医易关系。结论曰"《易经》不是中医学的直接理论渊源，《易传》也不是中医学的直接理论渊源"。因《内经》没有直接引用《易》经传的原文而否认医源于易，这实在是一种误解，《内经》中丰富的易理，说明了古代易学在《易经》之外还有很广阔的天地。

河图洛书是阴阳学说和五行学说融合的产物、对易学的形成至关重要。《周易·系辞》谓"河出图，洛出书，圣人则之"，就认为河图洛书是易学之源。河图洛书与太极八卦共同组成易学的基本模式。易学融阴阳五行于先，医学法易理于后，故"医源于易"。又有"医易同源"之说，是指医学和易学同源于阴阳五行等古代自然哲学，与"医源于易"说并不抵牾。

"医源于易"，是说中医学理论体系的产生，与易学有着一定的渊源。但医学毕竟不是易学的分支或流派，仅凭易学也产生不了中医学。人类与疾病斗争的实践，医药知识的丰富积累，是产生中医学的基础；中医学又是中国古代社会的缩影，中国古代文化的各个方面，都会或多或少地对医学产生影响。故笔者认为，中医学的形成是多源头的，医源于易只是一个方面，并不排斥医源于道（道家）、医源于儒（儒医，旧所谓"圣人"）、医源于巫（早期医巫不分，巫医对中医学的影响也不能完全排除）等。但由于易学在中国古代文化中的特殊地位（《班志》称大道之"原"，列六经之首），故也可以说以易学为代表的中国传统文化孕育和造就了特定的中医学。《内经》以后，易学（不是占筮）仍不断影响着中医学的发展，这方面的内容就不在本文讨论范围了。

[原载于《国医论坛》1992，7（2）：8-11.]

# 易学模式对《内经》理论体系形成的影响

今人讨论《内经》与易的关系，大多只从天人相应、阴阳五行、取象比类等思想方法方面加以联系，虽亦揭示了《内经》医理与易理的相通，但人们可以认为这只是"间接的思想文化方面的方法论的影响"，难以说明《内经》与易的直接源流关系。有人曾断言"在祖国医学的基础理论中无法找出什么内容是直接来源于易"，本文即专从《内经》中具体的医学内容来看易学模式对《内经》理论体系形成的影响。

## 一、洛书九数方位在《内经》中的运用

《灵枢·九宫八风》是洛书九数图的演绎，并且按文王八卦方位标出了各宫卦名，这是《内经》中直接引据易理的最明显的例证。但因清人胡渭《易图明辨》曾考证河图洛书为宋人附会之作，易学界长期信奉胡氏之说，不把河图洛书看作汉前古易内容；中医界也就径指《灵枢·九宫八风》出于"《易纬·乾凿度》"，"显然是东汉时代的文字"，因而这一例证也就被置之不理了。

其实，《内经》中引用洛书九数的例子不仅有《灵枢·九宫八风》，还可举出

多处，如《素问·五常政大论》中的"数于×"，《素问·六元正纪大论》中的"灾×宫"等，除了这些明显的直接引用外，清代名医唐宗海还认为《素问·上古天真论》"女子七岁""丈夫八岁"中七、八两个数亦是洛书数字。洛书配文王八卦，兑数七，艮数八。兑象少女，艮象少男，故"男起八数，女起七数"。据此，还可推测《素问·阴阳应象大论》中"七损八益"之七、八两数，亦含兑、艮卦义。古人取数多有用意，而非凑合。损七益八，暗寓采阴补阳，恰与房中术相合。

1977年7月安徽阜阳双古堆西汉汝阴侯墓出土的"太乙九宫占盘"，无可辩驳地说明洛书九宫图式早在西汉初年以前已经流行。胡渭的考证意见被推翻，《灵枢·九宫八风》的成书时间及《内经》受洛书九数方位的影响问题，也就应该重新认识了。

## 二、河图方位与《内经》藏象模式

也许有人会说，以上所举，不足以代表《内经》理论的主体，那么，下面我们就来分析一下作为《内经》理论核心的藏象学说与易学的关系。

藏象学说的重要特点之一是与四时五方的结合。稍作比较就可以发现，《内经》五脏与四时五方的配应，与河图模式毫无二致。

河图四方生数（一、二、三、四）都要与中五相加，才能变为成数（六、七、八、九），中五是特殊数。洛书配八卦，亦独中五无卦相配，形成"中五立极"。《内经》谓"脾者土也，治中央，常以四时长四藏，各十八日寄治，不得独主于时也。脾藏者，常著胃土之精也。土者生万物而法天地。"（《素问·太阴阳明论》）完全依据易说。

先秦的有些著作，如古文《尚书》《吕氏春秋》等，曾据实际解剖位置作脾木（左）、肝金（右）、肺火（上）、心土（中）、肾水（下）。如不是为了配河图五行方位，脾木、肝金、肺火等说是难以理解的。此应视为河图五脏说的早期形式。此说因与五脏生理特性不符，《内经》遂以功能相应为主作为调整，成了肝木、肺金、脾土，仍是为了配应河图。由此产生的"肝气左升""肺气右降"理论，即从河图东升西降的模式而来。

《素问·金匮真言论》是《内经》中论述藏象的重要篇章之一，描绘了藏象的基本框架，除谈了五脏与四时、五方、五星、五体、九窍及色、味、音、臭、谷、畜等的相应关系外，还有"东方……其数八""南方……其数七"等论述，这里的"其数×"，用的就是河图成数。这是藏象模式源于河图的直接证据。

再例如《素问·气厥论》中五脏寒热相移的次序，既非五行相生，也非五行相克，历代注家对此都不得其解。其实，这是严格遵循了八卦从先天位到后天位的规律。坤卦先天居北方相应于肾，后天居西南相应于脾，故肾移寒热于脾；巽卦先天居西南相应于脾，后天居东南相应于胆，故脾移寒热于肝（胆属肝）；离卦先天居东方相应于肝，后天居南方相应于心，故肝移寒热于心；乾卦先天居南方相应于心，后天居西北相应于大肠，故心移寒热于肺（大肠属肺）；坎卦先天居西方相应于肺，后天居北方相应于肾．故肺移寒热于肾。若非作者心中先有洛书八卦先后天图式，是不可能写出五脏寒热相移的这种次序来的。

可以认为，如果没有易学的河图洛书，就不会有《内经》现在这样的藏象系统。其实"五脏六腑"数字的来源也取法于易。古人以易衍律，天六地五是易的常数。五运六气、五脏六腑，模式皆从易理出。

### 三、从河图洛书探究六经起源

六经辨证是中医学的基本理论之一。但六经的实质，是中医学中长期争论，悬而未决的问题。六经所谓的三阴三阳是什么？以往大多认为，三阴三阳是阴阳的再分，事物由阴阳二仪各生太少而为太阴、少阴、太阳、少阳四象，进而化分出非太非少的厥阴和阳明，形成三阴三阳。这种理解虽有一定道理，但用来解释六经分证中的一些问题（如太阳主表，何以不配肺卫而入膀胱？太阳是阳之最，为何位北主冬配寒水？为何太阳不与太阴而与少阴相表里等等），显然无能为力。笔者近年来在医易关系的研究中，发现《内经》三阴三阳的概念，与河图洛书同样有着密切关系。

河图生数为先天，先天主气；成数为后天，后天主运。五行五运以成数为用，六气当从生数而出。代表四时、四方的四个生数，两相交会，可以也只能在六种组合，这六种组合恰恰构成了三阴三阳。

一、三是阳数，交会东北为太阳；二、四是阴数，相合西南为太阴。一四、二三均相邻交会于外，外为阳，一四合化于西北阳明，二三合化于东南少阳。一二、三四均相向对合于内，内为阴，一二相合为少阴，三四相合为厥阴。少阴在北、厥阴在东者，阴从于阳（二从一，四从三）之故也。

《素问·阴阳离合论》中有三阴三阳方位的论述："圣人南面而立，前曰广明，后曰太冲。太冲之地，名曰少阴；少阴之上，名曰太阳；……广明之下，名曰太阴，太阴之前，名曰阳明……厥阴之表，名曰少阳。"如用图示，正好与河图四生数交变化生三阴三阳的方位。

马王堆出土的医帛《阴阳十一脉灸经》中以三阴三阳合名的只有八脉：足钜（太）阳脉、少阳脉、阳明脉、足钜（太）阴脉、厥阴脉、少阴脉、臂钜（太）阴脉和臂少阴脉（其余三脉分别称作"肩脉""耳脉'和"齿脉"），这个情况很值得注意，它给我们留下了三阴三阳与经络相结合的早期形态的痕迹。显然，原始的三阴三阳脉是足六经，名称上也不冠手足，以后加上了臂太阴和臂少阴二脉。为什么只加二脉？又为什么加的是这二脉？耐人寻味。较为合理的解释，只能是为了配应九宫八卦之需。试看六脉配八方，缺的是正南和正西。正南离心，正西兑肺，所补恰好是臂少阴心脉和臂太阴肺脉，这恐怕不是偶然巧合吧！

《素问·热论》描述的六经传变，仅及足六经；又六经与脏腑的配应，《素问·热论》所述仅"少阳主胆""太阴脉布胃中""少阴脉贯肾络于肺"和"厥阴脉循阴器而络于肝"四条，既不全面，格式亦不统一，而十二经脉与脏腑的系属关系，在《灵枢·经脉》等篇中已有完整记载（后来六经与脏腑的配应，即按照十二经脉说完善的）。这些都说明六经辨证的肇始，应在十二经脉理论完成之前。

《内经》的三阴三阳六气，所谓"太阳寒水""阴明燥金""少阳相火""太阴湿土""少阴君火""厥阴风木"等说，也是依据河图洛书方位演绎而来。

搞清了三阴三阳的易学模式，以往六经研究中一系列问题，均可得到较为合理的解释。对此，笔者已有《六经探源》专文讨论，这里不再赘述。

《内经》直接引据易理的例证尚多，不能尽举。仅从上述数例已可看出《内经》理论的形成与易学的不解之缘。确乎近代中医名家恽铁樵先生之言："易理不明，《内经》总不了了。"

[ 原载于《南京中医学院学报》1991，7（4）：196-197. ]

# 六经探源

## 一、历代对"六经"实质的不同认识

中医学中将疾病分属三阴三阳（太阳、阳明、少阳，太阴、少阴、厥阴）进行辨证论治的方法，习称"六经辨证"。张仲景的《伤寒论》全面采用六经分证，树立了中医临床辨证论治的光辉典范，对中医学的发展产生了极大影响，但是也由此引起了对"六经"实质的许多争议，至今未有定论。

北宋朱肱在其《活人书》中首列经络图，专从足六经的循行分布及生理特点来分析六经病机，为六经经络说。经络说虽被后世许多医家所信奉，但也有不少医家认为六经并非经络而对经络说大张挞伐。

非经络论者中，又有各种不同见解。明代方有执认为"六经者，犹儒家六经之经，犹言部也。……天下之大，事物之众，六部尽之矣；人身之有，百骸之多，六经尽之矣。"（《伤寒论条辨·图说》）"六经各一经络藏府"（《伤寒论条辨·后序》）方氏为并藏府经络而论六经又以藏府为主者。清代柯琴用"周礼分六官"来比喻六经，看法略同于方氏，但柯氏不以藏府而以地面经界为说，谓"仲景之六经，是经界之经，而非经络之经"（《伤寒论翼·六经正义》）。清代张志聪以六气阐发六经云，"此皆论六气之化本于司天在泉五运六气之旨，未尝论及手足之经脉"（《伤寒论集注·伤寒论本义》）创六经气化之说。他如宋代许叔微之八纲说，清代程应旄之形层说，近贤陆渊雷氏之阶段说，章次公等之症候群说，时振声等之阴阳消长说等，不能尽举。以上各种意见虽各有所见，不谓无据，但反对者也都能从相反角度提出质疑，可见各家看法都还不够全面，解释有欠圆满。

讨论六经实质，关键在"三阴三阳"。一般认为，三阴三阳是阴阳的再分。事物由阴阳两仪各生太少（太阴、少阴，太阳、少阳）而为四象，进而又化分出非太非少的阳明和厥阴，形成三阴三阳。原始的三阴三阳也许如此，但太阳是阳之最，为何位北主冬配寒水？太阴为阴之极，为何位西南而主长夏湿土？太阳主表，为何不入肺卫而入膀胱？凡此种种问题，都不是原始的阴阳再分概念所能解释。实际上运用到中医学中的三阴三阳，已与经络、藏象、运气等结合起来形成一种系统模式，三阴三阳的模式不搞清楚，六经的实质就永远是个谜。

## 二、从河图、洛书探究六经起源

笔者近年来在医易关系的研究中，发现三阴三阳系统模式的形成，与易学的河图、洛书有着密切关系。以往曾有人认为河图洛书为宋人附会汉人易注而作，非古易所有，但从《内经》及近代出土文物文献的记载，事实说明河图洛书起码在西汉初年以前已经流行，而且中医学的形成与其有着很深的渊源关系。对此，笔者已有专文讨论，这里不再赘述。

河图（图2-6）有生、成数之说。生数为先天，先天主气；成数为后天，后天主运。五行五运以成数为用，六气则从生数而出。一般认为河图中一、二、三、四、五均为生数，但五居中央，各生数都与中五相加而为成数，五既是生数又是成数（《素问·金匮真言论》所云"中央黄色，入通于脾……其数五"，即为五作成数之例）。故《内经》"以四时长四藏"，唯脾不得独主于时（《素问·太阴阳明论》）。除了五这个特殊数外，其他四个生数两相交会，可以有且也只能有六种组合。这六种组合恰恰构成了三阴三阳（图2-7）。

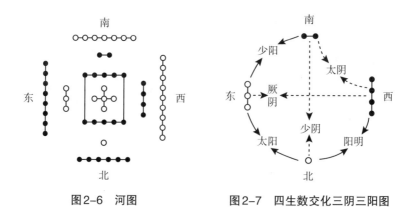

图2-6　河图　　　　　　　图2-7　四生数交化三阴三阳图

图2-7中一、三是阳数，故一、三相会为太阳；二、四是阴数，二、四相合为太阴。一四、二三均相邻交会于外，一四合化于西北阳明，二三合化于东南少阳。一二、三四均相向对合于内，子午相对，一二合化为南北少阴，三四合化于东方厥阴。

《素问·阴阳离合论》说到三阴三阳的方位时曰："圣人南面而立，前曰广明，后曰太冲。太冲之地，名曰少阴；少阴之上，名曰太阳；……广明之下，名曰太阴；太阴之前，名曰阳明，……厥阴之表，名曰少阳。"如用图示，正好与河图四生数交变化生三阴三阳的模式契合（图1-3）。

易学中又有洛书九宫模式。洛书配"文王八卦"，主土的坤卦居西南，与太阴之位合（图2-8）；西南应长夏，长夏多湿，此"太阴湿土"之由来，《内经》的太阴脾土主长夏说，亦本于此。

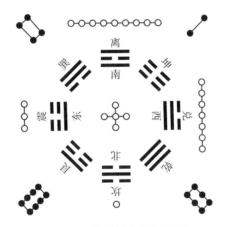

图2-8　洛书配文王八卦图

三阴三阳与经络、藏府、六气的联系，是逐渐发展起来的。马王堆出土医帛《阴阳十一脉灸经》中以三阴三阳命名的只有八脉：足钜（太）阳脉、少阳脉、阳明脉、足钜（太）阴脉、厥阴脉、少阴脉、臂钜（太）阴脉和臂少阴脉（其余三脉分别称作"肩脉""耳脉"和"齿脉"）。这个现象很值得注意。八脉中两臂脉之名为后来加入，原始的名称只有太阳脉、少阳脉、阳明脉、太阴脉、厥阴脉、少阴脉六个，先与三阴三阳配应的是足六经，以后加上了臂太阴和臂少阴两脉。为什么只加两脉？又为什么加的是这两脉？较为合理的解释只能是为了配应九宫八卦之需。将八脉填入九宫八方方位，若合符契（图2-5）。这绝不是偶然巧合，它留下了三阴三阳与经络相结合的早期形态的痕迹，也反映了三阴三阳学说与河图洛书间的不解之缘。

《素问·热论》描述的六经传变，只涉及足之六经，不谈手之六经。经朱肱的发挥，更有"六经传足不传手"之说。后人对此多存疑问，不知其所以然，也因此引起许多批评，成为非经络论者争论的焦点之一。如方有执在《伤寒论条辨·或问》中说："手经之阴阳，居人身之半；足经之阴阳，亦居人身之半。若谓传一半不传一半，则是一身之中，当有病一半不病一半之人也。天下之病伤寒者，不为不多也，曾谓有人如此乎？"今从《阴阳十一脉灸经》可知，三阴三阳与经络的配应，确乎先从足六经始。《内经》的十二经脉说是以后逐步完成的。《素问·热论》专论足六经，说明六经辨证的肇始，应在十二经脉理论完成之前，而且早于《阴阳十一脉灸经》，因为《阴阳十一脉灸经》中已多了"臂少阴"和"臂钜阴"二脉。六经辨证几不及肺，是六经理论中又一个使前人费解的"谜"，如知道了三阴三阳的早期模式如此，这个谜也就不解自开了。

六经与藏府的配应，在马王堆医帛中还未出现。《素问·热论》所述仅"少阳主胆""太阴脉布胃中""少阴脉贯肾络于肺"和"厥阴脉循阴器而络于肝"四条，既不全面，格式亦不统一，说明当时六经辨证与藏府的关系还不密切，而十二经脉与藏府的系属关系，在《灵枢·经脉》等篇中已有完整记载。后来六经与藏府的配应，基本按照十二经脉说。可见十二经脉系属藏府在先，六经辨证结合藏府在后。

三阴三阳在河图的方位，决定了三阴三阳的气化特点。河图洛书是时空统一的模型，每个方位都相应于一定的时令节气。如东方春温风气、西方秋凉燥气、西南长夏湿气等。但三阴三阳的"太阳寒水""阳明燥金""少阳相火""太阴湿土""少阴君火""厥阴风木"等名称，已不是简单的方位与时令节气的对应。将四季八方的气化组合为六气说，显然又经过了运气学说的演绎加工。六气概念向六经辨证中的渗透，只能在运气学说流行以后。运气学说形成于东汉时期，故六经气化在《素问·热论》中尚无痕迹，到东汉末年的《伤寒论》中才见端倪。

以上粗略地论述了三阴三阳的形成原理以及逐渐与经络、藏府、六气等说的融合发展过程。简而言之，三阴三阳的模式起源于河图生数的交变，继而系连经络而为分证纲领。六经的这一雏形在《阴阳十一脉灸经》，即西汉初年之前就已产生。以后的发展未脱离这一基本模式，故六经辨证始终偏重足六经。接着因配洛书九宫八卦而增"臂少阴"和"臂钜阴"两脉，进而完成手足三阳三阴十二经脉体系。由十二经脉为桥梁，联接三阴三阳与藏府的关系。东汉出现的运气学说又发挥了三阴三阳的气化特性。于是三阴三阳与经络、藏府、气化等相结合，最终完成六经辨证的系统理论模式。《伤寒论》的六经辨证是对这一系统理论模式的整体的运用，不能孤立地论经络、藏府或气化。

### 三、对六经理论中一些问题的重新认识

搞清了六经的易学模式，以往六经理论中的一些难题，可以得到较为合理的解释。试举几例如下：

1.六经表里相配，实则太阳，虚则少阴；实则阳明，虚则太阴；实则少阳，虚则厥阴。人知其然而不知其所以然。从图2-7可知，太阳与少阴同居北方，均含生数一；阳明与太阴同居西方，均含生数四；少阳与厥阴同居东方，均含生数三，它们之间宜乎互为表里。阳表阴里，实则阳，虚则阴，则是毋庸解释的常理。

2.风寒外感，何以先犯太阳？前人以太阳主表为解，但肺主卫表，又合皮毛，太阳为什么不入肺而入膀胱？从图式（图2-7）可知太阳位北偏东，北为寒，东为风，故风寒客人，宜乎先犯太阳艮位。《易·说卦》曰"艮为门阙""为阍寺"（阍：守门人），即寓此理。六经辨证几不及肺，前已有述；伏邪说认为冬伤于寒，邪伏少阴肾，亦缘少阴居北之故。此皆模式使然。

3.六经的排列次序问题，是历来争议的又一焦点。从三阴三阳的模式看，六经各一方位，本无严格的先后顺序。《阴阳十一脉灸经》《足臂十一脉灸经》和《内经》的三阴三阳顺序各不相同，就说明了这一点。故不必拘泥于少阳阳明厥阴少阴在六经中的位序。

4.《伤寒论》六经与《素问·热论》六经的关系，也是六经研究中争论较多的一个问题。有人认为《素问·热论》以表里分阴阳，六经相传均为热证；《伤寒论》以寒热别阴阳，三阳为热，三阴为寒，因而《伤寒论》六经与《素问》六经不是同一概念。其实，从六经辨证的发展过程可知，《伤寒论》六经是在《素问》六经基础上的发展与深化，尽管两者在证候的归纳上有所差异，但三阴三阳的基本原理是一致的。两者六经的顺序相同，更提示存在直接的源流关系。也许张仲景主观上无意据易立说，但研究古代医学思想，不能脱离当时的历史背景。张仲景在《伤寒论》中引作辨证纲领的六经，是汉代通行的六经概念，这一概念早已深深地打上了易学模式的烙印。

笔者学涉浅薄，上述管见未必正确，旨在抛砖引玉，切盼同道高明指教。

[原载于《安徽中医学院学报》1991，10（3）：2-5.]

# 《素问·气厥论》中脏腑寒热相移次序解读

《素问·气厥论》论述了脏腑间的寒热相移问题，原文如下：

"黄帝问曰：五脏六腑，寒热相移者何？岐伯曰：肾移寒于脾，痈肿，少气；脾移寒于肝，痈肿，筋挛；肝移寒于心，狂，膈中；心移寒于肺，肺消，肺消者，饮一溲二，死不治；肺移寒于肾，为涌水。……脾移热于肝，则为惊衄；肝移热于心，则死；心移热于肺，传为膈消；肺移热于肾，传为柔痉；肾移热于脾，传为虚，肠澼死，不可治。胞移热于膀胱，则癃溺血；膀胱移热于小肠，膈肠不便，上为口糜；小肠移热于大肠，为虙瘕，为沉；大肠移热于胃，善食而瘦人，谓之食亦；胃移热于胆，亦曰食亦；胆移热于脑，则辛頞鼻渊……"

文中所论脏腑间寒热相移的次序，既有顺从五行相生者，如肝移于心、肺移于肾等；也有顺从五行相克者，如心移于肺、小肠移于大肠等；又有顺从反侮方向者。如肾移于脾、脾移于肝等。其中规律，历代注家均不得其解。唐代王冰次注《素问》，将"肾移寒于脾"误作"肾移寒于肝"，可见全未读懂此文。博学如张介宾，所著《类经》中对此篇的解释，也只是随文敷衍而已，如注"肾移寒于脾"为"反传所胜"，注"肝移寒于心"为"传其所生"等。笔者曾撰文指出《素问·气厥论》中的脏腑寒热相移，严格遵循了八卦先后天方位的规律。但因各文皆随手举例，语焉未详，故时有读者同道前来询问商榷。兹将其间关系再作专门论述。

易学中八卦有先后天方位之说，先天方位称"伏羲八卦"，后天方位称"文王八卦"。图示如下（图2-9）：

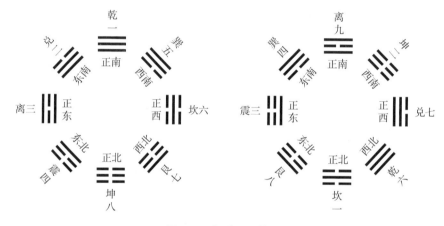

**图2-9　先后天八卦图**

上图中八卦先后天方位的变化与脏腑的配应关系，如下表2-5。

**表2-5　五脏的先后天八卦方位与五脏间寒热相移规律对应表**

| 方位 | 先天卦/配应脏腑 | 后天卦/配应脏腑 | 《气厥论》寒热相移规律 |
|---|---|---|---|
| 北方 | 坤/脾 | 坎/肾 | 肾移寒热于脾 |
| 西南方 | 巽/胆（肝） | 坤/脾 | 脾移寒热于肝 |
| 东方 | 离/心 | 震/肝 | 肝移寒热于心 |
| 南方 | 乾/大肠（肺） | 离/心 | 心移寒热于肺 |
| 西方 | 坎/肾 | 兑/肺 | 肺移寒热于肾 |

通过以上表解，五脏间的寒热相移与八卦先后天方位的变化关系就非常清

楚了。

下段论六腑间的移热较为复杂，兹将该段文字的移热次序列表如下（表2-6）。

表2-6　六腑间的移热规律

| 各腑间移热 | | 对应于八卦先后天方位 |
|---|---|---|
| 胞 | 膀胱（东北） | |
| 膀胱（寄卦于北方） | 小肠（西南） | 北方先天坤卦移西南 |
| 小肠（寄卦于南方） | 大肠（西北） | 南方先天乾卦移西北 |
| 大肠（西北） | 胃（东北） | 西北先天艮卦移东北 |
| 胃（东北） | 胆（东南） | 东北先天震卦移东方 |
| 胆 | 脑 | |

（"移热于" 在各腑间移热栏中间）

从以上列表中可以看到，除首句"胞移热于膀胱"和末句"胆移热于脑"，因"胞"和"脑"的卦属方位文献无载而暂无法论证外，其余均与八卦先后天方位的变化规律一一相应。需要说明的是，"胃移热于胆"句，接东北先天震卦之后天位移于东方，本应移热于肝，因这里论述的是腑与腑之间的移热，腑不能移热于脏，故改移于紧连东方而又与肝相配属的东南方胆；同理，"膀胱移热于小肠"句，也因西南坤脾属五脏而不能移热于脾，移热于小肠是因为小肠的方位正好也在西南。又，位于西南的丙火小肠与位于东北的壬水膀胱，因无专门的八卦相配，故分别寄卦于南方心和北方肾。因为有这么多曲折关系，故一般读者读这段经文就不易明了。

依据八卦先后天方位的变化规律来讨论脏腑间相互关系，在《内经》中并非只有《素问·气厥论》一处，例如《素问·经脉别论》中有一段文字："是以夜行则喘出于肾，淫气病肺；有所堕恐，喘出于肝，淫气害脾；有所惊恐，喘出于肺，淫气伤心。"这里所讲肾淫气病肺、肝淫气害脾、肺淫气伤心的传变，同样难以按五行生克去理解，其实也是遵循了八卦先后天方位的变化规律，只是传变方向与《气厥论》刚好相反。《气厥论》的传变称"得之气厥也"，而《经脉别论》的传变未称"气厥"，这对《内经》"气厥"概念的研究是个重要的素材。

脏腑间的疾病传变是否与八卦方位有内在联系？这是可以商榷的问题。但《内经》作者的这一学术思想似乎一直未被人发现，湮没了2000余年。在对作者的原意未能读懂前，是难以对前人的学说作出全面正确的总结评价的。

［原载于《中医文献杂志》2002（4）：34-35.］

# 膏滋方理论考源

历史上江浙一带的医生习用膏剂做冬令进补，因其具有强身防病及调治慢性病的确切效果而深受广大群众欢迎。这种用于冬补的膏剂称作"膏滋"，亦统称为"膏方"。

改革开放以来，随着人民生活水平的提高及防病健身意识的增强，冬季服用膏滋之风日益盛行，膏滋方市场出现了前所未有的繁荣。

考察膏滋方的起源，有四个需要注意的特点：一是以滋补为主；二是多在冬季服用；三是盛行于明末以后；四是主要流行于江浙一带。

"膏"字从"肉"，本义指动物的脂肪，后泛指浓稠的膏状物。在中药制剂中，将中药材加工制成为像动物的油脂一样细腻稠厚的半流体状物称为"膏剂"。膏剂本身是中药制剂的一种，与丸、散、丹、锭等其他剂型一样，仅仅表达制剂的一种形态而已。

某些介绍膏方的文章和著作把膏滋方的源头追溯到《内经》和《五十二病方》，但所举的《五十二病方》中的肪膏、脂膏、久膏、彘膏、豹膏、蛇膏和《内经》中的豕膏、马膏等名称中的"膏"，是油脂的概念，这类膏剂主要外敷涂抹于体表（故"膏"作动词用又有涂敷的意思），且大多用以治疗外、伤科疾病。《五十二病方》中有"以水一斗，煮胶一参、米一升，熟而啜之，夕毋食"方，虽未以"膏"名，却可视为文献可见最早的内服膏剂方。稍后的《武威汉简》中有"治百病膏药方"和"治千金膏药方"等，也是可用于内服的膏剂方。

早期的内服膏剂又常称为"煎"，如《金匮要略》中的大乌头煎、猪膏发煎等。称为"煎"的方是常把膏进一步加工成丸剂服用，如《金匮要略》中的鳖甲煎丸，《中藏经》的地黄煎、左慈真人千金地黄煎，《千金方》中的众多煎方等均是。

早期称为"膏"或"煎"的内服方，主要是用来治病而不是滋补的，至六朝隋唐时期的《小品方》《千金要方》《外台秘要》等文献中才见到一些滋润补益类膏方。大约是因为在临床上逐渐认识到滋补类方药制作成膏剂服用有一定优越性，以后用于滋补的膏剂逐渐多了起来。

但用作冬令进补的"膏滋方"表达的不仅仅是一种制剂形态，也不仅仅是滋补而已。近代著名中医学家秦伯未在《膏方大全》中说："膏方者，盖煎熬药汁成脂液，而所以营养五脏六腑之枯燥虚弱者也，故俗称膏滋药。"故"膏滋"或"膏方"，在江浙一带是一个已约定俗成的有特定概念的名词，具有医学上的特殊含义。

综观近年发表的有关膏滋方的科普文章和著作，大多将膏滋方和作为一般剂型概念的膏剂混为一谈，模糊了膏滋方的特殊概念和应用意义。有的文章说"膏滋是由汤药（煎剂）浓缩演变发展而来，凡汤丸之有效者，皆可熬膏服用"，这是讲的膏剂，而不是膏滋。

探讨膏滋产生的缘由和理论基础，搞清其原理，才能确立应用膏滋方的指导思想和基本原则，推动膏滋方理论的完善和发展，提高临床运用膏滋方的学术水平。

为什么膏滋方主要在冬季服用？有人认为膏方冬季服用是因为冬季膏剂容易保存，而其他季节容易腐败变质。要是这样的话，宋明以前的膏方为什么不强调冬季服用？治病的膏剂是一年四季都用的，现在市场上有许多成膏，如益母草膏、枇杷膏等，并不限定服用季节。其实，只要按规范制作的膏，在自然条件下放置一二年都是不会坏的。而水分没有充分蒸发的膏，即使在冬天也要变质。膏滋方在冬季服用另有其指导思想。

为什么膏滋方主要在明末以后的江浙一带流行？这要联系到明末清初在江浙一带兴起的命门学说及其流派。

明清命门学说的思想源头是宋明理学对太极阴阳的阐发。金元四大家之一的朱丹溪曾师从理学大师朱熹的四传弟子许谦学习理学，他将理学结合于医学，推动了医学理论的发展。按照宋明理学的太极模式，对《内经》的阴阳五行和藏象概念就会产生新的认识，如下图是宋明理学家阐发绘制的"古太极图"（图2-10），明清医家据此阐述和发挥《内经》《难经》中有关"命门"的思想，创建了新的命门理论。

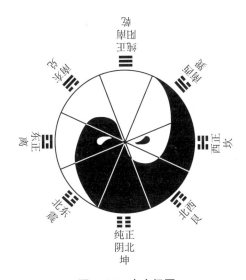

图2-10 古太极图

朱丹溪是浙江人，长期辗转于江浙一带，对江浙医家影响极大。肾命学派的代表医家薛己是吴中名医，孙一奎是皖南人但长期行医于江浙，赵献可、张介宾是浙江人，李中梓是江苏人，可见这一医学流派的医家和早期学术影响主要在江浙一带。膏滋方产生并流行于江浙一带的缘由在此。

要了解明清医家对命门的认识，首先要从《内经》的"阴阳离合"谈起。

《素问·阴阳离合论》："圣人南面而立，前曰广明，后曰太冲；太冲之地，名曰少阴；少阴之上，名曰太阳；……广明之下，名曰太阴；太阴之前，名曰阳明；……厥阴之表，名曰少阳。是故三阳之离合也，太阳为开，阳明为阖，少阳为枢；……三阴之离合也，太阴为开，厥阴为阖，少阴为枢。"图示如前（图1-2，图1-3，图2-4）。

从上列图示可知，冬天的阳气以精的形式封藏于正北少阴之位，故有"少阴君火"之说。北方坎卦，阴中之阳，称"龙火"，即下降寄居于肾水中的心火（故命火与心火异名同源）。冬季封藏于少阴之位的阳气精华，是来年万物生发的原动力，为强调其对生命的重要性，故称之为"命门"。肾与命门的关系据此可以明了。

《内经》这一思想本来起源很早，但宋元以前均未被医界认识和重视。元明医家受宋明理学的启示，依据理学对太极阴阳的阐述，发掘了《内经》中蕴含的这一思想，开创了命门学说的新境界。

江南肾命学派的理论将《内经》的"秋冬养阴""肾藏精""藏于精者，春不病温"等观念融合到命门学说中，冬令进补的思想在命门学说的基础上得到深一层次的发挥；医家又将在剂型方面适宜滋养的膏状内服剂型应用于冬令进补，膏滋方由此兴起。

知道了膏滋产生的缘由和理论基础，许多与膏滋方有关的问题就能看得比较清楚了。

按照《内经》"春生、夏长、秋收、冬藏"的理论，冬季阳气潜藏，万物多静少动，纷纷养精蓄锐。人类亦要顺应自然，藏精纳气，此时服用一些滋补肾命的药物，将有利于肾的藏精功能，加强命门的元精储备，提升来年春天新一轮的生发功能（水生木。俗谚"冬令进补，来春打虎"），增强身体的免疫力（"藏于精者，春不病温"）。因此，冬季是服用膏滋药的最佳时期。

冬令进补为什么选择膏剂？《说文解字·肉部》："膏，肥也。"常借指物之精华，如"民脂民膏""黄金之膏""玄玉之膏"又有滋润之意，《广雅·释言》："膏，泽也"；《集韵·号韵》："膏，润也。"《礼记·内则》孔颖达疏："凝者为脂，释者为膏，以膏沃之，使之香美。"膏剂黏稠，在体内吸收慢，停留时间长，比其他剂型能更好地发挥滋养作用。《灵枢·五癃津液别》："五谷之津液，和合而为膏者，内渗入于骨空，补益脑髓。"冬令进补以填补命门元精为主，膏剂就是最合适的剂型。

膏滋方常选用滋腻多脂质的药材，如地黄、山萸肉、山药、枸杞子、菟丝子、女贞子、麦冬之类，以及阿胶、鹿胶、龟胶等所谓"血肉有情"的药物，因这些药物容易出膏，也与膏剂的特性相谐。而药性清淡少汁的药物则较少入膏。《国语·晋语一》："嗛嗛之食，……不能为膏。"原文虽不是讲制作膏剂，但意思有可相通处。因服用膏滋原本不以治已病为主要目的，故一些治疗性的常用药物，如清热解毒类的黄芩、黄连等，攻下类的大黄、芒硝等，消导类的山楂、莱菔子等，理血类的蒲黄、五灵脂等，传统上一般不入膏方。

冬令进补的思想依据的是"冬藏精"和"秋冬养阴"的理论，"藏"是状态，养是调养，不等于单纯的补。肾命学家深得其中奥义，故张介宾提出"善补阳者，必于阴中求阳，则阳得阴助而生化无穷；善补阴者，必于阳中求阴，则阴得阳升而泉源不竭"。有人开膏方一味蛮补而产生副作用，这是开方的问题，而不是膏方的过错。

后世医家在冬季进行膏方调理时，发现服用膏方后对某些慢性病有意外的效果；又有意在膏方中针对某些慢性病证结合使用一些治疗性药物，也常常能取得很好疗效，由此采用膏方治疗慢性病在近代江南医家中亦逐渐形成风气。膏方可以用来治疗慢性疾病，但不等于说治疗慢性病的方都适宜用在膏方中。哪些情况可以用？如何用？哪些情况不适宜用？这是膏方应用中有待进一步研究的问题。

按照《内经》"秋冬养阴"的理论，笔者在入秋以后针对肺气失降，内火偏盛的一些患者提倡先期服降气润燥的秋膏，收到了较好效果。秋膏与冬膏目的是不同的，用药也有区别。现在服秋膏之风才刚刚开始兴起，最近忽见媒体上有人在讲"补冬不如补霜降"，这是不了解膏方理论者为了商业利益发出的广告性口号。若将传统的冬膏都提前到秋季服用，后果将不堪设想！

可见，只有搞清膏滋方的起源和理论依据，才能明了膏滋方的使用原则和适用范围，提高运用膏滋方的学术水平和临床疗效，完善中医膏滋方学理论，探讨发展方向。

［原载于《家庭中医药》2010，17（11）：9，15-17］

# 顾植山谈"补土派"

采访日期：2013年11月28日。

**老膺荣**（以下简称"老"）：顾老师，您对学术流派的研究造诣很深，我们医院也正在做补土派的学术研究，纵观中医发展史，学术界对补土派始终没有一个明确的概念，据您的了解，补土派的定义是什么？

**顾植山**（以下简称"顾"）：所谓的补土派，从约定俗成的概念上说，是针对李东垣的脾胃学说来讲的，补土派的名称是后人加上去的。在金元时期，李东垣所归属的学术流派叫"易水学派"，据古代文献记载，"河间"和"易水"是同一时期两个不同的学术流派。后人称"内伤法东垣"，这是因为东垣的著作《脾胃论》中强调了"内伤"病机，大家根据《脾胃论》的学术理念，引出"补土"这个名称。我们首先要讨论的是李东垣的学术思想产生的时代背景，"金元四大家"学术思想的产生和五运六气有着密切的关系。原上海中医学院首任教务长章巨膺先生就提出了这个观点，章先生也引用了很多古代医家的学术观点，如王肯堂、陆九芝都讲过这个观点。我们从东垣创作《脾胃论》《内外伤辨惑论》的时代背景来讲，当时是流行了一次大疫。许多古代的重要学术理论，都是在大疫期间产生的，东汉末年的大疫产生了张仲景的学术思想，金元之交的壬辰大疫产生了李东垣的学术思想，明末的辛巳大疫产生了吴有性的学术思想，清代中期的大疫产生了余师愚的学术思想……，每次大疫都会死很多人，这是因为新的疫病用老的方法治疗往往效果不好，假如用原来的方法治疗效果好的话，那又何必去创新呢？大家推广用老的、传统的学术思想就行了！正是新的疫病，才促使很多医家去动脑筋解决新问题。张仲景的《伤寒杂病论》是针对当时的疫病的，根据当时的时代来看，正处于中国历史上的一个小冰河期，是史料记载中温度最低的时期，所以那个时候应该特别重视寒邪的影响，由此才有了《伤寒论》。到了后世，出现温病蔓延的情况，为什么用伤寒的方法效果不好？现在有些学者说张仲景的学术思想有局限性，认为《伤寒论》只能用来治疗一般的外感病，而不是用来治疫病的，其实这个讲法是有问题的。因为后来又有一些疫病，用张仲景的方法效果又非常好。这是因为每次大疫的病不一样，所以用的治法自然不一样。2003年的SARS（非典型性肺炎）就是一个典型的例子。SARS出来的时候，你用吴有性的重用大黄攻下的办法效果不好，用余师愚重用石膏的办法效果也不好，并不是吴有性错了，也不是余师愚错了，他们的办法在当时都是疗效很好的。吴有性的书上讲，他那时的疫病，医家用伤寒的办法，十有九死，效果不好。余师愚也讲了，他那时候的疫病，医者用伤寒的办法，用吴有性的办法，效果都不好。这就给我们一个重大的启示，就是每一个时代产生的疫病不是同一个病，不能用同一个方法来对付它。那么，我们就要看李东垣的时代背景：李东垣遇到的大疫是在壬辰年，据文献记载，当时死了几十万人，它肯定是个大疫，不是一般的疾病。那时盛行刘河间的火热病机学说，如果按照学术界的有些观点来看，刘河间的学术思想代表了金元医家对疫病的最高理论水平，李东垣和刘河间只差几十年，他完全可以按照刘河间的思想来治疗疫病，他为什么没有用刘河间的办法？说明当时肯定有医家用刘河间的办法效果不好，如果效果好了大家都会用的。李东垣是一个高明的、会动脑子的医家，而且从实际出发，他没有墨守成规，不是说用这种方法效果不好就束手无策了，他有很深的中医理论功底。他的老师张元素是"易水学派"的创始人，张元素对《内经》《伤寒论》的研究都很深入，李东垣把这些思想运用于临床，发现当时出现的疫病的病机是内伤脾胃，所以他就从调理脾胃这个角度来治疗疫病，效果就好了。大家就跟他学，最后形成流派。

为什么那时的疫病用调理脾胃的方法效果就好？从五运六气的角度可以看得

比较清楚：因为李东垣遇到大疫的年代是1232年——壬辰年，这本身就是个寒湿年。辰年，寒水司天，湿土在泉，就是个寒湿年。这个时代的大司天，又是寒水司天，湿土在泉，整个这个大的时段都是偏寒湿的，这就是寒湿中的寒湿，两个寒湿因素叠加。再往前推三年，是己丑年，按照《内经》"三年化疫"的理论，"甲己失守，后三年化为土疫"。我们可以反推此前三年的己丑年很可能出现了刚柔失守，到1232年化为大疫，这个大疫就是土疫。壬辰年的运气是寒湿，当时的大司天是寒湿，"三年化疫"所化的大疫又应是土疫，所以李东垣遇到的疫病为什么病机多属脾胃内伤，就不难理解了。李东垣根据这个运气特点，抓住脾胃病机来治疗当时的疫病，就起到了比较好的效果。

**老：**老师您认为这个所谓的"外感法仲景，内伤法东垣"，可不可以这样理解：如果病机是内伤，或是外感，我们指的是病机而言，而不是说这种病是内伤和外感？

**顾：**什么叫内伤？李东垣是看到了这个病机跟一般的外感病不一样，患者都是先有了脾胃内伤的这个病机，为什么会先有脾胃内伤这个病机？就是因为这个"三年化疫"是伏邪，伏邪是先伤了人的正气，伤了内脏的正气，又因为它是伏湿，甲己化土，伏的是湿邪，湿邪最易伤脾胃，所以先看到了脾胃受伤。所以用"三年化疫"的理论才能够理解李东垣所治疫病的内伤因素。

其实SARS也是内伤，我们不能说所有的内伤都去法东垣，都是从脾胃入手，还要分清它的不同病机。SARS是2000年的伏燥和伏热伤了肺，就是邪伏在肺。假如是伏寒的话，柳宝诒先生《温热逢源》总结的经验是"伏邪发于少阴"。"冬伤于寒，春必病温"，也是内伤，它先伤了少阴的功能，少阴气化功能。

**老：**少阴是肾吧？

**顾：**三阴三阳六气，如果我们把它翻成（对应成）脏腑的话，就有点简单化了。当然，少阴跟肾的关系密切，讲少阴必然要联系到肾，但少阴的气化功能亦可联系到心。内伤脾胃影响的是整个的气化功能。所以李东垣从调气化的角度入手，才有升阳的方法，抓住脾胃升降枢纽这个功能，调整它的气化功能，所以他的补中益气汤，他的升阳方法，都是从调整气化的角度来的。

五运六气的学术思想真正被医家重视是在北宋时期。北宋以前，五运六气几乎失传，只在民间秘传，到了北宋，五运六气才成为显学，并成为每个医生规定要学的内容，那时太医院考试要考五运六气，所以每个医生都要学。加上北宋理学把太极、河图、洛书这些思想阐发出来以后，到了李东垣所处的金元时期，对于理解人体内的气化就有了一个新的层次，比如关于"阴火"的问题，"相火"的问题就涉及整个人体内的太极开阖枢运动。现在有些人在研究的圆运动的问题，其实就属于太极运动。

**老：**之前我们在对补土派做梳理的时候，也检索过很多文献，参考过一些教材，听过一些专家的意见。有一种相对比较主流的观点，说李东垣那个时代恰逢战乱，军队围困这个都城，老百姓肚子饿了很久，然后就内伤了脾胃，导致了多种疾病的发生。

顾：这种观点是经不起举一反三的类比的，只要你一类比，你就知道这个观点是站不住脚的。假如这个观点成立，那么每到战争、每到饥荒年代，都吃不饱饭，那么碰到疫病不都要用这个理论了吗？吴有性遇到的辛巳大疫，也是在战争年代，人们流离失所，国家已经很乱了，而且连年的灾荒，这个灾荒在历史上是很著名的，老百姓也是吃不饱饭，那么吴有性治疗疫病为什么就不用《脾胃论》的方法，而要用大黄寒下的方法呢？所以这个理论讲出来要经得起推敲。如果按照这种观点推论，现在人民都吃饱饭了，不闹饥荒了，李东垣的理论不就过时了！还有什么用啊！

老：有些专家认为补土就等于脾胃学说。

顾：李东垣并没有特别讲补土，补土的提法是后人加给他的。李东垣的重点是调理土的气化功能，包括升清阳、除阴火等，不是一个简单的补脾概念。"补土"的提法可能会引起误解。

老："土"不仅是脾胃，也不仅仅是脾胃对水谷的运化功能。

顾：这要从五运六气"土"的整个气化功能来考虑。李东垣讲了"内伤脾胃，百病由生"，这是他看到伤了脾胃气化功能以后，会引起各种各样的病症。比如发热，按照刘河间的火热病机论，发热就会用清热的方法去处理，但是李东垣抓住了当时的运气特点，知道从火热病机处理效果是不好的，必须要从调理脾胃的角度，调理"土"的气化功能。所以他治发热的时候，用甘温除热法，甘温除热也不是补脾的概念了。他的升清降浊的思想已经超越了现代人讲的脾胃消化系统的概念。所以有些发热的疾病，特别是伏邪伤脾以后引起的发热，要抓住脾土的气化特点来调整。土在中央，是升降的枢纽。

老：李东垣升阳的思想跟火神派、扶阳派有什么关系？

顾：李东垣所处的运气环境是寒湿，它不仅是湿土的关系，还有寒的因素在里面，所以李东垣必定要注重扶阳。如果用苦寒为主的话，就不符合运气的原则，所以"补土"的这个名称容易引起理解上的局限。李东垣的脾胃学说很重视扶阳、升阳补土，这个"补"是调理的意思，不能从物质的角度去补脾。李东垣思想受到张元素很大影响，张元素是受《中藏经》影响，张元素的《医学启源》里引用了《中藏经》许多东西。《中藏经》强调扶阳的思想，里面讲了很多强调阳气重要性的话，例如"阳者生之本，阴者死之基""得其阳者生，得其阴者死，阳中之阳为高真，阴中之阴为幽鬼"等。张元素跟刘完素后来产生分歧，因为刘完素看到的都是火热病机，所以他就强调了火热的方面；张元素呢，他处的时期在刘河间之后、李东垣之前，正好处在运气大司天的转换期。刘河间时期的大司天运气是燥火，后期以火为主，到张元素时已由少阴君火转向太阳寒水，张元素已经看到了过分强调火热的偏颇，所以他就重视扶阳，以纠刘河间之偏。刘河间到晚年，他自己的病看不好了，是张元素给他看好的，原因就在于那时候运气已经变了。张元素说："运气不齐，古今异轨，古方今病不相能也。"他是很注重运气变化的。他重视阳气的思想影响到李东垣，所以李东垣已经有了这个思想基础，又恰恰被他碰到了寒湿运气引起的疫病。东垣是受到张元素思想的影响，又结合自身的临床体会提出了自己的学术思想。假如当时没有张元素的学术思想影响他，假如他是刘河间的学生，那他应付这个疫病就可能是另外一种状况了。正因为运气的大环境，再加上东垣的学术传承背景，成就了李东垣的学术思想，这就是"时势造英雄"。所以这个大司天对金元各家学说产生的影响还是非常明显的。北宋从1004~1063年时段，大司天是太阴湿土和太阳寒水，所以那个时期的医家用药多香燥，苏东坡用偏于香燥的圣散子方治疫效果就非常好。刘河间所处的时期，恰是阳明燥金司天，少阴君火在泉，后期更以火为主，所以他特别强调这个火。李东垣所处的时期以寒湿为主，后期壬辰大疫更处于太阴湿土主令，又碰上了"甲己刚柔失守"所化的土疫，那么他扶土的理论就出来了。到朱丹溪的时候，朱丹溪中年才学医，到了晚年时候的大司天，恰恰就是阳明燥金，这就造成了他的滋阴思想的产生。

**老：** 从运气的角度来解释，别人也很容易理解医学史上著名的医学事件。刘河间提出一个火热的病机，又在《内经》"病机十九条"中补了一条有关燥的论述：诸涩枯涸，干劲皴揭，皆属于燥。因为燥跟火相关，所以用这样的理论来解释就非常合理了。

**顾：** 所以古人都是根据自己所处时代的疾病的特点来构建他的医学理论的，不能将不同时代产生的不同医学理论用同一标准来判断其是否正确。

**老：** 后世有些医家可能没有五运六气的系统知识，所以会不认可前人的学术理论，出现隔代争鸣的现象。

**顾：** 有些医家确实没有看到五运六气的影响，只是根据个人经验来强调某一治则治法，就去批评前人的东西。

**老：** 朱丹溪去批评《局方》，然后到了景岳又去批评丹溪。

**顾：** 丹溪批评《局方》，其实是批评元代的医家还在用宋代《局方》的方法来治疗时病，朱丹溪不会去批评历史上的医家，他批评的是当时的医家墨守《局方》的陈规，因为已经到阳明燥金的运气了，你还在用北宋温燥祛寒湿的那套办法肯定效果不好嘛！但是我们现在写医学史的人，拿丹溪批评元代医家用《局方》的话去批评北宋医家，这就搞错了。所以懂得五运六气的人都会客观地看这个问题，像刘河间在《素问病机气宜保命集》里所说："故此一时，彼一时，奈五运六气有所更，世态居民有所变。"人家讲得很客观，张元素讲得也很客观，包括王肯堂、陆九芝,他们都是从历史发展动态变化的角度来看问题。

刚才问到扶阳派跟补土派关系的问题,其实每个流派都重点抓住了一个方面,完全可以综合起来的。扶阳这个观点本来也是李东垣的理论基础之一,张元素、《中藏经》都重视扶阳,这也是李东垣理论产生的依据之一。现在一些扶阳派的人,不管什么病,都要用到附子、干姜,这样就变成了一种用药风格上的流派,这种流派必定是带有片面性的,但是他们为什么会形成流派?也有他们产生的理由。在清代的温病学派,主要强调温邪,以清热滋阴为主,他们从温病出发,对于临床医家用辛热药持批评态度,这就造成了一些温病派医家不敢用辛热药,临床畏附子、干姜等辛热药如虎狼。扶阳学派恰恰就是因温病学派造成不敢用辛热药的一种偏颇,而在临床上把辛热药的应用范围再重新挖掘出来,从这个角度来说扶阳派是有贡献的。挖掘出来之后,就应该重新审视其理论源流。在张仲景时代气候寒冷,重视寒邪,那个时候是重视扶阳的,北宋医家也是重视扶阳的。要把历史上这些运气特点重新发掘出来,使中医的理论不要被片面化,要尽量完整地、全面地传承,不要过分地强调一点,不要走极端。国家扶持流派的发展,我们每个流派都有它独到的知识点,才能形成流派。如果这些知识点没有丢掉,并且已被大家认可,为现代医学主流所包含,那么这就不应该是流派。现状是有些流派的临床特色,没有被教科书吸纳进去,是有关教科书学不到的东西,为了防止丢失,所以国家要扶持流派,使得这些知识或技艺不会失传,进而发扬光大,最终目的还是要让流派完成它的历史使命——融入主流学术中去。我们扶持流派传承,不要为流派而流派,硬性去制造流派,也不是说现有的流派要让它永远存在下去,最后都要汇入到主流学术中去的。当然,以后还会不断有新的流派产生,因为一个新的知识点产生的时候,不可能马上得到普遍的认可,早期往往是以一家之说,以流派的形式出现,等得到大家认可和掌握的时候,就不成为流派了。我认为,只要这个流派的知识点是确有价值的,时间长了一定会被大家接受。扶持流派就是要叫流派的知识尽快得到普及。

**老:** 按您的理解,能够称为补土派的古代医家都有哪些?

**顾:** 首先这个提法就有点问题。李东垣不是讲什么病他都去补土,中医的理论特点,从五脏六腑的角度来说,哪个脏腑不重要?!难道说光是脾胃重要,光是"土"重要吗?木、火、土、金、水都重要。只是碰到"土"出问题的时候,你就要去扶土。比如像SARS这样的病,重点是扶"金"治肺,不能将针对SARS产生的观点定为"补金派"。所以将李东垣的学术定性为"补土"是后人只看到了"补土"的一面,没有全面地分析研究继承他的学说。真正领会这些流派理论的内涵,是要看他在什么情况下针对什么疾病提出的学术观点。比如扶阳,在临床需要的时候,可以借助扶阳派的理论和经验,充分发挥扶阳法的作用优势,但如果把扶阳变成一种教条,你不管什么病,不管什么运气条件都去扶阳,若碰到寒性病流行时还好，如果碰到吴有性时期的病，那就糟糕了！碰到余师愚时期的疫病，大剂量应用附子、干姜肯定不行，只有大剂量的石膏效果才好。1954年石家庄郭可民老中医用白虎汤治疗乙脑效果好，若用大剂量的附子效果能好吗？恐怕不行。1956年北京乙脑暴发，仍用白虎汤效果就不好了，蒲辅周据运气变化结合化湿效果就又好了。所以每个学说和每种方法都有它的适应范围，超过了这个适应范围就不适用了。

我们搞流派的传承与发展，我主张流派之间要多交流，多沟通，促进流派间的融合。对于流派传承要有一个定位目标。假如你这个流派的内容都是教科书上已经写进去的那些东西，这就没有意义了。原则上是这个流派的学术或技艺还没有被大家很好地认识，许多内容教科书中没有讲到，一般人不知道，这就有发掘和传承的价值了。发掘出来的目的是使大家了解，最后你这个流派传承要达到什么目标？一定是要让它的思想融合到主流学术思想中去，要大家了解它的价值所在，大家都了解了，掌握了，这个流派也就完成它作为流派的历史使命了。

**老**：像老师您刚才讲的，如果从补土派角度切入，像对"内伤脾胃，百病由生"或者说"阴火"这种理论内涵的认识，可能业界或大多数学者都不是理解得很深刻，尤其是从运气的角度去理解李东垣学术思想的形成过程，目前业界的认识还是比较局限的。

**顾**："内伤脾胃，百病由生"，刚才已经提到了，不要误读，不要把它讲成什么病都是由脾胃产生的，李东垣看到了内伤脾胃以后，可以产生各种各样的疾病，不是讲百病都是由脾胃产生的，不能倒过来讲。

**老**：我们现在的解读等于是说脾胃功能异常是百病之源，就有点片面了。

**顾**：古代医家不是就有"补脾不如补肾"和"补肾不如补脾"之争嘛！补肾派认为肾为先天之本，什么病都可以由肾产生，所以要补肾，这也很武断。那"心为君主之官"，什么脏器的重要性还能超过心呢？那调心是不是最重要啊！还有观点认为什么病都和情志因素有关，又可以把肝作为重点，可以提出"情志伤肝，百病由生"了。搞活血化瘀研究的人提出什么病都是络病，又什么病都可以活血化瘀了。每个人都可以强调他自己的这一点，但这不符合《内经》的整体思想，还是应该综合起来考虑问题，否则就会形成简单化的、片面的观点。

**老**：老师您临床中用李东垣的这种扶土的观点又是怎样呢？

**顾**：碰到土虚的情况就要用扶土，你把它作为必须掌握的重要招式之一就好，其他如扶阳、滋阴、调肝、补肾、活血化瘀等每一招都很重要，不要局限在某一招，就像十八般武艺，不需要去分哪般高哪般低，能掌握得越多越好，掌握得多，针对不同的情况就能应付自如了。

**老**：您在临床中对于扶土的病机把握和调治方面有什么心得？

**顾**：李东垣碰到的疫病是伏湿和伏寒伤脾，他在这方面的经验就比其他人丰富一些，他的认识也相对深刻一点，所用的方药就相对合理、有效。尤其是他把太极、河洛里面重视阳气的思想结合进去以后，给后人很大的启示。比如升阳益气的补中益气汤已经成为千古名方，还有夏天祛暑用的清暑益气汤，清暑的传统治疗多用寒凉药，而李东垣在清暑中引入了升阳的思想，对于脾土运化失常的病机，李东垣总结的这些理法方药还是具有普遍的指导意义的。但李东垣碰到的那种壬辰土疫，发生的概率太低，是可遇而不可求的。

**老**：不是说每个壬辰年都会这样。

**顾**：是的，因为大司天是寒湿，当年的司天在泉又是寒湿，再加上三年化大疫所化为土疫，三大因素重叠在一起，这种概率太低了。2012年就是壬辰年，三大因素只具备一条，所以就没有发生大的疫情。

**老**：但是湿气流行的时候，可以用苓术汤。

**顾**：对，苓术汤，跟李东垣的思路不是太一样，因为病也不一样。

**老**：但是他的方里也有温阳的，也有化湿运脾的，也有补土的概念在里面。

**顾**：李东垣的学术思想里面确实是比较重视阳气的，在升降之中，他是重视升的。

**老**：不一定拘泥于我们的访谈提纲，老师您看研究李东垣、研究扶土的理论还要注意些什么？

**顾**：刚才讨论的是补土派的流派传承问题。假如仅仅是讲重视脾胃，重视补中益气，重视脾胃的升降枢纽，我觉得李东垣的这些思想教科书没有丢，这些知识已经成为大家的共识了。如果硬要把这些已有共识的东西割裂出来变成一个流派，强调不管什么病都从脾胃入手，反而是从整体走到片面去了，并不好。但是，五运六气是李东垣学术思想产生的基础和源头，这是许多人不了解的。那么从这个源头入手的话，对于李东垣的学说，你应用的深度和高度就不一样了。假如能从运气方面把它阐发好，临床应用好，这样定位的流派内涵中就有它的知识创新点。不是说我会用李东垣的几首代表方剂就是补土派，那太局限了。

**老**：听了您的讲授，我们对东垣的理论体系思想也有了初步的理解，我们可不可以去构建一个补土思想的理论体系模型，使得补土思想更加直观呢？

**顾**：我觉得把李东垣扶土、升阳的这些学术思想阐述清楚，把它跟《内经》思想的源流关系、跟现代中医理论之间的关系讲清楚，实际上就是完善了我们整个中医学的理论模型，而不是自己去构建一个独立的模型。如果我们现在每一个流派都要构建自己的理论模型的话，就会出现成百上千个模型了，中医的整体理论模式就支离破碎了，反倒是割裂了它这种理论的完整性。

**老**：非常感谢老师接受我们的访谈，谢谢老师！

（注：访谈由老膺荣采访，刘奇记录，刘奇、老膺荣、林颖敏整理）

［原载于《中医文献杂志》2015，33（01）：52-57.］

抗疫卷

# 顾植山从五运六气分析流感疫情变化

## ——疫情相对乐观　可主选柴胡类方

2019年入冬以来，各地报道流感患者有增多趋势。对此，龙砂医学流派代表性传承人顾植山日前从五运六气角度对今冬流感疫情进行分析研判，认为今冬明春的流感疫情相对乐观，从临床证候特点看，病机主要在少阳，故《伤寒论》少阳病中的柴胡类方可以作为主要选择。

以下为顾植山对当前流感的五运六气的详细分析和治疗方法建议。

### 一、对今冬流感疫情的分析判断

先看2019己亥岁的运气情况：年初己亥岁与戊戌岁的交接较为平稳，故自戊戌岁末出现的流感疫情在进入己亥春后很快消退。二之气（春分至小满）出现了明显"倒春寒"，但二之气的客气是太阳寒水，至而偏强，不是非时之气，"其邪乃微"，未产生疫情。年中气候基本符合己亥岁常态，疫情亦平稳。五之气出现明显燥热，入冬后燥热延续，出现《内经》描述的"终之气，……畏火司令，阳乃大化，蛰虫出见，流水不冰，地气大发，草乃生"状况，许多春天的花提前开放，此属冬行春令，阳气失藏，《内经》认为这样的运气条件可导致"其病温厉"，当前出现的流感、水痘等疫情即是"其病温厉"的反映。

综观当前气候状况，随着强冷空气的连续南下，前一阶段的燥热已趋向缓和，来年庚子初之气的客气太阳寒水，《内经》描述为"地气迁，燥将去，寒乃始，蛰复藏，水乃冰，霜复降，风乃至，阳气郁，民反周密"，"寒热得中，其气乃和而无热淫之胜"。有利于疫情的缓解，所以我们对今冬明春的疫情持相对乐观态度。

目前的气候与疫情都和2017年冬的情况有一定相似，但紧接2017年终之气的是戊戌岁的初之气，少阳相火加临厥阴风木，中见太徵火运，《内经》云"气乃大温，草乃早荣，民乃疠，温病乃作"，是产生疫情的运气时段。而2020庚子岁的初之气是太阳寒水加临，故疫情的程度应较2017末至2018春为轻。

### 二、对今冬流感治疗方法的建议

由于当前的运气在己亥终之气，少阳相火在泉，气温也偏高，按照运气理论"宜调少阳之客"。从临床证候特点看，咽痛、口疮、咳痰黄稠等上火征象较多，病机主要在少阳，故《伤寒论》少阳病中的柴胡类方可以作为主要选择。

一般说来，发热明显者可用小柴胡原方，用量和煎服法尽量遵照《伤寒论》。小柴胡汤原方后的加减法亦都实用，例如咳嗽较重者按加减法去人参、大枣、生姜，加五味子、干姜，临床屡试不爽。张仲景五味子用半升，临床上五味子用量小了效果差。其他如发热不高而有身寒者可用柴胡桂枝汤，兼有阳明证者用大柴胡汤等。

三因司天方中的升明汤也是少阳方，咳嗽加五味子，临床试用已有很好效果。

用朱肱《活人书》中的葳蕤汤治疗2017年流感曾取得极佳效果。由于前一时段气候燥热，若有明显燥伤津的情况，此方仍可选用（方中青木香可不用，白薇量大时可能致吐，姜汁炒可避免）。伏燥伤肺者，若只顾发汗退热，可能更伤肺津，出现热虽退而身疲乏力或咳嗽不止的情况，前些年的"北京咳"就是教训。

看到网上报道，有些儿童开始表现仅为发热、咳嗽，肺部无啰音，血常规检查也没有特异性，但治疗到3天以后，胸片显示炎性病变，多因前期治疗失当造成。

己亥岁土运少宫，厥阴风木司天，虽下半年燥气偏胜，临床仍不乏湿土风木见证，三因司天方针对己亥岁的白术厚朴汤和敷和汤两方亦可择机选用。

大寒以后，二岁交司之气"寒交暑"，来年司天之气少阴君火，需注意太阳寒水和少阴君火的影响。

总的看来，当前运气尚无大疫迹象，但"风燥火热，胜复更作"，又处岁气交接时段，临床证候复杂多变，要在"审察病机，无失气宜"，随机达变，灵活处方。

（原载于《中国中医药报》2019年12月20日第4版，

《光明网》2019年12月23日版转载）

# 从五运六气分析　今年（2018年）尚无大疫情迹象

编者按：自2017年12月份以来，各地相继进入流感季节性高峰，2017~2018年冬季报告病例数明显高于往年同期水平。在2017年2月23日本报4版刊发的《五运六气疫病预测的回顾分析——兼对2017丁酉年疫病预测》中，龙砂医学流派传承工作室顾植山教授曾对此次疫情有过准确预测。本期特邀顾植山从五运六气角度，对当前流感疫情及其发展趋势进行分析预测并提供治法建议，供读者参考。

## 一、用五运六气分析当前疫情

我们在2017年初曾作出丁酉年五运六气的分析预测："丁酉岁，阳明燥金司天，少阴君火在泉，中见少角木运。……天气以燥热为主，'寒毒不生'……对疫情的预测：总的意见会出现一些疫情，但规模不会很大。"

对出现疫情的时段认为主要警惕二之气和终之气。

对于二之气（自春分至小满）的疫情，《内经》有"凡此阳明司天之政……二之气……厉大至，民善暴死"的论述，但我们根据2017年初的交运较正常，并综合分析了各个运气因子后，作了较为乐观的估计；又动态观察二之气的实际气象情况，虽客气少阳相火加临主气少阴君火，但实际气温应高不高，两火叠加的运气致疫条件得到化解，故二之气的疫情基本未发生。

但二之气被压抑的火气形成"郁火"，易在下半年"郁发"，后来夏季和秋季的气候也不是很正常，故从年中开始，我们多次向有关各方呼吁要警惕年末可能出现的疫情。

对终之气的疫情，年初的预测报告认为："终之气（自小雪至大寒），主位少羽水，客气少阴火，'阳气布，候反温，蛰虫反见，流水不冰'，气温会偏高；《内经》讲'其病温'，会出现流感等疫情。"

2017年入冬以来，气候一直偏于燥热，有些应在春天开的花提前开了，这是"冬行春令"，阳气失藏，是产生疫病的运气因素。

现在出现的流感疫情，基本符合上述分析预测，也符合运气规律。

## 二、今年流感的主要相关因素

2018戊戌年一之气，客气少阳相火加临厥阴风木，中见太徵火运，《内经》云："气乃大温，草乃早荣，民乃疠，温病乃作。"是产生疫情的运气时段。

最近出现的大范围雨雪降温对前一阶段过盛的燥火是一个遏制，可能促使疫情趋稳（类似情况：2016年末的暖冬和伏火郁发引发了禽流感疫情，但从该年大寒交运以后的气象情况看，丙申年的伏火逐渐消退，丁酉的司天阳明燥金和一之气的客气太阴湿土基本到位，运气趋势向好。故我们在2017年初曾预测"估计发生于2016年底的禽流感等疫情将趋缓和"。见《中国中医药报》2017年2月23日版，实际情况得到验证）。但今年的趋稳估计只是短暂的，后面还会有反复。"冬不藏精，春必病温"，由于2017丁酉冬行春令，精气失藏，影响到2018年春天疫情的继续和反复。

向前推3年的2015年的运气和气象都较平稳，对2018年的疫情是利好。2015年冬我们按运气常位预测是寒冬，当年气象界宣传"受超强厄尔尼诺影响将出现非常暖冬"，若果如气象界所言，就会形成上下半年运气相反"刚柔失守"的局面，对2017年末和2018年产生"三年化大疫"的严重影响。但实际上，气候是出现了"霸王级"寒潮，说明仍按正常运气运行。

丁酉年与戊戌年的运气交接情况，一般要到大寒后才能看得比较清楚。若立春以后出现较强春寒，运气上叫"寒淫水胜"，易出现"血变于中，发为痈疡，民病厥心痛，呕血血泄，鼽衄善悲，时眩仆"等病症；这时一之气的客气少阳相火降而不下，"火发待时"，后面可能出现火气的"郁发"而加重疫情。若出现的是气候持续干燥，属丁酉年司天的"阳明不退位""阳明复布，太阳不迁正，不迁正则复塞其气"；燥金太强，还会造成"木运升天，金乃抑之，升而不前"的升降失常格局，增加疫病的发生。

综上分析，2018年春疫情反复和延续的可能较大，但运气方面还未看到有大疫情的迹象。

### 三、流感证候特点和治疗建议

目前的流感属于冬温，可按冬温进行辨机论治。因为目前气候偏燥，可参考朱肱《活人书》所用葳蕤汤（不是方剂教科书所载的《通俗伤寒论》的加减葳蕤汤）治疗。《活人书》："……冬温，此属春时阳气发于冬时，则伏寒变为温病，宜葳蕤汤。"我们临床已试用较多病例，高热当天可降，一般2~3天可痊愈。方中青木香可不用，白薇量大时可能致吐，需注意。

少阴君火加临太阳寒水，往往初起可出现表寒里热症状，若身痛明显者，可考虑用九味羌活汤寒热表里同治。若只是治表寒或单纯清里热，有可能热退了病没有好，留下咳嗽等后遗症状（2012年的"北京咳"就是教训。2012年春寒明显，一之气的少阳相火被郁，外感内热，一般医生偏重于单方面治寒或治热，而用九味羌活等表里同治者基本不会出现后遗症状。从2012年到2018年是六年小周期，运气格局相似，应加注意。现在网上已经见到有"发热退了咳嗽治不好"的反映）。

戊戌岁初之气的主气是厥阴风木，客气是少阳火，故若无明显的外寒里热或燥伤津的情况，"宜调少阳之客"，可选用柴胡类方，或柳宝诒推崇之黄芩汤加豆豉、玄参施治；若风气较强时，常用治风温的银翘散、桑菊饮等也在可选之列。

若以干咳为主，陈无择《三因极一病证方论》（简称《三因方》）中针对戊戌年岁火太过的麦冬汤可以选用。若年初余燥未清和二之气的客气阳明太过时，也可活用丁酉年针对阳明燥金的审平汤。

《内经》记载，若"运火炎烈"，易出现"雨暴乃雹""时雨乃涯"的气象和"胸腹满，手热肘挛，腋肿，心澹澹大动，胸胁胃脘不安，面赤目黄，善嗌嗌干，甚则色炲，渴而欲饮"等病症，以及二之气"阳明客之，燥热相遇，大凉反至火气遂抑，民病气郁中满，寒乃始"这种异常情况，可试用戊戌年针对寒水司天的运气方静顺汤。

总的看来，当前运气燥热与寒湿相争，风气又将主令，堪谓五气杂陈，又处运气交接时段，复杂多变；临床流行的疾病和证候也是各不相同。对于流感这样的流行性疾病来说，每年每时的运气都可能不同，需遵《内经》的教导："审察病机，无失气宜。"前人的经验和近年来的临床均反复显示：抓六气病机比固定的辨证分型更为合理有效！

（原载于《中国中医药报》2018年1月12日第2版）

# 五运六气疫病预测的回顾分析

## ——兼对2017丁酉年疫病预测

气象与疾病是五运六气变化规律在不同领域的表现，两者虽有关联，但不能简单归结为直接因果关系。运用五运六气理论预测时，不能从单一因子或某一经文就作结论，需要多因子综合和从前后动态进行分析。

有人认为五运六气是讨论气候变化对人体健康影响的学问，是中医的医学气象学，其实不然。五运六气是古人探讨自然变化的周期性规律的理论，这种周期性是宇宙间的普遍规律，自然界一切气象、物候、疾病等的变化无不受其支配。气象与疾病是五运六气变化规律在不同领域的表现，两者虽有关联，但不能简单归结为直接因果关系。运用五运六气理论可以在气象之先预见到一些疾病的发生和消退，对疫病和常见病的防治都有重要意义。

笔者研究团队承担国家五运六气相关课题的研究以来，先后对SARS、手足口病、甲流感、禽流感等疫情做出了较为准确的预测。为了进一步探讨五运六气与疾病的关系，研究运用五运六气理论进行疫病预测的方法，兹将笔者研究团队近两年所作运气疫病预测的一些验证情况和心得体会与大家共同商讨。

### 一、2015年初对乙未年的主要预测意见

2015乙未年，太阴湿土司天，太阳寒水在泉，中运少商。

十二年前的2003年也是未年，司天在泉相同，暴发了SARS。那么，2015年是否会像2003年那样发生大的疫情呢？

#### 1.分析2015年与2003年运气因素

2003年受到2000年"刚柔失守，三年化大疫"因素的影响，而2012年气候尚属平稳，未出现"刚柔失守""三年化疫"的异常运气。

从气象、物象、脉象、征象综合分析，2015年大寒以来，司天湿土和一之气的厥阴风木都按时交运，未出现"升降失常"的情况。2003年初虽亦没有明显升降失常，但年初气温明显偏高，降水明显偏多，有"太过"之象。

2003年的中运是癸火，中运火生司天气是"小逆"；2015年的中运是乙金，司天土生中运金是"顺化"，中运金又生在泉水，三气相得，属平气年。"其化顺，邪气乃微"。

综合以上分析，2015年的疫情预测可较为乐观，尽管《内经》对丑、未年的二之气有"其病温厉大行"之论，但2015年不会发生像2003年那样的大疫。实际情况证明，2015年未发生大疫，春季发生在韩国的中东呼吸综合征疫情对我国几无影响。

运用运气理论预测时，不能从单一因子或某一经文就作结论，需要多因子综合和从前后动态进行分析。例如对2015年"平气"的判断是结合了3年前的实际气象和当年年初运气的交接情况，并从"司天土生中运金是'顺化'，中运金又生在泉水，三气相得"等多因子综合作出的；若仅据《素问·六元正纪大论》丑、未之年"二之气……其病温厉大行"一条经文，就会作出要发生大疫的错误预测。

2.对2015年秋冬季的分析

五之气，自秋分日巳初至小雪日卯初（9月23日~11月22日）。主位少商金。客气阳明金，中见金运。气与运同，"霜乃早降，草木黄落，寒气及体"，天气偏凉燥，运气较平稳。

2015年入秋以后，中国台湾地区出现登革热疫情，分析台湾地区的气象资料，发现台南地区的气象动态跟大陆和台湾地区其他地方都不一样。按照五运六气，2015年夏天应该是偏凉夏，秋天则偏燥热，但台南地区夏天温度明显偏高，秋天的气温又明显偏低了。这种现象在台东地区和台北地区就不明显，所以判断疫情将局限在台湾南部地区。实际情况已证明疫情未蔓延到大陆。

终之气，自小雪日卯正至大寒日丑正（2015年11月22日~2016年1月20日）。主位太羽水，客气太阳水，中见金运。预计2015年将是寒冬，"感于寒，则病人关节禁固，腰腄痛，寒湿推于气交而为疾也"。受寒感冒者也许会多，但发生规模疫情的可能性低。

报告预计将是寒冬，而气象界一直宣传受超强厄尔尼诺影响将出现暖冬，后出现的"霸王级"寒潮证明了运气理论的可信。

## 二、2016年初对丙申年的主要预测意见

2016丙申岁，岁水太过，少阳相火司天，厥阴风木在泉。

1.对2016年的基本分析

《内经》云："岁水太过，寒气流行，大雨时至。"估计上半年气温会偏低，降水较多，可能有洪涝灾害，但水灾以上半年为主，发生得早，结束得也早，不易发生大流域洪水。实际情况证明，春末夏初多处发生局域性水灾，虽强度较大，但时间短、范围小。"水运在中，制火而生木，其邪乃微"，故对疫情的预测一般较为乐观。若出现气温偏高，属不正常运气，"火淫胜，则温气流行"，就要提高些警惕了。实际情况证明，上半年气温明显偏低，未出现疫情。

下半年"厥阴在下，风乃暴举，木偃沙飞，炎火乃流，风热参布"，气候偏于

风热燥。对疫情的预测，则要看上半年运气的动态变化状况。

2. 对2016年每一时段的分析预测

初之气（自乙未年大寒日寅初至是岁春分日子初），主位太角木，客气少阴火。一般情况按照《素问·六元正纪大论》的论述应该"寒乃去，候乃大温，草木早荣，寒来不杀，温病乃起"，但实际气温受年前"霸王级寒潮"影响而明显偏低，形成一之气的客气少阴君火"降而不下"的运气格局。出现这样的格局，避免了原一之气的"温病乃起"，但被抑的少阴君火变成伏气，将待时而发，有可能对三之气以后的运气产生不利影响。

二之气（自春分日子正至小满日戌正），主位少徵火，客气太阴土。"土胜水，火反郁，白埃四起，云趋雨府，风不胜湿，雨乃零"，此时气温偏低，雨水偏多。"民乃康"，较少会出现疫情。

三之气（自小满日亥初至大暑日酉初），主位少徵火，客气少阳火。火居其位，水运承之，水火相争。此时可能出现两种情况：一种可能是《素问·六元正纪大论》中讲的"天政布，炎暑至，少阳临上，雨乃涯，民病热中"，也就是说气温偏高，雨水也偏多，出现一些湿热方面的疫情。火气叠加，手足口病也可能多发。第二种可能是运水太强，司天之火继续被遏，"其邪乃微"。这时气温偏低，湿热疫情也就不会出现。

四之气（自大暑日酉正至秋分日未正），主位太宫土，客气阳明金。一般说应是"土生金，凉乃至，炎暑间化，白露降，民气和平"，但由于2016年司天的少阳相火和一之气的客气少阴君火都可能受太羽水运的压抑而在下半年郁发，出现"炎火乃流"，气温偏高的情况。实际情况证明，2016年8月份长江流域出现大面积持续高温。

五之气（自秋分日申初至小雪日午初），主位少商金，客气太阳水。按常规，时令至此，"阳乃去，寒乃来"，加上客气又是太阳寒水，一般认为气温会偏低。但古人已观察到丙申年的下半年"炎火乃流，风热参布"，加上年初出现水胜火郁，少阴君火降而不下之象，若三之气司天的少阳相火未能正常到位，此时将延续火的郁发，使气候仍以风热燥为主，并要警惕出现一些小疫情。6~7月份出现气温偏低时，笔者即一再强调下半年将以火气郁发，气温偏高为主，并要警惕一些小疫情的发生。实际情况证明，2016年此阶段流感明显增多，局部发生了伤寒、副伤寒疫情。

终之气（自小雪日午正至大寒日辰正），主位太羽水，客气厥阴木。常位"水生木，地气正"，但由于年初运气的升降失常及司天相火可能受抑，而于下半年郁发的影响，出现暖冬可能较大，也可能发生一些小疫情。若出现暖冬，"万物反生，雾霭以行""阳气不藏而咳"，应防呼吸道疫病为主。实际情况证明，2016年冬天明显偏暖，出现了禽流感等疫情。

### 三、对2017年丁酉年的疫病预测

丁酉岁，阳明燥金司天，少阴君火在泉，中见少角木运。"阳专其令，炎暑盛行，风燥横运，多阳少阴"，总的天气以燥热为主，"寒毒不生"。但"有胜必有复"，也可能出现"燥极而泽"，发生一些局域性洪灾。

对2017年疫情的分析预测是：会出现一些疫情，但规模不会很大。

**1.支持发生疫情的主要因子**

（1）《内经》经文有"凡此阳明司天之政……二之气……厉大至，民善暴死"的论述。

（2）2016丙申年冬季气温偏高，冬行春令，阳气失藏，"冬不藏精，春必病温"。

**2.不支持发生大疫的因子**

（1）2014甲午年未出现"刚柔失守""三年化大疫"的异常运气。

（2）从最近气象看，丙申年下半年的伏火郁发在年末大寒节后得到缓解，丁酉司天阳明燥金和一之气的客气太阴湿土基本到位，未出现不迁正不退位和升降失常的情况。

综合判断：2017丁酉年春天易发生一些疫情，但还不至于形成大疫。

**3.具体分析每个时段**

初之气（自丙申年大寒至丁酉年春分），主位少角木，客气太阴土。从大寒交运以后的气象情况看，丙申年的伏火逐渐消退，丁酉的司天阳明燥金和一之气的客气太阴湿土基本到位，运气趋势向好。估计发生于2016年底的禽流感等疫情将趋缓和。

二之气（自春分至小满），主位太徵火，客气少阳火，二火相加，是容易发生疫情的运气。《内经》有"厉大至，民善暴死"的论述，加上去年冬季气温偏高，阳气失藏，更应加强对疫病的警惕。但综合分析各个运气因子（如2014甲午年未出现刚柔失守，2017年初的交运较正常，丁酉木运不及和司天的燥金对火都有一定的缓冲作用等），估计疫情不会很强烈。根据笔者多年的观察，两火叠加的运气条件手足口病易高发，需加注意。

三之气（自小满至大暑），主位太徵火，客气阳明金，燥热交合，主客气不和，发生在二之气的疫情还将延续。

四之气（自大暑至秋分），主位少宫土，客气太阳水。"寒雨降，民病暴仆"，易发"心痛痈肿，疮疡疟寒之疾"，但不是疫病。

五之气（自秋分至小雪），主位太商金，客气厥阴木，运气较为平和。

终之气（自小雪至大寒），主位少羽水，客气少阴火，"阳气布，候反温，蛰虫反见，流水不冰"，气温会偏高；《内经》讲"其病温"，会出现流感等疫情，但只要年中运气不出现大的异常，当无大碍。

（原载于《中国中医药报》2017年2月23日第4版）

# 西非埃博拉出血热的五运六气分析

最近，西非国家爆发了历史上最为严重的埃博拉疫情，截至8月6日，累计病例数已达1779例，其中死亡961例。世界卫生组织8月8日发表声明，宣布埃博拉疫情为国际突发公共卫生事件。目前，西医药对该病缺少有效的疫苗和治疗方法，这恰是中医药应该发挥积极作用的时候，既是对中医药救治新发突发传染病能力的考验，也是中医药走向世界的一个契机。

埃博拉出血热虽然是近年出现在非洲的新病，中医文献中没有记载，但中医学对防治疫病积累了几千年宝贵的经验，总结了许多行之有效的丰富理论。清代著名温病学家薛雪说："凡大疫之年，多有难识之症，医者绝无把握，方药杂投，夭枉不少，要得其总诀，当就三年中司天在泉，推气候之相乘者在何处，再合本年之司天在泉求之，以此用药，虽不中，不远矣。"龙砂医学流派名医薛福辰认为：凡病内无伏气，病必不重；重病皆新邪引发伏邪者也。

"就三年中司天在泉，推气候之相乘者"是中医的五运六气学说，伏气理论则反映了中医学对疫病病机的深刻认识。下面试从运气和伏气的角度对埃博拉出血热的病机和治疗作简要分析。

## 一、从运气角度分析埃博拉出血热病机

从五运六气的常位看，今年是甲午年，少阴君火司天，阳明燥金在泉，中见太宫土运。《内经》说："凡此少阴司天之政，……寒热凌犯而争于中，民病咳喘、血溢、血泄、鼽、嚏、目赤、眦疡……""岁土太过，雨湿流行，肾水受邪，民病腹痛，清厥意不乐，……腹满溏泄肠鸣。"

埃博拉出血热的发病无明显季节性，而在今年这个时段暴发，患者高热、畏寒、广泛出血，符合少阴君火司天的易发症状；恶心、呕吐、腹痛、腹泻等消化道症状又与湿土太过的岁运一致，应该与当前的运气有一定关系。

## 二、从伏气理论分析埃博拉出血热的病机

这次埃博拉出血热的发病急，病死率高。按照龙砂医学流派晚清名医薛福辰的观点，"凡病内无伏气，病必不重；重病皆新邪引发伏邪者也"，伏气为病，皆自内而之外，故有"伏邪发自三阴"之说。患者病初即极度乏力，恰是正气先已被伏气所伤的典型表现。恶寒、头痛、肌痛、嗜睡、相对缓脉（据原国家卫计委《埃博拉出血热防控方案》），提示伏邪为寒。

从我们了解到的西非地区气象资料看，从去年下半年至今年夏初气温都明显偏低，也支持伏寒说。兹以西非科纳克里气象数据作统计图示（图3-1）。

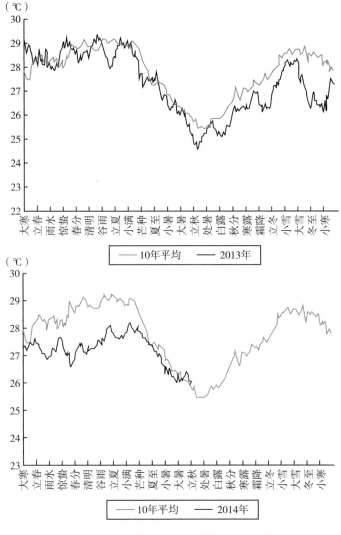

图3-1　西非科纳克里15日滑动平均气温

## 三、从伏气理论分析西非埃博拉疫情的治则及治疗要点

柳宝诒《温热逢源》："所受之寒，无不伏于少阴。"甲午年少阴君火司天，所伤也主要在少阴，至并发心肌炎，出现低血压、休克等，更属少阴病无疑。因此，《伤寒论》少阴病篇各条可作为辨证施治的重要依据，其中黄连阿胶汤、吴茱萸汤、真武汤、通脉四逆汤、猪苓汤、四逆汤、大承气汤诸条文及285条"少阴病，脉细沉数，病为在里，不可发汗"，294条"但厥无汗而强发之，必动其血"等治法治则尤需加以重视。少阴病始得，通常用麻黄附子细辛汤向太阳透发，但埃博拉病广泛出血，恐非麻附辛所宜，柳宝诒的经验"愚意不若用黄芩汤加豆豉、元

参，为至当不易之法。盖黄芩汤为清泄里热之专剂。加以豆豉为黑豆所造，本入肾经，又蒸罨而成，与伏邪之蒸郁而发相同，且性味平和，无逼汗耗阴之弊，故豆豉为宣发少阴伏邪的对之药。再加元参以补肾阴，一面泄热，一面透邪，凡温邪初起，邪热未离少阴者，其治法不外是矣"，可资参考。

明确了伏寒伤阳病机，清热解毒类苦寒重剂就需谨慎使用。何廉臣《重订广温热论》云："医必识得伏气，方不至见病治病，能握机于病象之先。"张璐《伤寒缵论》："伏气之发于少阴，其势最急，与伤寒之传经热证不同。……病虽发于阴经，实为热证。下利咽痛，胸满心烦，其邪热之充斥，上下中间，已无处不到，而又非寒下之法所宜。"现中医教科书受西医影响，将传染病专属温病，理论上将五运六气和伏气学说均弃而不论，每遇疫情都只讲卫气营血和三焦辨证，又专重清热解毒，极大地局限了中医药应对传染病的思路和方法。柳宝诒先生曾曰："近人专宗叶氏，将伏气发温之病，置而不讲。每遇温邪，无论暴感伏气，概用叶氏辛凉轻浅之法，银翘、桑菊，随手立方；医家病家，取其简便，无不乐从。设有以伏气之说进者，彼且视为异说，茫然不知伏气为何病。"柳氏之论原是针对晚清医界状况而言，恰切中当代时弊，应引为警戒。

### 四、从甲午年运气论治西非埃博拉出血热

甲午年运气火、燥、湿的影响也不容忽视。少阴君火和湿土运气与埃博拉病症状的关系上面已有论述，气象资料又显示入夏以来西非降水明显偏少（附：西非科纳克里15日滑动平均降水，见图3-2），阳明燥金在泉的影响应该会在症状上有所反映，故论治贵在"观其脉证，知犯何逆，随证治之"。

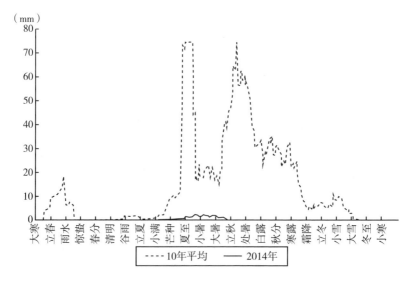

图3-2　西非科纳克里15日滑动平均降水

古人针对甲午运气制定的成方，例如陈无择"三因司天方"中的附子山萸汤（附子、山茱萸、乌梅肉、木瓜、肉豆蔻、姜半夏、丁香、木香、生姜、大枣）、正阳汤（当归、川芎、玄参、旋覆花、白薇、白芍药、桑白皮、甘草、生姜）等可参考应用。

附子山萸汤和正阳汤知者较少。龙砂名医缪问在附子山萸汤的方解中说："以附子大热纯阳之品，直达坎阳，以消阴翳，回厥逆而鼓少火，治肾而兼治脾。但附子性殊走窜，必赖维持之力而用始神，……此而不佐以萸肉之酸收，安见其必入肾而无劫液之虑？不偕以乌梅之静镇，难必其归土而无烁肺之忧。得此佐治，非徒阳弱者赖以见功，即阴虚者亦投之中綮矣。"对正阳汤的方解中说："君当归，味苦气温，可升可降，止诸血之妄行，除咳定痛，以补少阴之阴。川芎味辛气温，主一切血，……白芍酸苦微寒，主邪气而除血痹，偕桑皮之泻肺火而散瘀血者，合《内经》酸以安其下之义也。""四之气加荆芥，入木泄火，止妄行之血。"所论别开生面，超越常理。

龙砂医学姜氏世医历史上以擅用三因司天方著称，今年课题组及龙砂医学流派传承工作室团队经苏、鲁、粤三省数十位医生临床试用两方不下数百例，疗效显著，其中正阳汤止血的效果常出意料，值得重视。

［原载于《浙江中医药大学学报》2014，38（9）：1041-1043.］

# 应用五运六气　把握疫病先机
## ——对壬辰年疫情预测回顾及对当前流感分析

我们依据2012年春寒湿伤于外、少阳郁于内的气候和运气特点，提出当时流感的病机为外寒内热，推荐使用九味羌活、柴葛解肌等方，疗效快捷，且愈后少见咳嗽等后遗症。

龙砂医学流派清代名医姜健善于针对每年的不同运气配合使用"三因司天方"，我们临床验证有可靠疗效，针对癸巳年（2013年）司天之气的运气方是"敷和汤"，可供参考。

### 一、对2012壬辰年疫情预测回顾

2012年元旦前后，流感发生较多，台湾B型流感死亡多人，香港和深圳都有禽流感死亡的报道，猩红热等其他传染病也有增多趋势，引起了大家对当时疫情的关注。笔者于2012年1月13日在《中国中医药报》上发表《可参照冬温辨治今冬流感》一文，分析了产生小疫情的运气因素，指出当时不具有产生大疫情的运气条件。

随即课题组作出了《对2012壬辰年疫情的预测意见》(《中国中医药报》2012

年3月16日摘要发表了预测报告的主要内容），认为壬辰年的运气特点是：

太阳寒水司天，太阴湿土在泉，中见太角木运，气化运行先天。若岁木太过，风气流行，脾土易受邪。若司天寒气太过，年初出现春寒，一之气的少阳相火受窒，"火发待时"，入夏后易出现暴发性气温偏高；"时雨乃涯"，又易发局部洪水。壬辰年的大部分时间将表现为"阳气不令""民病寒湿"。

预测结论：

（1）2012年是疫情多发年。

（2）疫情程度和规模以小疫情为主。

（3）疫病的中医病机和证候特征，基本以寒湿为主。

报告依据2012年春寒湿伤于外，少阳郁于内的气候和运气特点，提出当时流感的中医病机为外寒内热，推荐使用九味羌活、柴葛解肌等方进行治疗，临床疗效快捷，且愈后少见咳嗽等后遗症。

### 1.对手足口病疫情分析预测

2012年4月份后出现手足口病高发，课题组在5月初作了专题讨论，撰写了《对当前手足口病的五运六气分析》的研究报告。报告指出：

"2012年的岁运是木，太阳寒水司天，太阴湿土在泉，本来不属于手足口病的高发年，但年初……出现春寒（1、2月份全国大多数地区出现明显低温天气），一之气的少阳相火受窒，'火发待时'……少阳相火的郁发主要易发生在二之气与三之气前段。"

按照中医学"火者疹之根，疹者火之苗"的认识，手足口病与五运六气中"火"的因素密切相关。课题组在"十一五"期间运用这一理论，于2009年4月13日《对2009年疫情的预测预警意见》中，成功预测了当时蔓延的手足口病"5月后可望缓解，不必担心5~7月会出现高峰"。

2010年预测报告：一之气出现少阴君火"降而不下"，向后郁发，"使疫情推迟到春末夏初时段出现"。依据以上认识，报告分析当时手足口病高发的运气原因是一之气受窒的少阳相火在二三之气间"郁发"所致，故预测"三之气后段（6、7月份）太阳寒水当令，手足口病应趋缓和，8月份应有大幅回落"。实际情况再次验证了五运六气预测的准确性。

报告还据五运六气"火郁发之"的理论提出了对手足口病的治疗需重视"辛凉透发"而不宜重用苦寒清下的意见，对临床有指导意义。余霖的名著《疫疹一得》中说："医者不按运气，固执古方，百无一效。"

2012年的手足口病发病人数虽多，但重证患者并不多，这也与运气所主是小疫而非大疫一致。

### 2.对SARS分析预测

我们在2012年10月10日所作《对2012年秋冬疫情的预测分析意见》中，引述了年初预测报告中对"五之气"和"终之气"时段的运气分析意见：

五之气，……运气尚属平稳。

终之气，客气太阴土，中见木运，地气正，湿令行。岁气之交，天气胜则有太阴之复，地气胜则有厥阴之复，变数较多，仍宜多加防范。

因而判断当时出现的"SARS感染病例是散在发生，在我国不至于产生流行性疫情"，实际情况也与我们的预测结论一致。

### 3. 对当前流感疫情运气分析

据媒体报道，近来美国流感疫情蔓延，全美50个州中，有47个州均爆发流感疫情。中国北方省份流感样病例亦有明显上升，"超过了前2年的高峰期水平"。从中医五运六气的角度，如何来看待这次流感疫情？

我们在前预测报告中分析五之气和终之气的运气情况：

五之气，……运气尚属平稳。

终之气，客气太阴土，中见木运，地气正，湿令行。岁气之交，天气胜则有太阴之复，地气胜则有厥阴之复，变数较多，仍宜多加防范。

中国气象局发布的2012年《中国气候公报》显示：2012年冬我国前期气温偏低，接着一些地区出现较大的雾霾，但这均与壬辰年的"寒水司天、湿土在泉"相应，属"当位之气太过"而不是"非时之气"。按照运气理论，当位之气虽偏强但不足以引起大疫（寒冷主要发生在北方地区，雾霾亦以北方为重，我国北方患者明显多于南方或与此有关），故对我国今冬流感疫情的程度和规模可作较为乐观的预测。

另外，按照2012年的运气状况，壬年阳木主运，寒水司天，湿土在泉。冬季前期较寒，前一阶段的雾霾为湿，均提示风、寒、湿为重要病机；但最近的气候状况又提示需注意风、燥两气的影响。特别是进入癸巳年后的一之气基本上以风、燥、火为主。按照《内经》"实则少阳，虚则厥阴"的理论，此后一段时间的流感可参考少阳病辨治。

考虑到客气为阳明燥金的因素，证象兼燥时也可在小柴胡中加用葳蕤或选用千金葳蕤汤等。

## 二、对癸巳年运气的简要分析

癸巳年厥阴风木司天，少阳相火在泉，中见少徵火运。运气理论认为："岁火不及，火同地化，不及而加同岁会，气之平也。诸同正岁。正阳而治，五化均衡。""初之气，自壬辰年大寒日巳初，至是岁春分日卯初，主位太角木，客气阳明金，中见火运，寒始肃，杀气方至。运行平火，其邪乃微。"

最近一段时间，全国大多数地区降水不多，表示癸巳年一之气的"客气"阳明燥金可正常降下；气温已有回暖，预示癸巳年的司天之气厥阴风木亦能正常迁正。

3年前的2010年无明显的可引成"刚柔失守"的非时之气，对癸巳年无"三年化疫"的不利影响。

综合以上运气分析，最近的流感疫情在年初一之气时段即可消退。

1月20日大寒节是壬辰年和癸巳年运气交接的日子，今年"气化运行后天"，理论上运气的交接可能要晚13天左右，则当前的流感疫情将在2月上旬趋向消退。

癸巳年风火同德，"岁物之宜，则毛虫静，羽虫育"，亦不易发生禽流感疫情。下半年气温会偏高，冬天是暖冬，可能会有些小疫情。

另外，龙砂医学流派清代名医姜健临床善于针对每年的不同运气配合使用"三因司天方"，我们在临床应用验证有可靠疗效，针对癸巳年司天之气的运气方是"敷和汤"（半夏、五味子、枳实、茯苓、诃子、炮姜、陈皮、炙甘草、酸枣仁、大枣）。论曰："巳亥之岁，厥阴司天，少阳在泉。气化运行后天。民病中热，而反右胁下寒，耳鸣，掉眩，燥湿相胜，黄疸、浮肿、时作温厉，宜敷和汤。""初之气，民病右胁下寒，加牛蒡子辛平润肺，导炮姜至右胁以散其寒"，可供参考。

（原载于《中国中医药报》2013年2月4日第4版）

# 从五运六气分析H7N9禽流感的中医药防治

这次禽流感的运气病机较为复杂，有时邪，也有伏邪；与风、火、燥、寒等均有关系。

从运气的观点看，疫毒借时气而入侵，得伏气而鸱张。对危重症的治疗，需从伏寒、伏燥角度来强调扶阳、护津的原则大法。

最近出现的H7N9禽流感，是一种全球首发的新病，与一般流感的证候特征有所不同，死亡率高，若墨守防治其他流感的常规经验方药，恐难以取得满意效果，应深入挖掘前人治疗疫病的宝贵经验，开拓思路，多途径探索更佳方法。

清代著名温病学家薛生白说："凡大疫之年，多有难识之症，医者绝无把握，方药杂投，夭枉不少，要得其总诀，当就三年中司天在泉，推气候之相乖者在何处，再合本年之司天在泉求之，以此用药，虽不中，不远矣。"

人感染H7N9病毒虽还不属大疫，但也是首次出现的与一般流感不同的"难识之症"。运气理论强调天、人、邪三因致疫，"必先岁气"是《内经》提出的重要原则，"不知年之所加，气之盛衰，虚实之所起，不可以为工矣"！故对新发疫病，可先从运气角度去探寻病机治则。

## 一、产生H7N9禽流感疫情的运气原因分析

从中医五运六气的角度分析，癸巳年"岁火不及"，但又是"同岁会"之年，"不及而加同岁会"，一般情况下是可作平气看待的。但"癸"作为"不及"之火，仍易受到寒水之气的侵袭，加上地支"巳"是运气理论中的"对化"年，理论上"对化盛而不实，胜而有复"，是说这种均衡不够稳定，容易发生胜气和复气，也容易出现倒春寒。若出现偏寒或雨水偏多的情况，则是运气失常的表现，所谓"寒化雨化胜复同，邪气化度也"。

据今年的实际气候观察，司天之气的厥阴风木和一之气的客气阳明燥金在年初均迁正到位，并未出现明显的升降失常；但随后出现了较多较强的沙尘暴，3月上旬气温的回升亦偏早偏高，这在运气理论上是由厥阴风木之气"至而太过"引起的，"风燥火热胜复更作"；至3月下半月开始，又出现了较剧烈的倒春寒，寒潮频繁，气温变化起伏大。例如4月14日中新社指出：辽宁省正经历45年来最冷的春天。记者14日从辽宁省气象局了解到，4月上旬辽宁平均气温较常年低3.2℃，为1969年以来同期最低温，期间3次遭遇四月飘雪。

《素问·至真要大论》说："厥阴司天。客胜则耳鸣掉眩，甚则咳。"所谓"客胜"是"客气之胜"，陆懋修《内经运气病释》说："此言客初气燥金胜，客二气寒水胜，客三气风木胜也。燥胜、寒胜皆能致咳。"现在三个客气均表现为较强烈的可以"致咳"的胜气，出现H7N9禽流感疫情，也就不足为怪了。

## 二、对疫情的规模和发展趋势的五运六气分析

由于癸巳年总的运气条件不是很差，又没有"三年化疫"和"升降失常"等大的致疫因素，现在出现的运气失常是由"当时之气"的太过而引起的胜复变化，不属于易引起大疫的"非时之气"。从我们以往对历史疫情的分析情况看，这样的运气失常产生的疫情大多是小疫。因此，从运气理论推测，本次流感不会发展成像SARS那样的大疫情。

5月5日是立夏节，立夏后的运气将有所转变，可期望出现疫情消退的转折点；三之气时段是司天之气的厥阴风木主令，主气少阳相火。虽"火克金"，肺金仍易受邪，但这时寒气已去，出现风热气候在运气理论上是"正化度"，应无大碍；若偏寒湿则对疫情反而不利了。四之气运气转为湿热，已不再支持H7N9禽流感疫情的持续，但需警惕湿热黄疸一类其他疫病的发生。

## 三、对当前疫病的病机和治则分析

春节前，我国北方省份曾出现过一些流感疫情，那时的运气是湿土在泉，气候的特点是雾霾严重。进入癸巳年后，运气和气候都出现了明显变化，2013年2

月份全国流感发病总数从1月份的16 012例减少为9 806例，说明原流感已消退。现在发生的H7N9禽流感疫情，由于运气和气候条件与去年冬天已有明显不同，而且是在原流感消退后发生的，致病的病毒也不同，故这次的流感不是去年冬天流感的延续，运气病机和中医治则也应和去年冬天的流感不同。

引起当前疫情的运气因素：一是厥阴司天的"风"气太过和气温回升过急，风从火化出现的"火"气；二是一之气阳明客气气候偏燥伏下的"燥"气；三是二之气的客气太阳寒水过强导致的倒春寒之"寒"气，亦有去年冬季前期气温偏低的"伏寒"因子；四是《内经》所说"二之气寒不去，民病热于中"，即由寒入里所化之"热"气。故这次禽流感的运气病机较为复杂，有时邪，也有伏邪；与风、火、燥、寒等均有关系。

这里重点讨论一下风、寒、燥三个关键因素，因火热病机是目前流行的温病学说中的显学，不会被忽视，这里就省略了。

1. "风"

今年是厥阴风木司天，实际气候也是多风。风从火化，3月上旬出现了气温回升偏早偏高的现象，气象部门称："3月以来，全国平均气温3.5℃，较常年同期偏高2.3℃，入春明显偏早。""截至3月7日，与常年相比，西南东部大部地区、江南大部及福建北部等地入春时间偏早10~20天。"中医理论认为，厥阴风木与少阳相火相表里，"实则少阳，虚则厥阴"。今年厥阴气来偏早偏强，出现气温回升偏早偏高即为厥阴气实的表现。但这种"风"和"火"是时邪而非伏邪，侵犯人体较表浅。故临床初起病轻者可按少阳病论治。清初三大名医之一的张璐治春温就力主从少阳论治，多用小柴胡加减。我们近期临床上用小柴胡汤加减治疗一般流感疗效甚佳。

彭子益《圆运动的古中医学》中用乌梅汤（乌梅、薄荷、白糖或冰糖）治温病。一般认为乌梅酸敛收涩，不宜外感初起诸证，但彭氏书中列举了15则病案，皆有卓效。彭氏认为"乌梅为风木要药，收而不涩，能生津液，温病尤宜"。张志聪《本草崇原》释乌梅："梅实结于春，主敷布阳气于腠理"；"味酸，得东方之木味，而得春生之上达也。"乌梅的这一药性特点，用于厥阴风木所致肝、肺功能失常的疫病，特别是舌红少苔者，比较契合。此也符合《内经》"风化于天，治以酸温"的原则。彭氏此方从《鲁府禁方》的"梅苏丸"化裁出，妙在方中"加薄荷以开卫气之闭束也"，更可免留邪之弊。

2. "寒"

前面已谈到今年的倒春寒较为严重，了解到H7N9禽流感感染患者出现恶寒和全身酸痛者较多，符合受寒的证候特征。按伤寒的理论，受寒明显出现高热无汗、头痛身痛者可用大青龙汤；恶寒明显且脉偏沉细者还可加附子。个别痰稀白量多者亦可用小青龙汤。青龙东方之象，应于风木春气，方名"青龙"，别有深意。

但倒春寒是时邪，中医疫病学说认为，疫病的重证都有"伏邪"因素。晚清无锡名医薛福辰说：凡病内无伏气，病必不重；重病皆新邪引发伏邪者也。

注意到这次 H7N9 禽流感得病者以老人为多（截至4月16日17点，共确诊发病71例，其中50岁以上的56例，占了78.87%；而20岁以下的青少年总共只有2例，且上海一儿童患者已治愈出院，北京的一名患儿亦已痊愈出院。另有一名4岁儿童是病毒携带者，未发病）；老人中又以男性为多（50岁以上的56例中，男性43例，占了76.79%，而50岁以下的15例中，男性8例，女性7例，无明显差别），如何解释这一现象？中医学理论认为，男性中老年人的特点是命门阳气渐衰，若"冬不藏精"，则春季易发为温病。龙砂医学流派的代表医家柳宝诒在《温热逢源》中论述道："盖以肾气先虚，故邪乃凑之而伏于少阴，逮春时阳气内动，则寒邪化热而出。""惟冬不藏精故受寒，其所受之寒，无不伏于少阴。"伏邪从少阴内发，故初起即可见里热重症。对伏气温病的治疗，柳宝诒认为"叶香岩之辛凉清解，则失之肤浅矣。愚意不若用黄芩汤加豆豉、玄参，为至当不易之法"。

此病危重症的治疗，尤当重视伏寒因素。柳宝诒说："寒邪潜伏少阴，寒必伤阳，肾阳既弱，则不能蒸化而鼓动之，每见有温邪初发，而肾阳先馁，因之邪机冰伏，欲达不达，展转之间，邪即内陷，不可挽救，此最难着手之危证。"再考虑到前一阶段较为严重的倒春寒，个人意见在重症患者的救治中，应重用扶阳类方药（柳宝诒评喻嘉言用温阳法有"非此大力之药，则少阴之沉寒，安能鼓动"之论），而相对慎用苦寒重剂。

柳氏又认为："伏气随时外发，亦必兼挟时令之邪。""其为时邪引动而发者轻者可以兼治，重者即当在初起时，着意先撤新邪；俟新邪先解，再治伏邪。"故上述青龙、柴胡诸法，可以随机兼备。

3. "燥"

今年一之气的客气是阳明燥金，气象数据显示的降水量也明显偏少，应了《内经》"风化于天，清反胜之"的运气特点。注意到 H7N9 禽流感重症患者除了大多干咳少痰外，乏力明显，且很快出现呼吸窘迫症状，咳痰带血，与2003年的 SARS 有相似之处。这就要考虑"伏燥"问题了。SARS 是由庚辰年的燥、热伏邪"三年化大疫"而引发的，今年虽没有3年前的伏燥因素，但去年冬季后期的气候已经偏燥，提早出现的燥气可以对现在发生的疫病形成伏燥因子。尽管这种伏燥不深，但也是要考虑到的因素。伏燥伤肺，最易灼伤阴液，阴液一伤，变证蜂起，"存得一分津液，便有一分生机"，故治疗时尤当步步顾护其阴液。

从运气的观点看，疫毒借时气而入侵，得伏气而鸱张。本病危重症的治疗，需从伏寒、伏燥角度来强调扶阳、护津的原则大法。

"伏气"是中医疫病学说中的重要概念,对温病重症的救治尤为重要,何廉臣在《重订广温热论》中告诫:"医必识得伏气,方不至见病治病,能握机于病象之先。"而若对伏气问题常置而不讲,将严重影响中医治疗疫病的整体水平。

由于目前禽流感病机较复杂,变化较多,各种情况不能尽述。遵照《内经》天、人、邪"三虚致疫"的理论,当辨天(五运六气)、辨人(个体差异)、辨病证,三者结合起来,方能更全面体现中医学天人相应的整体思想和三因制宜的灵活思路,以期达到更好的临床疗效。

(原载于《中国中医药报》2013年4月19日第4版)

# 对当前H7N9流感疫情的五运六气分析

最近,长江下游的沪苏皖浙地区出现了H7N9流感疫情。兹从中医五运六气的角度分析发病的病因病机和治则如下。

## 一、目前的流感不同于2012年末的流感

2012年末,美国出现流感疫情,中国北方省份流感样病例亦有明显上升,媒体称"超过了前2年的高峰期水平"。那时北方气候的特点是气温偏低(附北京地区2012年冬气温统计图,见图3-3),属壬辰年阳木主运,寒水司天,湿土在泉,"祛风、散寒、化湿,当为2012年冬季防治外感病需时时注意的原则"。

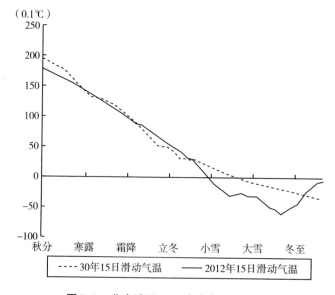

图3-3 北京地区2012年冬气温统计图

年初气温明显回暖，运气运行较为正常，按照运气理论可预见到当时的流感小疫情在壬辰年和癸巳年的运气交接（大寒节后13天，即2013年2月2日）后即可消退。据原卫生部发布的全国疫情数据，进入癸巳年后的2月份全国流感发病总数从1月份的16 012例减少为9 806例，符合预测意见。

2、3月份的气候出现了新的异常，随后发生H7N9流感疫情。由于运气和气候条件与去冬已有明显不同，而且是在原流感消退后发生的，致病的病毒也不同，故这次的流感不是去冬流感的延续，运气病机和中医治则也应和去冬的流感不同。

## 二、产生目前H7N9疫情的运气原因分析

癸巳年是"岁火不及"之年，"不及而加同岁会"一般情况下是可作平气看待的，但"癸"作为"不及"之火仍易受到寒水之气的侵袭。另外，地支"巳"是运气理论中的"对化"年，理论上"对化盛而不实，胜而有复"，说明这种均衡不够稳定，容易发生胜气和复气，也容易出现倒春寒。若出现偏寒或雨水偏多的情况，则是运气失常的表现，所谓"寒化雨化胜复同，邪气化度也"。

据今年的实际气候观察，司天之气的厥阴风木和一之气的客气阳明燥金均正常迁正到位，并未出现明显的升降失常；但随后出现了较多较强的沙尘暴，3月上旬气温的回升亦偏早偏高，这在运气理论上是由厥阴风木之气"至而太过"引起的，"风燥火热胜复更作"（下举杭州地区今年年初的气候情况统计图例，见图3-4，图3-5，图3-6）。

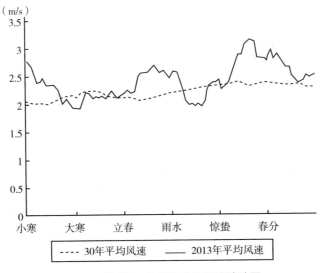

图3-4　杭州15日滑动平均风速统计图

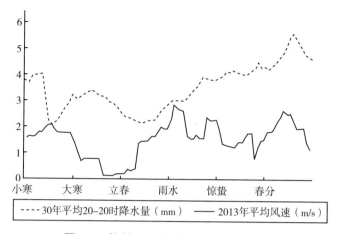

图3-5　杭州15日滑动平均降水量统计图

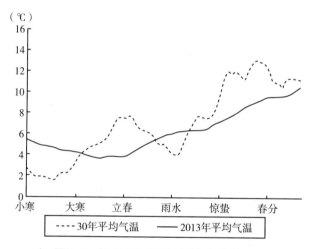

图3-6　杭州15日滑动平均气温统计图

至3月后半月，又出现了较剧烈的倒春寒，寒潮频繁，气温变化起伏大。这是运气失常的表现，当前出现的H7N9疫情当与这一运气失常的情况有关。

### 三、对当前疫情的规模和发展趋势的分析

由于癸巳年总的运气条件较为平和，又没有"三年化疫"和"升降失常"等致疫因素，一般来说2013年发生规模疫情的概率并不高。现在出现的运气失常也不属于非时之气，仅是当时之气的太过而引起的胜复变化。从我们以往对历史疫情的分析情况看，这样的运气失常产生的疫情大多是小疫。因此，从运气理论来推测，本次流感不会发展成像SARS那样的大疫情。三之气时段是司天厥阴风木主令，主气少阴君火，若气候偏于风热就有利于疫情的消退，若偏寒湿就对疫情不利。四之气运气转为湿热，与发生H7N9流感的运气条件已不类，但需警惕湿热黄

疸一类其他疫病的发生。

### 四、对当前疫病的病机和治则分析

引起当前疫情的运气因素：一是厥阴司天的"风"气太过和风从火化之"火"气；二是一之气阳明客气气候偏燥伏下的"燥"气；三是二之气的客气太阳寒水过强导致的倒春寒之"寒"气；四是《内经》所说"二之气寒不去，民病热于中"，即由寒入里所化之"热"气。故这次流感的运气病机较为复杂，与风、火、寒、里热等均有关系。风性"善行而数变"，前人有"风无常方"之说，我们在临床上也感觉到最近的感冒和肺炎证候各异，变化较多，需更多地审机应变。

清代著名温病学家薛生白说："凡大疫之年，多有难识之症，医者绝无把握，方药杂投，夭枉不少，要得其总诀，当就三年中司天在泉，推气候之相乖者在何处，再合本年之司天在泉求之，以此用药，虽不中，不远矣。"

人感染H7N9虽还不属大疫，但也是首次出现的与一般流感不同的"难识之症"。运气理论强调天、人、邪三因致疫，对这类前所未见的新发疫病，就可先从五运六气的因素入手进行防治，相信可以有相当疗效。现在仅用西医治疗H7N9流感，死亡率很高，因此应尽快让中医加入到对H7N9流感的防治中去。

《素问·至真要大论》说："厥阴司天，客胜则耳鸣掉眩，甚则咳。"陆懋修《内经运气病释》说："此言客初气燥金胜，客二气寒水胜，客三气风木胜也。风胜则耳目病，燥胜、寒胜皆能致咳。"《内经》的用药原则，"太阳之客，以苦补之，以咸泻之，以苦坚之，以辛润之。开发腠理，致津液通气也"，"风化于天，清反胜之，治以酸温，佐以甘苦"。

现据《内经》运气治则，结合近期临床所见其他流感和肺炎患者的证候特征（限于条件，尚未能见到确诊为H7N9流感的具体病例），提出如下治疗建议：厥阴中见少阳，了解到患者大多有发热兼恶寒的症状，故初起症轻者可用小柴胡汤治疗，我们近期临床上用小柴胡汤加减治疗一般流感疗效甚佳。

鉴于运气病机中目前客气为太阳寒水的因素，高热无汗、头痛身痛者可用大青龙汤；恶寒明显且脉偏沉细者还可加附子。少数痰稀白量多者亦可用小青龙汤。青龙东方之象，应于风木春气，方名"青龙"，应有另一番深意。

一之气时燥气偏胜，成为伏邪，亦了解到患者干咳较多，故但热不寒者，按春温治疗原则，尤需注意保护津液。"存得一分津液，便有一分生机"。清代龙砂医学流派著名医家柳宝诒主张重在"清泄肺胃，咳红者兼清血络"，"滋腻之药，恐其助痰；温燥之品，恐其助热；均为此症所忌"。此类证型退热时需注意不能过用辛散发汗，也不宜用苦寒重剂。因温病最易伤阴，辛散和苦燥均伤津液，苦寒沉降则可导致邪不外达。

彭子益《圆运动的古中医学》中用乌梅汤（乌梅、薄荷、白糖或冰糖）治温病。一般认为乌梅酸敛收涩，不宜外感初起诸证，但彭氏书中列举了15则病案，皆有卓效。彭氏认为"乌梅为风木要药，收而不涩，能生津液，温病尤宜"。张志聪《本草崇原》释乌梅，"梅实结于春，……主敷布阳气于腠理"，"味酸，得东方之木味，……而得春生之上达也"。乌梅的这一药性特点，用于厥阴风木所致肝、肺功能失常的疫病，特别是舌红少苔者，比较契合。此也符合《内经》"风化于天，治以酸温"的原则。彭氏此方从《鲁府禁方》"梅苏丸"化裁出，妙在方中"加薄荷以开卫气之闭束也"，更可免留邪之弊。

由于本病病机较复杂，变化较多，各种情况不能尽述。遵照《内经》天人邪"三虚致疫"的理论，当辨天（五运六气）、辨人（体质）、辨病证，三者结合起来，方能更全面体现中医学天人相应的整体思想，三因制宜的灵活思路，以期达到更好的临床疗效。

[原载于《浙江中医药大学学报》2013，37（4）：363-365，390.]

# 专家据中医运气分析当前流感趋势
## ——流感疫情春节前可消退

据报道，近来美国流感疫情蔓延，中国北方省份流感样病例亦有明显上升，"超过了前2年的高峰期水平"。从中医五运六气的角度，如何来看待这次流感疫情？

国家科技重大专项"中医疫病预测预警的理论、方法和应用研究"课题组成员、安徽中医药大学教授顾植山表示，根据中医运气分析，最近的流感疫情在年初一之气时段（春节前）即可消退；冬季前期较寒，前一阶段雾霾为湿，最近一段感染诸如病毒引起的肠胃型感冒多发，均提示风、寒、湿为重要病机，治疗可选用荆防败毒散等。

### 一、2013癸巳年运气分析

《中国气候公报》显示：2012年冬我国前期气温偏低，接着一些地区出现较大的雾霾，但这均与壬辰年的"寒水司天、湿土在泉"相应，属"当位之气太过"而不是"非时之气"。按照运气理论，当位之气偏强不足以引起大疫（寒冷主要发生在北方地区，雾霾亦以北方为重，我国北方患者明显多于南方或与此有关），故对我国今冬流感疫情的程度和规模可作较为乐观的预测。

厥阴风木司天，少阳相火在泉，中见少征火运。运气理论认为："岁火不及，火同地化，不及而加同岁会，气之平也。诸同正岁。正阳而治，五化均衡。""初之气，自壬辰年大寒日巳初，至是岁春分日卯初，主位太角木，客气阳明金，中见火运，寒始肃，杀气方至。运行平火，其邪乃微。"

顾植山说，三年前的2010年无明显的可引成"刚柔失守"的非时之气，对癸巳年无"三年化疫"的不利影响。

最近一段时间全国大多数地区降水不多，气温回暖。1月20日大寒是壬辰年和癸巳年运气交接的日子，最近的气候预示癸巳年一之气的"客气"阳明燥金可正常降下，癸巳年的司天之气厥阴风木（风从火化，可表现为气温而不一定是刮风）亦能正常迁正。

综合以上运气分析，最近的流感疫情在年初一之气时段即可消退。癸巳年风火同德，"岁物之宜，则毛虫静，羽虫育"，亦不易发生禽流感疫情。下半年地气所制，"寒毒不生，风燥火热，胜复更作，蛰虫来见，流水不冰。热病行于下"，气温会偏高，冬天是暖冬，可能会有些小疫情。

### 二、对当前流感的中医病机分析

按照2012年的运气状况，壬年阳木主运，寒水司天，湿土在泉。冬季前期较寒，前一阶段的雾霾为湿，最近一段时期感染诺如病毒引起的肠胃型感冒多发，均提示风、寒、湿为重要病机，治疗可选用荆防败毒散等。

顾植山说，进入癸巳年后的一之气基本上以风、燥、火为主。最近的气候状况提示寒湿之气已有所消退，而需注意风、燥两气的影响了。最近我们在临床上看到的病例打嚏流涕等风寒症状已较少，而少阳病证候相对较多，需加注意。按照《内经》"实则少阳，虚则厥阴"的理论，此后一段时间的流感可参考少阳病辨治。

考虑到燥的因素，也可在少阳病主方小柴胡中加用葳蕤或选用千金葳蕤汤等。三因司天方中针对癸巳年厥阴风木司天的敷和汤可结合应用。

（原载于《中国中医药报》2013年1月28日第2版）

# 今年（2012年）疫病基本以寒湿为主

### 一、2012年（壬辰年）运气特点

今年是壬辰年，具有以下运气特点：

太阳寒水司天，太阴湿土在泉，中见太角木运，气化运行先天。若岁木太过，风气流行，脾土易受邪。若司天寒气太过，年初出现春寒，一之气的少阳相火受窒，"火发待时"，入夏后易出现暴发性气温偏高："时雨乃涯"，又易发局部洪水。壬辰年的大部分时间将表现为"阳气不令"，"民病寒湿"。

可以说，2012年是疫情多发年。疫情程度和规模以小疫情为主。疫病的中医病机和证候特征，基本以寒湿为主。

## 二、主要预测依据

### 1.疫情多发年的预测依据

（1）历史上的壬辰年多洪涝水灾和疫病，据北宋以来的史料记载统计，壬辰年的疫情发生率在六十甲子中居并列第八（图3-7），金元时期李杲遇到的大疫也是在壬辰年。

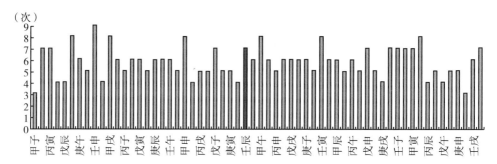

图3-7 北宋以来不同干支年疫情发生比较

（2）2012年1月、2月份全国大多数地区出现明显低温天气，属太阳寒水气来偏早偏强。《内经》认为："未至而至，来气有余也"；"未至而至者病。"（图3-8）

（3）上述气候特征又称为"升降失常"，《素问遗篇》云："火降不下，即彤云才见，黑气反生，暄暖欲生，冷气卒至，甚即冰雹也（最近南方多见冰雹，与此运气特征有关）。久而不降，伏之化郁，冷气复热，赤风化疫。""升降失常"就增加了发生疫情的可能性。

（4）2009年湿土司天，上半年多数时段雨水偏多。但入夏以后，我国华北、黄淮、江淮等地曾出现罕见灾害性强对流"风化"特征的天气，立秋以后又有一段时间出现北方干旱，南方高温，属运气中的"邪气化度"。虽湿气被抑和邪气化度的时间不长，未形成整体上的刚柔失守，但对2012年的疫情仍会有一定影响。

### 2.疫情规模非大疫的预测依据

（1）运气理论认为壬辰年的运气特点"岁运木，天气生运，木能制土，地气反郁，其邪乃微"；"燥毒不生，地气制之也"。不具有产生大疫的运气条件。

（2）2009年的气候整体上未形成刚柔失守，不足以对2012年构成"三年化疫"的潜在因素。

### 3.细化每一时段的分析预测

初之气，自辛卯岁大寒日寅初，至是年春分日子初（1月21日~3月20日），主位太角木，客气少阳火。本应气温偏高，草乃早荣，实际情况是气温偏低，这是少阳相火受先天而至的太阳寒水的阻塞，降而不下。出现这一运气特点，发生于辛卯终之气的与火因有关的疫情会相应消退，但也容易出现一些其他小疫情，临床上影响消化道和"伤肝"的症状会较多见。

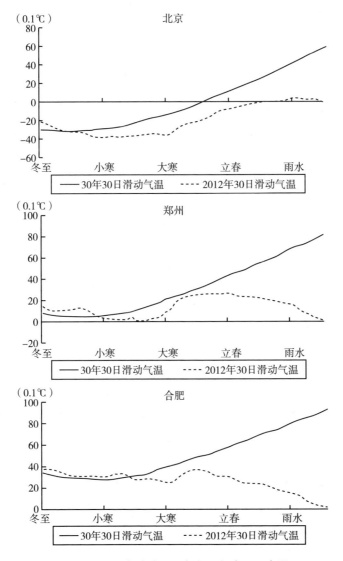

**图3-8　壬辰年寒水司天气化运行先天示意图**

二之气，自春分日子正，至小满日戌正（3月20日~5月20日），客气阳明金。"金胜木，大凉反至，民乃惨，草乃遇寒，火气遂抑"，火气郁发，随时可能出现一些疫情。但仍不具备大疫的运气条件。

三之气，自小满日亥初，至大暑日酉初（5月20日~7月22日），"天政布，寒气行，雨乃降"。但一、二之气被抑的火气极易于此时郁发，气温不低反高，"民病寒反热中"，出现"痈疽注下"等疫情。

四之气，自大暑日酉正，至秋分日未正（7月22日~9月22日），主位太宫土，客气厥阴木，风湿交争，风化为雨，易伤脾土，仍是易发小疫的运气条件。

五之气，自秋分日申初，至小雪日午初（9月22日~11月22日），主位少商金，客气少阴火，中见木运，木生火，火胜金，"客胜为从"，运气尚属平稳。

终之气，自小雪日午正，至大寒日辰正（11月22日~1月20日），客气太阴土，中见木运，地气正，湿令行。岁气之交，天气则有太阴之复，地气则有厥阴之复，变数较多，仍宜多加防范。

### 4.中医病机和证候特征运气提示

《素问·六元正纪大论》："凡此太阳司天之政……民病寒湿，发肌肉萎，足痿不收，濡泻血热。"《素问·至真要大论》："太阴在泉，客胜则足痿下重，便溲不时，湿客下焦，发而濡泻，及为肿，隐曲之疾；主胜则寒气逆满，食饮不下，甚则为疝。"《素问·气交变大论》："岁木太过，风气流行，脾土受邪。民病飧泄，食减，体重，烦冤，肠鸣，腹支满。"《素问·五常政大论》："发生之纪……甚则肃杀，清气大至，草木凋零，邪乃伤肝。"

（原载于《中国中医药报》2012年3月16日第4版）

# 可参照冬温辨治今冬（2012年）流感

最近一段时间，流感发生较多，台湾B型流感已死亡多人，香港和深圳都有禽流感死亡的报道，猩红热等其他传染病也有增多趋势，引起了大家对当前疫情的关注。我们在2011年初作出的《对2011（辛卯）年疫情的预测意见》中就认为：终之气（小雪~大寒），客气少阴火。"候反温，蛰虫来见，流水不冰"。一般来说当见暖冬，"民乃康平"。若气温偏高较著，或气温前高后低（"太阳复之"），都可能发生一些小疫情。

2011年的暖冬较为明显，出现一些小疫情也在预料之中。大寒节后进入壬年一之气，主位太角风木，客气少阳相火，"气乃大温，草乃早荣，民乃疠，温病乃作"。小疫情的运气条件仍将延续。但还不具有产生大疫情的运气条件。

当前的运气条件与2009年发生甲流感时的运气不同，甲流感有明显的寒湿因素，而2011年的司天是阳明燥金，当前的运气是少阴君火在泉，实际气候也是以暖冬和干燥为主，分析当前流感的病因病机，必需注意到这一运气特点。

禽流感的运气病机是火客于寒，2005乙酉年冬的运气条件与2011辛卯年冬相类。B型流感往年大多在五六月春夏交替期间流行，今年为什么在冬季发生？一些专家感到困惑。从运气理论分析，五六月份的主运主气是"火"，说明B型流感的运气病机中有"火"的因素。目前在泉的少阴君火至而太过，发生B型流感也就不足为奇了。

根据上述五运六气分析，对目前流行的B型流感和禽流感等疫病，我们认为可参照冬温进行辨证论治（立春以后风气会较强，可按风温论治）。火客于寒，往往初起可出现表寒里热症状，可考虑用九味羌活汤、柴葛解肌汤等治疗；因为目前气候偏燥，也可参考朱肱《活人书》用葳蕤汤治疗。（《活人书》："……冬温，此属春时阳气发于冬时，则伏寒变为温病，宜葳蕤汤。"葳蕤汤方：葳蕤、石膏、白薇、麻黄、羌活、甘草、川芎、杏仁、葛根、青木香。）

（原载于《中国中医药报》2012年1月13日第4版）

# 《内经》运气学说与疫病预测

中医学重视人与自然的整体联系，在《内经》中就确立了"天人合一"的思想，把人与自然环境看作密切相关的统一体。《内经》认为，人生活在自然中，必然受到自然界运动变化包括气候变化的影响。自然界的气候变化有一定的周期，人体的生理病理变化，也"与天地相应"。运气学说，就是古人探讨自然变化的周期性规律及其对疾病影响的一门学问，是古代的疾病预测学。《内经》作者，在长期的实践中发现了天体运动的五运六气周期，联系到疾病发生的周期变化，于是产生了运气学说。

运气学说的科学性，是学术界争议较多的一个问题。SARS蔓延之初，笔者就认为这对运气学说的应用价值是一次很好的检验机会，故在《"非典"防治》（安徽科技出版社2003年4月第2版）一书中，列举了运气学说对2003年气候及疫病特点的描述，并提出按运气学说的有关推算，SARS将在5月6日立夏后迅速消退的预测意见。该书出版时SARS正在高峰期，这一预测意见被后来的发展情况所证实。也许有人会质疑：SARS的控制是党和政府果断决策、全国人民合力奋斗的结果，与运气何涉？笔者认为，两者是不矛盾的。没有党和政府的英明领导、全国人民的齐心协力及现代科技的有力措施，SARS的蔓延和危害程度将不堪想象，历史上"家家有僵尸之痛，室室有号泣之哀"的惨状也许会再度重演。但各种社会人力因素可以影响疫病的规模程度，却不能改变疫病发生的自然规律。2002年年底广东SARS开始蔓延，春节前后南北人群大量交往，那时还没有采取严格预防措施，但SARS并未传染到北方；3月份以后北方的自然气候条件适宜SARS了，疫情也就蔓延开了。世界各地的SARS差不多都在5月21日小满（运气学说"二之气"结束日）后进入尾声，也提示时间因素的作用。

SARS给我们带来了太多的启示和思考。SARS过后，笔者以SARS为鉴，对历代中医治疗疫病的经验观点作了一次回顾总结。在重温运气学说时意外发现，在《内经》中竟已明确指出：若庚辰年出现气候的不正常，癸未年将发生肺性疫病的大流行！兹将《内经》原文摘录于下：

"假令庚辰，刚柔失守，上位失守，下位无合，乙庚金运，故非相招。布天未退，中运胜来，上下相错，谓之失守，……如此则天运化易，三年变大疫。详其天数，差有微甚，微即微，三年至；甚即甚，三年至。……三年变疠，名曰金疠。"（《素问·刺法论》）此段经文的大意：假如庚辰年的运气之间的阴阳刚柔关系失调，乙（阴金）庚（阳金）之间不能呼应相招，上一年的布天之气（指己卯年的司天之气阳明燥金）未退位，中运的胜气（指火气，火克金）出现，这样上下气运的位置相错（表现为偏燥偏热），就叫做"失守"。天运的这种变化，3年后可以演发为大疫流行。详细推算其天数，有"微"和"甚"的差别，但不管微和甚，都是3年左右的时间。3年后变化产生的瘟疫，名叫"金疠"——肺的传染病。

"假令庚辰阳年太过，如己卯天数有余者，虽交得庚辰年也，阳明犹尚治天，……即天阳明而地太阴也，故地不奉天也。……火胜热化，水复寒刑。此乙庚失守，其后三年化成金疫也，速至壬午，徐至癸未，金疫至也。"（《素问·本病论》）此段经文的大意为：假若庚辰年的年运阳金太过，如果上一年己卯年的司天之气有余，虽然到了庚辰年，仍然是己卯年的司天之气"阳明燥金"在位主持（天气偏燥），形成天气阳明燥金而地气太阴湿土的不相配合的局面，因此是"地不奉天"了。因火胜而天气变得较热，并可出现寒水来复，刑克火气。天运的这种"乙庚失守"，此后3年可变化产生"金疫"。快到壬午年，慢到癸未年，"金疫"就来了。

上述两段经文告诉我们，疫病的发生不但与当时的气候有关，而且与近3年的运气都有关系。3年前是2000庚辰年，正好是经文特别提到的干支年，该年出现大面积干旱，气温偏高。兹录合肥地区该年气象资料如下（表3-1，表3-2）。

表3-1　合肥地区2000年降雨量与累年降雨量平均值比较（mm）

| 比较项 | 1月 | 2月 | 3月 | 4月 | 5月 | 6月 | 7月 | 8月 | 9月 | 10月 | 11月 | 12月 | 全年 |
| --- | --- | --- | --- | --- | --- | --- | --- | --- | --- | --- | --- | --- | --- |
| 2000年 | 69.6 | 23.7 | 12.7 | 27.4 | 51.2 | 216.5 | 51.4 | 142.4 | 96.6 | 108.4 | 79.6 | 22.4 | 901.9 |
| 10年平均值 | 45.6 | 43.8 | 96.2 | 72.4 | 89.4 | 172.4 | 136.3 | 115.5 | 59.2 | 55.6 | 47.0 | 25.0 | 958.4 |
| 47年平均值 | 35.1 | 50.0 | 77.3 | 90.5 | 99.7 | 133.7 | 168.2 | 119.5 | 76.0 | 59.8 | 53.2 | 26.7 | 989.8 |

表3-2　合肥地区2000年气温与累年气温平均值比较（℃）

| 比较项 | 1月 | 2月 | 3月 | 4月 | 5月 | 6月 | 7月 | 8月 | 9月 | 10月 | 11月 | 12月 | 全年 |
| --- | --- | --- | --- | --- | --- | --- | --- | --- | --- | --- | --- | --- | --- |
| 2000年 | 1.5 | 4.4 | 12.0 | 17.9 | 23.4 | 26.2 | 29.9 | 27.8 | 23.6 | 17.4 | 9.4 | 7.2 | 16.7 |
| 10年平均值 | 2.9 | 5.7 | 9.5 | 16.5 | 21.9 | 25.2 | 28.5 | 27.6 | 23.5 | 17.5 | 10.9 | 5.8 | 16.3 |
| 47年平均值 | 2.3 | 4.4 | 9.2 | 15.7 | 21.0 | 25.0 | 28.2 | 27.8 | 22.9 | 17.1 | 10.7 | 4.8 | 15.8 |

以上虽为合肥地区气象资料，但2000年全国大面积干旱是众所皆知的，通过合肥地区的气象资料分析，可大体上反映该年的运气变化情况。2000年合肥地区全年降雨量偏少，气温偏高，尤以上半年表现明显，符合《内经》"庚辰阳年太过""布天未退，中运胜来""阳明犹尚治天""火胜热化"等运气特点。至11月出现平均气温9.4℃，为1982~2002年20年中最低记录，属典型的"水复寒刑"。按经文"三年变大疫"之说，正好应该在2002~2003年发生疫情。经文说："三年化成金疫也，速至壬午，徐至癸未，金疫至也。"广东最早发现SARS在2002年壬午年，北方大规模流行在2003年癸未年，而且经文不讲木疫、火疫、土疫、水疫，偏偏只讲"金疫"——肺性疫病，其中蕴含的深刻原理，值得我们去揣摩研究。

不仅如此，《素问·本病论》中叙述金疫的病证特点为："伏热内烦，痹而生厥，甚则血溢。"这里的"痹"是阻塞不通，"厥"是气逆而喘，刻画出了SARS的中医病机证候，非常贴切。对发病的具体季节，《素问·六元正纪大论》明确指出，疫病易发生在"二之气"（3月21日~5月21日）时段，与2003年SARS的高发期也基本吻合。SARS患者多干咳少痰，恐与庚辰年的燥气不无关系，这为我们研究中医学的"伏邪"学说又多了一个极有意义的素材。

《内经》的这一论述与SARS的发生是否偶然巧合呢？通过对历史上发生的一些大疫的分析，我们看到"三年化疫"的现象绝非偶然，其中蕴含的自然规律应加以高度重视。

例如，李东垣创立脾胃学说的背景是金元之交的壬辰大疫。据李东垣《内外伤辨惑论》记载："向者壬辰改元，京师戒严，迨三月下旬，受敌者凡半月，解围之后，都人之不受病者，万无一二，既病而死者，继踵而不绝。都门十有二所，每日各门所送，多者二千，少者不下一千，似此者几三月。"这显然是一次非常严重的瘟疫大流行。按照通常的观点，人们对疫病的认识随着时代不断进步，此前不久刘完素已创火热病机学说，李氏为何不加采用？李氏的脾胃学说后世治疫病时为何也少有提及，反而较多地被运用于内伤杂病方面而有"内伤法东垣"之说？可以想象的是，李氏见到的疫病是一种与脾胃关系密切的疫病，与平时常见者不同。用"三年化疫"的理论分析，李氏所述的"壬辰"年是1232年，向前推3年即1229己丑年，按《素问遗篇》"甲己失守，后三年化成土疫"之论，若1229年运气失常，至1232年应发"土疫"，正好与李氏的脾胃学说契合。

再看吴有性著《温疫论》的背景。《温疫论·原序》中说："崇祯辛巳，疫气流行，山东、浙省、南北两直（引者注：北直指河北一带，南直指江苏一带）感者尤多，至五六月益甚，或至阖门传染。"《吴江县志》记载当地"一巷百余家，无一家仅免；一门数十口，无一口仅存"，可见当时疫情之严重。崇祯辛巳是1641年，往前推3年是1638戊寅年，据清代马印麟《五运六气瘟疫发源》记载，崇祯十二年戊寅，"天运失时，其年大旱"。运气学说"戊癸化火"，戊年刚柔失守，3年后易化成"火疫"。吴有性所见疫病，"时师误以伤寒法治之，未尝见其不殆也"，而"间有进黄连而得效者"，提示疫病特性偏于火热；虽吴氏书中不同意刘完素的火热病机说，但那是为了强调他的"戾气"致病观点，吴氏擅用大黄苦寒攻下，仍符合火疫治则。

杨栗山在《伤寒瘟疫条辨》中记载："乾隆九年甲子，寒水大运，证多阴寒，治多温补。自兹已后，而阳火之证渐渐多矣。"乾隆九年是1744年，为什么发生的疫病"证多阴寒"？1744年往前推3年是1741辛酉年，若该年运气失常，3年变大疫，丙辛主化寒水，恰与杨氏所述相吻合。

以上件件史实，恐怕不是"巧合"所能解释。据此，我们对中医各家学说的产生原因及评价也要进行重新认识了。

《内经》"三年化疫"的理论，长期以来没有受到应有的重视，这次SARS的发生，终于撩开了它神秘的面纱。前人要经历多少代精细的观察和经验的积累，才能总结和发现疫情的发病规律，作出如此精确的预测，多么宝贵的文献记载！假如我们重视和掌握了运气学说这一规律，在2000年出现旱情和气温偏高时，就可及早预报和提防2002~2003年间可能出现的"金疫"了。重视前人的这一宝贵经验，并进一步加以发掘研究，对今后的防疫治疫，具有极为重要的意义。

[原载于《中医药临床杂志》2004，16（1）：93-95.]

# 疫病防治应重视五运六气

中医学认为，"人以天地之气生，四时之法成"。人与自然是和谐统一的整体。当人与自然的和谐关系遭到破坏，个体不能适应自然变化时，就产生疾病。这是《内经》最基本的病因观。调整天人关系也就成了中医学治疗疾病的基本思想。

对于疫病的病因，《内经》素问遗篇提出了"三虚"说：天虚、人虚、邪虚。天虚是自然变化节律的失常，人虚是人群抗病能力的不足，邪虚是直接致病原的侵犯。"三虚"致疫说，较为完整地指出了产生疫病的三大因素。

"人气不足，天气如虚……邪鬼干人，致有夭亡，……一脏不足，又会天虚，感邪之至也。""天虚而人虚也，神游失守其位，即有五尸鬼干人，令人暴亡也。"

所谓"邪鬼""五尸鬼"，在《内经》中又称为"虚邪贼风"，相当于西医学的致病微生物，而致病微生物侵犯人体，中医学认为需要具备另外二个条件："天虚"和"人虚"。

人和自然都是不断运动变化的物体。人与自然的运动变化，都是有一定节律的，《内经》总结了自然的周期性变化规律，创立了"五运六气"学说。《内经》素问遗篇是讲五运六气的专篇，故文中讲的"天虚"，主要指五运六气的失常。

近现代中医对疫病病因的研究相对较少，特别是从五运六气角度对疫病病因的研究者寥寥。很多人认为西医对流行性传染病的病因已较清楚，再从中医病因学的角度去研究似乎已无多大意义，故在目前的中医教科书中，重视直接致病原而淡化自然"六气"的倾向较为突出。有些教科书和温病学著作为了与西医传染病的病因学靠拢，直接把疫病病因称为"温热病毒"，认为"发生温病的主要原因并不是四时的气候变化，而是某种特定的'邪毒'"。"邪毒"在这里已是细菌、病毒等致病微生物的代称，这是试图用西医的病因学来替代中医的疫病病因理论。

明确病因是中医辨证论治的基础。对疫病来说，不能正确把握"六气"病因，就难以在辨证论治中体现天人相应的中医本色。按照西医的病因观寻找直接对付致病原的方药，就会失去中医药的治疫特色。

致病微生物会不断变异，新的致病微生物会不断产生。所以在疫病的防治问题上，不能仅仅盯住致病微生物，总被动地跟在致病微生物后面跑。事实启示我们：在疫病的病因问题上，只讲致病微生物是远远不够的，人体的抗病能力，致病微生物的传染力和生物学特性，都受制于自然大环境的变化条件。运用五运六气理论，把握好疫病的发生发展规律，才能在与致病微生物的斗争中变被动为主动。

（原载于《中国中医药报》2009年6月26日第4版）

# 从中医五运六气理论谈对当前甲型H1N1流感的认识

鉴于今年五运六气的特点，当前甲型H1N1流感的中医六气病机应注重于"湿"和"寒"的因素。因个人体质和各地气候环境的不同，也有部分病例可能表现为湿热或兼风热，主要依据临床症状和舌苔、脉象等进行辨别。甲型H1N1流感治疗原则初起以化湿透表达邪为基本治则。

考虑到"寒"邪的因素，用药宜偏辛温；根据湿、寒阴邪易伤脾胃之阳的特点，处方药量宜轻，提倡小量"煮散"，慎用大剂量苦寒或攻下易损伤脾胃阳气的方药（危重症急救需要时除外）。

## 一、制订防治对策的指导思想

中医药认识疫病之道，是将疫病的发生与大自然气候变化紧密联系，从观察自然变化规律来认识疫病发生规律。《内经》认识到疫病的发生是天、人、邪三方面因素共同作用的结果。《内经》总结自然变化规律产生了五运六气学说。致疫三因中的"天虚"，主要是指"五运六气"的失常。运用五运六气学说来预测疫情和拟订防治原则，是古代医家与疫病斗争的最有特色也是最重要的方法（对甲型H1N1流感疫情首先在墨西哥暴发的原因猜测：据媒体报道，2006年11月墨西哥城遭遇罕见低温冰雪天气；2007年11月墨西哥南部发生了50年来最严重的水灾；2007年岁末墨西哥遇10年不遇的大雪，一些地区气温骤降，打破了地区温度的历史最低纪录；纬度与我国海南相同的墨西哥城，气温一度降至接近0℃；2008年7月有水灾，之后是严重干旱，墨西哥城水库库存量达16年以来的最低。三年来墨西哥气候失常明显，按照中医五运六气"三年化大疫"理论和"伏邪"学说，上述气候失常可能是导致甲型H1N1流感首先在该地暴发且疫情严重的重要原因）。历史经验告诉我们，应对新发、突发传染病，在没有见到大量病例前，依据五运六气学说，参考历代医家经验，不失为比较可靠和可取的方法。当前甲型H1N1流感的发生与我们运用五运六气学说所作预测相吻合，制订防治方案时，就更应重视五运六气的因素了。

1. 提出甲型H1N1流感的病机应注重于"湿"和"寒"的理由

（1）今年的五运六气是太阴湿土司天，太阳寒水在泉，中运又是土，故今年发生疫病的中医病机和证候特征，应偏重于湿、寒方面。

（2）二之气中期以后，五运六气的客气由少阴君火转为太阴湿土，甲型H1N1流感疫情于此时发生，与五运六气的转化条件契合，提示此疫的六气病机中必含"湿"邪。

（3）根据我们对人禽流感重要时间点的初步运气特点分析，人禽流感的发病与寒湿之气的关联度较高，提示甲型H1N1流感亦应考虑到与寒湿之气的关系。

（4）根据报道，这次暴发的甲型H1N1流感病例有腹泻、呕吐等胃肠道症状，是湿邪伤脾的重要特征；肌肉酸痛也是湿邪伤脾的症状，《灵枢·五邪》："邪在脾胃，则病肌肉痛。"

（5）寒的方面，除今年太阳寒水在泉外，去年初的雪灾也可成为"伏寒"（古人认为，疫病都由新感引动伏邪而发，故分析疫病的伏气因素至关重要。现代教科书摒弃了运气学说，也就将伏气致疫的理论弃而不讲了）。

2. "也有部分病例可能表现为湿热或兼风热"的理论依据

（1）二之气的主、客气均是"少阴君火"，故目前尚未完全退位，三之气虽太阴湿土司天主令，但毕竟是夏天，主气是少阳相火。目前"寒"的因素还较轻，要到三之气后才逐渐加重。

（2）疫病在总的病机和主要症状较为一致的前提下，具体证型也可以因人、因地而异。如北宋名医庞安常论"寒毒致瘟"时说："凡人禀气各有盛衰，宿病各有寒热，因伤寒蒸起宿疾更不在感异气而变者，假令素有寒者，多变阳虚阴盛之疾，或变阴毒也；素有热者，多变阳盛阴虚之疾，或变阳毒也。"清代名医陆九芝论疫病时也说："况地形之南北有高下，人身之禀赋有强弱，且于抱恙之久新，尤有分别，凡所以随机应变者，本非一言可竟。"著名温病学家柳宝诒在《温热逢源》中指出：若由新感动引伏邪，或伏温而兼气郁痰饮瘀血诸宿病等，就须再做第二层次的辨证："为时邪引动而发者，须辨其所夹何邪，或风温，或暴寒，或暑热。"

## 二、所立治疗原则的依据

### 1. 初起要强调"以化湿透表达邪为基本治则"

中医治疗外感病，讲究导邪外达，病势以外出为顺。若在初起即用大剂清热攻下等治里之法，会有"引邪入里"之虞。要吸取手足口病的教训。手足口病本来大多症状轻微，为什么有那么多的死亡病例呢？我们认为主要是治疗有失误，使邪毒内陷所致。最近看到中国疾控中心流行病学首席专家曾光教授的一次讲话："高病死率的重要原因并不是病毒发生变异，而是滥用激素类和抗生素类药物……结果导致病毒扩散，免疫失调，加剧脏器损害，致使病死率大幅度上升。"治疗甲型H1N1流感时仍应注意这一问题。滥用中药的清热解毒和板蓝根等所谓的"抗病毒"药，可能造成与滥用抗生素同样的后果。

### 2. 不提倡按卫气营血辨证论治

卫气营血辨证是清代名医叶天士创立的学说，但叶天士以后的一些以治疫著名的医家如余霖、杨栗山、刘奎等在治疫中均不采用此理论。因为，他们认为卫气营血的辨证方法，只对新感温病适用，而疫病的发生和发展规律与一般温病不同，如晚清名医柳宝诒强调疫病都由新感引动伏邪而发，柳氏指出："就温病言，亦有两证：有随时感受之温邪，如叶香岩、吴鞠通所论是也；有伏气内发之温邪，即《内经》所论者是也。""近人专宗叶氏，每遇温邪，无论暴感伏气，概用叶氏辛凉轻浅之法，银翘、桑菊，随手立方，……设有以伏气之说进者，彼且视为异说，茫然不知伏气为何病。"近贤谢诵穆氏曾指出："叶吴之温病，不过温病学说之一部分，尚不足为全部温病学说之代表。"许多疫病不适合用卫气营血理论，SARS就是很好的例证。

现代教科书将一切疫病统称温病，概用卫气营血和三焦辨证，局限了治疫病的思路，需要加以纠正。

### 3. 主张"用药宜偏辛温""慎用大剂量苦寒或攻下"的依据

（1）在"太阴湿土司天，太阳寒水在泉"的运气条件下出名的一些医家，如黄元御、刘奎、王朴庄等，在治疫时都强调多用温药而慎用寒、下，如刘奎在《松峰说疫》中就有"治瘟疫慎用古方大寒剂"的明训。

（2）认为温疫只能是热毒不可能是寒邪，或谓夏天发病一定会是暑热，都是片面和肤浅的观点。《伤寒论》本来就是针对东汉末年的大疫写的著作，后世有些温病派医家把它误解为只能治一般外感风寒病的书，造成了凡疫皆温的偏见。清代名医吴达的《医学求是》中记载："追忆咸丰己未，湿土司天，寒水在泉，……故是年秋季霍乱盛行，悉见纯阴之证，概须用理中加附、桂之剂，所投辄效。有误认为暑火，未投温燥者，一二日即成不救。饮西瓜浆者，随服随毙。此阴盛之年所患皆同。后历年亦均有霍乱，则多寒热错杂，迥乎不同矣。"日本医家也有类似的经验体会，如源元凯《温病之研究》（见《皇汉医学丛书》第八册）序（其子德舆所写）云："先大夫温恭府君（即源元凯）也，天明戊申（即公元1788年，大司天属太阴湿土司天），疫气流行，延门合户为之死者，不可胜计。……初尚依又可氏法而疗之，不能获救。于是焦神覃思，求有所以救济。适读岭南卫生方，始有所发。乃用附子，往往起死回生焉。自此以往，疗疫数百人，豁然贯通，左右逢源。"抗流感病毒药"达菲"的原料莽草酸从八角茴香里提取，八角茴香就是辛温药。

我不主张没有病的人群盲目地去服用一些药性较强的药方，但可选用安全有效、近乎食疗的预防方，如仙术汤出自元代著名的药膳书《饮膳正要》，此方可作为食品较长时期服用。《肘后方》的"雄黄散"作为涂抹方，与端午节的民俗相合，便于在端午节前后推广使用（雄黄、丹砂等含有汞、砷、砒等成分，涂于额、鼻等处，可能会有防止呼吸道传染病的作用）。悬挂药袋也是民间常用防疫方法。

编者按：1个多世纪以来，流感一直威胁着人类的健康。伴随着人流感的流行，禽流感、SI、SARS、马流感等给爆发地的人民生命、经济发展造成沉重的打击。当甲型H1N1流感正在世界范围蔓延之时，中国的科学家已对这一新型流感病毒开展紧张有序的研究工作，并在病毒检测、疫苗研制等方面取得初步成果。目前，防控甲型H1N1流感疫情处在关键时期。境外疫情已发展到20多个国家和地区，中国仍然面临传入风险，必须保持高度警惕，决不可掉以轻心。人感染甲型H1N1流感后的早期症状与流感类似，属于"流感"范畴，而中医药在长期的发展过程中，积累了丰富的流感防治经验，治疗效果明显。中医药对防治人感染甲型H1N1流感能够发挥作用。

［原载于《浙江中医药大学学报》2009，33（4）：457-458，463.］

# 顾植山对当前甲型H1N1流感疫病防治的几点建议

## 一、甲型H1N1流感的证候特点和病机分析

### 1.从五运六气分析病机

今年的五运六气是太阴湿土司天，太阳寒水在泉，故今年主疫病的中医病机和证候特征，应注重于湿、寒方面（目前"寒"的因素还较轻，三之气后将逐渐加重）。我们在此前的预测报告中已指出，今年前期因五运六气的升降失常，导致手足口病的蔓延，手足口病不是今年的主疫情。二之气中期以后，五运六气将转为以湿、寒为主，会有新的疫情出现。并指出："根据我们对人禽流感重要时间点

的初步运气特点分析，人禽流感的发病与寒湿之气的关联度也很高，应加注意。"甲型H1N1流感疫情于此时发生，与五运六气的转化条件契合，提示此疫的病机必以"湿"为重点。目前的五运六气是"火"与"湿"的交接时期，"火"的运气因素尚未完全退位，故早期发病患者的六气病机可以为湿热。判断湿热还是寒湿，主要看舌苔。

2.从临床表现分析证候特点

媒体报道这次暴发的甲型H1N1流感病的临床表现，除了一般感冒症状外，还提到了肌肉酸痛、腹泻、呕吐等症状，与运气病机一致。《素问·五常政大论》称年干是"己"的年份为"卑监之纪"，曰"其病飧泄，邪伤脾也"。肌肉酸痛也是湿邪伤脾的症状。《灵枢·五邪》："邪在脾胃，则病肌肉痛。"

## 二、甲型H1N1流感疫病治疗原则

### 1.避免因治疗失误而造成病情恶化

要吸取手足口病的教训，手足口病本来大多症状轻微，为什么有那么多的死亡病例呢？我们去年一开始就指出主要是治疗的失误。最近看到中国疾控中心流行病学首席专家曾光教授的一次讲话："高病死率的重要原因并不是病毒发生变异，而是滥用激素类和抗生素类药物，……结果导致病毒扩散，免疫失调，加剧脏器损害，致使病死率大幅度上升。"

不但是激素类和抗生素炎药物，西药的抗病毒药的效果也值得怀疑，搞不好同样会增加患者的死亡。例如有一个统计数据显示：1918年的H1N1流感流行中，24 000名接受抗病毒疗法流感患者死亡率高达28.8%，而在26 000名接受同类疗法安慰剂的流感患者中却只有1.05%的死亡率。专家认为可能与抗病毒药物能干扰神经细胞的生理功能，促进神经细胞的凋亡有关。滥用中药的清热解毒和所谓的"抗病毒"药，可能造成与滥用抗生素同样的后果。

### 2.初起尽量以中医药治疗为主

由于目前西医在治疗流感方面尚缺少可靠的治疗方法，只有在病情危重后可发挥一定抢救作用，而中医药治疗此病相信会有较好疗效。故建议对初起轻症患者，尽可能以中医药治疗为主，定可大幅度降低转危率和病死率，亦能大大节省医疗费用。

### 3.用药原则

今年的甲型H1N1流感疫情病机侧重于太阴湿土，用药宜偏辛温而忌过用寒凉（抗流感病毒的"达菲"的原料莽草酸从八角茴香里提取，八角茴香就是辛温药），且药量宜轻，慎用大剂量苦寒或攻下损伤脾胃阳气的方药。清代乾隆年间的治疫名家刘奎在《松峰说疫》中曾有明训："治瘟疫慎用古方大寒剂！"刘奎所处的乾隆年间的大司天就是太阴湿土司天。

### 三、推荐治疗方法

#### 1.一般轻症患者的用方

《世医得效方》香苏散加味（香附、紫苏、陈皮、甘草、苍术、葱白、豆豉、生姜）。此方较《通俗伤寒论》香苏葱豉汤多苍术燥湿健脾，以抗太阴湿土过盛之气；增生姜可和胃止呕。适用于形寒身热，头痛无汗，内有气滞，胸脘痞闷，不思饮食，舌苔薄白者。不拘时候服，得汗为妙。加减：头痛加川芎、白芷、荆芥、细辛；咳嗽痰多加半夏、桔梗、桑白皮；泄泻加木香、藿香或用《伤寒论》桂枝人参汤。

《此事难知》引张洁古九味羌活汤（羌活、防风、苍术、细辛、川芎、白芷、生地、黄芩、甘草）。此方发汗祛湿，兼清里热。适用于恶寒发热、头痛身痛等症状较著，口干苦而胃肠道症状不明显者。报道显示，墨西哥有些患者有眼睛发红症状，若脉实者可酌加菊花、赤芍；若"其脉洪大而虚"者，按李东垣《内外伤辨惑论》的论述当补血，加黄芪、当归。

庞安时《伤寒总病论·时行寒疫治法》中所载圣散子方［肉豆蔻十个，木猪苓、石菖蒲、茯苓、高良姜、独活、柴胡、吴茱萸、附子（炮）、麻黄、厚朴（姜炙）、藁本、芍药、枳壳（麸炒）、白术、泽泻、藿香、吴术、防风、细辛、半夏（姜汁炙）各半两，甘草一两。挫焙作煮散，每服七铢，水一盏半，煎至八分，去滓热服，余滓两服合为一服重煎，皆空心服］，由苏东坡介绍给庞安时，庞氏书中录有苏东坡的序文谓："自古论病，唯伤寒至危急，表里虚实，日数证候，应汗应下之法，差之毫厘，辄至不救。而用圣散子者一切不问阴阳二感，或男女相易，状至危笃者连饮数剂，则汗出气通，饮食渐进，神宇完复，更不用诸药连服取差。其余轻者，心额微汗，正尔无恙。药性小热，而阳毒发狂之类，入口即觉清凉，此殆不可以常理诘也。时疫流行，平旦辄煮一釜，不问老少良贱，各饮一大盏，则时气不入其门。

平居无病，能空腹一服，则饮食快美，百疾不生，真济世卫家之宝也。其方不知所从来，而故人巢君谷世宝之，以治此疾，百不失一二。余既得之，谪居黄州，连岁大疫，所全活至不可数。"

可见此方在当时防治疫病效果极好，但金元医家谓用圣散子方多无效，因此被弃用。为什么后来就无效了呢？据陆懋修《世补斋医书·大司天三元甲子考》云：北宋"仁宗天圣二年六十三甲子中元，太阴湿土、太阳寒水"，圣散子方辛香燥湿，符合当时运气特点，故用此方效佳。后运气更迭，疫情已变，刘完素谓"此一时，彼一时，奈五运六气有所更，世态居民有所变"；张元素云："运气不齐，古今异轨，古方新病不相能也"，故而不再有效。今年运气特点恰是"太阴湿土、太阳寒水"，故此方又可试用。

据孙思邈《千金翼方·针灸上·时行法第八》针灸治疫法：初起1~2日，可灸巨阙、上脘和中脘；病至3日以上，可灸胸上的膻中穴，头部的天聪、颞颥、风池及肝俞、太冲等穴。

2.危重病症的治疗

情况会较复杂，需根据所见实际情况，随机应变，制订治疗方案。因缺乏第一手临床证候资料，难以提出针对性强的具体方案，但北宋名医朱肱的下列主张和方法可供参考：朱肱《活人书》对发于三阴的疫病主张用附子大热之品通行上下，逐湿祛寒，强调慎用寒下，多用温药。朱氏治阴证阴毒的重证，擅用灸法："……其证四肢逆冷，脐腹筑痛，身如被杖，脉沉疾，或吐或利，当急灸脐下，服以辛热之药，令阳气复而大汗解矣。"(《活人书·卷四·十八问》)"若阴毒渐深，其候沉重……速于气海或关元二穴三二百壮，以手足和暖为效"；"若阴毒已深，疾势困重……此则药饵难为功矣，但于脐中用葱熨法。"(《活人书·卷四·二十问》)危重证若辨证属阴证阴毒时此法可试用。

清代名医吴达的《医学求是》中记载："追忆咸丰己未，湿土司天，寒水在泉，……故是年秋季霍乱盛行，悉见纯阴之证，概须用理中加附、桂之剂，所投辄效。有误认为暑火，未投温燥者，一二日即成不救。饮西瓜浆者，随服随毙。此阴盛之年所患皆同。后历年亦均有霍乱，则多寒热错杂，迥乎不同矣。"

古人的所见和经验可供借鉴，故甲型H1N1流感患者应注意不喝冷饮。

### 四、推荐预防方

笔者并不主张没有病的人群盲目地去服用一些药性较强的药方，但一些安全有效近乎食疗的预防方、针灸方和简便无害的外用方等仍可提倡，现选介几则如下。

（1）仙术汤：去一切不正之气，温脾胃，进饮食，辟瘟疫，除寒湿。配方：苍术（一斤，米泔浸三日，竹刀子切片，焙干，为末）、茴香（二两，炒，为末）、甘草（二两，炒，为末）、白面（一斤，炒）、干枣（二升，焙干，为末）、盐（四两，炒）。上件，一同和匀。每日空心，白汤点服。

（2）涂抹法：《肘后方》"雄黄散"方：雄黄五两、朱砂、菖蒲、鬼臼各二两。上四味捣筛末，以涂五心、额上、鼻、人中及耳门（雄黄、丹砂等含有汞、砷、砒等成分，涂于额、鼻等处，可能会有防止呼吸道传染病的作用）。

（3）悬挂药袋法：《肘后方》"太乙流金散"方：辟温气方，太乙流金散。雄黄三两，雌黄六两，矾石、鬼箭羽各一两半，羚羊角二两。上五味捣为散，下筛，三角绛袋盛一两，戴心前，并挂门户上。

（4）针灸法：据《素问·刺法论》，可刺手厥阴心包经之合穴曲泽（偏热时）和足太阴之所入阴陵泉（偏湿时）。

（5）食养法：适当多食苡仁、茯苓、扁豆等健脾除湿之品，如《本草纲目》薏苡米粥（每次用薏苡仁50g，白糖适量，暑天可加藿香10~15g）。

致谢：本文承中国科学技术大学柯资能副教授协助收集有关资料。

［原载于《浙江中医药大学学报》2009，33（3）：297-299.］

# 从手足口病谈中医药应对突发公共卫生事件的意义

安徽省阜阳市暴发的手足口病疫情，引起了广泛关注，其中有两大因素值得我们去研究探讨。

一是跟今年气候的关系。中医学中专门讨论气候变化与疫病发生关系的是"五运六气"学说，按照五运六气理论，今年是戊子年，少阴君火司天，阳明燥金在泉，中见太徵火运，是最易发生痘、疹一类疫病的年份。清代温病大家余霖的名著《疫疹一得》中记载"乾隆戊子年，吾邑疫疹流行"，认为"火者疹之根，疹者火之苗"，"医者不按运气，固执古方，百无一效"。另一温病大家吴瑭观察到痘证多"发于子、午、卯、酉之年"，他认为原因是"子、午者，君火司天；卯、酉者，君火在泉。……必待君火之年，与人身君火之气相搏，激而后发也。"

再看1998年EV71感染在我国台湾地区引发大量手足口病，报道监测到12.91万例，重症患者405例，死亡78例，1998年是戊寅火年；2000年山东省招远市暴发了小儿手足口病，仅招远市人民医院就接诊患儿1698例，其中3例合并暴发心肌炎死亡，2000年虽非火运年，但该年上半年严重干旱，气温偏高，属运气"刚柔失守"，"火胜热化"，与火运年气化相类。

二是从疫情的时间上看。手足口病本应在夏秋之际（台湾是6月和10月，山东是5~8月）容易发生，今年尤以五之气时段少阳相火加临为最易暴发的时段，而阜阳地区出现的疫情既重又早，原因何在？这就要联系到今年春节以前出现的雪灾。《内经》云："冬伤于寒，春必病温。"一之气的客气太阳寒水至而太过，火运被抑，郁而待发；二之气的客气厥阴风木助火燔灼，均是使疫疹提前和加重的因素。手足口病患者多见肌肉阵挛及容易并发脑炎症状，反映了厥阴风木的病机特点。

但手足口病是普通的全球性传染病，大多症状轻微，《哈里森内科学》称"婴幼儿发病率接近100%"。为什么今年在阜阳地区出现的疫情较重，并有那么多的死亡病例呢？笔者认为，未能很好遵循中医的治疹原则是另一个需要认真研究的重要因素。

手足口病虽然是20世纪70年代新定的病名，但同类疾病如麻疹、风疹等在历史上常见，病机、治则均有共性，暴发流行时中医统称为"疫疹"。中医学对疫疹有丰富的治疗经验和切实有效的防治法则。

中医治疗疫疹，一忌初起即用寒凉，二忌妄用辛热，三忌妄用汗下，四忌误用补涩。特别在早期强调辛凉宣透，使疹能顺利透发，若疫疹初起即用寒药退热，会使热毒遏伏，影响疱疹外透。

我们从一些报道中看到，对早期发热并不高的手足口病患者采取的措施往往是"退热""输液""消炎"。输液退热极易导致热毒内闭，误用激素更会使病情加重，而用抗生素"消炎"基本无效。

若能使广大基层医生了解中医治疗痘疹类疫病的基本原则，上述错误的治疗方法或可避免。积极发挥中医药治疗疫疹的特色和优势，也必将提高对手足口病的临床治疗效果。这不但对手足口病，也许对今后可能出现的新的痘疹类传染病都会有重要意义。

从中医"治未病"的角度看，中医预防疫疹亦有许多好的经验效方。笔者不主张没有病的人群盲目地去服用一些药性较强的药方，但一些安全有效近乎食疗的预防方仍可提倡，例如元代《世医得效方》中的"三豆汤"（又名"扁鹊三豆饮"），方用赤小豆、黑大豆、绿豆、甘草，简、便、廉、验，后世许多医家名著都加引用，是一张值得推荐的疫疹预防方。《素问·刺法论》中针灸防疫的思想和方法，亦值得研究发掘。

5年前中医药治疗SARS的事例，显示了中医药介入应对突发公共卫生事件的价值，目前发生的手足口病再一次告诉我们，中医药在应对突发公共卫生事件中可以发挥重要作用，必须尽快把中医药纳入到国家应对突发公共卫生事件的有关法规中去。建立起一个中西医配合，能充分体现中医药特色和优势的传染病防治体系，使我国在应对突发公共卫生事件方面走在世界的前列，为人类的健康事业作出更多的贡献。

（原载于《中国中医药报》2008年5月22日第4版）

# 五运六气疫病预测的科学态度和方法

五运六气理论是中医界长期以来受到非议和争论较多的一个问题，特别是对五运六气理论应用于疫病预测方面，分歧更大。核心问题有三：

1.什么是五运六气？

2.运用五运六气理论能不能预测疫病？

3.怎样预测？

## 第一讲 什么是五运六气？

### （一）什么是五运

在遥远的上古时代，春天入夜以后，北斗七星的斗柄指向东方，二十八宿的苍龙七宿出现在东方的天空，东风频吹，气候转温，大地复苏，万象更新，草木开始发芽、长出新叶，呈现一片青绿之色，自然界充满了生机。把春天—东方—温风—青色—生气等联系在一起，用"木"作为代表符号，就是"木行"或"木运"（也可以不用木而用其他符号代表，如"角"，五运六气的主运就称为"太角"或"少角"）。

医家将"木"的概念取象比类于人体功能，于是有了《内经》"东方生风，风生木，木生酸，酸生肝，肝生筋，筋生心，肝主目。其在天为玄，在人为道，在地为化，化生五味，道生智，玄生神。神在天为风，在地为木，在体为筋，在脏为肝，在色为苍，在音为角，在声为呼，在变动为握，在窍为目，在味为酸，在志为怒"这样的论述。

随后斗柄逐渐南指，苍龙七宿行进到南天，时序进入夏季，天气转热，自然界红色增多，万物生长茂盛，因而夏天—南方—热—赤色—长气等组成了以"火"为代表符号的一类自然气息，五运六气的主运变为"太徵"或"少徵"，主气进入"少阴君火"和"少阳相火"，在五行就是"火"行。联系到人体就是"南方生热，热生火，火生苦，苦生心，心生血，血生脾，心主舌。其在天为热，在地为火，在体为脉，在脏为心，在色为赤，在音为徵，在声为笑，在变动为忧，在窍为舌，在味为苦，在志为喜。"

以下长夏、秋、冬以此类推。把一年分作五个时段，就会依次出现木、火、土、金、水五大类自然气息。

《汉书·艺文志》谓："五行者，五常之形气也。"东汉郑玄在《尚书·洪范》"一曰五行"下注曰："行者，言顺天行气也。"可见五行或五运，是天体运行在不同时空方位的五类气息表达。五行是气化运动的象态。

因为五行是随时间演变的五类气息表达，古人靠观察天上的星象来定时，故《史记·历书》说："黄帝考定星历，建立五行。"《管子·五行第四十一》谓："作立五行，以正天气。"著名科学家竺可桢先生认为：五行来源于天文。

所以说，五行是用一年中五个时段的气息特征——木、火、土、金、水五种象为符号，对自然界万事万物进行取象比类而构建的五大系统。

五运即五行，"运"和"行"都是运动变化的意思。五种运气是五行的本义。讲"构成世界的五种基本物质"是后人的曲解。

### （二）六气的来源

六气的产生源于阴阳的开、阖、枢。

中国古人由察日影和昼夜的短长而产生阴阳的概念。冬至白天最短，夜晚最长，日影也最长。随后白天不断增长，到夏至白天最长，日影最短。通过观察日影并结合自然气息的变化，容易得出冬至阴极而一阳生，夏至阳极而一阴生，冬至到夏至的上半年为阳，夏至到冬至的下半年为阴的概念。这一概念的形象表达就是太极图（图3–9），用数字来表达就成了"洛书"（图3–10），"洛书"是数字化的太极图。

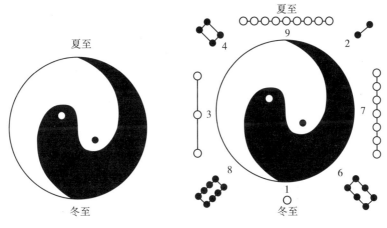

图3–9　太极图　　　　　　图3–10　洛书与太极图

自然界的阴阳气不是静态的属性比对，而是具有盛衰变化的节律运动，古人将自然界阴阳气的盛衰变化理解为一种周期性的开阖运动。"开阖"，又称"离合""捭阖"等。阴阳离合变化同样以天文观测为依据，《史记·历书》："以至子日当冬至，则阴阳离合之道行焉。"

《内经》中论述阴阳开阖的专篇是《素问·阴阳离合论》。《素问·阴阳离合论》将阴阳气的运动变化过程描述为开、阖、枢三个阶段："圣人南面而立，前曰广明，后曰太冲：太冲之地，名曰少阴；少阴之上，名曰太阳；……广明之下，名曰太阴；太阴之前，名曰阳明；……厥阴之表，名曰少阳。是故三阳之离合也，太阳为开，阳明为阖，少阳为枢；……三阴之离合也，太阴为开，厥阴为阖，少阴为枢。"阴阳各有开、阖、枢，就产生了三阴三阳"六气"。（图1–2，图1–3）

"六气"开阖是阴阳变化的动态规律。

三阴三阳的开、阖、枢是个非常重要的概念，是人体阴阳之气升降出入的主要依据，关系到中医基础理论的方方面面。中医学中阴阳的许多概念可以从上述图式中得到体现，如"七损八益""肝左肺右""天不足西北、地不满东南""右肾命门"等。不了解三阴三阳开、阖、枢的概念，这些问题就都成了中医基本理论中的疑点难点。

三阴三阳的划分是中医阴阳学说的一大特色。而离开了六气学说，阴阳就只有对立统一的两个方面，故六气学说是中医阴阳学说的精髓和特色体现。

## （三）五运与六气的关系

五运由六气产生，六气由阴阳形成。五运和六气密切相关，构成一个完整体系。

阴阳——性态。

开、阖、枢（三阴三阳）——动态。

五行——象态。

古人在长期的实践中发现五运和六气不仅反映一年的阴阳变化规律，也反映在更长和更短的时间周期内，自然变化的周期性节律主要表现为五运周期和六气周期，五六周期的结合产生六十花甲周期。联系到人的生理和疾病发生的周期性变化，于是产生了五运六气学说，故五运六气是古人探讨自然变化的周期性规律及其对人体和疾病影响的一门学问。《内经》认为五运六气是宇宙间的基本规律，故强调说："夫五运阴阳者，天地之道也，万物之纲纪，变化之父母，生杀之本始，神明之府也。"

## （四）五运六气学说的产生时间

阴阳五行思想的历史很悠久，决不如现在有些书上讲的"形成于春秋战国时期"。

考古发现表明阴阳五行思想在黄帝时代前已经形成，《周易·系辞》："河出图，洛出书，圣人则之。"河图洛书过去认为是神话传说，或谓即甲骨文，但出土文物证明古代确有其物。

"五行"一词在《尚书·甘誓》和《尚书·洪范》中已可见到，不过《尚书》中的"五行"应该不是最早的五行，因为殷末周初的箕子在《尚书·洪范》中叙说的是"昔鲧陻洪水……天乃赐禹洪范九畴"之事，而且，五行作治国大法"九畴"中的第一畴，"威侮五行"作为夏启讨伐有扈氏的理由，均不可能在该学说的萌芽时期就出现。由此可知，五行学说的产生远早于鲧、禹时代。《史记·历书》"黄帝考定星历，建立五行"是可信的。

阴阳思想则可追溯到10 000年以前。

《黄帝内经》的基本思想形成于黄帝时代是完全有可能的。《黄帝内经》的命名不是为了托名。

《黄帝内经》中五运六气理论的天文背景步考证在4 000年前。

阴阳五行学说曾被一些搞迷信活动的人所利用，但不能因为搞迷信活动的人利用了阴阳五行理论，就把阴阳五行学说整体看成是封建迷信的东西。正如《汉书·艺文志》所说："及拘者为之，则牵于禁忌，泥于小数，舍人事而任鬼神。""小数家因此以为吉凶而行于世，寖（渐）以相乱。"《内经》中的阴阳五行和五运六气思想与搞封建迷信的"小数家"的阴阳五行无关。

**（五）运气学说的基本思想**

（1）阴阳五行的运动变化规律为天地万物运动变化的根本规律。天、地、人皆不例外。《素问·天元纪大论》："夫五运阴阳者，天地之道也，万物之纲纪，变化之父母，生杀之本始，神明之府也。"阴阳五行强调一个"动"字，《素问·六微旨大论》："成败倚伏生乎动，动而不已，则变作矣。"《素问·天元纪大论》："动静相召，上下相临，阴阳相错，而变由生也。"

（2）阴阳五行运动的基本形式是开、阖、枢，具体表现为升降出入。《素问·六微旨大论》："出入废则神机化灭，升降息则气立孤危，故非出入则无以生长壮老已，非升降则无以生长化收藏。是以升降出入，无器不有。"升降出入是运气学说的基本原理，也是人体气化活动的主要形式。人体以升降出入维系着机体内外环境的协调，维护人体的生命活动。

历代不少医家以升降出入气化理论为指导，结合临床实践而创新说，如刘完素之论玄府水火升降出入，张元素论药性的升降出入，李东垣对脾胃为升降之枢纽的发挥，朱丹溪以水火升降论心肾相关等。

（3）五运六气是有周期性规律的。《素问·天元纪大论》："五运相袭而皆治之，终期之日，周而复始。"《素问·天元纪大论》："天以六为节，地以五为制。周天气者，六期为一备；终地纪者，五岁为一周……五六相合，而七百二十气为一纪，凡三十岁；千四百四十气，凡六十岁而为一周，不及太过，斯皆见矣。"

（4）运气学说着重研究的是天地之象的变化与气候、疾病之间的关系。"候之所始，道之所生"。"候"是天地运动变化的象，"道"是规律。古人以"候"（象）为出发点，探讨自然和人体的变化规律，五运六气"不以数推，以象之谓也"。对人的生理病理活动的研究并不囿于人体本身的变化，而是将人置于整个自然界的时空环境下加以考察和研究，构建了自然界气候、物候、病候一体化的结构模型。

《素问·阴阳应象大论》："天有四时五行，以生长化收藏，以生寒暑燥湿风。"《素问·至真要大论》云："百病之生也，皆生于风寒暑湿燥火之化之变也。"

（5）治病和养生时需要洞察天时，了解气候的周期变化，把握五运六气的司属盛衰。《素问·五常政大论》："故治病者，必明天道地理，阴阳更胜，气之先后，人之寿夭，生化之期，乃可以知人之形气矣。""必先岁气，无伐天和。""不知年之所加，气之同异，不足以言生化。"《素问·六节藏象论》："不知年之所加，气之盛衰，虚实之所起，不可以为工矣。"

**（六）运气学说在中医学中的重要地位**

五运六气学说对中医学有多方面重要意义。

首先，在疫病的防治上，可充分发挥治未病的优势。西医学对流行性传染病的防治，主要是针对致病微生物，但致病微生物会不断变异，新的致病微生物会不断产生。若仅仅盯住致病微生物，就只能被动地跟在致病微生物后面跑。事实启示我们：人体的抗病能力、致病微生物的传染力和生物学特性，都受制于自然大环境的变化条件。

如果我们把握好疫病的发生发展规律，在与致病微生物的斗争中，就能变被动为主动。中医天、人、邪三因致疫学说，将是对西方医学流行性传染病病因学的必要补充和重大突破。

其次，运气理论也是分析疫病病因病机的重要依据。如甲流，2009年五运六气主寒湿，夏天中伏不热，阴雨连绵；入冬寒流时间之早和强度之烈，为历史所罕见。如此明显的天气特征，岂能对疫病无影响？故需要深入探讨受寒邪的热病与受温邪的热病在辨证治疗上的差别。

国外对甲流的流行有三大疑问：一是流感是秋冬季病，为什么在春夏反季节发生？二是为什么不是老幼病弱而是青少年发病最多？三是为什么不是在卫生条件差的国家而是在卫生条件好的美国等国发病最多？

从中医五运六气的角度看：三大疑问的答案都是一个字——寒。过去夏天不易受寒，现在夏天又是空调又是冷饮，受寒毫不奇怪；贪吃雪糕冰激凌的以青少年为多，老幼病弱相对吃得少，所以患甲流青少年多；美国人最爱吃冰块，不注意避寒保暖，得甲流多也就可以理解了。

运气学说不仅仅是疫病预测的问题，五运六气思想渗透到中医学理论的各个方面，《内经》的理论基本建立在五运六气基础之上，五脏六腑显然源于五运六气，六经辨证其实就是"六气辨证"，十二经络之前先有五六相加的"阴阳十一脉"，故需要用五运六气来重新认识中医基础理论的构架原理和起源问题。

历史上中医各家学说的产生，也跟五运六气有直接关系。如李东垣的脾胃学说形成于1232年的壬辰大疫，向前推3年是1229己丑年，按《内经》"甲己失守，后三年化成土疫"之论，李东垣碰到的应是土疫，才能有脾胃学说的创立。后世因发生的疫病不再是土疫，东垣学说转而应用于内伤病为主，遂成了"内伤法东垣"。

若谓东垣生于战争年代，人民流离失所，吃不饱肚子而需调补脾胃，则吴有性所处时期为明末战乱加连年灾荒，人民同样吃不饱饭，何以吴氏治疫就不用调补脾胃了呢？吴氏所遇是"崇祯辛巳（公元1641年）大疫"，1641年往前推3年是1638年戊寅，据清代马印麟《瘟疫发源》记载："崇祯十二年戊寅，刚柔失守，天运失时，其年大旱。"按运气理论戊年刚柔失守，"后三年化疬，名曰火疬也，……治之法可寒之泄之"。吴有性擅用大黄苦寒泄热取效，可证当时流行的正是火疫。

又如清代名医王丙（朴庄）喜用温药而少寒凉，陆九芝多用寒凉而抨击辛温，若不懂五运六气，必谓二人为对立学派。实际上是王丙和陆九芝都信奉五运六气的大司天理论，王丙生于乾隆时期，"公之所治无不以温散温补见长，盖公固明于大司天之六气，而自知其所值为湿寒也"。而陆九芝所处同治光绪年间，按大司天已是阳明燥金，少阴君火用事，陆氏自谓："余于甲子年独以石膏、芩、连清而愈之。……证以我躬亲历，而病之各随司天以变者，弥益显然。"

故从运气学说入手，可澄清中医学术史中大量悬案。不懂五运六气，就搞不清各家学说，读不懂《内经》，也就不会真正搞懂中医理论。

五运六气是中医学理论中被误解最深，传承最为薄弱的部分。近代在西方科学思想的影响下，运气学说被摈斥于中医基本理论之外，新一代中医已大多不知五运六气为何物。因此，当前继承发扬运气学说，并明确运气学说在中医学理论中的地位和作用显得至关重要。

## 第二讲 运用五运六气理论能不能预测疫情？

实践是检验真理的唯一标准，能不能预测，主要看实践预测的结果。我们所作历次预测：

（1）对SARS与五运六气关系的分析及发展趋势预测的尝试。

（2）承担国家中医药管理局特别专项课题时所做各次预测实验。

（3）重大专项立项后已做的数次预测报告。

### （一）对SARS与五运六气关系的分析及对SARS发展趋势的预测

两大问题：①据五运六气理论能否预见到2002~2003年间SARS的发生？②据运气理论能否对2003年下半年和2004年春的SARS疫情做出预测？

1.据五运六气理论可预见到2002~2003年间SARS的发生

《素问·刺法论》说："假令庚辰刚柔失守，……三年变大疫"；《素问·本病论》中更具体指出："假令庚辰阳年太过，……虽交得庚辰年也，阳明犹尚治天，……火胜热化，水复寒刑。此乙庚失守，其后三年化成金疫也，速至壬午，徐至癸未，金疫至也。"这两段话的意思是：假若庚辰年的年运"刚柔失守"，3年以后将出现大的瘟疫。庚辰年刚柔失守的表现为天气干燥，气温偏高，并出现寒水来复的变化，此后三年化生的大疫名"金疫"。快到壬午年，慢到癸未年，"金疫"就来了。

2000年正好是经文提到的庚辰年，该年出现全国大面积干旱，据水利部2000年水资源公报显示，2000年我国北方大部及南方部分地区2~7月降水量比常年同期偏少2~7成，造成严重干旱，旱灾先后波及20多个省（自治区、直辖市），北方一些大中城市出现了新中国成立以来最为严峻的缺水局面。以合肥地区为例，见

表2-2、图2-2。

下半年至11月份"水复寒刑"的特点也很明显，合肥地区该年11月平均气温为近20年最低，具体数据见表2-3、图2-3。

为了排除合肥地区偶然巧合的可能性，我们又收集了能源盖全部中原及长江中下游地区的10个省市的气象资料，统计数据如表2-4。

气象资料证明，2000年完全符合《内经》描述的"庚辰刚柔失守"的运气特点。按"三年变大疫"之说，正好应该在2003年发生大疫情。经文说："速至壬午，徐至癸未，金疫至也。"广东最早发现SARS在2002壬午年，北方大规模流行在2003癸未年，而且经文明言发生的是"金疫"——肺性疫病，运气学说"三年化疫"的理论得到了完全应验。

《素问·六元正纪大论》中说，逢"太阴司天之政"，"二之气……其病温厉大行，远近咸若"。2003年是癸未年太阴司天，二之气是3月21日到5月21日，北方SARS大规模流行的高峰时段与运气学说的论述基本一致。

清代治疫名家余霖的《疫疹一得》观察到：癸未年的疫病流行"自二月春分节起，至四月（农历）立夏终止"。2003年立夏在5月6日，该日报告SARS病例数出现明显回落；二之气结束在5月21日，SARS得到基本控制。北方SARS暴发的高峰周期与运气学说的论述基本一致。

虽然2002年11月广东就已出现SARS，但2003年初发展势头平缓，至二之气中段出现较大反复，立夏后与北方SARS同步消退，提示了时间因素的作用。

2. 据运气理论对2003年下半年和2004年春SARS疫情的预测

（1）SARS发生以后，中国气象局国家气象中心的专家认为"SARS病毒可能在10~20℃时最活跃"，许多人认为2003年"下半年SARS还将卷土重来"；8月份世界卫生组织有关负责人也表示：SARS疫情随时可能再次暴发流行。但按运气学说则不支持疫病在下半年再次暴发流行的观点。笔者在2003年8月中旬完成的《疫病钩沉——从运气学说论疫病的发生规律》一书中预测：下半年"像上半年那样的大规模流行不会再出现"，与春天气温相近的五之气（9~11月）时段"完全不具备运气致疫条件"。实际情况与运气学说的预测相符。

（2）书中预测：2004年初"稍符合SARS滋生条件"，可能有"散在发生"，但"再次暴发SARS疫病大规模流行的可能性亦微乎其微"。实际情况与运气学说的预测相符。

**（二）承担国家中医药管理局特别专项课题时所做各次预测**

1. 2004年4月，北京、安徽两地出现SARS疫情

我们在4月23日见到报道后，迅即用五运六气理论作出分析，在预测报告中明确提出：目前发生的SARS"只是散在发生而已，不必担心会有大流行"。

2. 对2004年下半年疫情的预测

我们在5月中旬完成的对2004年下半年运气分析报告中认为：2004年下半年"不具备发生大疫的运气条件"，并具体分析到每个时段的运气特点，指出四之气的运气特点"最不容易发生疫病"，排除了夏秋之交常易发生的胃肠道传染病，认为"稍有可能发生的是11月份左右规模不大的流感或其他呼吸道传染病"。实际情况与此相符。

3. 对2005年疫情的预测

我们在2004年底所做《对2005年疫情的五运六气分析报告》认为："2005年是疫情多发年，会有疫情出现：疫情规模一般，可无大碍；疫情规模虽不大，但'其病暴而死'，可能死亡率较高。"三之气后"需适当注意疟疾一类传染病"。在2005年上半年所做《对2005年下半年疫病预测的补充意见》中指出：至四之气（大暑~秋分），若气候"湿而热蒸"，"易发生消化系统传染病"。

原卫生部发布的2005年7月份疫情报告：霍乱67例，较去年同期（19例）上升了2.5倍；流行性乙型脑炎1 690例，较去年同期（1 317例）上升28.32%。并发生了猪链球菌病和人间皮肤炭疽暴发疫情。部分地区出现鼠间及人间鼠疫疫情。丙类传染病居第一位的是感染性腹泻。

原卫生部发布的2005年8月份疫情报告：重点疫情霍乱116例，较去年同期有较大幅度的上升；疟疾也呈高发趋势。

该年8月16日，还在疫情多发的高峰时期，笔者在给国家中医药管理局的报告中指出："估计近日天气转凉疫情亦将消退，五之气时段将较平稳，至六之气再见疫情。"

原卫生部发布的9月份疫情报告显示：甲乙类传染病的发病总数352 577例，比8月份的399 165例下降了11.7%；死亡总数742例，比8月份的878例下降了15.5%，7月份出现的猪链球菌病、炭疽、鼠疫和8月份高发的炭疽、霍乱和疟疾均基本消退。丙类传染病发病总数也由95 125例下降至75 222例，死亡人数从9人下降为6人。

10月份的疫情报告显示：甲乙类传染病的发病总数又比9月份下降13.7%，死亡人数下降7.5%。丙类传染病发病总数下降至72 247例，死亡1例。

至11月份甲乙类传染病的发病总数回升至317 975例，死亡增加至804人，并出现了3例人感染高致病性禽流感。丙类传染病与发病总数回升至93 493例，死亡15人。12月份甲、乙类传染病300 186例，死亡934人。人感染高致病性禽流感4例，丙类传染病96 584例，死亡9人。符合"至六之气再见疫情"的运气预测。

4. 对人感染高致病性禽流感疫情的分析预测

世界卫生组织的戴维·纳巴罗（David Nabarro）博士曾于2005年9月29日以联合国人禽流感事务协调员身份举行记者招待会，就人感染高致病性禽流感发出警告说："下一场流感爆发随时可能到来"，而根源"可能正是目前肆虐于亚洲地区的禽流感病毒的某种变体。""如果出现一场流感大爆发，500万到1.5亿人将会丧生。"纳巴罗的讲话引起了社会高度紧张。11月10日，国家中医药管理局科教司正式通知笔者"就目前疫情可能出现的情况，运用五运六气理论进行预测并提出意见"。笔者于11月12日上报国家中医药管理局的预测意见是：

"今冬明春属疫情多发期，发生小疫情可能性极大。运气失常时需防中等规模疫情，但不必担心有大疫情。至明年二之气后较乐观。"

"按2005~2006年五运六气常规分析，2005年末六之气'其病温'，2006年初一之气'民乃疠，温病乃作'，均需警惕疫情发生。但小运主疫，大运主平，一般不会是大疫。"

其后从11月16日至2006年4月，卫生部陆续报告了人感染高致病性禽流感18例，恰是小疫情。2006年春，许多人认为候鸟北迁，将导致疫情扩大，但实际上4月中旬后疫情消退，"二之气后可较乐观"的运气预测又得到应验。

5. 对2008年奥运会期间的疫情预测

2008年，世界卫生组织发出了通知，要求各国必须做好应对新的一波大流感的准备。时值中国奥运年，有关方面征询对奥运会期间的疫情预测意见，笔者明确表示："奥运期间无疫情，可放心开奥运。"

## （三）重大专项立项后已做的数次预测

1. 2009年3月5日递交了《2009年需加强对疫情的警惕》的第一次预测预警报告，认为"2009年是疫病多发年"，"运气特点也提示今年将有较强洪涝灾害发生"，"建议国家中医药管理局及有关领导部门加强对疫情的警惕，发扬中医'治未病'的精神，尽快展开对疫情的预警和防治研究"。

2. 2009年3月24日递交了《2009年需加强对疫情警惕的补充意见》的第二次预测预警报告，判断"今年发生疫情的可能极大，规模可达中等"。报告分析了今年疫情与2003年SARS的区别，认为"疫情的强度应比2003年轻"，但"在下半年还将延续"。

3. 2009年4月13日递交了《重申对2009年疫情的预测预警意见》的第三次预测预警报告，对疫情发生的时间、规模和证候特点等都做了分析。针对当时蔓延的手足口病，我们在报告中做出了"对目前手足口病的预测意见"，认为产生手足口病的运气条件将在5月份出现转折，故"5月后可望缓解，不必担心5~7月会出现高峰"。

4. 2009年6月23日，针对入夏以后我国华北、黄淮、江淮等地出现的罕见灾害性强对流天气，递交了《对当前气候特点及其对疫病影响的五运六气分析意见》，认为"出现这样的风化特点，……对疫情的影响则有增无减"。

5. 2009年9月4日，针对当时发病人数激增的疫情变化，递交了《对当前五运六气特点及疫情发展趋势的分析判断》，认为前一段的气候"属金、木、土相刑胜之'邪气化度'，最近甲流患者的增加应属这一格局和湿气'伏邪'共同影响的结果"。"但湿气被抑和邪气化度的时间不长，'伏邪'不深，对疫情的影响估计不会太强烈（保持中等强度的预测意见）。"

报告中还分析了"至农历九月甲戌，'己得甲为干合其德，土还正宫方复位'，'土乃静，脾病愈，倮虫舒'"，疫情将获缓和。但因立秋以后一段时间不正常气候及在泉之气寒水将加强的影响，估计"入冬以后总的趋势还将有所反复"。

6. 2010年3月5日发出了《对2010年疫情的预测意见》报告，总的意见："2010年没有要发生大疫的运气迹象，但小疫情还会出现，重点防夏季。"

## 第三讲　运用五运六气理论预测疫病的几点体会

### （一）不以数推，观象测变

过去对运气学说存在一个极大误区：认为该学说是仅仅根据年干支就可推断该年的气候和疫情。一些"预测"打了五运六气的旗号，但他们没有去观察和分析实际天气情况，仅仅用五运六气的常位推算，摘用《内经》中的片言只语就去搞预测，自然经常会不符合了。社会上所谓的五运六气预测，这一类胶柱鼓瑟的多，遭到怀疑和反对也就可以理解了。

其实，《内经》明确指出：五运六气有常有变，有未至而至，有至而未至，有至而太过，有至而不及，有胜气、复气之异，有升降失常之变，所谓"时有常位而气无必也"。

举例来说，2000年是庚辰年，那年气候燥热，会不会引起疫情？先要看该年的常位是什么。庚辰年的司天之气是太阳寒水司天，正常情况下气温应偏低。实际气温不低反高，不是五运六气的规律不正确，而是表明该年出现的是不正常运气，《素问遗篇》讲这是"升降失常"，上一年的司天阳明燥金未退位，该年的司天太阳寒水未迁正。按照阴阳五行的动态变化规律，下半年易出现"水复寒刑"。果然该年11月份的月平均气温为30年来最低。也正因为该年的运气属刚柔失守的异气，所以才有"三年化疫"的变化，导致2003年的"金疫"大流行。

去年，有些预测文章依据《素问·六元正纪大论》己丑年"二之气，大火正，……其病温厉大行，远近咸若"的论述，虽也预测到了2009年要发生疫情，但他们仅仅按这段话教条地去预测，因而做出了"瘟疫流行时间主要集中在'二之气'，今年（注：2009年）是3月20日至5月21日这段时间内"的错误判断（2003年有些人据同类话预测SARS在5月下旬消退是碰巧了）。再说，历史上己丑年未必都会发生大疫。

若把五运六气看作六十干支的简单循环周期，仅据天干地支就去推算预测某年某时的气候和疾病，这样的机械推算显然是不科学的，是违背《内经》的精神的。《素问·五运行大论》强调"不以数推，以象之谓也"。若单从天干地支去推算，就是"数推"了。

大疫多由不正常的异气造成，故对疫病预测来说，分析不正常运气的状态比六十年常规时位的推算更为重要。五运六气预测，就是根据天气运行变化的象态，判断其有否乖戾及乖戾程度，预测疫情发生的可能性和变化趋势。

五运六气学说的精华是看动态变化。运气不是固定、封闭、机械的循环周期。假如仅凭天干地支就可推算预测，做个运算软件就可搞定。就会把运气预测搞成机械化、简单化、神秘化。

当然，知常才能达变，常位推算的方法还是要掌握的。

### （二）当其时则正，非其时则邪

运气学说强调的是"当其时则正，非其时则邪"。一年四季二十四节气，该冷就要冷，该热就要热，风调雨顺，人按规律春生、夏长、秋收、冬藏，就会健康。西方的"气象医院"试图人为制造最理想的气象环境，例如他们认为22℃的气温是最适宜的，但在我们温带地区，若夏天老是22℃，庄稼就不行了，五谷不结。若冬天老是22℃，太暖和了，第二年庄稼要闹虫灾，人间要发瘟疫，老百姓都知道。《伤寒论》讲，"非其时而有其气"，就是"疫气"。

过去曾有人致力于寻找运气的对应气象数据。但气象数据与运气不是一种简单的对应规律。譬如，同样是夏天湿热，2004年夏天的湿热是正常运气，故不易发生疫情；而2005年夏天的湿热则是不正常运气，就容易发生疫情了。可见，运气学说注重的应是各运气因子间的组合序位及相互关系，而不是单一的气象数据。《内经》提出的原则是"当其时则正，非其时则邪"，衡量当时不当时的标准，就需要比较五运六气的常位。

### （三）三虚致疫重在防"虚"

在去年9月中国科协第36期新观点新学说学术沙龙香山会议上，有专家问："五运六气能预测，请问天花还会再发生吗？"

五运六气预测的是什么？这个问题首先要搞清楚。

对于疫病的病因，《黄帝内经》素问遗篇提出了"三虚"说：

"人气不足，天气如虚……邪鬼干人，致有夭亡……一脏不足，又会天虚，感邪之至也。"

"天虚而人虚也，神游失守其位，即有五尸鬼干人，令人暴亡也。"

天虚——自然变化节律的失常，人虚——人群抗病能力的不足，邪虚——直接致病原的侵犯。"三虚"致疫说，较为完整地指出了产生疫病的三大因素。

《内经》说："邪之所凑，其气必虚。""虚"不等于"弱"，"虚"的本义是空隙。天虚是天气乖戾而有隙，虚邪是乘隙袭人之邪，人虚是有隙可乘之人。被邪乘虚而袭的人未必"弱"，譬如二战时日本偷袭珍珠港是乘虚而入，被袭的美国并不弱。只有懂得"虚"和"弱"的不同，才能理解为什么患甲流感的青少年多。现在防疫强调老弱病幼者，是防"弱"不防"虚"！

五运六气预测，就是根据天气运行变化的象态，判断其有否乖戾及乖戾程度，预测疫情发生的可能性和变化趋势。

因为天虚只是三因之一，不是唯一决定因素，故五运六气预测的是疫病在"天"这一方面的可能性而非必然性。三因中的其他因素也是如此，仅有直接致病原也不足以产生大疫，SARS及历史上一些大疫的自然消退就是例证。

五运六气原本预测的是产生疫情的天时条件，不是针对具体疾病的。但把握好一些疫病与运气条件之间的特定联系，也可能对某一疾病的发生和消退做出预测。比如手足口病，前人观察到发疹性疫病与运气中"火"的关系密切，所以我们判断手足口病不是2009年的主疫情，并在2009年4月13日的报告中就预测"5月后可望缓解，不必担心5~7月会再出现高峰"。

前人还观察到，不正常的气候产生的疫病，不一定马上就发生，经常要"潜伏"一段时间，在其后适合的条件下暴发。"三年化疫"是伏气理论的极致。庚辰年的三年化疫是千载难逢的机会，因60年中只有一个庚辰年，而且要多个庚辰年才会出现一次刚柔失守。

### （四）书不尽言，要在活用

学习五运六气，看什么书呢？笔者认为主要还是看《内经》。但《内经》文字古奥，言简意赅，不像现代人写的著作那么浅显易懂，需要结合实际悟其真谛，在实践中慢慢体会，逐步加深理解。

后世介绍五运六气的书多不理想，因为那些书大多只是重复了《内经》中五运六气的常位推算方法，而不在预测方法上做深入探讨。假如仅据运气常位就去进行疫病预测，就把五运六气看成了六十干支的简单循环周期，这样的机械推算显然是不科学、不可靠的，也是《内经》所反对的。

北宋著名学者沈括的论述："医家有五运六气之术，……人之众疾，亦随气运盛衰。今人不知所用，而胶于定法，故其术皆不验。"

金元四大家之一的刘完素曾尖锐批评当时流行的运气书："观夫运气世传之书多矣，盖举大纲，乃学之门户，皆歌颂钤图而已，终未备其体用，……妄撰运气之书，传于世者，是以矜己惑人，而莫能彰验。"

后世书大多如刘河间所说，只是"举大纲""歌颂钤图而已"，可作为"学之门户"，但"终未备其体用"。若视作教条，"胶于定法"，就经常会"莫能彰验"。古今一些医家反对的，正是这种胶柱鼓瑟的"五运六气"。

《内经》强调五运六气的方法"不以数推，以象之谓也"。如何"以象之谓"呢？

汪机在《运气易览·学五运六气纲领》中说："五运六气，须每日候之，记其风雨晦明，而有应时作病者，有伏气感时而病者，有故病冲而病者，体认纯熟，久久自然造其至极。"

明代学术通人宁王朱权在《乾坤生意》中说："运气证治者，所以参天地阴阳之理，明五行衰旺之机。考气候之寒温，察民病之吉凶，推加临补泻之法，施寒热温凉之剂。古人云：治时病不知运气，如涉海问津，诚哉言也。"

### （五）还原经典，激活经典

我们在去年3月5日和3月24日连续发出的对2009年疫情的预警报告列举了当时的天气情况，指出：农历正月十五以后气温出现了较剧烈的寒热交替（许多地区气温陡升至28~30℃，很快又暴降至0℃以下，这样骤升骤降的情况连续了多次），这样的气候特征，媒体形容为"过山车"。在《素问遗篇》中可找到这样的记述："丑、未之岁，少阳升天，主窒天蓬。""升之不前，即寒雾反布，凛冽如冬，水复涸，冰再结，暄暖乍作，冷复布之，寒暄不时。"《素问遗篇》在这里的描述可以一字不改地拿来形容2009年春的气候状况。这应是古人对某一具体气象的记录，但这一记录与《素问·六元正纪大论》中对丑、未的描述"初之气，地气迁，寒乃去，春气正，风乃来，生布万物以荣，民气条舒，风湿相薄，雨乃后"很不相同，问题在于《六元正纪大论》描述的是太阴司天常见的气候状况，而《素问遗篇》明确指出，它记述的是运气升降失常时的气候状况。"升降失常"增加了发生疫情的可能性，这是我们预测2009年要发生较大疫情的依据之一，也是判断2009年的疫情要贯穿全年的重要依据。

2010年预测报告的气象依据是："庚寅年初的正常运气是'初之气，地气迁，风胜乃摇，寒乃去，候乃大温，草木早荣。寒来不杀，温病乃起'。实际情况受己丑年冬的寒气太过的影响，目前的气候属运气学中的少阴君火'降而不下'（《素问遗篇》：'降而不下，即彤云才见，黑气反生，暄暖如舒，寒常布雪，凛冽复作，天云惨凄。'）。"《素问遗篇》的描述又可以一字不改地拿来形容2010年春的气候状况，故结合实际气象来解读《内经》中有关运气气象的文字，就生动易懂了。

大自然是一部活的《内经》，自然大《内经》，《内经》小自然！要读《内经》去领会自然，用自然解读《内经》，这样才能还原经典的本义。也只有真正地还原经典，才能激活经典！

### （六）综合多因动态辨气

"三虚致疫"，运气条件只是产生疫情的三因之一。气象是动态变化的，五运六气也是动态变化的。故运用运气理论进行疫病预测时，需要用多因子综合的方法，并动态观察五运六气的变化状况进行分析（常需根据实际变化对预测意见做相应调整），才能取得较为准确的预测结果。

我们在2004年底所做《2005年疫情的五运六气分析报告》中原据《素问·六元正纪大论》"凡此阳明司天之政……二之气……疠大至"的记述，提出"疫情发生的时间主要在二之气"，但该年阳明司天之政，二之气的客气为少阳相火加临，气温应偏高；但2005年二之气实际气温偏低，发生的疫情也较小。我们根据这一情况于2005年5月上半月做出了"对2005年下半年疫病预测的补充意见"，认为二之气气候变化会导致三之气"炎暑盛行，风燥横运""凉风间发""燥极而泽"，气候变化剧烈（短时局部灾害为主，总体上没有大的旱涝灾害），"民病寒热"，发生疫情的时段也将延后至三之气和四之气时段。

我们在去年（2009年）3月份最初的2次疫情预警报告中，按照《素问·六元正纪大论》对己丑年"二之气，大火正，……其病温厉大行，远近咸若"的论述，也认为2009年"二之气时段尤其需要加强警惕"。但五六月份在我国华北、黄淮、江淮等地出现"罕见灾害性强对流天气""历史罕见强飑线过程"，针对这一气象变化，我们于6月23日递交了《对当前气候特点及其对疫病影响的五运六气分析意见》，认为"出现这样的风化特点，大面积洪涝灾害的概率已大为减小，但这是不正常的运气变化，对疫情的影响则有增无减"。因而判断下半年的疫情将比上半年严重，在入秋和入冬时会有2次反复。在9月初甲流发病人数急剧上升时，我们又在9月4日发出了《对当前五运六气特点及疫情发展趋势的分析判断》，认为五六月份"湿气被抑和邪气化度的时间不长，'伏邪'不深，故对疫情的影响估计不会太强烈（保持中等强度的预测意见）"。

清代著名温病学家薛雪说："凡大疫之年，多有难识之症，医者绝无把握，方药杂技，夭枉不少，要得其总诀，当就三年中司天在泉，推气候之相乖者在何处，再合本年之司天在泉求之。"遵照这一精神，我们是在动态观察三年的气候变化情况下才做的疫病预测。去年的预测预警报告就是根据"2006年基本上是平气年，对2009年没有构成'三年化大疫'的潜在因素"而判断"疫情规模中等"，"强度应比2003年轻"。

### （七）知常达变，重视《遗篇》

《素问》的两个《遗篇》，后世大多认为出自唐宋间人伪托，因而不与《内经》同等看待。一些《素问》的注本，多舍此两篇不注。讲五运六气的书，也大多不讲《遗篇》。两个《遗篇》中重点阐述的"升降不前，气交有变，即成暴郁"和"三年化疫"理论，基本上被摒弃不论。

运气七篇大论，特别是《六元正纪大论》，讲的是六十年运气的一般规律，以时气和常气为主；而《素问遗篇》重点讨论的是变气和伏气。两者结合，才是较完整的运气学说。吴谦《医宗金鉴·运气当审常变歌》说："近世医者，皆谓五运六气与岁不应，置而不习，是未达天道之常变也。"

《素问遗篇》中"三年化疫"等理论，之所以长期以来被置而不论，甚而被看作不经之谈，与北宋林亿等《新校正》中的一段话有很大关系。《新校正》云："今世有《素问亡篇》及《昭明隐旨论》，以谓此三篇，仍托名王冰为注，辞理鄙陋，无足取者。"这段话人多误以为是对《素问遗篇》的评价，但《素问遗篇》中如"五疫之至，皆相染易，无问大小，病状相似……不相染者，正气存内，邪不可干"等论述，至理名言，医家广为传诵，《新校正》岂能评为"辞理鄙陋，无足取者"？我们认为：林亿等看到的是有"托名王冰为注"的包括《昭明隐旨论》的三篇本，而今本《遗篇》是刘温舒收入《素问入式运气论奥》中的没有王冰注的二篇本，两者不一定相同；还有一种可能是，《新校正》的这段评语仅针对"托名王冰"的注文而言。

评价《素问遗篇》的价值，就像评价七篇大论一样，是否为《内经》最初原文已不是问题的关键（《内经》原非一人一时之作），不管是《内经》原有的还是后人补充的，决定其价值的是否能反映客观实际，是否符合科学道理。国医大师王玉川先生曾在《运气探秘》一书中说："以文辞雅俗作为评判学术的唯一标准，则是绅士派学者的偏见"，"遗篇的最大成就在于突破了《素问》运气七篇大论的旧框框的束缚，提出了许多独到的新见解，在运气学说发展史上写下了光辉的一页"，"足以弥补七篇大论的不足"。

《素问遗篇》中提出的对疫病的预防治疗方法，也是对七篇大论的重要补充。研究疫病的发生规律及防治，更要重视《素问遗篇》中的有关论述。

### （八）必先岁气，无失病机

疫病预测对中医的临床治疗有什么意义呢？有人说，临床治疗见患者辨证论治，跟预测也没有什么大关系。我们认为，运气理论不仅能为疫病的发生和消退时间提供预测参考，也是分析疫病病因病机的重要依据。《内经》提出治病时要"必先岁气，无伐天和"，强调"不知年之所加，气之盛衰，虚实之所起，不可以为工矣"，对疫病只讲八纲辨证是远远不够的。《内经》有"今夫热病者，皆伤寒之类也"，"人之伤于寒也，则为病热"等论述，故症状的寒热虚实与病因病机的寒热虚实不是一个概念。

《素问·至真要大论》一再强调"谨守病机，各司其属""审察病机，无失气宜""谨候气宜，无失病机""必伏其所主，先其所因""必折其郁气，先资其化源，抑其运气，扶其不胜"。"病机十九条"主要是辨五运六气病机。故外感疫病辨病因病机就离不开五运六气，《内经》辨病因病机较八纲辨证要深一层次。

拿防治甲流来说，"必先岁气"就要先了解己丑年的年运和司天都是湿土，在泉是寒水，是寒湿年；去年夏天中伏不热，阴雨连绵；入冬之后，寒流时间之早和强度之烈，为历史所罕见。说明实际气候与运气相符。更细辨别"气之盛衰"：湿土在一定程度上受到风木的压抑强度稍减，在泉之气的寒水至而太过，故对下半年的疫情更要重视"寒"的病机。从临床报道的治疗情况看，中医药治疗效果较好的如连花清瘟胶囊、金花清感方等都包含了麻杏石甘汤。麻杏石甘汤是《伤寒论》中治疗寒邪郁肺的名方，而单用清热解毒药治疗的效果就欠理想。

据报道，四川首例甲流患者的病例先"服用银黄颗粒，同时静点痰热清。一天半患者烧退，体温正常；之后咳嗽得很厉害、有痰，给予麻杏石甘汤5服，明显好转"。用清热解毒药热退后咳嗽反而加重，是忽略了寒的因素，清了表热而使寒邪郁闭于肺，故用麻杏石甘汤效果就好。清代著名医家尤在泾说："盖肺中之邪，非麻黄、杏仁不能发，而寒郁之热，非石膏不能除。"

回顾SARS病情，患者证候复杂，传变不按一般温病的卫气营血或三焦规律，使许多人在辨证时感到迷茫。临床有主温热者，有强调化湿者，也有认为属寒疫者，莫衷一是。如果我们在SARS之初，认识到燥热伏于内，寒湿伤于外的病机，采取针对性更强、更全面的治疗措施，相信中医药治疗SARS的疗效将更为显著。

### （九）大疫出大医，新病见新知

实践出真知。历史上每一次大疫必出大医。例如：

东汉末年发生的大疫，疫情持续时间之长，死亡人数之多，是历史上少见的。曹植在《说疫气》一文中记载："建安二十二年，厉气流行，家家有僵尸之痛，室室有号泣之哀；或阖门而殪，或覆族而丧。"建安七子之一的王粲在他的《七哀诗》中也写道："出门无所见，白骨蔽平原。路有饥妇人，抱子弃草间。顾闻号泣声，挥泪独不还。未知身死所，何能两相完。"张仲景的《伤寒论》，正是在这样的历史背景下问世的。据其自序中称："余宗族素多，向逾二百，建安纪年以来，犹未十稔，其死亡者三分有二，伤寒十居其七，感往昔之沦丧，痛横夭之莫救，乃勤求古训，博采众方，……为《伤寒卒病论》合十六卷。"可见其书主要是针对当时流行肆虐的疫病而作，是对当时外感流行性疾病的治疗经验总结。

东汉末期的疫病流行，恰恰处在中国历史上第二个小冰河期。竺可桢先生在《中国近五千年来气候变迁的初步研究》中指出："东汉时代，我国天气有趋于寒冷的趋势。"到东汉末年，"曹操（155—220年）在铜雀台种橘，只开花而不结果，气候已比汉武帝时寒冷。曹操儿子曹丕在公元225年，到淮河广陵（今之淮阴）视察十多万士兵演习，出于严寒，淮河忽然冻结，演习不得不停止。这是我们所知道的第一次有记载的淮河结冰。……徐中舒曾经指出，汉晋气候不同，那时年平均温度比现在低2~4℃。"该时期疫病流行的病邪性质与寒冷低温有密切关系。了解这一历史背景，才能明白张仲景的书为什么叫《伤寒论》，才能体会《伤寒例》中为什么说"以伤寒为毒者，以其最成杀厉之气也"的意义。

金元之交，兵荒马乱，温疫流行。据李东垣《内外伤辨惑论》载："向者壬辰改元，京师戒严，迨三月下旬，受敌者凡半月，解围之后，都人之不受病者，万无一二，既病而死者，继踵而不绝。都门十有二所，每日各门所送，多者二千，少者不下一千，似此者几三月。"可见当时温疫流行的严重程度。李东垣的脾胃学说正是在这种社会背景下形成的，是李杲对当时疫病认识和治疗的总结。按《素问遗篇》"甲己失守，后三年化成土疫"的理论，李东垣遇到的壬辰大疫应是"土疫"，故其脾胃学说应时而生。

吴有性著《温疫论》的背景是"崇祯辛丑（1641年），疫气流行，山东、浙省、南北两直（北直指河北、南直指江苏一带）感者尤多，至五六月益甚，或至阖门传染"。《吴江县志》记载当地"一巷百余家，无一家仅免；一门数十口，无一口仅存"。1641年往前推3年是1638年戊寅，据清代马印麟《五运六气瘟疫发源》记载，崇祯十二年戊寅，"天运失时，其年大旱"，按运气理论戊年刚柔失守，"后三年化疠，名曰火疠也，……治之法可寒之泄之"。吴有性擅用大黄苦寒泄热取效，可证当时流行的正是火疫。辛丑大疫出了个吴有性。

余霖《疫疹一得》著成于乾隆五十九年（1794年）。据纪晓岚《阅微草堂笔记·卷十八》记载："乾隆癸丑（1793年）春夏间，京师多疫。以张景岳法治之，十死八九；以吴又可法治之，亦不堪验。有桐城一医（即余霖），以重剂石膏治冯鸿胪星实之姬人，见者甚骇异。然呼吸将绝，应手辄痊。踵其法者，活人无算。……此亦五运六气适值是年，未可执为定例也。"余氏甚重运气之学，强调"医者不按运气，固执古方，百无一效"。乾隆癸丑年的京师大疫，造就了一代名医余师愚。

像2003年SARS这样的大疫，我们在理论上若没有新的建树，是愧见我们先祖的。

## 尾声：让五运六气重放光芒！

《内经》五运六气学说的主导思想是努力探索自然规律，其方法是客观的、辩证的，毫无神怪迷信色彩。有些使用的人搞迷信与学说本身无关。

前人经几千年实践观察总结出来的五运六气理论，尽管受历史条件的局限，不一定完全精确，但毕竟是许多代人经验的积累，代表了前人在这一问题上的认识水平。只要我们用科学的态度去对待它，用辩证的方法去运用它，用现代科技手段去发展它，相信可以使中医五运六气疫病预测理论重放光芒，为现代防病治病及疫病预测做出应有贡献。

（原载于《全国五运六气高级培训班疫病预测多学科
研讨会讲稿论文集汇编》2010年5月）

# 伏燥论——对SARS病机的五运六气分析

运气学说对2002~2003年发生肺性疫病的预见，笔者已有阐述。运气学说除可提示疫病发病的时间周期外，对疫病的病因病机分析同样具有重要指导意义。

SARS患者的证候寒热错杂，燥湿相间，传变不按一般温病的卫气营血或三焦规律，使许多人在辨证时感到迷茫。SARS是新病种，古无成法可循。清代著名温病学家薛雪说："凡大疫之年，多有难识之症，医者绝无把握，方药杂投，夭枉不少，要得其总诀，当就三年中司天在泉，推气候之相乖者在何处，再合本年之司天在泉求之，以此用药，虽不中，不远矣。"

冠状病毒虽为SARS的直接致病原，但从运气学说的观点看，疫毒必借时气而入侵，得伏气而鸱张。从运气的角度分析，3年前的庚辰年刚柔失守产生的"燥"和"热"是伏气，因伏邪直中三阴，故初起即见内热肺燥证象，发病急暴；癸未年的升降失常及二之气的"寒雨数至"造成的"寒"和"湿"则是时气，由疫毒时气引动伏气，燥、热伏郁于内，寒、湿侵淫于外，伏气和时气的交互作用，导致了SARS内燥外湿、内热外寒的病机证候特征。晚清名医薛福辰认为：凡病内无伏气，病必不重；重病皆新邪引发伏邪者也。故SARS的燥热与湿寒相较，应以燥热为重。

我们将收集到的SARS病例的有关症状做了运气特点分析，所收资料有中国中医研究院（现中国中医科学院）广安门医院用中医药治疗的42例及国家中医药管理局编的《中医药防治SARS学术交流专辑》中有早期症状描述的全部11组病例资料。对证候的五运分类，主要依据《内经》病机十九条和刘完素《素问玄机原病式》，大致分为：热火类——发热、战栗、烦躁、痰中带血、咽喉肿痛、吐黄浓痰、斑疹、小便短赤、苔黄；湿土类——恶心呕吐、腹泻、脘腹胀满、头身重、食欲不振、浮肿、苔腻；燥金类——胸满、气促、重度乏力、口咽干燥、干咳、咯痰不爽、肢麻、大便干、舌干红；寒水类——畏风寒、形寒肢冷、吐痰清稀、面唇发绀、小便清长、流清涕、身痛如杖、脉紧迟沉、恐惧、苔薄白；风木类——眩晕、抽风等。

统计结果：燥金类症状所占比例最大，为49.6%，其次为热火类37.0%，其他依次为湿土类9.6%、寒水类3.7%、风木类0%（详细统计情况将另文发表）。

这一统计结果与运气理论分析完全吻合。尽管对有些症状的五运属性可能存在不同理解，但如此大的数据差别表达的意义还是很明显的。

观SARS兼湿患者舌象，舌质多红，苔虽厚腻而又每见裂纹，即是内燥外湿相兼的表现。

综观各种SARS防治方案，对SARS的热、毒、瘀、湿、虚诸端，考虑已颇周详，也有医家论及阴证寒疫问题，惟于伏气之燥多未注意，因而对肺燥这一重大病机的处理难中肯綮。

何廉臣《重订广温热论》云："医必识得伏气，方不至见病治病，能握机于病象之先。"大凡伏气皆病发于里，故早期便可见正虚阴伤。SARS早期即出现极度乏力，恰是伏燥伤肺的重要指证。笔者认为，若外感骤见极度乏力，多为伏燥伤肺所致。

一般将乏力归之热伤气津，但SARS患者多为青壮年者，有些患者早期出现极度乏力时，发热时间不长，亦无大汗，若云热伤气津，于理欠通。

刘完素之《素问玄机原病式》归纳病机十九条谓："诸气郁病痿，皆属肺金。"又云："筋缓者，燥之甚也。"指出了外感急性乏力与肺燥的关系。喻嘉言在《医门法律》中讲得更明白："病机之诸气膹郁，皆属于肺；诸痿喘呕，皆属于上，二条明指燥病言矣"；"肺气膹郁，痿喘呕咳，皆伤燥之剧病"；"惟肺燥甚，则肺叶痿而不用，肺气逆而喘鸣，食难过膈而呕出。三者皆燥证之极者也"；"诸气膹郁之属于肺者，属于肺之燥，非属于肺之湿也。"

何廉臣《重订广温热论》云："虚燥从伏邪伤阴，阴虚生火，火就燥而成，病势较实火症似缓实重，重药必贵于补。如发于太阴肺者……神多困倦……咽干喉燥，气喘咳逆，或干咳无痰，即有稀痰，亦黏着喉间，咯吐不爽，或痰中间有红丝红点……翻身则咳不休。"（今年安徽宋姓患者发病后仅轻度咳嗽，但体位改变即咳剧，表现为明显的"翻身则咳不休"）所述与SARS亦颇相类。

明清医家论述伏气时，大多从寒邪伏于少阴立说。清末刘恒瑞《伏邪新书》虽已提到"伏燥"之名，但终因未有亲历，只能笼统言之，一笔带过。SARS的发生，使我们见识到了邪伏太阴肺的"伏燥"证象。

对"伏燥"的治则，前人缺少系统论述，更加SARS是内燥外湿，《重订广温热论》谓"燥又夹湿之际，最难调治"，故如何处理好润燥与化湿的矛盾，是问题的关键所在。伏燥伤津犹烈，故治疗时当步步顾护阴津。

去年不少人在治疗SARS时都注意到化湿问题。但SARS之湿是时气，是兼邪，为害轻而易治，化湿时必须强调不能伤津，不宜多用香燥。石寿棠在《医原》中提出治肺燥时需注意的"五相反"："燥邪用燥药，一相反也；肺喜清肃，而药用浊烈，二相反也；肺主下降，而药用升散，三相反也；燥邪属气……肺为清虚之脏……苦寒沉降，阴柔滞腻，气浊味厚，病未闭而药闭之，病已闭而药复闭之，四相反也；气分之邪未开，而津液又被下夺，五相反也。"故在用药方面，退热时的辛散发汗，攻毒时的苦寒重剂，补虚时的滋腻厚味，均在避忌之列。

《素问·至真要大论》云："燥淫所胜，平以苦湿（温），佐以酸辛，以苦下之。"石寿棠《医原》认为："苦当是微苦，如杏仁之类，取其通降；温当是温润，非温燥升散之类。""辛中带润，自不伤津，而且辛润又能行水，燥夹湿者宜之。"

京皖两地2004年春发生的SARS病例因症状不典型而造成早期未能及时发现。所谓的"不典型"是将去年SARS的临床特征作为标准而言的。按照运气学说，不同的疫病在相同的运气条件下可具有相似的证候特点，而同一病名的疫病在不同运气条件下表现的证候特征又会有所差异。今年的运气特点不同于去年，故SARS患者的证候特征与去年也应该有所差别。

运气学说对今年上半年气候特点的描述是"少阳司天之政，气化运行先天……风乃暴举，木偃沙飞，炎火乃流，阴行阳化，雨乃时应，火木同德"。实际气象情况年初一之气的气温偏高与多风都比较明显，与运气相符且较强烈。

从笔者接触到的安徽病例宋某的情况来看，证情与去年的差别主要有以下几个方面：

去年SARS发热虽多兼恶寒，但寒战少见，符合去年太阴湿土司天，太阳寒水在泉，癸火郁伏于内的运气特点；今年安徽李某初起即出现寒战，据报道北京患者李某亦有寒战，符合今年少阳相火司天"火木同德"的运气特点。病机十九条云："诸禁鼓慄，如丧神守，皆属于火。"宋某后来出现右下肢淋巴管炎，红肿硬痛，亦属于火。此两则"火"的表现都不同于去年的伏热和郁火。

患者干咳、口唇干燥、神疲乏力，但干咳和呼吸窘迫症状均较轻微，乏力也一般，提示肺燥已不若去年那么严重。

舌苔黄厚不腻，身酸痛一般，基本上无头痛，亦不感觉胸闷，无消化系统其他症状（宋某4月20日出现呕吐，一因当时并发败血症，高热休克；二是其母去世，与情绪有关），基本无寒、湿征象。

出现的SARS病例证情恰与运气理论和实际气象情况相符。可见，若能重视运气因素的影响，对可能出现的证候变化做出修正性预报，应该可以提高对该病的警惕。

［原载于《中国中医基础医学杂志》2005，11（2）：84-85.］

# 运气学说对中医药辨治SARS的启示

中医学重视人与自然的整体联系，把人与自然环境看作密切相关的统一体。远在《内经》中就确立了"天人合一"的思想，强调人的疾病与气候环境的密切相关性。如《素问·至真要大论》云："百病之生也，皆生于风寒暑湿燥火之化之变也。"《内经》的作者还观察到,宇宙间存在着节律性周期运变,并在长期的实践中发现了自然变化周期的五运六气规律,联系到疾病发生的周期变化,于是产生了运气学说。运气学说是古人探讨自然变化的周期性规律及其对疾病影响的一种理论。

疫病的发生,虽然不能单纯用运气因素来解释,但古人观察到,疫病的出现与运气周期有着一定的联系,并且不同的疫病往往具有不同的运气特性,而相同运气的不同疫病,在证候病机上又具有一定的相似性。2003年发生的SARS比较清晰地显示了五运六气对疫病的影响。

## 一、五运六气与2003年SARS的关系

### 1. 运气学说对2002~2003年发生肺性疫病的预见

《素问遗篇》中有"三年化疫"的理论,按此理论,根据2000年的气象情况,即可明确预见到2002~2003年将发生"金疫"——肺性疫病的大流行。《素问·刺法论》说:"假令庚辰刚柔失守""三年变大疫。"《素问·本病论》中更具体指出:"假令庚辰阳年太过……虽交得庚辰年也,阳明犹尚治天……火胜热化,水复寒刑。此乙庚失守,其后三年化成金疫也,速至壬年,徐至癸未,金疫至也。"这两段话的意思是:假若庚辰年的年运"刚柔失守",表现为天气干燥,气温偏高,并出现寒水来复的变化,此后三年可化生大疫,化生的大疫名"金疫"。快到壬午年,慢到癸未年,"金疫"就来了。

2000年正好是经文提到的庚辰年,该年出现全国大面积干旱,年平均气温偏高,而11月份又出现月平均气温20年最低的现象,符合"庚辰刚柔失守"的运气特点。按"三年变大疫"之说,正好应该在2003年发生疫情。经文说:"三年化成金疫也,速至壬午,徐至癸未,金疫至也。"广东最早发现SARS在2002壬午年,北方大规模流行在2003癸未年,而且经文明言发生的是"金疫"——肺性疫病,预见的准确性已超出一般想象。

### 2. 运气学说对2003年疫病高峰和消退时间的论述

2003年是癸未年,《素问·六元正纪大论》说:"凡此太阴司天之政……二之气,大火正……其病温厉大行,远近咸若。"也就是说,疫病发生时间主要在"二之气",即3月21日至5月21日左右。清代治疫名家余霖的《疫疹一得》更观察到:癸未年的疫病流行"自二月春分节(SARS大规模流行则始于2003年3月21日)起,至四月(农历)立夏终止"。2003年立夏在5月6日,该日报告SARS病例数出现明显回落;二之气结束在5月21日,SARS得到基本控制。北方SARS暴发的高峰周期与运气学说的论述基本一致。

虽然2002年11月广东就已出现SARS,但春节前后南北人群大量流动,那时还没有采取严格防范措施,而SARS并未传染到北方;3月份以后北方的自然气候

条件适宜SARS了，疫情也就大面积蔓延，广东的SARS在二之气中段也出现较大反复，至立夏后与北方SARS同步消退，提示了时间因素的作用。

中国气象局国家气象中心的专家认为：虽然传染源本身对SARS传播起决定作用，而且政府卫生部门采取的一些人工干预措施也取得了效果，但研究表明，气象条件在SARS传播中的确起一定作用。至于什么样的气象条件有利于SARS传播，有的研究"提示SARS病毒可能在10~20℃时最活跃"，提出"10~20℃天气最危险"的观点，因而预测2003年"下半年SARS还将卷土重来"；世界卫生组织有关负责人2003年8月中旬考察广东时也表示，SARS疫病随时都可能重新暴发流行。而笔者根据运气学说在《疫病钩沉》一书中明确指出："像上半年那样的大规模流行不会再出现。下半年与春季气温相近的是五之气时段，但2004年五之气的主客气均为阳明燥金，完全不具备外寒湿而内郁火的运气致疫条件。年末六之气主客气均为太阳寒水。气候会较冷，但单纯的寒水也不符合SARS流行的条件……明年甲申年，湿土主岁，少阳相火司天，一之气少阴君火加临，稍符合SARS滋生条件，《内经》讲到这一时段有可能'温病乃起'，但未讲'温疠大行'，也不主'金疫'，故在我国再次暴发SARS疫病大规模流行的可能性亦微乎其微。"（编者按：此处今年指2003年，明年指2004年）

以上意见已被后来的事实所证明，可见运气学说通过几千年对实践的观察总结出来的规律，已能为疫病的发生和消退时间提供有相当价值的预测参考。

3. 运气学说对SARS病机证候分析的意义

运气学说除可提示疫病发病的时间周期外，对疫病的病机及证候分析也具有重要指导意义。SARS患者的证候寒热错杂，燥湿相兼，传变不按一般温病的卫气营血或三焦规律，使许多人在辨证时感到迷茫。病机分析有主温热者，也有认为属寒疫者；临床治疗有强调化湿者，也有主张润燥者，莫衷一是。从运气的角度分析，庚辰年刚柔失守产生的"燥"和"热"是伏气，因伏邪直中三阴，故初起即见内热肺燥征象，发病急暴；癸未年的升降失常及二之气的"寒雨数至"造成的"寒"和"湿"则是时气，由疫毒时气引动伏气，燥、热郁于内，寒、湿淫于外，伏气和时气交互作用，导致了SARS内燥外湿、内热外寒的病机证候特征。观SARS兼湿患者舌象，舌质多红，苔虽厚腻而又每见裂纹，即是内燥外湿相兼的表现。

《素问·本病论》讲丑未之年升天不前时"化成郁疠，乃化作伏热内烦，痹而生厥，甚则血溢"。这里的"痹"是阻塞不通，"厥"是气逆而喘，从运气的升降失常谈到肺痹，与SARS的证候亦颇相符。

SARS是新病种，无成法可循。清代著名温病学家薛雪说："凡大疫之年，多有难识之症，医者绝无把握，方药杂投，夭枉不少，要得其总诀，当就三年中司天在泉，推气候之相乖者在何处，再合本年之司天在泉求之，以此用药，虽不中，不远矣。"

冠状病毒虽为SARS的直接致病原，但从运气的观点看，疫毒必借时气而入侵，得伏气而鸱张。何廉臣《重订广温热论》云："医必识得伏气，方不至见病治病，能握机于病象之先。"大凡伏气皆病发于里，故早期便可见正虚阴伤。SARS早期即出现极度乏力，恰是伏燥伤肺的重要指征。笔者认为，若外感骤见极度乏力，多为伏燥伤肺所致。

一般将乏力归之热伤气津，但SARS患者多为青壮年，初见发热，又无大汗，若云热伤气津而见极度乏力，于理难通。刘完素《素问玄机原病式》归纳病机十九条谓："诸气郁病痿，皆属肺金。"又云："筋缓者，燥之甚也。"指出了外感急性乏力与肺燥的关系。喻嘉言《医门法律》讲得更明白："病机之诸气膹郁，皆属于肺；诸痿喘呕，皆属于上，二条明指燥病言矣"；"肺气膹郁，痿喘呕咳，皆伤燥之剧病"；"惟肺燥甚，则肺叶痿而不用，肺气逆而喘鸣，食难过膈而呕出。三者皆燥证之极者也"；"诸气膹郁之属于肺者，属于肺之燥，非属于肺之湿也"。

何廉臣《重订广温热论》云："虚燥从伏邪伤阴，阴虚生火，火就燥而成，病势较实火证似缓实重，用药必贵于补。如发于太阴肺者……神多困倦……咽干喉燥，气喘咳逆，或干咳无痰，即有稀痰，亦粘着喉间，咯吐不爽，或痰中间有红丝红点……翻身则咳不休。"（2004年安徽宋姓患者发病后仅轻度咳嗽，但体位改变即咳剧，为明显的"翻身则咳"）所述与SARS亦颇相类。

明清医家论述伏气时，大多从寒邪伏于少阴立说。清末刘恒瑞《伏邪新书》虽已提到"伏燥"之名，但终因未有亲历，只能笼统言之，一笔带过。SARS的发生，使我们见识到了邪伏太阴肺的"伏燥"征象。

### 4. 运气学说对SARS治疗的指导意义

综观国家中医药管理局和各地专家推荐的防治SARS方案，对SARS的热、毒、瘀、湿、虚诸端，考虑已颇周详，也有医家论及阴证寒疫问题，惟于伏气之燥多未注意，因而对肺燥这一重大病机的处理难中肯綮。

对"伏燥"的治则，前人缺少系统论述，更因SARS是内燥外湿，《重订广温热论》谓"燥又夹湿之际，最难调治"，故如何处理好润燥与化湿的矛盾，是问题的关键所在。晚清名医薛福辰认为：凡病内无伏气，病必不重；重病皆新邪引发伏邪者也。故SARS的燥热与湿寒相较，应以治燥热为重。伏燥伤津犹烈，故治疗时当步步顾护阴津。

2003年不少人在治疗SARS时都注意到化湿问题。但SARS之湿是时气，为兼邪，为害轻而易治，化湿时必须强调不能伤津，不宜多用香燥。石寿棠在《医原》中提出治肺燥时需注意的"五相反"："燥邪用燥药，一相反也；肺喜清肃，而药用浊烈，二相反也；肺主下降，而药用升散，三相反也；燥邪属气……肺为清虚之脏……苦寒沉降，阴柔滞腻，气浊味厚，病未闭而药闭之，病已闭而药复闭之，四相反也；气分之邪未开，而津液又被下夺，五相反也。"故在用药方面，退热时的辛散发汗，攻毒时的苦寒重剂，补虚时的滋腻厚味，均在避忌之列。

《素问·至真要大论》云："燥淫所胜，平以苦湿（温），佐以酸辛，以苦下之。"石寿棠《医原》认为："苦当是微苦，如杏仁之类，取其通降；温当是温润，非温燥升散之类。""辛中带润，自不伤津，而且辛润又能行水，燥夹湿者宜之。"。

## 二、对2004年SARS的运气分析

2004年4月22日，原卫生部宣布北京发现1例疑似SARS。4月23日，原卫生部公布安徽发现确诊、疑似SARS各1例；4月24日，北京疑似SARS病例确诊；4月25日，卫生部通报北京新增4例疑似SARS……面对突然出现的SARS疫情，笔者当时即按运气学说做出如下分析。

（1）2004年运气无"三年化疫"的伏气影响，故一般说来不易出现暴发性大疫情。春天受时气影响，《内经》云"温病乃起"，只是散在发生而已，不必担心会有大流行。

（2）运气学说对2004年上半年气候特点的描述是"少阳司天之政，气化运行先天……风乃暴举，木偃沙飞，炎火乃流，阴行阳化，雨乃时应，火木同德"。实际气象与此相符且较强烈，按《内经》的论述："岁半之前，少阳主之。""少阳司天，火淫所胜，则温气流行，金政不平，民病头痛发热恶寒而疟……疮疡咳唾血，烦心胸中热，甚则鼽衄，病本于肺。"出现的SARS病例证情恰与运气理论相符，而与2003年有所不同。可据证候结合运气理论判断2004年散发SARS的六气病机，确立中医治则。

从笔者接触到的安徽患者宋某的情况来看，病情与2003年的差别主要表现在以下几个方面：①出现寒战，据报道北京患者李某亦有寒战。病机十九条云：诸禁鼓栗，如丧神守，皆属于火。2003年太阴湿土司天，太阳寒水在泉，患者寒战少见；2004年少阳相火司天，厥阴风木在泉，患者出现寒战，与运气证候特征相符。宋某后来出现右下肢淋巴管炎，红肿硬痛，亦属于火。②患者干咳、口唇干燥、神疲乏力，但干咳和呼吸窘迫症状均较轻微，乏力也一般，提示肺燥已不若2003年那么严重，对燥、热可从伏气转为时气看待。③舌苔黄厚不腻，身酸痛一般，基本上无头痛，亦不感觉胸闷，无消化系统其他症状（宋某4月20号出现呕吐，一因当时并发败血症，高热休克，如刘完素《素问玄机原病式》所说"呕涌溢……暴病暴死，皆属于火"；二是其母去世，与情绪有关），寒湿问题可不考虑。

综上所见，对2004年SARS散发病例的治疗，应在国家中医药管理局推荐的《中医诊疗指南》的基础上有所变通，例如湿象不明显时不必用白蔻、薏苡仁等化湿药，适当多用清热解毒药，扶正时考虑"火木同德"对肝的影响，可酌用调肝补肝之品等。

报道中言及因2004年SARS症状不典型而造成早期未能及时发现，所谓的"不典型"是将2003年SARS的临床特征作为标准而言的。若能重视运气变化对疫病证候的影响，对可能出现的证候变化做出修正性预报，应该可以提高对该病的警惕。

这次已知的9名SARS患者，受感染的地点均在北京。宋某3月25日发病时在安徽，29日才返北京，4月2日又回安徽淮南，先后在淮南矿二院和合肥安徽医科大学附属第一医院治疗，直至4月22日被怀疑SARS前，一直未采取隔离措施。在安徽与宋某及其母魏某有较密切接触者有100余人，但未发现1例被传染者。广州市疾控中心曾检测了2000~2002年不明原因发热患者血清中SARS抗体的存在状况，发现在SARS暴发之前，不明原因发热患者中就已存在可与SARS冠状病毒发生免疫学反应的抗体，其阳性率为1.18%~4.94%，高于该中心检测的2003年正常人群中的阳性率（<1%），说明SARS冠状病毒在2002年11月首例SARS患者发病之前就已存在，只不过由于毒力和传染性不强而被人们所忽视，在一定条件下通过变异而出现后来的生物学特性。2003年6月以后，人类并没有把SARS病毒从自然界彻底消灭，而SARS的大规模自然感染已不再发生；2004年散在发生的SARS症状特点又有所不同，说明SARS病毒的传染力和生物学特性，都会随着时间条件的改变而改变。笔者期望古人从长期实践中总结出来的五运六气理论能为这一方面的研究提供重要的启示和参考。

[原载于《中华中医药杂志》2005，20（5）：261-264.]

# "三年化疫"说"非典"

中医学重视人与自然的整体联系。《内经》中就确立了"天人合一"的思想，把人与自然环境看作密切相关的统一体，并认为疫病的发生与自然变化的周期性密切相关。《内经》作者在长期的实践中发现了自然变化的五运六气周期，联系到疾病发生的周期性变化，于是产生了运气学说。

"非典"（SARS）的发生，对运气学说的正确性是一次很好的检验机会。我们以SARS为借鉴，对历代中医治疗疫病的文献做了一次回顾性研究。在重温《内经》运气学说时，意外发现在《素问遗篇》中已明确指出：若3年前的庚辰年出现气候的不正常，癸未年（2003年正好是癸未年）将发生肺性疫病的大流行！兹将《素问遗篇》原文摘录于下：

"假令庚辰，刚柔失守，上位失守，下位无合，乙庚金运，故非相招。布天未退，中运胜来，上下相错，谓之失守……如此则天运化易，三年变大疫。详其天数，差有微甚，微即微，三年至；甚即甚，三年至……三年变疠，名曰金疠。"（《素问·刺法论》）

此段经文的大意为：假如庚辰年运气之间的阴阳刚柔关系失调，乙（阴金）庚（阳金）之间不能呼应相招，上一年的布天之气（指己卯年的司天之气阳明燥金）未退位，中运的胜气（指火气，火克金）出现，这样上下气运的位置相错（表现为偏燥偏热），就称为"失守"。天运的这种变化，3年后可以演发为大疫流行。详细推算其天数，有"微"和"甚"的差别，但不管微和甚，都是3年左右的时间。3年后变化产生的瘟疫，名叫"金疠"——肺的传染病。

"假令庚辰阳年太过，如己卯天数有余者，虽交得庚辰年也，阳明犹尚治天……即天阳明而地太阴也，故地不奉天也……火胜热化，水复寒刑。此乙庚失守，其后三年化成金疫也，速至壬年，徐至癸未，金疫至也……下乙未未得迁正者，即地甲午少阴未退位者，且乙庚不合德也，即下乙未干失刚，亦金运小虚也，有小胜或无复。后三年化疠，名曰金疠，其状如金疫也，治法如前。"（《素问·本病论》）

此段经文的大意为：假若庚辰年的年运阳金太过，如果上一年己卯年的司天之气有余，虽然到了庚辰年，仍然是己卯年的司天之气"阳明燥金"在位主持（天气偏燥），形成天气阳明燥金而地气太阴湿土不相配合的局面，因此是"地不奉天"了。因火胜而天气变得较热，并可出现寒水来复，刑克火气。天运的这种"乙庚失守"，此后三年可变化产生"金疫"。快到壬午年，慢到癸未年，"金疫"就来了。另一种情况是，下位乙未在泉之气未得迁正，即上一年（己卯年）的在泉之气甲午少阴君火未退位，亦属于"乙庚不合德"，即柔干乙未失去与刚干庚辰的配应，亦属于金运的"小虚"，可能会出现火气的小胜（下半年气温稍偏高），可能不会有寒水的刑复。后三年化生的流行性疾病，名叫"金疠"，其症状和"金疫"差不多（都属呼吸道传染病），治法也如前面谈到的（治金疫的方法）。

上述两段经文告诉我们，疫病的发生不但与当时的气候，而且与近三年的运气都有关系。3年前是2000年，正好是经文中例举的庚辰年，该年出现大面积干旱，气温偏高，合肥地区该年气象资料见表3–1、表3–2。

表中虽为合肥地区气象资料，但反映的运气规律具有一定的代表性。2000年合肥地区全年降雨量偏少，气温偏高，尤以上半年表现明显，符合《素问遗篇》中"庚辰阳年太过""布天未退，中运胜来""阳明犹尚治天""火胜热化"等运气特点。至11月出现平均气温9.4℃，为1982~2002年20年中的最低记录，属典型的"水复寒刑"。按经文"三年变大疫"之说，正好应该在去年至今年发生疫情。经文说："三年化成金疫也，速至壬年，徐至癸未，金疫至也。"广东最早发现SARS在去年壬午年，北方大规模流行在今年癸未年，《素问遗篇》对疫病发生的时间预测不可谓不正确了。而且经文不讲木疫、火疫、土疫、水疫，偏偏只讲"金疫"——肺性疫病，其中蕴含的科学原理，值得我们去深入探究。

《素问遗篇》的这一论述与SARS的发生是否偶然巧合呢？试看李东垣创立脾

胃学说的背景是"向者壬辰改元,京师戒严,迨三月下旬,受敌者凡半月,解围之后,都人之不受病者,万无一二,既病而死者,继踵而不绝。都门十有二所,每日各门所送,多者二千,少者不下一千,似此者几三月"。壬辰向前推3年是己丑年(1229年),现在虽已无法考证那时的气象情况,但按《素问遗篇》中"甲己失守,后三年化成土疫"之论,李东垣的脾胃学说与己丑年的运气化疫恐怕不无关系。吴有性著《温疫论》的背景是"崇祯辛巳(公元1641年),疫气流行,山东、浙省、南北两直(北直指河北、南直指江苏一带)感者尤多,至五六月益甚,或至阖门传染"。《吴江县志》记载当地"一巷百余家,无一家仅免;一门数十口,无一口仅存"。1641年往前推3年是1638年戊寅,据清代马印麟《五运六气瘟疫发源》记载,崇祯十二年戊寅,"天运失时,其年大旱",戊年刚柔失守,易化成火疫(戊癸化火),3年以后吴有性所见,恰是火疫。再看杨栗山《伤寒瘟疫条辨》中记载:"乾隆九年甲子,寒水大运,证多阴寒,治多温补。自兹已后,而阳火之证渐渐多矣。"乾隆九年(1744年)为什么突然"证多阴寒"?向前3年是1741辛酉年,按运气"丙辛化水"的原理正好符合。种种史实,恐怕不是"巧合"所能解释的。

这次SARS的发生,撩开了"三年化疫"论的神秘面纱,使我们对《素问遗篇》的价值有了新的认识。前人要经历多少代精细观察和经验积累,才能总结出如此正确的疫病预测规律,多么宝贵的文献记载!假如我们重视和掌握了运气学说这一规律,在2000年出现旱情和气温偏高时,就可及早预报和提防2002~2003年间可能出现的"金疫"了。而且,我们对中医各家学说的产生原因及"伏邪"学说也要进行重新认识了。

运气学说不但对疫病的发生时间有正确预测,对今年疫病证候病机的描述也与SARS的临床特点高度一致。试看《素问·本病论》的一段描述:

"是故丑未之年,少阳升天,主室天蓬,胜之不前,又或遇太阴未迁正者,即少阳未升天也。水运以至者,升天不前,即寒雾反布,凛冽如冬,水复涸,冰再结,暄暖乍作,冷复布之,寒暄不时。民病伏阳在内,烦热生中,心神惊骇,寒热间争。以成久郁,即暴热乃生,赤风气瞳翳,化成郁疠,乃化作伏热内烦,痹而生厥,甚则血溢。"

此段讲年支逢丑逢未的年份,本该"少阳升天",若遇到"天蓬"(寒冷之气),就会阻遏它向前移位,若又遇到司天之气的"太阴"(今年的司天之气为太阴湿土)未能迁移到正常位置,太阴下面的"少阳未升天",若"水运以至"(癸年年运为"岁火不及",易遭寒水运的侵犯),该"升天"的少阳相火又不能向前升天到位,就会出现"寒雾反布""暄暖乍作,冷复布之,寒暄不时"的天气。

广东2002年12月开始发现SARS病例,当时广东气候较往年偏寒,尤其是该期间空气湿度很大,城市区域常出现阴郁天气,时有湿雾气团在空中浮现,维持时间长，消失速度比较慢，正符合"寒雾反布"的描述。3月中旬后华北地区SARS开始蔓延，此时北方不断出现寒潮，乍暖又寒，变化无常，与《内经》所述契合，也与春节前后广东的气候条件接近。

这一运气特点产生的疫病，由于"伏阳在内（火运受寒湿天气的压抑），烦热生中，心神惊骇，寒热间争"，化作"伏热内烦，痹而生厥，甚则血溢"的病证。这里的"痹"是阻塞不通，"厥"是气逆而喘，刻画SARS的中医病机证候，非常贴切。据此，笔者认为今年SARS的中医病名可称为"肺痹疫"。从肺痹疫的角度去分析研究SARS，也许比"春温""风温"等更能反映SARS的病机规律。

SARS发生以后，气象环境与疫病发生的关系日益受到人们的重视。中国气象局国家气象中心的专家认为，虽然传染源本身对SARS传播起决定作用，而且政府卫生部门采取的一些人工干预措施也取得了效果。但研究表明，气象条件在SARS传播中的确起到了一定的作用。研究人员截取了北京地区疫情最为严峻的4月21日至5月20日逐日气象要素资料，发现SARS传播及发作与之前9~10天的最高气温、相对湿度及日较差有一定关系。日最高温度相对较低（26℃以下）、气温日较差较小、空气相对湿度较大的情况下，有利于SARS病毒扩散和传播；反之，则不利于SARS病毒的扩散和传播。

但现代医学气象学只着眼于当时的气象与疾病的关系，追溯到3年以前的气候情况来研究疫病的发生，是当代医学和科学尚未涉及的领域。《素问遗篇》中"三年化疫"的宝贵经验记载，对现代医学和科学研究都具有很大的启发性。

尽管运气学说不能预测SARS病毒，但发生在今年这样运气环境中的疫病，不管是SARS病毒抑或其他致病原，都会表现出与运气相应的证候特点，说明生物体及致病微生物都离不开自然大环境的影响。从更大的时空范围来研究致病微生物的生态特性，总结疫病发生与时空周期性规律的关系，对于今后的防疫治疫及人类的健康事业具有十分重要的意义。

［原载于《中国中医基础医学杂志》2003，9（12）：1-3］

传承卷

# 医理篇

## 浅谈顾植山"三虚"致病

关于中医的病因病机学说，一般中医教材都认为包括外感风、寒、暑、湿、燥、火六淫和内伤七情、饮食劳倦等。《金匮要略》指出："千般疢难，不越三条：一者，经络受邪，入藏府，为内所因也；二者，四肢九窍，血脉相传，壅塞不通，为外皮肤所中也；三者，房事、金刃、虫兽所伤。以此详之，病由都尽。"宋代陈无择著《三因极一病证方论》，继承发展了《内经》和《伤寒杂病论》等病因学理论，创立了病因分类的"三因学说"。指出："是欲知致病之本也。然六淫，天之常气，冒之则先自经络流入，内合于脏腑，为外所因；七情，人之常性，动之则先自脏腑郁发，外形于肢体，为内所因；其饮食饥饱，叫呼伤气，尽神度量，疲极筋力，阴阳违逆，乃至虎狼毒虫，金疮踒折，疰忤附着，畏压溺等，有背常理，为不内外因。"当今疾病的病因病机复杂，三因学说无法对复杂病机的变化进行把握，顾植山教授以《内经》为基础，提出了"三虚"致疫病因说。笔者推而广之，认为疾病之病因病机不外乎"三虚"，现浅谈如下。

### 一、人体何以生病

中医认为，人是自然界的产物。《素问·宝命全形论》曰："天覆地载，万物悉备，莫贵于人。人以天地之气以生，四时之法成。""人生于地，悬命于天，天地合气，命之曰人。"人与自然界是和谐统一的整体。当人与自然界的和谐关系遭到破坏，人体不能适应自然界的变化时，就会产生疾病。这是《内经》最基本的病因观，即天人相应观。在天人相应关系中，正气的作用很强大，只要正气足就不容易患病。《灵枢·百病始生》曰："风雨寒热，不得虚，邪不能独伤人。卒然逢疾风暴雨而不病者，盖无虚，故邪不能独伤人。此必因虚邪之风与其身形两虚相得，乃客其形。"《素问·刺法论》曰："五疫之至，皆相染易，无问大小，病状相似，不施救疗，如何可得不相移易者？岐伯曰：不相染者，正气存内，邪不可干。"这说明疾病的发生，取决于内外两个因素，外因指虚邪之风和疫疠之邪，内因指人体的正气。疫病的发生取决于致病原和人体正气两个方面。人体正气强盛，可以防止病邪入侵。不管是虚邪之风或是疫疠之气，都是致病原，统称为虚邪，只是疫疠之气的致病力更强罢了。人体正气虚弱，称为身虚。"两虚相合"才能致病。而正气的强盛可以防止病邪即"虚邪"的入侵。吴有性在《温疫论》中对《内经》这一理论做了具体的阐述："本气充实，邪不能入，《经》云：'邪之所凑，其气必虚。'因本气亏虚，呼吸之间，外邪因而乘之。昔有三人，冒雾早行，空腹者死，饮酒者病，饮食者不病。疫邪所着，又何异耶？"这说明即使面对致病力强的疫疠之气，只要人体正气强盛，也不容易被侵犯。由此可见，人体发生疾病的原因，是由于"两虚相合"所致，即虚邪和身虚两方面因素相合才会发生疾病。同时，"两虚相合"致病还要有时机，即也与天气变化有关，也就是还要遇到"天虚"。因此，顾植山教授提出了"三虚"致疫说。

《灵枢·本神》曰："天之在我者，德也；地之在我者，气也。德流气薄而生者也。故生之来谓之精，两精相薄谓之神，随神往来者谓之魂，并精出入者谓之魄。所以任物者谓之心，心之所忆谓之意，意之所存谓之志，因志而存变谓之思，因思而远慕谓之虑，因虑而处物谓之智。"说明人体是由在天之气下流与在地之气上浮结合形成的，即由天之气和地之形和合化生。"天德"包括精神魂魄等。《灵枢·天年》曰："黄帝曰：何为神？岐伯曰：血气已和，营卫已通，五脏已成，神气舍心，魂魄毕具，乃成为人。"人身上有天气和地气，同时也有神气即人气，所以疾病的发生是由天气、地气和人气共同作用所引起的，治疗疾病也需要天气、地气和人气的共同作用。天气和地气是天虚，人气和致病因素是人虚，"三虚"相合导致了疾病发生。

## 二、何为"三虚"

顾植山教授根据《内经》提出了"三虚"致疫说，即天虚、人虚和邪虚（虚邪）。天虚指自然界变化节律的失常，人虚指人体抗病能力的不足，邪虚指直接致病原的侵犯。"三虚"致疫说较为完整地指出了产生疫病的三大因素。《素问·刺法论》曰："人气不足，天气如虚……鬼邪干人，致有夭亡……一脏不足，又会天虚，感邪之气。""天虚而人虚也，神游失守其位，即有五尸鬼干人，令人暴亡也。"所谓"邪鬼""五尸鬼"，在《内经》中统称"虚邪贼风"，就是现代医学所说的致病因素。

"虚邪贼风"即邪虚，或称为虚邪，乘人虚和天虚而伤人为病，故称为"三虚"。《灵枢·岁露论》曰："黄帝曰：愿闻三虚。少师曰：乘年之衰，逢月之空，失时之和，因为贼风所伤，是谓三虚。故论不知三虚，工反为粗。"故云"三虚"是致病的关键。

《灵枢·岁露论》曰："黄帝闻于少师曰：余闻四时八风之中人也，故有寒暑，寒则皮肤急而腠理闭，暑则皮肤缓而腠理开，贼风邪气，因得以如乎？将必经八风之虚邪，乃能伤人乎？少师答曰：不然。贼风邪气之中人也，不得以时。然必因其开也，其入深，其内极病，其病也卒暴；因其闭也，其入浅以留，其病也得以迟。黄帝曰：有寒温和适，腠理不开，然有卒病者，其故何也？少师答曰：帝弗知邪入乎？虽平居，其腠理开闭缓急，其故常有时也。黄帝曰：可得闻乎？少师曰：人与天地相参也，与日月相应也。故月满则海水西盛，人血气积，肌肉充，皮肤致，毛发坚，腠理稀，烟垢着。当是之时，遇贼风则其入深。至其月廓空，则海水东盛，人气血虚，其卫气去，形独居，肌肉减，皮肤纵，腠理开，毛发残，月焦薄，烟垢落。当是之时，遇贼风则其入深，其病人也卒暴。黄帝曰：其有卒然暴死暴病者何也？少师曰：三虚者，其死暴疾也；得三实者，邪不能伤人也。"人体腠理的开阖随着自然界寒暑阴阳的变化而变化。贼风邪气伤人，因其开阖有轻重浅深，如月满则腠理稀，虽遇贼风，其入浅不深，月廓空则腠理开，遇贼风则其入深，其病也卒暴。若逢三虚，则有卒然暴死暴病者。

所谓"三虚"，指人体脏腑之虚，即人气之虚；"乘年之衰，逢月之空，失时之和"之天虚；"贼风所伤"之虚邪。这是疾病发生的真正原因。顾植山教授认为，"三虚"致疫说较为完整地指出了产生疫病的三大因素，即天虚、人虚和病邪（虚邪）。所以中医诊治疾病，辨证论治，要辨天、辨人、辨病证。中医的三因制宜原则，即来源于此，即因人、因地、因时制宜，体现了中医的"三虚"致病说。

《素问·刺法论》曰："黄帝问曰：人虚即神游失守位，使鬼神外干，是致夭亡，何以全真？愿闻刺法。岐伯稽首再拜曰：昭乎哉问！谓神游移失守，虽在其体，然不致死，或有邪干，故令夭寿。只如厥阴失守，天以虚，人气肝虚，感天重虚……人病心虚，又遇君相二火司天失守，感而三虚，遇火不及，黑尸鬼犯之，令人暴亡……人脾虚，又遇太阴司天失守，感而三虚，又遇土不及，青尸鬼邪，犯之于人，令人暴亡……人肺虚，遇阳明司天失守，感而三虚，又遇金不及，有赤尸鬼犯人，令人暴亡……人肾病，又遇太阳司天失守，感而三虚，又遇水运不及之年，有黄尸鬼，干犯人正气，吸人神魂，致暴亡……"这段经文说的就是"三虚"致病的具体运用。

## 三、"三虚"致病说对辨证论治的指导意义

中医治病讲究辨证论治，辨证论治讲究三因制宜。三因制宜具体体现了"三虚"致病说的内容和要点。针对"三虚"，即天虚、人虚和虚邪，临床诊治疾病应该注意辨天、辨人、辨病证。用五运六气学说辨证论治能够全面体现辨天、辨人、辨病证的全部内容。

人和自然界都是不断运动变化的，人与自然界的运动变化都是有一定节律的。《内经》总结了自然界的周期性变化规律，创立了"五运六气"学说。人体五脏六腑、十二经络等中医理论，都是人体与自然界五运六气相对应而产生的。"天虚"就是五运六气的失常，就是自然界周期节律变化的失常。

《素问·八正神明论》曰:"星辰者,所以制日月之行也,八正者,所以候八风之虚邪,以时至者也;四时者,所以分春秋冬夏之气所在,以时调之也。八正之虚邪,而遇之勿犯也。以身之虚,而逢天之虚,两虚相感,其气至骨,入则伤五脏,工候救之,弗能伤也。故曰:天忌不可不知也。""虚邪者,八正之虚邪气也。"这说明"天虚"在人体发病过程中有重要的作用。"以身之虚""而逢天之虚""两虚相感",虚邪即"八正之虚邪气"侵入人体而发病,即"三虚"致病。

对于"三虚"致病因素来说,在外感疾病中,"天虚"的因素更重要;在内伤疾病中,"人虚"的因素更重要。外感病有"疠气"和"伏气"的概念。西晋王叔和在《伤寒例》中说:"中而即病者,名曰伤寒,不即病者,寒毒藏于肌肤,至春变为温病,至夏变为暑病。"中而即病者,说明"三虚"相合而发病;中而不即病者,说明只有"虚邪",而没有"天虚"和"人虚"。如果至春夏遇到"人虚"和"天虚",则"三虚"相合而发为温病和暑病。

所谓"虚邪"与"天虚"有关,东晋葛洪在《肘后备急方》中说:"其年岁月疠气兼挟鬼毒相注,名曰温病。"这里的鬼毒就是"虚邪",疠气应作"疠气",就是"天虚"。《诸病源候论》中"乖戾之气",即不正常的运气。疠气影响人体可以即时发病,称为"时气病";可以不即时发病,成为一种潜伏因素,遇到"鬼毒相注"时再发病,这种潜伏因素就叫"伏气"。疠气发病与伏气发病多为湿热、温毒、火邪,故吴又可著有《温疫论》,吴鞠通著有《温热论》,刘完素则有"六气皆从火化"之说,都突出了"火"在六气中的主导地位。顾植山教授研究表明,疫病多在少阴君火和少阳相火失和时发生。

不管是外感病还是内伤病,"三虚"是致病的基础。外感病以"疠气"为主,而内伤病虽也有"三虚"之因素,但更侧重于"人虚",李东垣是这种理论的代表。李东垣创立的补中益气汤,内伤外感病都能治疗。清代高鼓峰说:"东垣此方,原为感证中有内伤一种,故立此方以补伤寒书之所未及,非补虚方也。今感证家多不敢用,而以为调理补虚服食之药,则谬矣。调理补虚,乃通其义而转用之者耳。"

明确病因是中医辨证论治的基础。对于各种致病因素来说,无论内伤外感,如不能正确把握"六气"病因,就难以在辨证论治中体现天人相应的中医本色,也就难以针对病因,即"三虚"治疗。这样就没有找到中医真正的治病方法和途径。

在"三虚"致病因素中,"人虚"是基础和关键;"虚邪"是直接致病因素;"天虚"是诱发因素。人体具有自组织、自调节、自修复、自稳定的能力。对于多数疾病来说,通过动员发挥人体自身的能力即可以治愈。因此,《内经》既强调固护正气的重要性,又重视"避其毒气""避虚邪以安其正"。

固护正气的方法包括精神调摄、顺应自然、饮食节制和藏精固本等方面。中医非常重视人的情志变化与身体健康的关系,认为七情内伤为主要的致病因素之一。《灵枢·口问》曰:"夫百病之始生也,皆生于风雨寒暑,阴阳喜怒,饮食居处，大惊卒恐，则血气分离，阴阳破散，经络厥绝，脉道不通，阴阳相逆，卫气稽留，经脉虚空，血气不次，乃失其常。""悲哀愁忧则心动，心动则五脏六腑皆摇。"《灵枢·本神》："愁忧者，气闭塞而不行。"《素问·举痛论》："怒则气上，喜则气缓，悲则气消，恐则气下……惊则气乱，劳则气耗，思则气结。"因此，情志失常不仅可以致病，而且病后可因情志刺激而使病情加重，这也是"人虚"的内容。故保持神志安定、情绪畅达，从而使正气旺盛，人体抗病能力增强，故曰："恬淡虚无，真气从之，精神内守，病安从来。"（《素问·上古天真论》）

《灵枢·本神》曰："故智者之养生也，必顺四时而适寒温，和喜怒而安居处，节阴阳而调刚柔，如是则僻邪不至，长生久视。是故怵惕思虑者则伤神，神伤则恐惧流淫而不止。因悲哀动中者，竭绝而失生。喜乐者，神惮散而不藏。愁忧者，气闭塞而不行。盛怒者，迷惑而不治。恐惧者，神荡惮而不收。"

《素问·上古天真论》曰："上古之人，其知道者，法于阴阳，和于术数，食饮有节，起居有常，不妄作劳，故能形与神俱，而尽终其天年，度百岁乃去。"顺应四时的阴阳变化，是养生保健、固护正气、避免"人虚"的重要措施和方法。《素问·四气调神大论》提出"春夏养阳，秋冬养阴，以从其根"，若不顺从四时规律，"逆其根则伐其本，坏其真矣。故阴阳四时者，万物之终始也，死生之本也，逆之则灾害生，从之则苛疾不起，是谓得道"。

饮食调节在养生保健、防病治病、固护正气、抵御外邪方面具有重要作用。中医认为脾胃为后天之本，气血生化之源。《内经》认为"人以胃气为本"，四季脉皆"以胃气为本"（《素问·平人气象论》）。"五脏皆禀气于胃，胃者，五脏之本也"（《素问·玉机真脏论》）。"胃不和则精气竭"（《素问·厥论》）。因此，饥饱无常、饮食不节不但损伤脾胃，也会影响人体整体功能，降低抗病能力。李东垣《脾胃论》对《内经》重视脾胃的思想进一步发挥，并制定了补中益气汤等方药，对治疗内伤和外感杂病发挥了重要作用。

藏精固本也是养生保健、防病治病的重要措施。《内经》曰："冬不藏精，春必病温。"即冬天善于藏精养生的人正气充足，开春就有抵御温邪侵袭的能力。《素问·金匮真言论》曰："夫精者，身之本也。故藏于精者，春不病温。""冬伤于寒，春必病温。"另外，藏精固本要求人们注意生活要有规律，避免"醉以入房，以欲竭其精，以耗散其真，不知持满，不时御神，务快其心，逆于生乐，起居无常"等不良的生活习惯，做到"起居有常，不妄作劳"，以保持旺盛的精力，抵抗病邪的侵袭。特别是平素体弱精亏的人，要注意固本培元。

在"三虚"致病因素中，"人虚"是关键，即正气不足是致病的关键。但即使正气不虚，也要注意"邪气"即"邪虚"这一致病因素。因为正气抵御邪气的能力是有一定限度的，如果"虚邪"侵袭人体力量较强，超出了人体正气的抗邪限度，人体难免会得病。因此，《内经》在强调"正气存内，邪不可干""邪之所凑，其气必虚"

的同时，也强调"避其毒气"（《素问·刺法论》）和"虚邪贼风，避之有时"（《素问·上古天真论》）的重要性，需要"避虚邪以安其正"（《素问·六元正纪大论》）。

［续海卿，顾植山.《中医学报》2021，36（6）：1139-1142.］

# 顾植山教授学术思想和临床经验探析

顾植山教授是江阴致和堂中医药研究所所长、安徽中医药大学教授、龙砂医学流派代表性传承人、第六批全国老中医药专家学术继承工作指导老师，从事中医临床、教学、科研工作五十余年，学验俱丰。他全面继承了龙砂医学流派重视《内经》五运六气理论与临床运用，运用三阴三阳"开阖枢"理论和结合辨体质指导运用经方，基于肾命理论运用膏方养生治未病的三大流派特色，特别在五运六气学说的研究及应用方面，造诣深厚，为全国这一领域的学术带头人，享誉国内外。顾植山教授自2012年受邀到广东省中医院带徒，在顾植山教授指导下，2014年广东省中医院建立了"广东省中医院顾植山名中医药专家学术经验传承工作室"，以及"龙砂医学流派广东省中医院二级工作站"。弟子们积极开展五运六气相关的传承、研究、推广工作，对顾植山教授的学术思想及临床经验进行总结。笔者在2020年7月，于中国知网（CNKI）上以"顾植山""五运六气"为检索词进行检索，共获得包括期刊及报纸论文84篇。现根据日常的跟师心得体会，结合文献主要内容，对顾植山教授学术思想及临床经验进行总结，同时简单介绍顾植山教授疫病预测预警的原则，以供同道参考。

## 一、五运六气理论研究

### 1.明晰运气学说内涵，明确运气学术地位

顾植山教授对运气学说的内涵，有着与业界主流不一样的认识。他认为，"五运六气是中国古代的医学气象学"这一说法是不正确的。在运气学说中，尽管气候对疾病有重要影响，但气象、物象、脉象、病象均受五运六气规律的影响，气象和疾病是平行相关的两个方面，不完全是因果关系，病象、脉象可以单独或在气象之先出现。五运六气不是源于"古人对气象变化规律的总结"，不宜定性为"古代的医学气象学"。顾植山教授认为把五运六气理解为"是中医学中探讨自然变化的周期性规律及其对人体健康和疾病影响的一门学说"更为准确，更重要的是，五运六气"是中医基本理论的基础和渊源"，承载着中医学"天人合一"思想的核心内涵，在中医学中占有非常重要的地位。五运六气是天人合一的医学，是系统思维的医学。

### 2.研究五运六气源流，立足中华文化视角

顾植山教授指出，要传承、发展好中医学，必须对中医基本理论进行正确的

解读；要正确解读中医基本理论，必须研究和掌握五运六气学说；要研究五运六气，必须从中华文化的视角出发，厘清五运六气学说的发展源流。顾植山教授认为中医之魂在《内经》中。因《内经》是中医四大经典之一，其来源与中华文明之源——黄帝文化息息相关；其充分体现了中华文化的原创思维，包含太极阴阳、开阖枢三生万物和五行学说；且其没有掺杂后世封建迷信等思想，内涵更加纯净；中医学的先进研究内容相当于传统文化中的"科学瑰宝"；由《内经》推衍而来的藏象经络、五运六气等学说，已代表了中华传统文化的最高水平。经过长期深入的研究，顾植山教授提出了"五运六气是打开《黄帝内经》的钥匙"这一鲜明的学术主张，引起了学界的关注。

### 3. 从阴阳解"三生万物"，以动态看六经功能

顾植山教授基于五运六气理论，将阴阳气化规律凝炼为"三阴三阳太极时相图"，阐释了阴阳、六经的理论内涵。顾植山教授认为三阴三阳的划分是以一年中阴阳气的盛衰变化为依据的，表述的是自然界阴阳离合的六种状态，阴阳各一分为三，合而六之。"开阖枢"为三阴三阳转化之门户，如出入之从门。"三阴三阳时相图"通过"开阖枢"阐述了阴阳的互用关系、升降出入，以及与六经的联系，同时认为六经的实质是三阴三阳，三阴三阳的升降出入是六经的具体体现，是六经实质之所在。

顾植山教授认为，少阳为枢，不仅是表证传里的枢机，也是三阳证转入三阴的枢机。因此，少阳证多有兼见证，兼表兼里、里实里虚具备，少阳为枢之意义才完美。当疾病由少阳刚入太阴时通过调理少阳枢机，可枢转回少阳而解，当病在厥阴亦可通过调理少阳枢机使病出表至少阳而愈。顾植山教授讨论少阳为枢的理论及其应用，并曾基于此理论指导柴胡桂枝干姜汤的临床运用，匠心独具。

除此之外，顾植山教授对"三阴三阳开阖枢理论"多有发挥，以"开阖枢"理论阐述血府逐瘀汤组方思路。认为血府逐瘀汤实由四逆散、桃红四物汤和桔梗、牛膝组成。其中，四物汤补血活血，主治少阴；四逆散疏肝理气，主治少阳；桔梗、牛膝，一升一降，升降相因，重在调畅气机。纵观全方，气血阴阳同调，治气、养血之功多于活血化瘀，确为少阳、少阴调枢转机之妙方。基于"开阖枢"理论运用血府逐瘀汤治疗呃逆，使疗效得到大幅提升。从一方到一病，顾植山教授使用"三阴三阳开阖枢理论"指导临床诊疗，治疗不寐等疾病，屡获良效。另外，其认为三阴三阳时相图与脉诊之间也有密切联系。

### 4. 坚持严谨治学态度，反对玄化和简单化

五运六气是中医学理论中被误解最深、传承最为薄弱的部分。顾植山教授对五运六气的研究，坚持严谨的实事求是的治学态度，反对把五运六气玄化，更反对把运气学说用于人体健康保障、疾病防治之外的其他领域。

顾植山教授指出："五运六气疫病预测绝不是坐在房间里捏指掐算这么简单，

但也没那么玄！"他强调："五运六气学说的精华是看动态变化。运气不是固定、封闭、机械的循环周期。"若丢掉时间的概念，丢掉气候的参数，会使运气学说更加机械化、简单化、神秘化。顾植山教授认为把五运六气看作六十干支的简单循环周期，仅据天干地支就去推算某年某时的气候和疾病，这样的机械推算是不科学的，违背《内经》运气学说的精神。

## 二、五运六气辨治预防

### 1. 强调运气思维优势，诊疗"辨象－辨时－握机"

长期坚持理论研究与临床应用相结合的顾植山教授指出，在临床诊疗及"治未病"调养中，运气思维具有不可替代的优势。只有加强运气思维的培养与应用，中医学的两大特色优势，整体观及辨证论治，方能充分地体现。

"辨象—辨时—握机"是顾植山教授总结的诊疗思维方法。《内经》强调谨守病机、无失病机。抓病机要求从动态的、时间的、相互关系的、综合的角度看问题。"象"可理解为表现于外的症，"证"就是"象"，证象不明显时会"无证可辨"；而抓病机每能"握机于病象之先"，抓的是先机。"辨时"一为辨别病证的出现或发作时间，并进行分析，以归纳疾病的病机；其二是在分析病机时，要辨识疾病的发展规律，以根据疾病所处的不同时间，制定相应的治疗原则；其三是辨五运六气，顾植山教授指出，五运六气是古人研究自然界周期性节律变化而总结出来的规律，是阴阳五行思想在更高层次的结晶。

### 2. 以开阖枢析"欲解时"，拓宽经方应用思维

顾植山教授认为，六经病"欲解时"依据是《内经》"开阖枢"理论对三阴三阳的时空定位，"欲解时"可理解为"相关时"，参照"欲解时"判定证候的六经属性，并据此指导临床诊疗，疗效显著。在临床上，"厥阴病欲解时"运用的机会较多，顾植山教授指出，乌梅丸为厥阴病主方；厥阴居东向南，为两阴交尽，阴尽阳生之时，为阴之"阖"；厥阴不利，则阴阳气不相顺接，阴阳失调，可现寒热错杂的病象；丑至卯时为阴气将尽，阳气初生之时，与厥阴相契合，厥阴病在这个时间段可"得天气之助"，邪退正复，亦可能出现相反的情况，病不能愈或甚者病传少阴而加重。在"厥阴病欲解时"使用乌梅丸，关键在于调整机体阴阳，使其顺应天地的阴阳变化而愈。此外，顾植山教授使用乌梅丸提倡尊重原方但又不拘泥于原方，且十分重视煎煮方法及服药时间。

### 3. 践行运气辨治思路，力荐三因司天方药

"三因司天方"原载于《三因极一病证方论》原题名《三因极一病源论粹》，是宋代名医陈无择的代表性专著，其中卷五之"五运论"及"六气论"为运气证治专论。缪问注解的《三因司天方》实际上是经过姜体乾等龙砂医家临床实践并增损化裁过的，《三因极一病证方论》提出"医事之要，无出三因""倘识三因，

病无余蕴"，就内容而言，陈无择所指之"三因"，继承了《金匮要略》"千般疢难，不越三条"的"三因"说，实指内因、外因及不内外因三种致病原因。而缪问《三因司天方》书中所指的"三因"则有所不同，是从运气角度论述的。

作为现代龙砂医学代表性传承人的顾植山教授对此有解释，他认为，诊断是分层次的，"三因司天方"中的"司天"即司五运六气；病因包括天、人、邪，三虚致病；病机包括辨天、辨人、辨病证；治则即司天、司人、司病证。临床一般是先辨致病邪气，进一步辨人之禀赋体质，最高的境界则是辨天人关系，从而达到天人相应的境界，因此治病选方也有司病证之方、司人之方，以及司天之方的不同，缪问所注《三因司天方》即是指在"天、人、邪""三因"中，尤其注重司天之五运六气，这是龙砂医学鲜明的学术特色。因此，"三因司天方"是比较成系统的基于运气学说的中医辨治方药体系，只要切中运气病机，复杂病症往往迎刃而解。

顾植山教授在临床中运用"三因司天方"，屡获良效。2014年甲午年，顾植山教授针对甲午年运气特点，立"附子山萸汤"主之；又根据当年夏天湿、火、燥相兼的运气特点，运用东垣清暑益气汤治疗当时所发多种病症，均获良效。乙未年、丙申年、丁酉年等，顾植山教授多年以来坚持分析运气特点并推荐运气方指导临床，分享诊疗经验。顾植山教授强调，"三因司天方"十六首运气方，不是逢某年必用某方，应了解实时气候、物候等运气因子，动态分析，随机达变；临证中有时亦可参考患者出生年的运气特点分析病机；且只要符合运气辨证思路，不必局限于司天方，时方、经方均可运用。

### 4.未病先防藏精培元，膏滋调处必先岁气

根据《内经》的"冬藏精"理论和肾命学说进行的"膏滋"冬补是龙砂地区民俗。顾植山教授作为龙砂医学代表性传承人，临床擅长运用膏滋方冬令调补"治未病"。顾植山教授指出，"龙砂膏滋"具有深厚的文化积淀，独具地域特色。"龙砂膏滋"注重未病先防，于阴尽阳生之时培补命门元阳，以藏精化气为主旨；注重阴阳互根，于阴中求阳，阳中求阴，以求精气互生；重视五运六气，做到"必先岁气，无伐天和"，拟膏组方结合患者运气体质及当年运气；注重熬膏工艺，制作精良。此外，因膏滋方内含胶类物质，易滋腻碍胃，顾植山教授在拟定膏滋方时特别注意配以醒脾助胃之品，或让患者在服膏前服用开路方，以免膏剂呆腻伤及脾胃。顾植山教授认为，以升为动，重视阳气升发气化，能使膏滋更好地藏精化气。

### 5.强调中医大健康观，摆脱治病思维束缚

顾植山教授认为，目前中医诊疗模式从"以治病为中心"转移到"以大健康为中心"，因此需从全局把握，摆脱以治病为主的思路方法。中医重视"天人合一"的整体观念，五运六气便是以"天人合一"的整体观为指导思想。临证要结合患者的先天运气体质，明确当年及发病时的运气特点。

### 6. 催生开阖六气针法，丰富龙砂特色技术

顾植山教授依据《内经》中阴阳离合理论，创造性地绘出了"顾氏三阴三阳太极时相图（图1-2）"和"顾氏三阴三阳开阖枢图（图1-3）"，清晰地展现出人体三阴三阳六气盛衰的运行节律，为"龙砂开阖六气针法"的形成打下了坚实的理论指导基础。

顾植山教授及弟子陕西宝鸡市中医医院王凯军主任在临床中发现，在人体相应部位作开阖枢太极图，根据三阴三阳病机，在相应部位进行针刺，即可取得理想疗效，遂总结创作了"龙砂开阖六气针法"。

本针法是运用五运六气与六经理论结合的体现，广泛应用于临床各科，疗效显著，操作简单，可推广性强。其针刺要点如下：多数情况下，以头顶百会穴为中心作一个三阴三阳开阖枢太极图，随三阴三阳的辨机结果进行针刺；医患体位则为医患均取"面南位"，左升右降，遵循腹为阴、背为阳的原则；医者针刺手法为医者面向患者针刺区域，保持顺时针沿皮刺；亦可以指代针，同样有效。针刺一般通过中心点指向病机所指向的部位，称为"引经针"。另还可根据六经欲解时，分析病机，针刺相应的经络，取经则根据主要症状，取2~3个部位针刺。

经过顾植山教授的推广，"龙砂开阖六气针法"被龙砂医学流派弟子及参加相关继续教育学习班的学员掌握，目前已经在临床推广。

## 三、五运六气疫病预测预警

### 1. 基于"候气"预测疫病，反对常位刻板推算

顾植山教授长期应用五运六气理论对疫病进行预测，并在2003年SARS暴发期间，总结研究经验，出版发行《疫病钩沉》一书。此后，他长期承担国家科技攻关计划，基于运气学说进行了多学科协助系统的疫病预测预警研究。在多年扎实的研究基础上，顾植山教授对《疫病钩沉》进行了修订，发行了第二版。全书共9章，分别就《内经》对疫病的认识、五运六气与疫病的关系、对疫病的预防思想等做了详细论述，系统阐述了《伤寒论》的问世与东汉末期疫病大流行的关系，以及《伤寒论》对后世疫病辨治的意义，并从文献角度梳理了六朝、隋唐、宋金元医家论疫病以及明清温病学说与疫病的关系等。在运用五运六气理论，对疫病进行预测预警时，顾植山教授遵守《内经》"时有常位而气无必也""不以数推，以象之谓也"的训诫，强调以实际观察到的各种象候为依据，通过候气，以推导自然界"气"的真实状态特点，结合运气常位推算结果进行分析判断，反对仅仅通过常位推算，进行疫病预测预警的刻板思路。

### 2. 多个因子动态分析，关注异常运气状态

运用五运六气理论预测时，不能从单一因子或某一经文就作结论，需要多因子综合和从前后动态进行分析。顾植山教授强调，大疫多由不正常的异气造成，

故对疫病预测来说，分析不正常运气的状态比六十年常规时位的推算更为重要。五运六气预测，就是根据天气运行变化的象态，判断其有否乖戾及乖戾程度，预测疫情发生的可能性和变化趋势。

顾植山教授从五运六气角度分析新冠肺炎感染，他认为新冠肺炎的病因应考虑"三年化疫"，属于《内经》所言"木疠"，因2017年丁酉年刚柔失守而致"伏邪"为伏燥。其时2019年己亥年终之气及2020年庚子年初之气运气因素动态变化，认为本次疫情的发生，燥、湿、火、寒、风都有，六淫杂陈，错综复杂。通过分析病因、证候及防治，给出了推荐方剂和龙砂开阖六气针法，以及临床应用情况。《中国中医药报》以《五运六气向新冠肺炎亮剑》为题整版报道了顾植山教授对新冠肺炎病因病机的分析，预防、治疗方药推荐，顾植山教授本人及其弟子在一线临床中所做出贡献，并对此做出高度评价。

顾植山教授多次使用运气知识进行疫病预测预警，他根据公开报道的甲型H1N1流感病资料，运用五运六气理论阐述该病的证候特点，认为2009年的人感染甲型H1N1流感病病机上应以"湿"为重点；提出了甲型H1N1流感疫病的中医治疗原则和预防方案，并根据2012年五运六气特点成功预测当年流感的流行情况，提出防治对策。顾植山教授关注异常运气状态，结合多因子动态分析，进行疫病预测预警，成果斐然，贡献卓著。

## 四、结语

顾植山教授在中医领域治学50余年，孜孜汲汲，形成了极具特色的个人学术思想体系，积累了丰富的临床经验，尤其在五运六气理论和临床应用的研究与推广上，做出了突出贡献。探析顾植山学术思想与临床经验对五运六气学说的推广具有重要意义。由于笔者跟师时间尚短及目前公开发表的资料有限，对顾植山教授的学术思想体系构建尚不完善，部分表述也欠准确。未来，还有待加强凝练总结，进一步对顾植山教授学术思想和临床经验进行更全面与系统的梳理。

［周薇，老膺荣，蒋俊民.《中国当代医药》2021，28（16）：146-150，155］

# 顾植山运用五运六气学术思想治疗肿瘤合并危重症医案1则

陈无择《三因极一病证方论》曰："夫五运六气，乃天地阴阳运行升降之常道也。五运流行，有太过不及之异；六气升降，则有逆从胜复之差。凡不合于德化政令者，则为变眚，皆能病人。"人受五运六气所影响。中医大家方药中先生曾指出，五运六气学说"是中医基本理论的基础和渊源"。五运六气，是中医学中在

"六气六律""五气更立"的周期变化理论基础上，探讨自然变化的周期性规律及其对机体健康、疾病的影响，并基于此进行治病、养生（治未病）的一门学问，是"天人合一"思想在医学运用方面的最高体现。

顾植山教授为龙砂医家柳宝诒四传弟子，中华中医药学会五运六气研究专家协作组组长，深入研究《内经》的运气学说，善用陈无择《三因极一病证方论》之"三因司天方"，并对运气学说中"三阴三阳""三年化疫"等理论进行深入阐释；重视《伤寒论》经方，运用三阴三阳"开阖枢""六经欲解时"等理论，指导六经辨证及经方运用，扩大了经方的应用范围；基于肾命理论，结合"冬藏精"思想运用膏方养生、治未病，是其主要学术思想特色。笔者有幸拜师学习，侍诊期间，对顾植山教授运用"五运六气"治疗肿瘤合并危重症印象深刻，现将该医案整理介绍如下。

梁某，男，85岁，生于1934年3月22日。2018年10月发现并确诊左肾癌，行经皮肾动脉化疗栓塞术。2018年12月因咳嗽、咳痰间作1个月，加重伴发热3天入院。既往冠心病史。入院查体：体温37.3℃，神清，消瘦，贫血貌，双肺呼吸音低，双下肺可闻及湿啰音，下肢不肿，舌红、苔白腻，脉弦滑。查流感病毒、肺炎支原体均示阴性。血常规：白细胞计数（WBC）$3.83 \times 10^9$/L，中性粒细胞百分数72.5%，血红蛋白（Hb）56g/L，白蛋白28.4g/L。C反应蛋白（CRP）125.8mg/L。肾功能：尿素氮（BUN）12.9mmol/L，肌酐139μmol/L，肾小球滤过率（eGFR）31ml/min，24小时尿蛋白定量275.5mg，尿β2-微球蛋白（β2-MG）>4000ng/ml，N端脑钠肽（N-BNP）8583.4pg/ml。胸腹CT示：双肺间质性改变伴双肺炎症，双肺小结节影，左肾癌介入术后改变。西医诊断：左肾癌栓塞术后，肺部感染，冠心病，心衰，贫血。中医诊断：咳嗽，阴虚内热证。入院后西医予抗感染、改善心功能等支持治疗，中医予炙甘草汤合真武汤治疗。但患者仍反复发热，体温最高39℃，咳嗽咳痰、胸闷气促，并伴乏力、头昏、便秘、咳嗽。

2019年1月11日顾教授会诊：患者精神萎靡，言语低微，形体消瘦，皮肤萎黄，颜面浮肿，眼睑水肿，腹软，左下腹可触及条索状包块，下肢轻度水肿，舌质红少津液、苔黄燥，脉滑。时值戊戌年终之气（2018年11月20日~2019年1月20日），中运火运太过，终之气太阴湿土加临太阳寒水。患者发热，舌质红少津干燥、苔黄燥，脉滑，符合中运火运太过的病机，故取2018年运方——麦冬汤；据患者生辰，为甲戌年初之气生人，中运土运太过，司天太阳寒水，在泉太阴湿土，体质甲戌，土太过，寒水司天，寒水太过则伤肾，故可发为肾肿瘤，但患者脉不沉细，不在少阴，故炙甘草汤、真武汤并不适合；其发热、咳嗽夜间临睡前加重，据六经欲解时"太阴病欲解时，从亥至丑上"，为太阴时段，太阴湿土加临太阳寒水，乃寒湿发热，王好古神术汤刚好契合；"肺与大肠相表里"，肺热移于大肠而便秘，可用承气汤。综合分析，患者有火、有湿，故处以麦冬汤、神术散、小承气汤三者合方。处方：

麦冬（去心）100g，林下参（另炖）6g，净山萸肉、炙紫菀、炙桑白皮、西防风、川厚朴、淡竹叶各15g，法半夏、制苍术、江枳实各20g，炒甘草、生大黄（后下）、生姜、香白芷各10g，钟乳石（先煎）20g，葱白3寸。2剂，水煎服。

2019年1月13日顾教授二诊：患者服药2剂后，未再发热，大便已通，精神趋好。顾教授观其舌质红转淡红、苔黄燥转润，虑患者枢机已开，热退故去生姜、葱白，麦冬、半夏减量，林下参加量，加橘红、焦山楂、焦神曲化痰导滞，即俞根初神术汤去藿香、砂仁。处方：

麦冬（去心）60g，林下参（另炖）8g，净山萸肉、炙紫菀、炙桑白皮、西防风、江枳实、淡竹叶、焦山楂、法半夏各15g，制苍术、钟乳石（先煎）各20g，炒甘草、川厚朴、生大黄（后下）、香白芷各10g，建神曲12g，化橘红6g，2剂，水煎服。

患者服药后未再发热，咳嗽咳痰、胸闷气促明显减轻，乏力、头昏缓解，二便可，精神转佳。后顾教授又予2019年司天方——白术厚朴汤善后，患者诸症减轻，后好转出院。

**按：** 此患者肾癌晚期，高龄，基础疾病多，心、肾、肺功能差，病情复杂、严重，西医处理十分棘手，使用多种抗生素，仍不能控制感染，反复发热，若不能及时控制，病情势必会加重甚至死亡，即缪问所言"岁火太过，炎暑流行……肺脏受烁可知，此而不阴阳并补，则金败水竭，火无所畏，多将熇熇矣"。针对此类患者，常规辨证思路多考虑：痰湿蕴肺、水湿泛滥、阴虚发热等，或多或少拘泥于西医心功能不全的影响，前医虽用经方真武汤、炙甘草汤等，但并未完全契合病机，故未能扭转病情。

顾教授主张"顺天以察运（五运）"，"因变以求气（六气）"——即司天、司人、司病证的"运气"诊疗体系。司天，本例患者发病时在戊戌年终之气，中运火运太过，患者发热，且有火热败金竭水之势，故取麦冬汤，并重用麦冬，以重剂起沉疴，大剂量麦冬甘味养肺之阴，苦味"兼泄心阳，且救金且抑火，一用而两擅其长"（张元素），并配合人参益肺之气，阴阳并补，另肺与大肠相表里，患者便秘，阳明燥金不降，太阴火气难平，故合小承气汤釜底抽薪。司人，患者先天甲戌，土太过，寒水司天，寒水太过则伤肾，故可发为肾肿瘤，湿气流行，故有水肿，"水气来复，实土即可御水"——"火盛水复"更是支持使用麦冬汤，以益肺（肺气、肺阴）实土御水复。司病证，患者发热、咳嗽睡前为著。顾教授认为，据六经病欲解时规律，符合太阴时段，太阴湿土加临太阳寒水，乃寒湿发热，故选用王好古神术散。待患者热退病却，患者水肿，终是"岁土不及，寒水无畏，风乃大行……皆土虚所见端"，故仍需以白术厚朴汤善后，补脾泄肝平金复——以健脾疏肝，培土生金、制水，最终以平为期。

　　顾教授未选用2018年戊戌年六气方——静顺汤，体现了其强调脉象的鉴别意义，一则因脉不沉细，不在少阴，故不选炙甘草汤、真武汤；一则静顺汤的脉象应是左尺脉沉，而患者左尺不沉，滑脉，可选麦冬汤。因此，精准脉象、精准辨证是取得疗效的关键。

　　《素问·宝命全形论》曰："人以天地之气生，四时之法成。"顾教授认为，人活于世，必受自然界气息运动变化影响，体现在人的体质、健康、疾病病机等诸多方面，树立运气"天人合一"观，在"运气"思想指导下形成司天、司人、司病证相结合的临床诊疗体系，以"必先岁气，勿伐天和""谨守病机，无失气宜"为原则，治必"顺天以察运（五运），因变以求气（六气）"；对六经病"欲解时"见解独到，将其释为"相关时"：在相关时间段出现症状的发生、变化、加重等，病"欲解"而"解"或"不得解"，以此判定证候的六经归属，并据此遣方用药；同时，"运气"选方不局限于《三因极一病证方论》中16首"三因司天方"，而是进一步推广至"按运气思路运用，不论时方、经方皆为运气方"，遣方用药更具灵活性。

　　因而以2剂药而患者热退、便通，力挽狂澜，病情转危为安，充分体现了中医不是慢郎中，在危急重症治疗中效如桴鼓。亦坚定了我辈学好中医、推广应用五运六气学术思想的信心。"不知年之所加，气之盛衰，虚实之所起，不可以为工矣"（《素问·六节藏象论》)，五运六气学术思想之重要可见一斑。

（韩金凤.《新中医》2021，53（3）：128-130.)

# 顾植山再谈六经病"欲解时"及临床应用

　　笔者所撰《顾植山谈六经病"欲解时"及临床应用》一文发表后，引起大家关注，很多同道来函、来电交流，也提出为何六经病"欲解时"的时序位置与开阖枢三阴三阳的位置有差异，为何三阴经欲解时有重叠等问题。今就此再作论述。

## 一、"欲解时"理论间接佐证《伤寒论》与《内经》关联

　　一些研究经方者妄图割裂《伤寒论》与《内经》的联系，认为仲景书是原创思维理论体系，与《内经》从根本上是不同的医学理论体系，甚至推崇日本古方派观点，认为《伤寒论》"论不可取而方可用"。

　　对于经方的定义，早在《汉书·艺文志》即有"经方者，本草木之寒温，量疾病之浅深，假药味之滋，因气感之宜，辨五苦六辛，致水火之齐，以通闭解结，反之以平。及失其宜者，以热益热，以寒增寒，不见于外，是所独失也"的论述。这里的"因气感之宜，辨五苦六辛"实际上就是谈五运六气。

　　国医大师李今庸早年即撰文指出，汉末张仲景根据"运气七篇"和其他几

部古典著作的医学思想，总结了当时的医学知识和自己的医疗经验，写出了理、法、方、药全备的《伤寒杂病论》一书。表明自己对《伤寒论》与《内经》关系的认同。

《灵枢·岁露论》曰："人与天地相参也，与日月相应也。"六经病"欲解时"代表的时辰寓示着天地阴阳的生长化收藏的常态变化。张仲景将六经一阴一阳的气化交感运动与阴阳四时的生长化收藏变化直接对应起来。《伤寒论》之六经既可与五行协调，又可将阴阳"不可胜数"的、五行亦难以详尽的气化活动通过六个模式表达出来，并进而建立六经辨证论治体系。六经病"欲解时"依据开阖枢理论对三阴三阳的时空定位，进而判定证候的六经归属。

《伤寒论》与《内经》的学术渊源关系是明确的，《伤寒论》六经理论是对《内经》运气学说的实践与发挥。

## 二、六经病"欲解时"是临床治疗的机遇时

前已阐述"六经辨证"的实质就是"六律辨证""六气辨证"。《伤寒论》六经之所以是一个不可分割的整体，关键在于六经之间的气化关系，六经病的实质是六经的"开、阖、枢"气化功能失常。明代张景岳说："得其化者化其常，得其常者则化生不息。""六气之太过不及，皆能为病，病之化生必有所因，或从乎本，或从乎标，或从乎中气，知其所从，则治之无失矣。"清代陆九芝认为："六经提纲皆主气化。"清代陈修园更提出："六经之标本中气不明，不可以读《伤寒论》。""欲解时"是《伤寒论》中"天人相应"思想的具体体现。

顾植山认为，"欲解时"和时间是一种"相关性"问题，"欲解时"实际为"相关时"，是运气学说中"天人相应"理论与人体疾病之间的一种时间相关性。

六经病皆有"欲解时"。"欲解时"是向愈时，也可是临床证候出现时、突显时，如《伤寒论》第240条："又如疟状，日晡所发热者，属阳明也。"关于阳明"日晡所发热者"，清代尤在泾在《伤寒贯珠集》进一步解释："阳明潮热，发于日晡；阳明病解，亦于日晡。则申酉戌为阳明之时。其病者，邪气于是发；其解者，正气于是复也。"清代张志聪认为："此论六经之病欲解，务随天气所主之时而愈也。……天之六淫，伤人六气，而天气所主之时，又助人之六气者也。"

张志聪、陈修园论述的是六经病"欲解时"值旺时而解的自愈性。如不能自愈，则需要借助药力或其他治疗方式以达到正复邪退而愈。故而"欲解时"更是临床治疗的机遇时，掌握好、运用好"欲解时"理论，既可执简驭繁，又可达"四两拨千斤"之效。"欲解时"的临床价值也在于此。

## 三、六经病"欲解时"与开阖枢动态规律一致

有人提出疑问，六经病"欲解时"的时序位置与开阖枢三阴三阳的位置有差

异（图1-2）。这是对开阖枢运动不了解，如果正确理解了开、阖、枢运动的动态规律，就没有时序位置差异一说了。

开阖枢运动是以阳为本的动态运动，阴是阳的另外一种表达，三阴三阳的时空定位不是绝对的静态均分，而是一个动态的过程。

三阴三阳的划分是以一年中阴阳气的盛衰变化为依据的，三阴三阳表述的是自然界阴阳离合的六种状态。需要用五运六气在不同时空方位阴阳气的状态来理解三阴三阳。

从开阖枢图示（图1-3）一年周期看，冬至一阳生，以"精"的形式藏于"少阴"的阳气，开始启动出"太阳"，整个阳气渐长、上升的过程都属于"太阳"、都属于"开"。到了夏至，阳气盛极而衰，逐渐收敛、降藏，整个阳气下降的过程，即属于"阳明"，即属于"阖"。

此外，开阖枢的动态变化，又是多维度、立体的、协同的。譬如，太阳"开"与厥阴"阖"协同，以防"开"的太过；阳明"阖"又与太阴"开"协同，以防"阖"的太骤；最终达到"阴平阳秘"的状态。

《内经》言"孤阴不长，独阳不生"，以及"实则太阳，虚则少阴""实则阳明，虚则太阴""实则少阳，虚则厥阴"，他如"风从火化，湿与燥兼"，乃至清代石寿棠《医原·百病提纲论》"……所以天之燥气下降，必含阴气以降，……所以地之湿气上升，必借阳气乃升。"以上诸论，都可从不同角度佐证上论。（图4-1）

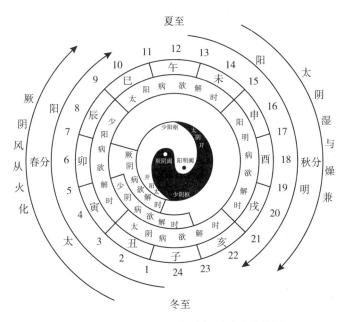

**图4-1　三阴三阳配六经欲解时动态变化图**

总之，六经病"欲解时"的时序划分，不是绝对的六个均等时段，与开阖枢三阴三阳的动态时空定位是一致的，实际运用过程中要注意灵活判别。

## 四、六经病"欲解时"时序划分具有特定意义

有人提问六经病"欲解时"为何三阳经占9个时辰，而且不相互重叠，而三阴经"欲解时"出现重叠？并言如果每经占2个时辰就不会出现重叠了。

六经气化，约言之，即指阳气维持生命节律升降出入的运动，以完成生、长、化、收、藏的过程。

古人对阳气的重视，在《内经》中多有彰显。《素问·生气通天论》曰："阳气者，若天与日，失其所则折寿而不彰，故天运当以日光明，是故阳因而上，卫外者也。""阳气者，精则养神，柔则养筋。"阳气的强弱与疾病轻重有关，《灵枢·顺气一日分为四时》曰："夫百病者，多以旦慧、昼安、夕加、夜甚。"《素问·生气通天论》进一步阐述："故阳气者，一日而主外，平旦人气生，日中而阳气隆。日西而阳气已虚，气门乃闭。"

前已阐明"欲解时"的时序划分，不是绝对的六个均等，三阳病"欲解时"每经占3个时辰而不重叠，体现《伤寒论》与《内经》以及开阖枢运动重阳思想是一脉相承的。金代成无己《注解伤寒论·辨太阳病脉证并治》认为："阳三经解时，从寅至戌，以阳道常饶也；阴三经解时，从亥至卯，以阴道常乏也。"明代方有执《伤寒论条辨·辨厥阴病脉证并治》认为："阳行健，其道长，故不相及；阴行纯，其道促，故皆相蹙也。"大抵为此意。

"欲解时"12个时辰，除去三阳经9个时辰，剩下的三阴经占5个时辰，所以就出现了两两重叠。为此，在临床运用三阴经"欲解时"更重视起始时间。厥阴重丑时，少阴重子时，太阴重亥时。我们从临床实践也印证，确实如是（有关重叠问题，另文详解）。

## 五、"欲解时"理论可帮助判定过经再传现象

六经病传至厥阴后的转归，仲景有明确论述，《伤寒论·辨太阳病脉证并治》说："太阳病，头痛至七日以上自愈者，以行其经尽故也。若欲作再经者，针足阳明，使经不传则愈。"

陈修园《伤寒论浅注·太阳篇》解释："如太阳病头痛等证，至七日以上，应奇数而自愈者，以太阳之病自行其本经，已尽七日之数故也。若未愈，欲作再经者，阳明受之。宜针足阳明足三里穴以泄其邪。"清代吴谦《医宗金鉴·订正仲景全书伤寒论注》认为："再者，再传阳明经也。谓其邪已传经尽，热盛不衰，欲再转属阳明故也。"

尽管历代医家对过经再传阳明的论述甚少，但是在临床还是可以得到验证。

举个例子，最近笔者治疗一位顽固性皮肤病患者，男，44岁，2017年6月26日因全身皮肤瘙痒伴皮损1年余来诊。患者曾经中西医治疗未能获效。刻下：全身皮肤瘙痒，自诉头皮里面都痒得钻心，四肢、胸腹、背部皮肤满布皮疹，新发与陈旧并存，抓挠溃破，皮损部分结痂再破溃，伴少量黄色渗出，口干、口黏，心力憔悴，痛苦不堪，面色黧黑，纳谷尚可，小溲偏黄，大便黏滞不爽，夜寐差，舌淡胖齿痕、苔腻稍黄，脉沉弦。追问病史，瘙痒每于凌晨1点左右加重，此时会痒醒。结合该年运气特点和患者的体质，笔者用黄连茯苓汤：川连15g，云茯苓10g，通草5g，炒车前子20g（包），炒黄芩10g，法半夏15g，制远志10g，炒当归10g，生甘草10g，生姜3片，大枣2枚。又考虑到凌晨1点左右加重属于厥阴"欲解时"，故重用乌梅50g，取乌梅汤之意，药予7剂。

2017年7月5日复诊：诉药后瘙痒明显缓解，尤其是头部瘙痒改善显著，精神大振，然患者自己感觉好奇的是，现在晚上不痒，而出现下午3~4点时痒，但痒的程度减轻，大便仍黏，腻苔褪半，考虑到伴有"阳明病欲解时"的时间规律，在黄连茯苓汤的基础上加上小承气汤意：川军10g，炒枳实10g，川厚朴10g，药予7剂。

2017年7月13日三诊：皮肤瘙痒完全解除，皮损结痂，大便爽畅，夜寐转安，予黄连茯苓汤原方，再进7剂，以巩固之。

近期，我听到江苏省中医院史锁芳主任介绍运用"欲解时"的临床实践，有一则大咯血患者，经西医相关治疗及两次介入栓塞，仍然控制不住，每次出血量在500ml左右，会诊时他根据患者出血在下半夜这一特点，果断运用乌梅丸，服药后2天未咯血，第3天下午再次咯血600ml左右，但这次咯血与前面不同的是，出现在下午，而且量比以前还大，后根据"欲解时"判断病转阳明，予小承气化裁收功。对于本案，如果不借助"欲解时"判定六经归属，很难考虑到从阳明去论治。病至厥阴有两个转归，一个就是行其经尽而愈，其次就是不愈，出现再传。本案患者常规辨证，一般不会考虑到从阳明论治予小承气汤收功。可见仲圣《伤寒论》中关于"欲解时"理论与他创立的六经辨证是一脉相承的，可得到相互印证，同时"欲解时"是判断六经归属的一个重要抓手。某种程度上讲"欲解时"是六经的纲。

从以上两个病案的病情转归来看，过经再传问题是确实存在的，只不过以前大家对此未能引起关注。掌握了过经再传问题，在一些疑难病症中或可提高判病识证的精准度，丰富治疗手段，进而提高疗效，应引起重视。六经病"欲解时"进一步说明了传统中医理论要结合时间特性，需要引入开阖枢三阴三阳理论，而这一点恰恰是目前临床所短缺的。

当然，临床具体运用"欲解时"，还需要灵活，如"阳明病欲解时"，要考虑阳明是一个"降""阖"的过程；此外，阳明气化的特点之一是燥，阳明又主胃肠，多需"润""通""降"。同时，还要结合中运、司天在泉和运气脉象。如阳明燥金之气当值，或秋冬时节脉浮大，或冬脉不藏，亦提示阳明不能很好地"降""阖"，此时如再有"欲解时"时间特点，则辨证会更准确。

总之，唯有多因子、多角度、多视野的综合考虑，才能做到精准，切忌偏执。正如龙砂医家吴士瑛言："医林漫说秘青囊，活法全凭用意良；读书泥古非师古，因证施方不执方。""医者意也，通其意则灵，不通其意则滞；善用其意则巧，不善用其意则拙"。

[ 陶国水.《时珍国医国药》2020，31（8）：1985-1987.]

# 从针药并用验案谈顾植山太极时相图的临床应用

龙砂医学流派起源于江苏江阴地区，临床善用五运六气理论诊治疾病，以运气思想为指导活用伤寒经方是该流派最为突出的学术特色。笔者师从龙砂医学流派代表性传承人顾植山教授及主要传承人李宏主任医师，系统学习了五运六气理论及"三因司天方"的临床应用。南宋陈言在《三因极一病证方论》中录有"五运时气民病证治"10方和"六气时行民病证治"6方，计16首方，龙砂医家姜健、缪问称之为"三因司天方"。其中紫菀汤是针对六乙年为少商运岁金不及所设之方，笔者于2015年（乙未年），初用紫菀汤治疗杂病，屡获佳效，举典型案例如下。

## （一）三因司天运气方之紫菀汤治肩背腰痛案

韩某，女，34岁。2015年8月23日初诊。

患者诉"肩背部冷痛，每当疼痛发作时背部冰凉感明显，捶打后可稍缓解须臾，迅即复作"。曾于当地诊所行火罐治疗，收效甚微，冷痛难忍，苦不堪言。应其诉求，取六乙年金运不足的主方紫菀汤原方：炙紫菀10g，生黄芪20g，党参15g，生白芍10g，炒杏仁10g，地骨皮10g，桑白皮15g，五味子8g，炙甘草6g，生姜4片，大枣10g。患者反馈：3剂大效，5剂痊愈。

**按：** 该患者既往常规疗法久治不效，在此金运不足之乙未年，轻用紫菀汤补肺金，却见桴鼓之效。考紫菀汤原文"遇六乙年，从革之纪，岁金不及，炎火盛行，民病肩背瞀重，鼽嚏，血便注下，为水所复，则反头脑户痛延及囟顶，发热，口疮，心痛"等症。缪问曰："凡岁金不及之年，补肺即当泻火，以折其炎上之势。若肺金自馁，火乘其敝，民病肩背痛，瞀重，鼽嚏，便血，注下，不救其根本可乎？盖肩背为云门中腑之会，肺脉所循，鼻为肺窍，肺伤则鼽嚏……为水所复，不用别药。盖补土可以生金，而实土即以御水也。"此病案应为"肺经"病证，用紫菀汤取桴鼓卓效，王旭高释紫菀汤原文方义"肩背瞀"病机应为"火克金"之病证，其言意与缪问解读之"民病肩背痛，瞀重"之意病机（火克金）相同。而"为水所复，则反头脑户痛延及囟顶"，病机则应为"火克金"后之"水复克火"之"水复寒刑"使然。固然寒水最易侵犯足太阳经（头脑户痛延及囟顶），然该患者的疼痛部位却不仅满布后肩背腰足太阳经，亦延及手太阳经，再细思之，此应为手足太阳经皆为水复之寒刑先后所伤使然，其太阳"开"机不利也。紫菀汤乃手太阴肺金之方也。顾氏太极时相图将《内经》中五运六气理论和开阖枢气机思想以图示的形式表达出来。《素问·阴阳离合论》云："圣人南面而立，前曰广明，后曰太冲；太冲之地，名曰少阴；少阴之上，名曰太阳……广明之下，名曰太阴；太阴之前，名曰阳明……厥阴之表，名曰少阳。是故三阳之离合也，太阳为开，阳明为阖，少阳为枢……三阴之离合也，太阴为开，厥阴为阖，少阴为枢。"如顾氏太极时相图（图1-2）之开阖枢原理所示，太阴为"开"，太阴和太阳均居"开"位，故太阴与太阳具有互为别通的关系。宋代陈无择《三因极一病证方论·三因论》认为"天有六气，人以三阴三阳而上奉之。"紫菀汤归于太阴肺经系统，综合该患者发病时间节点为2015年金运之年，此时的运气格局是弱金之气。顾氏太极时相图中提示太阴肺别通太阳经。故值金运年，以紫菀汤补手太阴肺经之虚，相应于乙年弱金运而速愈病体。从而可将《内经》中"从阴引阳、从阳引阴"的思想引申为从手太阴经之"阴"，引发手足太阳经之"阳"。

### （二）基于顾氏太极时相图，结合多种针法的验案

#### 1.失眠案

李某，女，52岁，2016年5月16日初诊。

患者失眠6年，自述昼（午睡不能）夜不眠，烦躁易怒，口苦，舌质红，舌苔稍黄腻，脉弦数。治疗按脐太极八卦针法（图4-2）：取山泽通〔艮（土）生兑（金）〕加水火既济（子坎午离）合雷风相搏（震肝巽胆）并地天泰〔坤（土）生乾金〕，当晚即安然入睡，并处方7剂（当年运气方黄连茯苓汤合柴胡加龙骨牡蛎汤）彻愈，至今未复发。

**按：**本案乃在顾氏太极时相图的指导下，综合运用脐内八卦针法与三因司天方的针药并用而取效。根据顾氏太极图（图1-2、图4-1）中的洛书和脐后天八卦图（图4-2）的五行生克制化之道临证运用。将人体脐部看作后天八卦图（图4-2），其与人体脏腑对应关系分别为：离为心火，坎为肾水，震为肝木，巽为胆木，艮为胃土，坤为脾土，兑为肺金，乾为大肠燥金。本案患者之烦躁，乃心肾坎离不交之象；口苦、脉弦数乃少阳郁火之征；入寐难、苔黄腻乃坤乾不交泰所致阳明不降使然。法当先针山泽（先艮后兑）通气，继而交济水火（先针坎后针离），再清泻少阳郁火（雷风相搏——先针震后针巽）及清降阳明之燥（地天泰针法——先针坤后针乾）。当晚安然酣睡，次日午时针后又安然入眠，第三日加服时

当年运气方黄连茯苓汤合柴胡加龙骨牡蛎汤（枢少阳、降阳明）而同奏左升右降（顾氏太极图示）之功，而达安眠愈病之效，针药并用9天痊愈，至今未复发。

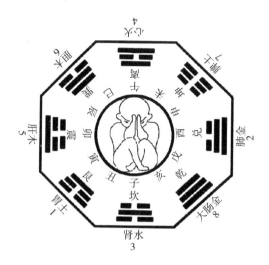

**图4-2　太极八卦图**

### 2. 失眠干眼案

穆某，女，48岁。2017年10月17日初诊。

患者失眠18年，每晚需服舒乐安定4~5片，并患眼干涩，迎风流泪，舌质红，舌苔薄黄少津。行太极八卦脐针法（山泽通、水火既济、雷风相搏）合体针（睛明、承泣等）加柴胡龙骨牡蛎汤白天服、乌梅丸（汤）睡前服，均5剂，并告知其久病且重，或可出现暝眩反应，亦即治后或可失眠反而加重。果然，治后反当夜未眠，然次日序贯针后，晚上睡眠迅即好转，迎风流泪也骤减，共治5日效果良好。

**按：**该案患者出生时值戊申年，故其运气格局如下：火运（太徵运）太过、少阳相火司天、厥阴风木在泉。初之气为客气少阴君火加临主气厥阴风木。患者来诊之时，又值丁酉之岁，该年的运气格局是木运不及、阳明燥金司天，少阴君火在泉之厥阴加临燥金五之气。刻下：在如此"风火燥"叠加运气下，诊见患者厥阴之窍乏肾水之滋、肝木为燥金所伐更甚之象。故当取法滋水涵木，灭燥热以复清凉之木，安躁动之火。用脐内八卦针刺以交济水火，通山泽之气。睛明者，出足太阳膀胱经且为手足太阳、足阳明、阴跷、阳跷五脉交会穴也；承泣，受盛于阳明气血之泉源，干眼、失眠等症实为水火燥金不和之象，参以柴胡龙骨牡蛎汤（枢少阳、降阳明），配以乌梅丸（厥阴病欲解时）助厥阴升发出阴入阳，除丑时不寐之症。治疗基于顾氏太极时相图的运气学思想，针药并用达阳升阴降之功。

### 3. 前庭神经元炎案

范某，女，43岁。2017年10月8日初诊。

患者来诊 5 个月前，因"眼疾"求医并手术，于 2017 年 7 月 19 日又不明原因突发眩晕、呕吐等，输液 10 天无效，遂又求医于某三甲医院诊为前庭神经元炎且住院治疗 1 周乏效，嘱其出院服甲磺酸倍他司汀片（敏使朗）、甲钴胺片（弥可保）等药和注射针剂近 3 个月无显效。刻下：仍头晕，尤其夜晚加重，需人搀扶走路，舌质红，舌苔稍白滑腻，脉弦细滑。遂针刺曲池，加太极八卦脐针法：取山泽通，水火既济，雷风相搏，地天泰。并处以丁酉年运气方苁蓉牛膝汤合半夏白术天麻汤 5 剂，针刺当天显效。翌日针药并用卓效，第三日针药并用痊愈。

**按**：该案患者眩晕、呕吐发病急骤，时间为丁酉年三之气。根据顾氏太极时相图来分析，该患者的时相特征为木运不及，阳明燥金司天，少阴君火在泉，阳明加临少阳相火，燥热与风木交相为邪，人体应之。风木动则内攻头目故见眩晕，横逆阳明胃故见呕吐。曲池穴为手阳明大肠经的合穴，阳明经多气多血，针之以行"水湿雾露吸热蒸发上炎天部"之功滋涵厥阴肝木之虚，此治法为别通经络对冲（从阴引阳）之用。取太极八卦脐针法通山泽之气（土生金），行风雷相搏清泻少阳郁火，运地天泰以降阳明胃气之逆，上行坎水以制离火（水火既济）。木运不及之年，号为委和之纪，需苁蓉牛膝汤以滋水涵木，水火双调，则风木顺遂，阳明胃肠恢复清降之能。又患者出生为癸丑年（太阴湿土司天、太阳寒水在泉），舌苔白滑腻和脉有滑象为痰湿内蕴，故而予半夏白术天麻汤以祛除风痰，获效甚捷。

### 4. 颈椎病案

高某，男，19 岁。2016 年 7 月 16 日初诊。

患者自述因罹患颈椎病半年余，迭经求医而收效甚微，在家痛楚不能平卧。来诊后，予以针后溪、申脉等督脉交会穴和脐洛书针法，半小时后即诉颈肩头痛骤减四分之三且安然平躺 1 小时，后根据病证及舌脉变通针刺方法 6 次，连其腰椎病和顽固性腹泻一并治愈。

**按**：2016 年为丙申年，运气格局是水运太过，其性属寒。该案患者出生时值丙辰年，故其运气格局是水运太过，寒水司天，湿土在泉，所以患者具有"寒湿"倾向，再考察其发病时正处于冬春交际，为内外寒邪交于颈所致。督脉乃阳脉之海，一身诸阳之所系。扶阳气，祛寒邪，非督脉不能胜任。后溪穴为手太阳小肠经的输穴，八脉交会之一，通于督脉。小肠经，太阳寒水之气所主。如顾氏太极时相图所示，结合《素问·阴阳离合论》云："圣人南面而立……太阳为开，阳明为阖，少阳为枢。"足太阳膀胱经在三阴三阳中的开阖枢关系中为人体气机中主"开机"。宗顾氏太极时相图的开机思想，取申脉穴（乃足太阳经八脉交会穴，通于阳跷脉）配合后溪穴温开太阳之机，补益阳气，散寒水之邪而愈。脐针乃齐永所创，"脐洛书全息图"就是将《洛书》"其数戴九履一，左三右七，二四为肩，六八为足（实为股），五居于中"之人体投影纳入脐部（图 4-2），在脐洛书戴九和二四肩部方位针刺相应压痛点，效如桴鼓，且其戴九位于任脉上，正对应了患者督脉之病证，二四肩部也正对冲患者脊背部两侧足太阳经病证，均切合"从阴引阳"针道。

### 5. 双侧肩周炎病案

王某，男，教师，54岁。2017年4月4日初诊。患者自述罹患肩周炎3~4年，昼夜皆痛，夜难寐，久治乏效。查体：两肩不能抬举（上举、旋后、旋前均受限），病属手三阳经痹病，针刺双侧三阴交，患者即可以抬举双上肢，后经辨证序贯治疗6次痊愈。

### 6. 腰椎间盘突出症并右侧坐骨神经痛案

刘某，2016年腊月来诊。

患者患腰椎间盘突出症并右侧坐骨神经痛。针刺左侧肩部内陵穴，左手太阴经之对应压痛点区域（尺泽、孔最及其周围压痛点），并留针20分钟。患者告知疼痛骤减。为尽快治愈，又加针刺同侧太溪穴和左侧环跳、申脉、后溪、三阴交及脐针等序贯治疗3天，基本痊愈。

**按：**"别通"一词始见于明代李梴《医学入门》，其渊源为《内经》之三阴三阳开阖枢理论，在顾氏太极图中，"别通"因三阴三阳各自所主的"开、阖、枢"之时空方位而更明了。具体别通关系如下：手足太阴肺脾经别通手足太阳小肠膀胱经，余此类推。患者刘某再加针刺同侧表里经与对侧足同名经和足别通经及脐针后益效，此针之经络均可纳入顾氏太极图中时空方位。患者王某病变区域隶属于手三阳经，根据"从阴引阳"治病之理，用三阴交一穴（足三阴经交会穴）针刺，即使手三阳经之痹阻得通，遂有病愈豁然之感。患者刘某病灶在督脉，但病痛区域在右下肢足太阳经分布区，针刺手太阴相关经穴，顿感病痛减轻。此两例彰显"别通"经络（包括脏腑别通治病之理）对冲治病之奇效。

### 7. 近视眼案

韩某，女，小学生，8岁，2018年1月16日初诊。

患者患近视眼1年余。测视力：双眼视力均为0.3，情绪容易紧张，睡眠多梦，左关脉弦细，右寸脉略浮。脐针：先针地支三合局之木局（亥卯未），再针离（脐外八卦离为眼）位。颊针：取三焦穴、颈穴、头穴。针四白穴、鱼腰穴、阳白穴。针后即刻显效，患儿顿感眼睛明亮，两次针灸治疗后，右眼恢复到0.9，左眼恢复到1.0，双眼视力恢复到1.2。4个月后，未再治疗仍视力稳定，又应患者母亲要求针灸1次，视力又提高至单眼1.2，至今视力仍稳定。

**按：**诊治眼病须遵循从五行、八卦理论衍化而来五轮、八廓学说。五轮学说渊源于《灵枢·大惑论》："五脏六腑之精皆上注于目而为之精。"八廓学说最早见于《三因极一病证方论·眼叙论》。基于天人相应之道，眼睛亦为一太极，所以当用五行（五轮）和太极八卦理论指导诊治目疾。

患儿视近怯远眼病加重于木运不及阳明燥金司天之丁酉年，又表现为易紧张、焦虑、多梦，脉左关弦细等，病机为肝木不及、肝魂不藏（多梦）、阳明不降（右寸脉浮）。治疗首用脐针木局（亥卯未），行滋水涵木补肝虚之大法，以开启肝之目窍，进而在脐太极外八卦目之离位穴道针之，以疏通目之神明窍道，再据颊针"大三焦"理论，针刺双侧三焦穴，以调理全身气机，从而使五脏六腑之精气皆可借此三焦通道（此与顾氏太极图所示左升右降通路相互一致）而上达于目，再取目周围之颊针头穴、颈穴和阳明经四白穴、经外奇穴鱼腰穴、少阳胆经阳白穴，针刺激发经气而共养目精，尽达人体太极之左升右降之功，使一元之气周流畅通而目明。

## 讨论

《素问·阴阳应象大论》曰："故善用针者，从阴引阳，从阳引阴，以左治右，以右治左。"清代张志聪指出："此言用针者，当取法乎阴阳也。夫阴阳气血，外内左右，交相贯通，故善用针者，从阴而引阳分之邪，从阳而引阴分之邪，病在左者取之右，病在右者取之左。"明代马莳曰："善用针者，知阳病必行于阴也，故从阴以引之而出于阳，知阴病必行于阳也，故从阳以引之而入于阴。"明代张介宾曰："善用针者，必察阴阳，阴阳之义，不止一端。"考察《灵枢·缪刺论》"夫邪客大络者……左注右，右注左，上下左右，与经相干……命曰缪刺"之论。纵观《素问》和《灵枢》及后世医家对"从阴引阳，从阳引阴"概念之"阴阳"含义的注释阐述，尤其是研习顾氏太极开阖枢时相图可知，该"阴阳"非谓经络之阴阳一端，举凡人体之脏腑、表里、气血之阴阳，前后、上下、左右部位之阴阳等均属此"阴阳"之范畴。《素问·阴阳离合论》曰："太阳为开，少阳为枢，阳明为阖……太阴为开，少阴为枢，厥阴为阖。"基于上述认识，笔者认为，临床上治疗疑难病时，可在《内经》开阖枢理论指导下，以顾氏太极图（图1-2，图4-1）和太极八卦图（图4-2）中所呈现的三阴三阳开阖枢时空方位为坐标，以"腹脐-洛书、八卦、地支子午流注之太极时空方位穴点"和全身肢体前后、左右、上下等时空方位"阴阳"为配穴法则。如以"腹背前后"配穴原则是腹为阴、背为阳，此即阴阳配穴，如病变在循行于背部的督脉，则选取循行于腹部的任脉进行针刺治疗；如以四肢手足三阴经与手足三阳经四肢对冲，则可选取病变对侧的"别通"手足经对冲（如病变在足太阳膀胱经，选取针刺对侧的手太阴肺经治疗），此针法即为"缪刺"，以此类推其他手足经（别通或同名经）对冲或手-手、足-足同名经或表里经对冲治疗，临床均可获良效，尤以手足别通更著。综上，针法显效尽达"运一寻之木，拨万斛之舟"之"一针疗法"良好效应，皆为"从阴引阳、从阳引阴"之治。

笔者在乙未年用司天方紫菀汤治愈了太阳经受"水复寒刑"之肩背痛可为一

证，此即契合"从阴（手太阴）引阳（手足太阳）"之理。紫菀汤验案虽为治手太阴肺经病立方，然却愈手足太阳经病，此当为该两经乃"别通"即同居顾氏太极图"开位"使然（图1-2，图4-1），与上述针道（别通、缪刺论）同理。

笔者临证体会：太极时相图（顾氏太极图和太极八卦图）可统揽以下"经脉六通对冲"思想架构：①手-足别通经对冲（如手太阴和足太阳，手阳明和足厥阴，手少阳和足少阴；反之亦然）。②手-手、足-足别通经对冲（如手太阴和手太阳、手少阴和手少阳、手厥阴和手阳明，足经亦然，亦属"别通"），上文所述太阴和太阳、少阳和少阴、阳明和厥阴分别居于太极图"开、枢、阖"三个时空方位。③表里经互通对冲（如少阴和太阳同在东北时空方位，厥阴和少阳同在东南时空方位，太阴和阳明同在西南时空方位）。④手足同名经互通对冲（同在一个时空方位，如手少阴和足少阴同居北方坎位）。⑤"子午流注"对冲互通（如按照地支子午流注循环将十二时辰配属十二经络模式推演，运用"针药"治疗相关经络病证均可获佳效，虽然时辰相冲，但是经络之间却具有一种相生关系：子午相冲（胆巽木可生午心离火）；丑未相冲（肝震木可生小肠离火）；寅申相冲（肺兑金生膀胱水）；卯酉相冲（大肠乾金生肾坎水）；辰戌相冲（戌心包相火生胃阳土）；巳亥相冲（亥三焦相火生巳脾阴土）。⑥任督二脉、阴阳维脉、阴阳跷脉（前后、左右）等对冲互通。综上所述，"经脉六通对冲"医理实为"气化"相通之道。

总之，笔者认为从针刺或三因司天方或针药相合并用的验案来看太极时相图，体现了《内经》的"天人合一"思想。该图将阴阳、开阖枢、五运、六气、八卦、洛书数术和干支等中医理论浓缩其中，用来汇总诸多易医理论点而形成一个立体多维的时空科学坐标模型，蕴涵了阴阳天地之道，对指导临证具有重要意义和学术价值。

［韩维哲，韩福祥，杨维波，等.《山东中医杂志》2019，38（8）：787-790，798.］

# 顾植山运用开阖枢理论治疗不寐验案举隅

顾植山教授是国家中医药管理局龙砂医学流派代表性传承人，国家"十二五"科技部重大专项"中医疫病预测预警的理论方法和应用研究"课题组组长，中华中医药学会五运六气研究专家协作组组长。笔者有幸拜师学习，深受启迪，顾教授善于运用三阴三阳"开阖枢"理论指导临床，收到了很好的临床效果。现整理顾教授治疗不寐验案3则，与同道分享。

## 1.防风通圣散治疗不寐案

邹某某，女，1968年生。2014年9月4日首诊。

患者3个多月前外出劳累过度，出现夜眠不宁，多梦易醒，加之饮食不当，突然出现全身红色风团、瘙痒，西医诊为荨麻疹，经治疗好转，但常反复发作。刻下：全身皮疹散发、瘙痒，多梦易醒，夜寐不宁，胸中闷热，汗出不畅，口苦、咽干，腹痛，大便干，每2日一行，症状以下午为重，舌淡红、边有齿痕，苔稍厚腻，脉浮弦数。予防风通圣散，处方：

西防风15g，荆芥穗10g，净连翘15g，净麻黄（先煎，去沫）6g，苏薄荷（后下）10g，大川芎10g，炒白芍12g，栀子10g，大黄（后下）10g，炒白术10g，炒黄芩10g，甘草10g，玉桔梗10g，西当归10g，玄明粉（冲服）6g，生石膏（碎，包煎）20g，飞滑石（包煎）15g。14剂。

2014年9月18日二诊：服上方症有减轻，荨麻疹发作次数减少，汗出不畅较前减轻，近日饮食不慎反复，仍从下午开始至入夜为重，上方重用清降阳明之生石膏等，增损再进。

2014年10月2日三诊：上方后诸症向愈，昨日因饮食荨麻疹又再复发，全身起风团疹块，咽干，胃脘部灼热感，脸部潮热，小便黄，大便正常，夜寐多梦，无早醒，纳谷馨，舌淡衬紫、边有齿痕。加强清热之功。上方甘草增至10g，加车前子（包煎）24g，地骨皮15g，干生地黄24g。14剂。

2014年10月16日四诊：服上方4剂后，荨麻疹未再复发。现胃部不适好转，原有的腹痛症状已消失，寐安。患者诉原月经逾两月未至，本月12日月经来潮。此次为巩固疗效来诊。

**按：**此患者汗出不畅、脉浮，为邪着于肌表，营卫受阻，经络阻滞；燥热、口苦、咽干、腹痛、大便每2日一行、便干，证属阳明，且症状以下午开始至入夜为重，正是阳明病欲解时（申至戌上）。营卫受阻，阳明不降致"内不得疏泄，外不得透达，怫郁于皮毛腠理之间"而发荨麻疹；"卫气运行障碍，入阴不利"即太阳开机不利，同时阳明不降不能阖于阴，均可致不寐。顾教授用防风通圣散正合太阳阳明合病之意，清代汪昂《医方集解》解防风通圣散曰："此足太阳、阳明表里血气药也。防风、荆芥、薄荷、麻黄轻浮升散，解表散寒，使风热从汗出而散之于上；大黄、芒硝破结通幽，栀子、滑石降火利水，使风热从便出而泄之于下；风淫于内，肺胃受邪，桔梗、石膏清肺泻胃；风之为患，肝木受之，川芎、当归、白芍和血补肝；黄芩清中上之火，连翘散气聚血凝；甘草缓峻而和中（重用甘草、滑石，亦犹六一利水泻火之意），白术健脾而燥湿。上下分消，表里交治，而能散泻之中犹寓温养之意，所以汗不伤表，下不伤里也。"切中了病机，患者荨麻疹、不寐、停经诸症均告痊愈。

**2.柴桂干姜汤、乌梅丸治疗不寐案**

高某某，男，1952年生。2015年1月29日首诊。

食管癌术后2年。嗳气、烧心、纳差、口苦、怕冷、乏力、气短、夜寐不安、寐浅，早醒于丑时，难再入寐，大便不成形，舌暗苔白腻有裂纹，边有齿痕，脉弦左浮。予柴桂干姜汤合左金丸方。处方：

北柴胡30g，川桂枝15g，淡干姜12g，淡黄芩15g，天花粉15g，左牡蛎20g，淡吴茱萸1g，炒黄连6g。7剂，每日1剂，以水1800ml，煮取900ml，去渣，再煎取450ml，分3次温服，每次150ml。

2015年2月5日二诊：服上方1剂后大便即成形，嗳气、烧心、怕冷症状改善，纳可，活动后气短，夜寐早醒次数较前减少，早醒时间仍在丑时。舌暗胖大、苔黄厚腻中有裂纹，脉弦左浮。予乌梅丸方。处方：

炒乌梅（带核）50g，炒黄连10g，制附子（先煎）6g，炒川椒4g，北细辛（先煎）6g，炒黄柏6g，淡干姜6g，川桂枝10g，潞党参15g，西当归6g。7剂，头煎晚上服，次煎第二天早晨服。

2015年2月12日三诊：服上方后睡眠转佳。嗳气、烧心、怕冷、气短等诸症亦显减，唯大便复不成形。舌淡胖、边有齿痕，苔腻黄中有裂纹，脉浮弦。仍予首诊方柴桂干姜汤合左金丸调治。

**按：**该患者食道癌术后2年，嗳气、烧心、口苦、脉弦左浮，乃少阳见证；大便不成形、怕冷、乏力、舌暗苔白腻、边有齿痕为太阴见症。辨病机为少阳枢机不利，初向太阴传变，用柴胡桂枝干姜汤使太阴"机转"。二诊时寐仍易醒于丑时，正是"厥阴病欲解时"（丑至卯上），予厥阴病主方乌梅丸制为汤剂，使阴顺利出阳，不再早醒。

### 3.血府逐瘀汤治疗不寐案

金某某，女，1975年生。2015年1月18日首诊。

寐差伴耳鸣2年余，难寐、眠浅、多梦纷纭，又每早醒于凌晨3~4时。伴耳鸣，多汗，口苦，腰酸，舌淡暗，苔薄，左脉沉涩。予血府逐瘀汤。处方：

酒当归10g，大生地黄12g，桃仁泥15g，杜红花10g，炒枳壳15g，赤芍10g，北柴胡10g，玉桔梗10g，炙甘草10g，大川芎10g，怀牛膝10g。7剂。

2015年1月31日二诊：服上方后睡眠好转，上半夜眠尤安，汗出减少，仍有耳鸣多梦，舌淡红，苔薄，脉沉。上方加石菖蒲6g，灵磁石（先煎）24g，小茴香6g。7剂。

2015年2月8日三诊：上方后睡眠转佳，易入睡，梦较前少，时有早醒，早醒时间推至4~5点，汗出减少，耳鸣减轻，头晕目涩，纳可，便调，舌淡红有裂纹苔薄，右脉沉涩。上方加紫丹参15g。7剂。

2015年3月7日四诊：患者诉服上方后睡眠明显好转，容易入睡，寐无梦，已不再早醒，汗出、耳鸣目涩均向愈。嘱停服中药。

**按：**清代《医林改错》明言血府逐瘀汤主治夜睡梦多、夜不能睡、夜不安者等睡眠障碍诸症。顾教授认为血府逐瘀汤实由四逆散、桃红四物汤和桔梗、牛膝组成，其中四物汤补血活血，治在少阴；四逆散疏肝理气，治在少阳；桔梗、牛膝，升降相因，重在调畅气机。综观全方，乃少阳、少阴转枢妙方。该患者难寐、早醒分别为阳明、厥阴不阖。血府逐瘀汤虽非直接调治阳明、厥阴而临证多有佳效，考虑是否少阳、少阴得枢，则开阖有度，阳入阴则寐，阴出阳则寤，故能取效。

## 讨论

不寐，也称失眠，古称"不得卧""不得眠""目不瞑"等，失眠不仅是独立的疾病，也是很多其他疾病的共有症状。目前，临床多根据患者不同的临床表现辨证为肝气郁结、肝郁化火、痰热内扰、营卫不和、阴虚火旺、心脾两虚、心胆气虚、虚阳上扰、瘀血内阻等证型进行治疗。而顾教授通过"辨象–辨时–握机"运用《内经》三阴三阳"开阖枢"理论来阐释不寐的病机更容易理解和把握，基于此遣方用药，可谓执简驭繁，通过调畅全身气机，无论患者是以不寐来诊，还是以他病来诊伴随不寐，均能取得良好的疗效。

顾教授认为：自然界的阴阳不是静态的比对，而是具有盛衰变化周期的节律运动，古人将自然界阴阳的盛衰变化理解为一种周期性的"离合"运动。《素问·阴阳离合论》云："圣人南面而立，前曰广明，后曰太冲；太冲之地，名曰少阴；少阴之上，名曰太阳；……广明之下，名曰太阴；太阴之前，名曰阳明；……厥阴之表，名曰少阳……是故三阳之离合也，太阳为开，阳明为阖，少阳为枢；……三阴之离合也，太阴为开，厥阴为阖，少阴为枢。"如图1-2、图1-3。

案1不寐用防风通圣散解表使卫行通畅，太阳得开；清下阳明（因下午至入夜乃阳明病欲解时）则阳明得阖，寐差易醒得解。案2不寐用柴胡桂枝干姜汤枢转少阳、太阴，使太阴"机转"而获效，二诊时抓住患者丑时易醒（乃厥阴病欲解时）的特点，使用乌梅丸调节厥阴枢机，使阴阳之气顺利交接而愈。案3不寐用血府逐瘀汤，调畅少阳、少阴枢机，枢者，枢机、枢要也，枢主上下、内外之间，舍枢不能开阖，少阳、少阴得枢，则开阖有度，阳入阴则寐，阴出阳则寤。

总之，受现代生活节奏等各种因素的影响，不少人都有过不寐的经历，不寐是临床常见病，也是难治性疾病。侍诊时见顾教授应用备化汤、苁蓉牛膝汤、清暑益气汤、黄连阿胶鸡子黄汤、引火汤等治疗不寐都有验案，就不一一叙述。顾教授常言：临证时应"审察病机，无失气宜""谨守病机，各司其属"，要擅于把握疾病动态的发展趋势，"握机于病象之先"，才能掌握更多治疗的主动权。

[叶新翠，李宏.《光明中医》2016，31（19）：2873-2875]

# 三阴三阳开阖枢理论对月经周期理论新解

月经周期是女性特有的生物节律，近现代中医妇科衷中参西，认为月经以肾气为主导，受天癸调节，胞宫出现阴阳消长、气血盈亏的表现，并相应地分为月经期、经后期、经间期、经前期，形成了治疗月经病具有特色和优势的中医周期疗法。目前公认的理论按照阴阳消长转化的规律总结：行经期重阳必阴，排出经血，新的周期开始；经后期阴长阳消；经间期重阴必阳，排出卵子；经前期阳长阴消，进入下个行经期形成新的周期，如此循环往复、周而复始。虽然本理论在中医妇科界已得到广泛流传和运用，但在临床上月经后重视滋养肾阴，月经前注重温补肾阳，似与临床病证不尽契合，故如何在临床更好地运用中医周期理论进行调经值得更深入思考。2014年笔者有幸师从龙砂医学流派代表性传承人顾植山教授，深受其所创的三阴三阳开阖枢图的启发，追本求原，重新审视女性生理周期阴阳变化，认为从三阴三阳开阖枢理论解释月经周期可为临床提供更切合实际的指导。

## 一、从阴阳图两极属性对目前女性生理周期分期重新定位

自然界一切事物运动变化固有的规律，如昼夜更替、四季轮回等，都呈现出阴阳消长盈虚更替的周期性规律。正如《素问·阴阳应象大论》所说："阴阳者，天地之道也，万物之纲纪，变化之父母，生杀之本始，神明之府也。"人作为自然界的生物，当然也要遵循生长壮老已的太极阴阳法则。《素问·宝命全形论》云："人以天地之气生，四时之法成。"《灵枢·经别》云："人之合于天道也。"

女性承担繁衍后代的使命，具备月经这一特殊的生理现象，这是女性气血变化的月节律。《素问·八正神明论》论述："月始生，则血气始精，卫气始行；月郭满，则血气实，肌肉坚；月郭空，则肌肉减，经络虚，卫气去，形独居，是以因天时而调血气也。"女性这种以阴历月为周期的胞宫气血藏泻变化，正是天人相应的生动表现，因此后世医家明确指出月经与月相之间的关系，如张景岳《妇人规》云："正以女体属阴，其气应月，月以三旬而一盈，经以三旬而一至，月月如期，经常不变，故谓之月经，又谓之月信。"李时珍在《本草纲目·妇人月水》中云："女子，阴类也，以血为主，其血上应太阴，下应海潮。月有盈亏，潮有朝夕，月事一月一行，与之相符，故谓之月信、月水、月经。"唐容川的《血证论》也指出："月有盈亏，海有潮汐。女子之血，除旧生新，是满则溢，盈必亏之道。女子每月则行经一度，盖所以泄血之余也。"这些论述充分说明月经是在顺应自然阴阳消长变化而出现的人体对应气血盈亏规律性变化。

图4-3显示，月经既然顺应自然阴阳变化，当然可以使用太极阴阳双鱼图来进行描述。月经周期分为月经期、月经后、经间期和月经前4个阶段。

按目前的周期疗法理论，月经期是因为阳气盛极、重阳必阴的结果，属于太极阴阳图的南方少阳火位；经间期为氤氲之时，正值2次月经中间，是重阴转阳、阴盛阳动之际，在阴阳图中属于北方少阴水位。2个转化过程被确定后，按照月经

周期变化规律，经后期属于阴阳图中的西方阴涨阳消的过程，而经前期则属于阴阳图的东方阳长阴消的过程。

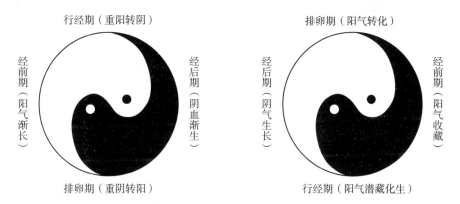

图4-3  经典月经周期理论、月经分期排序　　图4-4  月经周期理论、月经分期重新排序

图4-4显示，但如果根据女性月经期和经间期生理特点的分析，对于这样分期排位不无迷惑：月经的生理表现是经血的排出，血为阴类，中医认为精血同源，古人称月经为"经水"，《傅青主女科》有"经水出诸于肾"的论述。按照属性归类，月经期应该在北方少阴水位，而经间期属于现代医学的排卵期，古人称之为"氤氲之时"。《济阴纲目》中云："天地生物，必有氤氲之时，万物化生，必有乐育之时，眠犬至微，将受娠也，其雌必狂呼而奔跳，以氤氲乐育之气触之而不能自止耳。此天然之节候，生化之员机也。"这样的描述说明氤氲期是阳气旺盛时期，当属阴阳鱼图的南方火位。如此一来，2个转化期的定位与目前的理论正好相反，自然经后期和经前期也需相应调换，经后期属于东方阳长阴消时期，而经前期则属于西方阴涨阳消时期。

对于月经生理周期阴阳变化理解的不同，就产生了不同月经周期分期的排序。笔者尝试运用顾植山三阴三阳开阖枢图来对月经周期阴阳消长变化进行阐述，觉得重新排序应更为合理。

## 二、三阴三阳开阖枢理论对月经周期理论新解

### 1.三阴三阳开阖枢的概念与特征

图1-2显示，阴阳是古人根据自然气息节律变化而提出的概念。顾植山根据《黄帝内经·阴阳离合论》以及《史记·历书》"以至子日当冬至，则阴阳离合之道行焉"等论述，认为三阴三阳的划分是以阴阳气的盛衰变化为依据，古人把这种自然气息的周期性变化描述为阴阳的"离合"运动。阴阳的离合运动可呈现出开、阖、枢3种时象，阴阳各有开、阖、枢，就形成了太阳、少阳、阳明和太阴、少阴和厥阴6种形态。三阴三阳的划分是中医阴阳学说的一大特色，顾植山根据

《素问·阴阳离合论》对三阴三阳的描述，绘制出三阴三阳太极时相图，对三阴三阳开阖枢的时空排序进行了完整的描述。

三阴三阳是对阴阳节律变化的动态描述，宇宙万物均在三阴三阳开、阖、枢周而复始的气化运动中产生发展，故"三生万物"。六经气化是指阳气维持生命节律升降出入的运动，完成生长化收藏的过程。在《素问·六微旨大论》中强调了升降出入的重要性："出入废则神机化灭，升降息则气立孤危。故非出入，则无以生长壮老已；非升降，则无以生长化收藏。是以升降出入，无器不有。故器者生化之宇，器散则分之，生化息矣。故无不出入，无不升降，化有大小，期有远近，四者之有，而贵常守，反常则灾害至矣。"

### 2.女性生理周期中阳气生长化收藏的核心机制

保持正常的月经周期必须遵循六经气化的规律，中医对月经周期分期理论可以衷中参西，在中医阴阳理论指导下，结合西医学女性生理周期理论进行分析。西医学对于女性生理周期的认识有中枢、卵巢以及子宫3个层面的变化。

目前的月经周期理论认为，经血来源于胞宫，故月经来潮时子宫泻而不藏；月经后胞宫血海空虚渐复，呈现阴长的动态变化；经间期为重阴转阳；月经前子宫藏而不泻，胞宫血海充盈，呈现阴盛阳生渐至重阳、阴阳俱盛以备种子育胎的时期。可见，目前的这种理论建立在胞宫（即子宫内膜）周期变化基础上。但众所周知，月经周期的变化主要是下丘脑、垂体和卵巢功能之间协调作用的结果，胞宫的气血盈亏完全受卵巢卵泡发育的调控。女性生理周期的目的是选择带有遗传物质的卵子，月经来潮只是意味妊娠失败，所以胞宫气血变化并不是生殖的目的。另外，宫腔内膜变化主要分脱落和生长2个阶段，比较难以体现阳气生长化收藏的过程，而卵泡发育包括优势卵泡的选择发育、顺利排卵、黄体形成、黄体萎缩（若妊娠失败）等过程，就像自然界中果实萌芽、生长、成熟、脱落和种子暴露的过程，所以根据万物气化运动规律，中医月经周期理论的核心应该是卵泡发育过程而非内膜的转化过程。

### 3.运用三阴三阳开阖枢理论阐述卵泡发育变化

图4-5显示，卵泡发育过程按照体内激素水平的调节过程以及卵泡生长的大小分募集、选择、优势化和排卵4个阶段，排卵后则形成黄体，如果未发生妊娠则黄体萎缩，开始下个周期的卵泡发育。按三阴三阳开阖枢的气化理论来认识这个过程就非常清晰了。卵泡生长过程其实是阳气生长过程，排卵则为阳气转化过程，而黄体形成和萎缩则为阳气收藏，为下个周期阳气启动奠定基础，这样与我们前面论述的分期排位正好不谋而合。由此可见，无论从阴阳两极属性以及阴阳气化运动过程，均支持以上提出的按阴阳开阖枢的月经周期排序。以下具体谈谈卵泡发育不同阶段的阳气生长化收藏的规律。

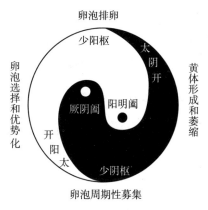

**图4-5  卵泡发育三阴三阳图**

（1）卵泡周期性的募集  发生在上个周期的黄体期以及黄体-卵泡转化期（即月经周期1~4天），按三阴三阳开阖枢图（图4-5）所示，属于由阳明向少阴的转移，是阳气潜藏的过程。阳明为阖，此时黄体萎缩，就像自然界从秋实进入冬藏的过程。阳气经阳明潜入少阴为精，少阴则藏精敛气，为下个周期的启动做准备，即卵泡的募集阶段，这是优势卵泡周期性选择的重要阶段。

（2）卵泡的选择和优势化  发生在周期的卵泡期（月经周期5~13天），当属由少阴出太阳经厥阴达少阳的时段，是阳气转枢生长的过程。少阴为枢，可将潜藏的精气转枢为卵泡生长的原动力；太阳为开，促进卵泡的选择；厥阴为阖，"两阴交尽"，优势卵泡"脱阴而出"，进入少阳持续生长。

（3）卵泡的排卵  发生在周期的排卵期（月经周期14天），当属少阳位，此时阳气作用达到高峰，卵泡成熟，具备受精能力，少阳为枢，通过少阳的转枢功能顺利排卵，并进入黄体期启太阴之开而发阳明之阖降。

（4）卵泡排出后  发生在周期黄体期（月经周期15~28天），当属太阴、阳明位，是阴生阳消、阳气肃降的过程。此处分2种情况，若发生妊娠，赖太阴脾土厚德载物，运化水谷精微，精血化气温养受精卵；若无妊娠则由太阴转阳明发挥阖降作用，阳气潜藏，阴血不固，产生月经，进入少阴，开启下个周期的转枢。

## 三、结语

女性月经周期鲜明地体现了人体的生物节律，运用阴阳理论来解释其机制得以公认。无论采用经典的周期疗法理论，还是本文以三阴三阳开阖枢理论进行讲解或另有其他理论，其实并无正误是非之分。本文的阐述其实最重要的是提供了一个思路，要动态地理解阴阳消长的变化，在任何一个阶段均存在阴阳出入消长的变化，正确理解了阴阳开阖枢，就不容易按图索骥、胶柱鼓瑟地看待阳气生长化收藏的过程。所以，当三阴三阳气机升降出入变化异常则可出现月经紊乱，并变生出阴阳寒热虚实的各种临床症状，故治疗月经周期紊乱，不应受拘于"经后滋阴、经前补阳"的藩篱，宜顺应三阴三阳开阖升降出入的动态时位，灵活使用各种方法，推动完成生长化收藏的过程，让月经恢复规律。

［杨洪艳，顾植山.《中国中医基础医学杂志》2016，22（11）：1457-1459.］

# 从三阴三阳开阖枢论治失眠

失眠是以经常不能获得正常睡眠为特征的一类疾病，常分为原发性失眠和继发性失眠。它既可以作为单独的疾病，又可以作为伴随症状出现于众多疾病中。中医治疗失眠有其独特的思路及方法，成为目前治疗失眠的一种重要方法。笔者根据顾植山老师"三阴三阳开阖枢"理论来研究失眠，体会颇深，下面对其理论渊源以及在临床应用进行分析总结。

《灵枢·大惑论》云："夫卫气者，昼日常行于阳，夜行于阴，故阳气尽则卧，阴气尽则寤。"又云："卫气不得入于阴，常留于阳，留于阳则阳气满，阳气满则阳跷盛；不得入于阴则阴气虚，故目不得瞑矣。"卫气运行规律失常，阴阳脉失调则寤寐失常，导致不寐。

《灵枢·口问》认为睡眠根本在于阴阳："阳气尽，阴气盛则目瞑；阴气尽而阳气盛，则寤矣。"这些论述都指出卫气滞留于阳经，夜晚不能尽行于阴分，阳不交阴而导致失眠。《灵枢·营卫生会》在论述不眠时也提到老年人因为"营气衰少而卫气内伐"，故而"昼不精，夜不瞑"；而少壮之人"气血盛，肌肉滑，气道通，营卫之行，不失其常"，故而"昼精而夜瞑"。综上所述，对于"不寐"的病机认识，集中体现在阴阳失衡，造成卫阳夜不归阴的病理状态。

## 一、三阴三阳开阖枢理论依据

说到阴阳，顾植山老师认为自然界的阴阳不是静态的比对，太极阴阳是一种具有盛衰变化周期的节律运动，由此演化出三阴三阳。《素问·至真要大论》黄帝曰："愿闻阴阳之三何谓？岐伯曰：气有多少异用也。"就是说：阴阳虽然能代表事物的两个方面，但是同一事物的不同阶段，其阴或阳总是有偏多偏少的不同，因此它的作用也就各不相同，所以又分三阴三阳。《素问·天元纪大论》鬼臾区曰："阴阳之气各有多少，故曰三阴三阳也。形有盛衰，谓五行之治，各有太过不及也。"

顾植山老师认为，古人将自然界阴阳气的盛衰变化理解为一种周期性的离合运动，一开一阖，一阴一阳，是一个离合运动，又叫做开阖、捭阖。《素问·阴阳离合论》云："圣人南面而立，前曰广明，后曰太冲；太冲之地，名曰少阴；少阴之上，名曰太阳；……广明之下，名曰太阴；太阴之前，名曰阳明；……厥阴之表，名曰少阳。是故三阳之离合也，太阳为开，阳明为阖，少阳为枢；……三阴之离合也，太阴为开，厥阴为阖，少阴为枢。"见图1-3。老师临证善于运用运气学说"开阖枢"理论阐述病机，认为自然界及人体之阴阳气化运动，终不离"开阖枢"。

三阳之开、阖、枢，为什么太阳为开，少阳为枢，阳明为阖？从图1-3中可以看到，太阳在东北方，冬至过后，正是阳气渐开之时，故为阳之"开"；阳明在西北方，阳气渐收，藏合于阴，故为阳之"阖"；少阳在东南方，夏至太阳回归，阴阳转枢于此，故为阳之"枢"。三阴之开、阖、枢同理：太阴在西南，夏至以后，阴气渐长，故为阴之"开"；厥阴居东向南，阴气渐消，并合于阳，故为阴之"阖"；少阴在正北方，冬至阴极而一阳生，故为阴之"枢"。

顾植山教授认为三阴三阳是阴阳学说的精髓，阴阳之气升降出入是六经的灵魂。《伤寒论》以三阴三阳为纲统领临床辨证，契合《内经》动态的天人相应思想。顾植山教授描述三阴三阳开阖枢图见图1-2。

## 二、从三阴三阳开阖枢临床论治失眠

（1）太阳为开，"太"者"初、大"也。太阳为初始之阳，其蕴含生发力量巨大，是阴气尚盛阳气始生的状态，其发于寒水之中，《内经》云："太阳之上，寒气治之。"本寒标阳，标本异气，所以从标从本，其发病不离寒水与阳气两者之间的关系。所用之方剂多以宣通阳气，温化水邪为特点，如麻黄汤、桂枝汤、大小青龙汤等方剂及其兼变症都与阳气和水液代谢息息相关。在失眠患者中最常见的卫阳郁而不展，不能交于营分的病变即发于此病变，常见的方剂如桂枝汤及其类方桂枝甘草龙骨牡蛎汤、桂枝去芍药加蜀漆牡蛎龙骨救逆汤、麻黄附子细辛汤等。

案一：某女，48岁。患失眠近3年，昼夜不得眠，纳可、二便正常。在多家医院做过检查，均未查出器质性病变，未用过西药。患病至今几乎服遍治失眠的中成药及各种口服液，中药汤剂亦百余剂，效果不佳。细问其伴有易出汗、怕风，精神略显疲惫，余无其他明显不适。舌淡红，苔薄白而色略黄，脉浮缓。乃悟此病机是因卫阳不足，卫气营气不调和所致。予桂枝汤调和营卫，滋阴和阳。川桂枝12g，杭白芍12g，生姜12g，炙甘草8g，大红枣12枚。日1剂，水煎分早晚服，并嘱患者饮食稀粥为主，忌生冷。服上药3剂后，每夜能睡3~4小时，易汗、恶风有所减轻。继服6剂，后经随访每晚能睡6~7小时，自汗、恶风亦缓解。

案二：某女，58岁。既往荨麻疹病史5年，呈慢性病程，无季节性，一年四季均有发作，间断服用氯雷他定，食海鲜可诱发并加重症状。入寐困难5年，易醒，睡眠时间短，夜寐每日2~3小时，面色萎黄，伴有头晕头痛，后颈项部酸痛，腰痛连及右下肢后部酸痛，偶有皮疹发作，纳少，食后胃胀，偶有反酸，口干，心烦易怒，便干，1~2日一行，小便调。舌质暗红，苔黄腻，脉细无力。予麻黄附子细辛汤合半夏泻心汤化裁，方药如下：生麻黄5g，制附子（先煎）10g，北细辛5g，姜半夏15g，川黄连7.5g，淡黄芩10g，淡干姜10g，枳实10g，潞党参20g，大川芎10g，独活10g，厚杜仲10g，桑寄生10g，川牛膝20g，当归10g，炙甘草10g。7剂，慢火30分钟煎取300ml，每服150ml，早晚分2次口服。二诊视患者无头晕头痛，夜寐6~7小时，诸症好转，继续服7剂后患者夜寐7~8小时，余症自愈。

按：患者素体阳虚，且长期在空调环境中工作，复感风寒之邪，太阳升发之力不足，发为头晕头痛，后颈项部酸痛，腰痛连及右下肢后部酸痛；加之患者长期情志不畅，伤及脾胃，中气虚弱，寒热错杂，阳明不降，遂成痞证。治当开太阳，降阳明。附子温里以振奋阳气，麻黄辛温，助太阳开，发汗解表；细辛归肺、肾二经，芳香气浓，性善走窜，通彻表里，既能祛风散寒，助麻黄解表，又可鼓动肾中真阳之气，协附子温里。半夏泻心汤寒热互用以和其阴阳，苦辛并进以调其升降，寒去热清，升降复常，则痞满可除，阳明得降。太阳开、阳明降、阴阳和、胃气和、眠自安。

（2）少阳为枢，少阳为阴阳动态变化的关节点，所以少阳受邪，枢机不利，郁而化火，枢机不利，阳明不阖，故失眠患者最常用的柴胡剂及其类方如加味逍遥散、柴胡加龙骨牡蛎汤、温胆汤、血府逐瘀汤等皆属此类。

案：某女，52岁，夜寐多梦5年，嗳气腹胀，食入胀加，时有自汗，口苦纳差，困倦乏力，夜尿频，大便干燥，舌质暗红，苔薄白，脉弦细。予调少阳、少阴之枢。处方：桃仁泥15g，杜红花10g，全当归10g，干生地黄15g，大川芎10g，赤芍药15g，玉桔梗10g，川牛膝15g，北柴胡10g，炒枳壳15g，炙甘草10g，14剂。复诊：服上药后，腹胀消失，嗳气未作，纳谷增进，睡眠转佳，精神振，自汗得减少，夜尿减少，晨起偶有口苦。舌质暗红，苔薄白，脉弦细。效不更方，原方再进7剂后，诸症悉愈。

按：血府逐瘀汤一方，出于王清任《医林改错》，从开阖枢角度来看，血府逐瘀汤实由四逆散、桃红四物汤和桔梗、牛膝组成。其中四物汤补血活血，主治少阴，四逆散疏肝理气，主治少阳，桔梗、牛膝，一升一降，升降相因，重在调畅气机。纵观全方，气血阴阳同调，治气、养血之功多于活血化瘀，确为少阳、少阴转枢妙方。患者有嗳气腹胀，食入胀加，口苦，夜寐多梦，脉弦细诸症，主诉看似繁杂，然无外少阳、少阴转枢失责，属血府逐瘀汤病机主治，故能枢机得转，药到病除。

（3）阳明为阖，两阳合明，其位在右，阳气虽盛，其气主降，阳明与太阴同在中焦，以中焦为轴，互为表里，脾升胃降形成一个小循环，与厥阴肝木形成一个大循环。阳明致病多以实热亢盛，邪热化燥伤津为主症，结积而成实者治用承气，亦用此急下而存阴，邪热充炽上下内外而无结实者治用白虎，以降阳明之热。

胃不和则卧不安，半夏泻心汤、半夏秫米汤。阳明病热留胸膈，热扰心神而致不得眠："阳明病……若加温针，必怵惕烦躁不得眠……栀子豉汤主之。"

"太阳主开，少阳主枢，阳明主阖"，阳明阖卫阳之气，然后通过阳跷入于阴经。《灵枢·邪客》在阐述不眠证时，认为其总体机制不外乎"邪气之客人"。凡阳明之经有热，或腑积，或食积等均为"胃"之邪气，使卫阳不能正常"阖"于阳明，最终进入阴经而停留于表，表现为不眠，或"虽睡不熟，且安静不烦"，或"欲睡而复醒"，或"欲安卧而烦闷，不能睡"。（《丹溪手镜·卷之上》）清代程钟龄《医学心悟·不得卧》提出食积引起的不卧者，宜用保和丸主治。而其重者，则宜用承气；如由痰浊阻滞者，则可用《备急千金要方》之温胆汤。胃肠内有宿便内积，肠腑不通，当荡涤肠胃，一般以三承气汤为主治之。

**案：** 女，64岁，退休工人。3个月前患者情绪波动后出现入寐困难，易醒，睡眠时间短，每天睡眠仅能达到1~2小时，心烦胸闷，抑郁不乐，就诊于大连某医院门诊，未明确心脏病诊断。曾服安定药物疗效差，近1周则彻夜不寐，伴有口干口苦，心悸，纳少，小便失禁，大便调。舌质暗红，苔黄白腻，脉弦细小滑。温胆汤和猪苓汤化裁：清半夏10g，广陈皮10g，云茯苓20g，炙甘草10g，竹茹10g，枳实10g，猪苓15g，川桂枝10g，炒白术15g，生龙骨、生牡蛎（先煎）各30g，远志10g，合欢皮15g，7剂，慢火30分钟煎取300ml，每服150ml，早晚分2次口服。二诊患者夜寐好转，能睡4~5小时，尿失禁减轻大半，纳可，二便调。继服上方7剂痊愈。

**按：** 胆为清净之府，性喜宁谧而恶烦扰。患者素体胆气不足，复由情志不遂，少阳枢机不利，阳明不降，气郁生痰，胆胃不和，痰浊内扰；郁久化热，热与水相搏，遂成水热互结，热扰心神之症。水热互结，气化不利，故小便失禁、口渴欲饮；热扰心神，则心烦不寐；舌质暗红，苔黄白腻，脉弦细小滑。为痰热内生，水热互结之征。治宜调少阳枢机，阖阳明。方中陈皮、半夏、枳实阖阳明、燥湿化痰；竹茹、猪苓、泽泻利水渗湿兼可泄热，茯苓健脾以助运湿。全方理气化痰以和胃，阳明胃气和降则胆郁得舒，痰浊得去则胆无邪扰，气化利则小便利，里热除，如是则复其宁谧，诸症自愈。

（4）太阴为开，阴气始生，其在阳位，阳气始降，其标为阴，其本为湿，中见阳明，虽为阴脏，但全赖阳气之动力，则可运化精微与布散，水湿无阳则无以运，最易得阳虚不运、水湿内停之证，治用理中汤、四逆辈治之，以温阳化气。阳虚失眠治疗中最常见以此类方助阳气之动力帮助阳明阖，另外归脾汤、干姜附子汤亦较常见。

**案：** 马某，男，68岁。入寐困难5年，伴精神倦怠，面色少华，口唇发绀，气短。自述眠差、入寐困难，梦多易醒，伴纳差、不思饮食，心悸，胸闷，胸痛，多汗，脉结代，舌淡红，苔白厚腻。此乃心脾两虚、气阴双亏所致。治宜养心健脾，补益气血。药用潞党参20g，上绵芪40g，炒酸枣仁15g，全当归、炒白术、云茯苓、远志、广木香、丹参各10g，桂圆肉5g，生姜3片，大红枣5枚。服药5剂。二诊：5剂服完，患者症状大减，入寐困难、梦多易醒症状明显好转，面色潮红，改投人参归脾丸9g，日2次，口服，1月后治愈。

**按**：此患者临床辨证为心脾两虚，气阴两亏。笔者投以归脾汤，旨在开太阴、降阳明，健脾养心，加用丹参以增强补气活血之功。

（5）少阴经为本火标阴，标本异气，少阴心肾，水火相合，精血互化，心肾相交，一统为少阴。少阴在北方，冬寒之地，但为君火，少阴热化证用黄连阿胶鸡子黄汤，虽为降君火之用但在北方；少阴寒化证方用四逆辈、真武汤等心肾水火少阴统之。此类失眠患者常用方剂如黄连阿胶鸡子黄汤、猪苓汤、交泰丸、天王补心丹、百合地黄汤等；如属寒化证则用四逆辈类方。

案一：韩某，女，61岁。2个月前因生气后入寐困难，寐后早醒，寐2~3小时，伴心烦，背部发热，午后加重，头晕耳鸣，口干口苦，易打嗝，腹胀，尿频，大便干。舌质红，少苔，脉细小弦。中医诊断：不寐（阴虚火旺）。泻心火、滋肾阴、交通心肾，方用黄连阿胶汤化裁，方药如下：炒川黄连20g，淡黄芩10g，陈阿胶（烊化）15g，炒白芍10g，上绵芪80g。7剂，慢火煎30分钟，煎取300ml，每服150ml，阿胶溶入煎好的药汁中；药稍冷，搅入鸡子黄1枚，早晚分2次口服。二诊：患者已可寐6~7小时，诸症缓解。继服上方7剂治愈。

**按**：此患为阴虚火旺而形成的少阴热化证。少阴属心肾，心属火，肾属水。肾水亏虚，不能上济于心，心火独亢于上则心中烦、不得卧。伴见口干咽燥，大便干，舌红少苔，脉细小弦等阴虚火旺的脉证。背部发热，为阴虚内热阳亢，发于阳位；午后加重，是阴虚内热阳亢，发于阳时之症。方中用黄连、黄芩泻心火，正所谓"阳有余，以苦除之"；芍药、阿胶、鸡子黄滋肾阴，亦即"阴不足，以甘补之"。患者还有乏力、头晕耳鸣、易打嗝、腹胀、尿频等症状，方用大量黄芪加入，使气升阴液分布充足。

案二：钱某，男，79岁，退休工程师。既往腰椎间盘治疗术后3年，伴排尿困难。10年前出现入睡困难，易醒，醒后难以入睡。自服中药疗效不显，近3年加重，尤其近1周来彻夜不寐，心烦，尿频来诊。查：尿常规示白细胞每高倍视野10~25个，脓细胞每高倍视野6~12个。中段尿培养示克雷伯菌生长。伴见畏热，略口渴，纳可，尿频，大便调。舌质红，少苔，舌下络脉迂曲，舌边散在小瘀斑，脉弦细数。方用猪苓汤加减。方药：猪苓10g，云茯苓15g，建泽泻10g，滑石20g，陈阿胶（烊化）10g，蒲公英20g，白花蛇舌草15g，潞党参20g，上绵芪30g。7剂，慢火30分钟，煎取300ml，每服150ml，早晚分2次口服。二诊：患者入睡佳，内心烦乱症大减，无畏热及口渴，纳可，二便调。尿常规示每高倍视野白细胞1~2个，脓细胞每高倍视野0个，上方加当归10g继服7剂痊愈。

**按：**《伤寒论·辨少阴病脉证并治》："少阴病，下利六七日，咳而呕渴，心烦不得眠者，猪苓汤主之。"患者腰椎间盘治疗术后多年，邪传入于里，化而为热，与水相搏，遂成水热互结，热伤阴津之证。水热互结，气化不利，热灼阴津，津不上承，故小便不利，口渴欲饮；阴虚生热，内扰心神，则心烦不寐；舌质红，少苔，舌下络脉迂曲，舌边散在小瘀斑，脉弦细数，为里热阴虚兼有瘀血之证。治宜利水清热，养阴活血。方中猪苓归少阴肾、膀胱经，淡渗利水。泽泻、茯苓甘淡，益猪苓利水渗湿之力，泽泻性寒兼可泄热，茯苓尚可健脾以助运湿。滑石之甘寒，利水、清热两彰其功；阿胶滋阴润燥，既益已伤之阴，又防诸药渗利重伤阴血。清热养阴，利水而不伤阴、滋阴而不碍湿。水湿去，邪热清，阴津复，诸症自除。

（6）厥阴为阖阴出阳，虽为阴经，其在阳位，体阴用阳，肝木之性，凡阳不得升、阴得不化，阴不得出、阳不得入，风从火化，寒热错杂为厥阴主证，治以乌梅丸，寒热并用，体用同调。乌梅汤、酸枣仁汤失眠患者用之皆有速效。

**案：**贾某，男，65岁。5年来每日凌晨1~2点钟噩梦惊醒，心慌，难以再入寐，如再入寐后则多梦、易醒，伴有纳差，反酸，腹胀，耳鸣，小便量少，便秘。舌质暗红，略胖大，苔厚腻，脉濡弦。患病至今几乎服遍治失眠的中成药及各种口服液，服用中药汤剂亦百余剂，效果不佳。处方：炒乌梅45g，炒川连15，炒黄柏6g，熟附片6g，川桂枝10g，北细辛6g，炒川椒3g，淡干姜6g，生晒参10g，西当归6g，川厚朴10g，淡吴茱萸3g。乌梅去核，用醋浸泡一宿；人参先煎30分钟；熟附片先煎1小时，与余药同煎30分，日1剂，2次分服。3剂后睡眠质量改善，大便通畅，5剂后睡眠明显好转，心情愉悦，身体轻健。继服3剂后痊愈，后随访1个月未再复发。

**按：**《伤寒论》第328条云："厥阴病欲解时，从丑至卯上。"厥阴病欲解时是丑、寅、卯这三个时辰，为清晨1~7时。此时深夜已过，旭日将升，自然界正处在阳气升发的阶段。作为阴尽阳生之脏的厥阴往往会在此时得到自然界阳升之助而有利于其病向愈，此时邪正相争亦最为剧烈。正能胜邪则病愈，反之则病重。患者5年来每日1~2点钟噩梦惊醒、难以再入寐，再入寐后多梦、易醒，为正不胜邪之症。"厥阴之上，风气治之，中见少阳"，厥阴为太阴少阴阴尽之时，阳气郁而发不出，郁久蕴热，扰动心脾见多梦、易醒，反酸、腹胀，耳鸣，小便量少，便秘。

## 三、结语

睡眠是阴阳之气相互潜藏出入的过程，与人体的卫气循行和昼夜节律的阴阳盛衰有密切关系。卫阳属于阳，日行于表，从阴出阳，从里走表，使睛明开，人体的状态为寤；而在夜间则又从表走里，从阳入阴，睛明阖，人体的状态为寐。

而一旦违反了这种出入规律，则人体表现为不寐。人体生理睡眠节律的维持，营卫之气的正常运行，机体阴阳调和是根本。《灵枢·卫气行》记载卫气由阳入阴的最后两条经脉是足阳明、手阳明，而"太阳主开，少阳主枢，阳明主阖""三阴之离合，太阴为开，厥阴为阖，少阴为枢也"。阳明阖卫阳之气，然后通过阳跷入于阴经。可见阳明不能阖是失眠治疗之重要因素，影响阳明不能阖的原因有太阳、太阴开机不佳，少阳、少阴枢机不利，阳明、厥阴的升降失常，本研究通过"三阴三阳开阖枢"理论在临床治疗失眠中取得了良好的疗效。由此联想到山西老中医李可治疗内科急危重症疑难病，常用六经辨证而获奇效。他的体会是："伤寒六经辨证之法，统病机而执万病之牛耳，则万病无所遁形。"笔者认为"三阴三阳开阖枢理论"是伤寒六经辨证之机要，是否可以应用于临床各种疾病，以后还有待进一步探讨。

[ 江红.《光明中医》2016，31（19）：2777-2781. ]

# 顾植山谈六经病 "欲解时" 及临床应用

有关《伤寒论》六经病 "欲解时" 问题，历代医家间有阐发，但论述的落脚点都是围绕 "欲解"，或阐其所主时辰，或释其所解之因。例如清人柯韵伯认为 "巳未为阳中之阳，故太阳主之" "脾为阴中之至阴，故主亥、子、丑时"；张志聪认为 "日西而阳气衰，阳明之主时也，从申至戌上，乃阳明主气之时，表里之邪欲出，必随旺时而解"；陈修园认为六经之病欲解 "亦可于其所旺时推测而知之"，主张 "值旺时而解矣"。

各家大都被 "欲解" 束缚，对 "欲解" 不解甚而症反加重，或在 "欲解时" 节点出现一些病症的情况未能深入思考。因 "欲解时" 而病症自解的情况临床并不常见。《伤寒论讲义》云："论中六经皆有欲解时一条，因尚不能指导临床，当存疑待考。"六经 "欲解时" 这一非常重要的理论变得无关紧要，研究《伤寒论》者对此多置而不论。

重视 "五运六气" 是龙砂医学流派的一大特色，历代龙砂名医对 "五运六气" 理论的研究和应用著述颇丰。该流派代表性传承人顾植山教授对《伤寒论》"六经" 及其 "欲解时" 见解独到，将 "欲解时" 释为 "相关时"，广泛应用于临床辨证施治，取效卓著。今就笔者多年来与顾植山老师讨论所闻，结合临床实践，酌加个人理解，概述如下：

## 一、"六经辨证" 实为 "六律辨证""六气辨证"

《伤寒论》中本无 "六经" 之名，仅见太阳病、阳明病、少阳病、太阴病、少阴病、厥阴病，是为三阴三阳 "六病"。自宋人朱肱倡 "六经" 说始，后人以 "六经"代称三阴三阳"六病",已为约定。

柯韵伯《伤寒论翼·序言》说："原夫仲景之六经，为百病立法。"恽铁樵《伤寒论研究》言："《伤寒论》第一重要之处为六经，而第一难解之处亦为六经，凡读《伤寒》者无不于此致力，凡注《伤寒》者亦无不于此致力。"

顾植山认为，讨论"六经"实质，关键在对"三阴三阳"的理解，在对气化"开、阖、枢"理论的掌握。张志聪《伤寒论集注·伤寒论本义》在阐述六经时言："此皆论六气之化本于司天在泉五运六气之旨！"古人把天地间的盛衰变化理解为一种"橐"运动。老子《道德经》说："天地之间，其犹橐龠乎？"橐运动一开一阖，出现"开、阖、枢"三种状态。《素问·六节藏象论》说："其生五，其气三；三而成天，三而成地，三而成人。"故顾植山认为"三生万物"之"三"是开、阖、枢，而不是有些人讲的天、地、人。阴阳各有开、枢、阖，就产生了"六气"。《内经》命之曰太阳、少阳、阳明、太阴、少阴、厥阴。开阖（又称"离合"）运动又与时间周期相关，《史记·历书》言："以至子日当冬至，则阴阳离合之道行焉。"

橐运动产生"龠"律，古人通过"葭管飞灰"发现了时间周期的六律六吕。顾植山认为"六律六吕"是自然界万古不变的基本"律"，《伤寒论》"六经"之所以能"钤百病"，实因其遵循了时间周期的基本"律"，"六经"实即"六律"之意；"六经"之"经"是"经纬"之"经"。

《素问·阴阳离合论》对开、阖、枢产生六气的时空定位有完整的论述："圣人南面而立，前曰广明，后曰太冲；太冲之地，名曰少阴；少阴之上，名曰太阳……广明之下，名曰太阴；太阴之前，名曰阳明……厥阴之表，名曰少阳。是故三阳之离合也，太阳为开，阳明为阖，少阳为枢……三阴之离合也，太阴为开，厥阴为阖，少阴为枢。"详见图示（图1-2）。

结合"开、阖、枢"图示看，太阳居东北寒水之位，时序"正月太阳寅"，故配寒水；太阴居西南坤土之位，时序长夏主湿，故配湿土；阳明居西北乾金之位，时序秋燥，故配燥金；厥阴居正东风木之位，时序属春，故配风木；少阳居东南巽风生火之位，时序初夏，故配相火；少阴居太冲之地，虽正北寒水，但与正南君火子午相应，标阴而本火，故配君火。这样"三阴三阳"与"六气"的关系就明晰了（图1-4）。习惯讲的"六经辨证"实质就是以"六律""六气"为标准的辨证法则，亦可称"六律辨证""六气辨证"。

## 二、"六气"理论指导经方确立仲景"医圣"地位

宋以前方书众多，当时与张仲景《伤寒论》齐名的尚有其他方书，如宋人孙兆等在校订《外台秘要·序》中指出"古之如张仲景、《集验》《小品》最为名家。"林亿、高保衡在校订《备急千金要方·后序》言"究寻于《千金方》中，则

仲景之法十居其二三,《小品》十居其五六"。

张仲景创作《伤寒论》的理论体系是五运六气理论。用三阴三阳"六气"思想来指导经方的应用是张仲景在理论上最大的贡献,抓住了"三阴三阳",能提纲挈领,执简驭繁。

逮至北宋运气学说成为显学,北宋嘉祐二年宋政府编修院置校正医书局,对经典古医籍进行校正和刊刻印行,所校订医书中以"嘉祐八书"为代表,方书选定的是张仲景基于三阴三阳"六气"理论创作的《伤寒论》,因此《伤寒论》脱颖而出,得到广泛传扬,张仲景"医圣"的地位也由此确立。

## 三、"欲解时"是厘定分辨"六经"的时间节点

《伤寒论》中的辨证是多维度的,是"病脉证并治",即辨病、辨脉、辨证相结合。辨"病"是辨三阴三阳,张仲景辨三阴三阳的一个重要特色是辨"欲解时",通过"欲解时"来判断三阴三阳的归属。

脉、证是疾病所表现出来的"象"态,"开阖枢"是时相,"欲解时"是厘定分辨"六经"的时间节点,抓住这个节点,对于判定证候的六经归属具有特殊意义!

惜乎仲景未详述"欲解时"临床运用,后人不甚明了,致使千年以来鲜有和韵。

## 四、六经病"欲解时"源于"开阖枢"时空定位

### 1.《伤寒论》六经病"欲解时"条文

《伤寒论》六经病"欲解时"原文分载于第9条、193条、272条、275条、291条、328条。具体如下:"太阳病欲解时,从巳至未上"(9);"阳明病欲解时,从申至戌上"(193);"少阳病欲解时,从寅至辰上"(272);"太阴病欲解时,从亥至丑上"(275);"少阴病欲解时,从子至寅上"(291);"厥阴病欲解时,从丑至卯上"(328)。

### 2.六经病"欲解时"实为"相关时"

六经"欲解时"提出的是和三阴三阳相关的时间节点问题。顾植山对六经病"欲解时"的独到见解为"相关时"。"相关时"不是"必解时",可以"欲解"而"解",也可以"欲解"而"不解",还可能因"相关"而在该时间点出现一些症状的发生或加重。

六经"欲解时"是依据《内经》开阖枢理论对三阴三阳的时空定位来的,参照"欲解时"判定证候的六经属性,并据此遣方用药,常取得良效甚至奇效,已经在临床得到广泛验证。

## 五、六经病"欲解时"临床运用体会

### 1.厥阴病"欲解时"的特殊临床意义

对于厥阴病历来争议较多，近人陆渊雷认为"厥阴病篇竟是千古疑案"，认为"无可研索"，甚至否定。柯韵伯则感叹"六经以厥阴最为难治"。但运用欲解时理论后，我们发现临床上厥阴病并非少见，治疗也不复杂。

依据厥阴病欲解时与厥阴的相关性，凡在夜间丑时（下半夜1点到3点）症状出现或加重者，多考虑属厥阴病，用厥阴的代表方乌梅丸治疗，每能收到意外效果。近年来，见到顾植山老师据厥阴病欲解时用乌梅丸治疗的病种十分广泛，包括盗汗、失眠、胃痛、咳嗽、哮喘、泄泻、头痛、无名背热、肺癌、不孕症等不下数十种，涉及肝、心、脾、肺、肾各系统多种疑难杂病，其临床疗效足以让人叹服此方的神奇！

对于乌梅丸，自清代以来，诸多医家对此提出异议，有认为乌梅丸为厥阴病主方，适用于上热下寒证的治疗。但也有对此方有贬无褒者，如伤寒大家舒驰远曾评论此方"杂乱无章，不足为法"，甚至发出"乌梅丸不中之方，不论属虚属实，皆可主也"；《汤头歌诀》《医方集解》等方书及现行通用的《方剂学》教材等都将乌梅丸列为"杀虫剂""驱虫剂"的首方，忽略了其作为厥阴病主方的意义，使乌梅丸在胆道蛔虫症已少见的当代临床中成了一张冷方。对六经"欲解时"的解读，破解了对"千古疑案"厥阴病的认识，也激活了千古名方乌梅丸。

为何厥阴病的"欲解时"运用机会更多呢？因厥阴为两阴交尽，阴尽阳生，阴阳转化之时。在六经传变中，厥阴为病程演进的最后阶段。把握住厥阴的时间节点，助推气化由阴出阳，则疾病得愈。故厥阴病欲解时在临床上运用机会最多。

### 2.辨"欲解时"需结合平脉辨证整体分析

顾植山老师认为，《伤寒论》不是简单的"辨证论治"，而是通过辨证、辨脉、辨时相结合来达到辨病（确定病在三阴三阳的何经）的目的。其中看"欲解时"是张仲景辨时定经的重要特色。

由于辨欲解时只是《伤寒论》辨六经病的方法之一，所以对"欲解时"的临床运用不能刻板拘泥，还需结合平脉辨证整体分析才能更准确。例如用乌梅丸时若仅仅只依据欲解时，就会有时效果很好而有时又会没有效；若能结合《伤寒论》326条"厥阴之为病，消渴，气上冲心，心中疼热，饥而不欲食，食则吐蛔，下之利不止"，对同时伴有口渴、手足厥逆、寒热错杂诸证之一者使用，疗效就更有把握。

### 3.三阴经"欲解时"应用更注重其起始时点

太阴、少阴病"欲解时"重叠于"子丑"；少阴、厥阴病"欲解时"重叠于"丑寅"；三阴经病"欲解时"共同重叠于"丑"时。如何把握三阴经的时间重叠问题? 顾植山对三阴经病"欲解时"的应用经验,认为每经欲解时的第一个时辰意义更大,即太阴病欲解时以"亥"时为要、少阴病欲解时以"子"时为要、厥阴病欲解时以"丑"时为要。

曾见顾植山老师治疗一盗汗患者。王某,女性,53岁,自汗、盗汗5~6年,昼夜不停,汗如水洗,汗出身凉,肩背冷痛,夜间喉中干如撕裂,膝软无力,大便黏滞。首诊予当归六黄汤合乌梅丸,盗汗未有明显改善,复诊询知每至半夜子时起即盗汗,遂从少阴病"欲解时"治,施以黄连阿胶鸡子黄汤,投剂辄愈。处方:炒黄连6g,炒黄芩10g,炒杭芍10g,紫油桂2g(后下),东阿胶10g(烊化),鸡子黄1枚。

### 六、六经病"欲解时"用之得当妙不可言

顾植山曾治疗一女性患儿,7岁,山东人,自2009年因鼻衄反复发作,伴全身皮下瘀斑,诊断为血小板减少性紫癜。患者血小板(PLT)最低至$3 \times 10^9/ L$,多次住院给予激素冲击、输入血小板等对症治疗,患儿对激素治疗不敏感。2012年6月16日,因血小板再次下降严重来诊,时患儿大便偏干,时有鼻衄。顾植山老师询问知其鼻衄常在下午发作,并有大便干,遂从"阳明病欲解时"治,予承气汤法。处方:制川军6g(后下),川厚朴6g,炒枳实8g,炙甘草6g,7剂。2012年6月27日复诊:奇迹发生了,服上方后患儿鼻衄未再发生,大便转畅,诸症平稳,复查血常规提示PLT $89 \times 10^9/ L$。后以承气等合方出入善后,病情稳定。

笔者曾指导同道用"欲解时"理论治疗1例特发性血小板减少性紫癜患者,患者为老年病患,有多种基础病,血小板反复低下10余年,每1~3个月就需住院治疗,反复用激素或丙种球蛋白冲击治疗,收效不佳。2014年10月再次住院,当时PLT $12 \times 10^9/ L$,患者有下半夜易醒的症状,醒后有口干、耳鸣,舌红苔薄,脉象不详,笔者根据"厥阴病欲解时"经验,建议用乌梅汤原方,附片量小用3g,乌梅60g,头煎药睡前1~2小时服,2剂后,睡眠明显改善、夜间不再醒、耳鸣消失,复查血常规示PLT $25 \times 10^9/ L$,1周后,再次复查血常规示PLT $60 \times 10^9/ L$,此后间断服药,半年后血常规尚稳定,未再住院。

有关六经病"欲解时"的临床运用,实际上是基于运气病机理论的实践与深化,是基于对"开阖枢"时相、时机的把握,更能体现中医天人相应的特色;基于六经病"欲解时"指导临床可以有效提高临床疗效,值得深入探索和实践。

[陶国水.《时珍国医国药》2017,28(7):1707-1709.]

## 顾植山教授"三阴三阳太极时相图"的启示

《内经》云:"阴阳者,天地之道也,万物之纲纪,变化之父母,生杀之本始,

神明之府也，治病必求于本。"本者，阴阳也。名医张景岳云："凡诊病施治，必须先审阴阳，乃为医道之纲领，阴阳无谬，治焉有差？医道虽繁，而可以一言蔽之者，曰阴阳而已。故证有阴阳，脉有阴阳，药有阴阳……设能明彻阴阳，则医理虽玄，思过半矣。"足见阴阳在中医理论体系中的地位。然现行《中医基础理论》教材中，对阴阳的定义是"对宇宙中相互关联的事物或现象对立双方属性的概括"，归纳为纯粹的哲学概念。笔者不敢判定此定义对错。但基于此定义来通读《内经》时，总感觉无法透彻理解原文的实意。如"夫四时阴阳者，万物之根本也，所以圣人春夏养阳，秋冬养阴，以从其根，故与万物沉浮于生长之门"。笔者有幸拜顾植山为师后，通过学习顾植山教授的"三阴三阳太极时相图"和阴阳"开阖枢"理论，发现古人"大道至简"之说，实不欺人。

## 一、古太极图是对自然气化规律的精确阐述

顾植山教授所用太极图是古太极原始实测图，所含的信息更为丰富，更符合天地阴阳的实际规律，揭示出阴阳概念的科学基础。据考证，古太极图可追溯到南宋初年四川张行成的"易先天图–浑天象"图。至明万历年间四川来知德，在《易经来注图解》著有"先天画卦图"和"心易发微伏羲太极之图"。乾隆年间编撰的《钦定四库全书》中，收编有康熙年间浙江德清经学家胡渭《易图明辨》的古太极图和天地自然之图。这几位名家所用均是古太极图（图2-10）而于今散见于书刊的、两个半圆合成的阴阳鱼图案都不是太极图，是晚清以来世人不明太极图的正确画法而作出的错误简化。如此丢掉很多内在的信息，实在让人惋惜。

《内经》的阴阳是对自然界气化规律的高度概括，"故积阳为天，积阴为地。阴静阳燥，阳生阴长，阳杀阴藏。阳化气，阴成形"。自然中阴阳二气上下升降交换、循环无端的运行，故"天气下降，气流于地，地气上升，气腾于天，故高下相召，升降相因，而变作矣"。

现代科学认为，一天中太阳辐射最强时，地面获得太阳热量最多的时刻是在午时。但此时，地面得到的太阳能量比地面失去的热量要多，直到未时地面实际气温才达到一天中的最高值，申时温度开始下降。同理，夜间温度最低的时刻在丑时，寅时开始增高。一年中太阳南北回归线的移动，造成四季的产生，亦是同样的原理。

古代天文学是古代科学之源，历法与天文学的发展是紧密相联的，中国是世界上产生天文学最早的国家之一，也是最早有历法的国家之一。远在5000多年前，中国就有了阴阳历。据载西周时期，天文学家用圭、表测量日影，确定冬至、夏至和一年的二十四个节气。因此，二十四节气准确描述一年气温的变化规律，是基于古代实测基础上的总结，直到今天还在农业上广泛应用。日晷长度在冬至时最长，随节气的变化而逐渐减短，当节气到达夏至时阴影长度为最短。将

二十四节气外化为圆周，将日影部分涂上灰颜色，二十四个节气阴阳日晷雷达坐标图就成了日晷太极两仪图，而宋代周敦颐所传太极图相对而言，包含的内容则少些。因此，中医将古代天文学的阴阳理论纳入中医理论体系，实是有着科学的基础。

## 二、三阴三阳内涵小议

### 1.三阴三阳是阴阳气化的离合

依据《素问·阴阳离合论》的论述，顾老认为，三阴三阳表述的是自然界阴阳离合的六种状态。《史记·历书》说："以至子日当冬至，则阴阳离合之道行焉。"《道德经》云："道生一，一生二，二生三，三生万物。万物负阴而抱阳，冲气以为和。"三阴三阳的划分是以一年中阴阳气的盛衰变化为依据的，阴阳各一分为三，合而六之。

《素问·至真要大论》载："帝曰：愿闻阴阳之三何谓也？岐伯曰：气有多少异用也……鬼臾区曰：阴阳之气各有多少，故曰三阴三阳也。"所以三阴三阳的划分是以阴阳气的多少来划分的。开阖枢为阴阳二气三阴三阳转化之门户，如出入之从门。太阳为阳之初，即是开，少阳为枢，阳明是阳之"阖"，亦是由阳阖入阴的过程。太阴为阴之初，即是开，少阴为枢，厥阴是阴之"阖"，亦是阴阖入阳的过程。太阳居左，太阴居右。太阳之开外升，阳明合之；太阴之开内降，厥阴合之。太阳承厥阴之合而升，太阴承阳明之合而降。阴阳相合，祖气互根也。若阴全从左升，阳全从右降，则阴阳打成两截，不成合抱之形，反有欲脱之势矣。升降之轴，枢机所在：少阴君火以明于上，阴从外生也，主降敛；少阳相火以位于下，阳从内生也，主升散。若无火力推动，万物即成静止，无限生机不显，生克制化全息矣。阳在外主入，阴在内主出。枢为转动之轴。枢机不转，则开阖不利，升降不调，痞塞不通。没有阳化气，也就没有阴成形。气化在先，成形在后，正邪莫不如此。正之形为精华，邪之形为糟粕。天人相应人体阴阳变化规律亦是如此。

### 2."太"字释义

对于"三阴三阳的划分是以阴阳气的多少来划分"这一论点，似乎没有太大的争论。但是如何划分却是历代医家争论之焦点。如将"阳明"解释为"太阳""少阳"二阳合明；将"厥阴"解释为"太阴""少阴"之气交尽；太阳是阳之极盛；太阴为阴之极盛等，众说纷纭。若基于五运六气理论重新审视，这些说法是需要商榷的。顾老亦提出"太阳病所显病症为什么不是阳气最多，太阴病所显病症为什么不是阴气最多"的疑问。

《康熙字典》对"太"的解释："【集韵】他盖切，音汰。【说文】滑也。一曰大也，通也。按经史太字俱作大。"故一直以来，我们认为太阳、太阴代表是阴阳量的最多和最少。但是顾老指出太阴、太阳的"太"字，不是"最大、最多"，而是"初始，开始"之意。《列子》曰："太易者，未见气也；太初者，气之始也；太始者，形之即时也；太素者，质之始也。气形质具而未相离，故曰浑沦。浑沦者，言万物相浑沦而未相离也。"阴阳相离之初，曰"太"也。《康熙字典》对"大"的解释："【正韵】度奈切，音汰（与太叠韵相通，故可通用）……【则阳篇】天地者，形之大。阴阳者，气之大。又初也。"因此，顾老所说实有根源。如此理解，再来看阴阳离合图，就能得到比较完美的解读。

若结合运气七篇中的"标本中气理论"则更能非常明显的看出三阴三阳与六经的关系。太阳标"阳"，其本为寒水。标本不一，故从标从本。太阴标"阴"，其本为湿土，标本相同，故从本也。因此，若不能正确理解看待五运六气理论，了解阴阳气化的标本从化规律，则很难正确、全面地理解伤寒六经的内涵和体系。

### 三、三阴三阳"开阖枢"与伤寒六经动态关系

阴阳是互为根本、相互为用的，故《内经》云："阴在内，阳之守也，阳在外，阴之使也。""阳生阴长，阳杀阴藏。阳化气，阴成形。"阳主动，以气为用；阴主静，以形为显。"升降出入，无器不有"。顾老"三阴三阳时相图"通过"开阖枢"为我们阐述清了阴阳的互用关系、升降出入，以及与六经的联系。顾老认为《伤寒论》六经的实质是三阴三阳。三阴三阳的升降出入是六经的具体体现。

太阳为"开"，阳之始也。《伤寒论》的麻黄汤、桂枝汤是针对太阳病的代表方，"风伤卫"有汗用桂枝汤，"寒伤营"无汗用麻黄汤。

阳明主阳之"阖"，金曰从革，不从革则可化生燥热，白虎汤主之。若阳明失降，可引起腑实证，承气汤"泻下存阴"。

少阳为枢，枢转阳气入阴。故少阳小柴胡汤证是少阳枢转不利，阳不入阴所致。小柴胡汤中，半夏助阳明之阖，人参助太阴之开，柴胡引厥阴出阳，黄芩清其郁热，实在精妙。若少阳枢转不利太阴不开，则柴胡桂枝干姜汤主之；兼太阳中风，予柴胡桂枝汤；兼阳明不阖则大柴胡汤主之。

若少阴枢机不利，则用四逆汤。附子、干姜化阴为气，正所谓"阳化气，阴成形"。但是需要注意，阴精不足，无以化阳，则肾气汤主之。

厥阴主"阖"，阴之阖、阳之出也，当归四逆汤可助厥阴中的阳气出厥阴。若厥阴失"阖"，阴阳气不相顺接，乌梅丸主之。乌梅、当归养肝之体，附子、川椒助精化阳，若阳气升发失当，以黄连、黄柏清火敛阳，则阴阳气得以顺接。

因此，顾老认为三阴三阳既是对自然界阴阳离合的六个时空段的划分，也是对人体气化六种状态的表述，是六经实质之所在。

### 四、三阴三阳时相图与脉诊

脉诊在中医四诊中的重要性怎么强调也不过分。《内经》云："色脉相合,可以万全。"国医大师李士懋先生认为脉诊在四诊中的权重应该占到80%~90%。因此,为医者必须重视脉诊的学习。

中医脉诊自《难经》以后基本采用独取寸口的方法。两手左右寸、关、尺分别对应人体不同脏腑。虽然不同的医家对配属脏腑存有争议,整体来看还是统一的。但是在指导临床上,则分别较明显。如人体阳气左升右降,有"左为阳,右为阴"之说,故认为左手指示人体阳气的状态,右手为阴气的状态。然古籍又云"人身左半身血分所主,右半身气分所主",故左手为阴,右手为阳。表面看来是古人之偏见,各执一端,但依据顾老三阴三阳时相图,两种截然相反的观点实是相通的。

脏属阴,腑属阳。六经三阳到三阴是由表入里的传变过程。太阳寒水,易受寒邪侵袭。太阳主开,寒主收引,故脉为紧;厥阴风木,易感受风邪。厥阴为阖,风性开泄,故脉为弦。故风寒之邪多在左手脉验之。太阴湿土,易受燥邪侵袭。太阴主开,燥性干涩,故脉为涩;阳明燥金,易受火热侵袭。阳明主阖,火性炎上,故脉为洪大。然少阳与少阴皆为"枢",少阳枢转阳入阴,少阴枢转阴入阳。故少阴应寸为心,少阳应尺为命门,易受寒热侵袭。这样似乎能够比较好的将传统脉诊与三阴三阳时相图结合起来。明代医家李士材将运气理论与脉诊结合起来,以预测疾病的发生、预后,值得我们深入研究和实践。

然阴阳互根互用。阳升阴长,故左侧太阳、少阳之升,必须有厥阴配合才得以生。阳杀阴藏,故右侧太阴、少阴之降,实是藏阳明之阳。正因为此,治则上古人提出,阴盛汗之则愈,下之则亡;阳盛下之则愈,汗之则亡。顾老三阴三阳时相图将阴阳关系展现地非常清楚。若能领会于心,圆机活法,临床则能触类旁通,避免"实实虚虚"之弊。

以上几点是笔者拜师顾老后,通过学习其运气理论和医学思想的一点所得。由于文字水平有限,感觉很多地方表达得不尽人意,更是担心有错误之处,故行文至此,俟诸高明不吝赐教。

[王雷,明子荐.《中医学报》2017,32(6):971-974.]

## 运气理论与治未病思想指导膏滋方运用

随着膏滋方在临床上逐渐推广应用,膏滋方治疗慢性病、调治亚健康的功效已经逐步被认同。然而,作为治未病非常重要的方法之一,膏滋方冬藏精思想以及治未病内涵如何在处方思路中得到体现，在普遍意义上尚处于不被熟知和了解的阶段。笔者通过多年实践以及跟师龙砂医学流派代表性传承人顾植山教授临证，对运气理论与治未病思想指导膏滋方临床应用略有感悟。近日，因追访服用膏滋方患者疗效，发现有位患者已近5年未复发。随着斗转星移，运气更迭，当年看不懂的方子，今天回顾品味起来忍不住赞叹天人合一力量之神奇与中医治未病思想之高超。在此分享顾植山的一则典型案例，以飨读者。

患者，女，丁未年生人，于2011年10月28日初诊。

患者每至秋冬之交无明显诱因发生刺激性干咳，无痰，往往因咽痒气冲而发生阵咳无法停止，气促而欲呕。每于讲话过多或者夜间3点左右咳醒，且临床表现最重。病史约6年，每年发生约持续2个月。既往常以小柴胡类制剂加减可缓解，本次发生服用柴胡类、清肺润燥类方剂均无以缓解。月事常年提前。近半年，月事提前而量多如崩。多梦，饮食、小便正常，大便不调，时而便秘、时而腹泻。舌质偏红，舌苔薄黄腻。两尺沉细，右寸浮大弦。理化检查：排除呼吸道炎症及肺癌，诊为气道压力高、慢性胃炎、轻度贫血症。激素水平正常。

时值辛卯年五之气，顾植山予以秋膏处方如下：

阿胶（烊化）125g，龟甲胶（酒炖）78g，菟丝子（盐水炒）150g，大红枣（去皮核碎）120g，紫檀末（后下）30g，鹿茸（另酒炖）30g，北五味100g，炮附子40g，盐巴戟120g，山萸肉100g，炙紫菀100g，熟地黄100g，厚杜仲100g，麦冬100g，天冬100g。饴糖500g，文冰300g收膏。

2011年12月26日二诊：经服秋膏后，患者月事已趋正常，咳嗽气促之症未有发生，舌苔亦净，唯脉重取仍乏力，右寸亦还浮大，金气未能尽收敛之功。冬膏拟益肾敛金，来年发生之际，更宜滋水涵木，强土制风，预作绸缪。处方：

阿胶（烊化）125g，龟甲胶（酒炖）78g，盐菟丝子150g，大红枣（去皮核碎）120g，肉桂末（兑入）30g，花旗参（另炖）100g，北五味100g，干生地200g，熟附片40g，鹿角霜100g，厚杜仲100g，山萸肉100g，盐巴戟120g，怀山药200g，天冬120g，麦冬100g，炙远志100g，全当归100g，粉丹皮45g，地骨皮200g，炒杭芍120g，茯苓120g，炒知母45g，炒黄柏30g，女贞子120g，墨旱莲200g，白术150g，制首乌200g，白蒺藜150g，北沙参150g，枸杞100g，炙桑皮120g。饴糖500g，文冰300g收膏。

随访发现服用冬膏并未有上火症状，咳嗽气促及月事已调，诸症皆减。自辛卯年（2011年）至丙申年（2016年）未再发作。

## 分析与体会

2011辛卯年，岁水不及，阳明燥金司天，少阴君火在泉，金火合德，多阳少阴之年。再来看患者体质倾向。患者生于丁未年，天干符号为丁，为木运不及之年。可见患者体质兼具弱木与金气偏旺两种因素，使得金木关系严重失调。因此患者体质兼具"少角"与"判商"，易出现木、土、金病机变化。

患者金木失调的体质遇到涸流之际藏令不举、焰浮川泽的情况，就引发了严重的气机升降失常表现。辛卯五之气，右寸反浮弦大，金令不行，"判商"当道，弱木来复，气上冲胸而见咳嗽连连，频频欲呕。证似肝胃之气上逆，实则蕴含弱木引发"化气乃扬"之机，故见月事频频，量多如崩。此种崩漏，非固摄无力，实乃焰火内灼、收敛无权。既往以柴胡剂奏效，是对患者体质偏差有一定纠正。但遇到水运不足之年，情形自然不同。又见两尺沉细，实乃辛卯年五之气天象之反映。寸脉大，舌红苔薄黄腻，为藏令不举、焰浮川泽、相火浮越之象。通过分析本案，可知核心病机为金令不行、化气过扬、相火浮越。法宜治以咸寒，佐以甘苦，以酸收之，以苦发之。

本案冬膏以辛卯年天干方五味子汤加地支方审平汤合方，酌加咸凉辛苦助金之品，巧妙地把握天—人—邪及时空的动态关系，共奏滋水涵木、扶土抑木之效。虽无大量止咳、止血对症治疗之品，然在动态整体观下结合天机、病机、时机系统处方，诸症皆减。辛卯之岁，阳明司天，少阴在泉。病机要点为水运不足，金燥火烈。缪问关于陈无择的五味子汤的方解谓："六辛年岁水不足，湿乃大行。"然阳明燥金司天，"淡渗逐湿则伤阴，风药胜湿益耗气，二者均犯虚虚之戒"。"辛年主病，腹满，身重，寒疡，足痿，浮肿……肾中之阳弱，少火乏升华之权，则濡泻。肌肉失温煦之运，湿乃着而不流，入气分则为身重，入血分则为寒疡。肾中之阴弱，则痿痛而烦冤。"审平汤以"咸以抑火，辛苦助金"为原则组方，处处体现治未病思想。

冬令膏滋方是以藏精化气为主旨。但是，不同干支年的"藏"法是不一样的，这就需要在运气理论指导下把"冬藏精"思想和"治未病"思想有机的结合起来。笔者注意到，本案时值冬令，附子用量与秋令时相同而并无增大。若从秋膏饮片总量与冬膏饮片总量比较来看，附子用量几乎减半。为什么水运不足之年附子用量反而不大？深入思考辛卯年末与来年壬辰年初之气的运气特点，发现顾植山膏方立法用意乃在于阴中求阳以滋水涵木，温煦肾水而无发生之纪年初风火相煽"病温"之虞，精妙地将龙砂膏滋方治未病思想在理、法、方、药各个层面展开。

阴阳开阖，枢机为要。化气过扬则收令过早，若金不能降，水不能藏，则生发必然无源。冬藏精如何藏？必先岁气，勿伐天和。判商当道不宜强降，而要调整枢机之位。遇金燥火烈之时，必引火归原，立法为"咸以抑火，辛苦助金"。若苦寒相加，必伤阴留湿，形成伏邪，而成下工之医源性、药源性损害。

（翁超明.《中国中医药报》2016年10月20日第4版）

# 因时识宜　随机达变

## ——顾植山五运六气临证学术思想管窥

现在有人一谈到运气方，就拘泥于《三因司天方》的十六首运气方，实际上《三因司天方》仅仅给了我们十六个套路，不可拘泥，更不能呆板使用。只要抓住了运气病机，按运气思路运用，则不论时方、经方皆为"运气方"。

所谓病机，一则为运气病机，二则为时机、时相。据此临床将不同病症归于六经时相论治，疗效卓著。

把五运六气看作六十干支的简单循环周期，仅据天干地支就去推算某年某时的气候和疾病，这样的机械推算是不科学的，违背《内经》运气学说的精神。基于运气病机理论运用运气方，必须做到"因时识宜、随机达变"，唯此方能圆机活法，受用临床。

顾植山为龙砂医学流派代表性传承人，他全面继承了龙砂医学流派"重视《内经》五运六气理论的临床运用；重视《伤寒论》经方，运用《伤寒论》六经理论和结合辨体质指导经方应用；基于肾命理论运用膏方养生'治未病'"的三大流派特色，尤其在五运六气研究方面，建树颇丰。笔者有幸跟随顾植山学习，寒暑移易，迭经十六载，获益良多，今值先生从医50周年之际，不揣浅陋，将先生运气临证经验初作梳理，以资纪念。

运气学说是古人探讨自然变化的周期性规律及其对人体健康和疾病影响的一门学问。运气学说是中华先民智慧的结晶，是打开中华文明宝库的钥匙。

顾植山多年来沉潜运气学说研究，认为《内经》的理论基本建立在五运六气基础之上，运气学说关乎中医基础理论的方方面面，丢开运气学说许多中医"悬案"都解释不清了。顾植山尝言"将被湮没的传统文化进行发掘，就是创新；将被后人曲解的中医药理论重新解读，修正现行错误模型，就是创新，而且是首要的、更重要的创新"。目前的中医基础理论需要用五运六气来重新认识其构架原理，此外，运气学说不仅可用来预测"疫病"，对中医临床更有重要指导作用。这也是顾植山多年来矢志研究传承、应用推广运气学说之目的。

针对运气学说不存不废的尴尬局面，顾植山认为重新、客观、公正认识运气学说，让这门学说指导临床实践，为中医临床提供一种更符合中医原创思维的思辨方法，可以提高临床疗效，中医药不仅仅需要"简便廉"更需要"验"。多年的临床实践已证实，在运气理论指导下常常收到速效、高效甚至奇效。

## 一、临床实践是证效运气学说的一剂良药

著名中医学家方药中先生曾说:"五运六气是中医基本理论的基础和渊源。"然而,运气学说涉及医学、天文、气象、历法等多方面知识,理论复杂,推演烦琐,后世运用多硬套公式,机械推算,"及拘者为之,则牵于禁忌,泥于小数,舍人事而任鬼神",将运气学说简单化、机械化、神秘化,甚至庸俗化,故而在学术界一直是褒贬不一,使这门千古绝学蒙冤不浅,也使得这门科学在中医学理论中被误解最深、传承亦最为薄弱。

顾植山常说,对于五运六气科学与否,有用与否,不需要也没有必要和别人打口水仗,需要在临床中不断体验、感悟、积累,方能自有判别,摒弃疑问,笃信不疑,"实践是检验真理的唯一标准"。

宋代琼瑶真人《针灸神书》卷一《琼瑶神书天部》说:"凡医人一要识字,二要晓阴阳,三通运气,谓之明医。医不识字,不晓阴阳,不通阴阳,谓之盲医……"

历史上一些早年对运气学说持异议的医家,随着临床的不断深入,观念会发生改变,如王肯堂早年博采众长,编撰《证治准绳》,列证最详、论治最精,详于理论,为集明以前大成者,所论各科证治,条分缕析,平正公允,晚年在《医学穷源集》中发出"运气之说,为审证之捷法,疗病之秘钥"之感叹。

再如,明代缪希雍曾在《神农本草经疏》中专设"论五运六气之谬"一章批判运气学说,认为运气学说"杂学混淆",以之治病"譬之指算法""无益于治疗,而又误乎来学""天运气数之法,而非医家治病之书",但是,到了晚年,缪氏的运气观发生了很大的转变,其后人清代缪问在注解《三因司天方》"凡例"中记载:"司天方唯吾宗仲淳公论,为出汉魏之后,谓前此越人无其文,后之叔和鲜其说。至暮年始悔立言之误,见于家乘自述志中,谅亦未见是书之故也。"

国医大师李今庸在《论中国医学中古代运气学说》中曾说:"缺乏对运气学说真正认识,因而总是人云亦云,甚至信口雌黄,妄加评说,这是不对的。"

## 二、重视五运六气学说是龙砂医家一大特色

历代龙砂医家多重视运气学说。如明代吕夔著有《运气发挥》,清代缪问注姜健所传《三因司天方》,王旭高著有《运气证治歌诀》,薛福辰著有《素问运气图说》,高思敬著有《运气指掌》等。

在运气学说的临床应用方面更是成果丰硕,如姜氏世医以善用"司天运气方"而名震大江南北;王旭高临床提出须"明岁气天时""相机从事",主张灵活运用运气学说,"执司天以求治,而其失在隘。舍司天以求治,而其失在浮";吴达提

出"因病以测岁气，非执岁气以求病""证之变化，随岁时而转旋"等论述，所著《医学求是》立有"运气应病说"专论，并记载了大量运气医案。

《龙砂八家医案》一书中更是蕴含大量运气临证思维，有运用运气学说的周期节律、开阖枢理论等分析病机，预测疾病转归预后；有根据值年运气特点调整用药思路；有按运气辨证使用运气"司天方"等。精彩纷呈，足堪效法。

另外，有些医家虽无运气专著，但在其他论著中带有明显运气思想，如柳宝诒据运气原理对温病伏邪理论的阐发，承淡安在针灸中弘扬子午流注，章巨膺用五运六气观点解释各家学说的产生等。

顾植山世居江阴，嫡传柳氏之学，长期在"龙砂文化区"这种重视运气的大环境熏陶下，醉心运气研究也是有其渊源的。

### 三、基于运气临床是对《内经》病机理论的升华

运气学说是古人探讨自然变化的周期性规律及其对人体健康和疾病影响的一门学问。人生活在宇宙自然中，必然受到宇宙自然气息运动变化的影响，反映在体质、健康状态和疾病病机诸方面。

顾植山认为运用运气思路指导临床的实质，是基于天人相应的思想，透过自然气息的运动变化了解人体气机变化及其临床表现，"谨调阴阳，无失气宜"，通过调整天人关系，达到祛病健康的目标。运气辨治，注重辨时、辨机、辨阴阳"开阖枢"变化，是对静态的、空间的辨证的重要指导和补充。

很多疑难病症，应用运气理论诊治，短期即获良效，临证中抓住了运气病机，有些兼证可不治而愈，基于运气病机指导临床，可执简驭繁。基于运气病机指导临床，是对《内经》病机理论的升华。

### 四、基于运气理论指导临床的几点注意

"必先岁气，无伐天和""握机于病象之先"。顾植山强调，《内经》对病因的认识是天、人、邪，三虚致病，临床上应结合辨天（即五运六气）、辨人（即体质，包括运气体质）、辨病证三方面结合，只有这样才能更好体现地中医学"天人相应"的整体思想。张介宾《类经》卷十二《论治类》说："五运有纪，六气有序，四时有令，阴阳有节，皆岁气也。人气应之以生长收藏，即天和也。"《素问·六节藏象论》说："不知年之所加，气之盛衰，虚实之所起，不可以为工也。"

临证要实现"审察病机，无失气宜""谨守气宜，无失病机"的高水平要求，必须做到"必先岁气，无伐天和"。李时珍《本草纲目》提出"顺时气以养天和"的用药原则。叶天士在《临证指南医案·崩漏》说："岁气天和，保之最要……顺天之气，以扶生生。"吴瑭在《温病条辨·解儿难》更提出："顺天之时，测气之偏，适人之情，体物之理，名也，物也，象也，数也，无所不通，而受之以谦，

而后可以言医。"

临床中要重视"握机于病象之先",要善于抓"先机"。譬如2014甲午年,甲年运气常位特点,《素问·气交变大论》曰:"岁土太过,雨湿流行,肾水受邪,民病腹痛,清厥,意不乐,体重烦冤,上应镇星。甚则肌肉萎,足痿不收,行善瘈,脚下痛,饮发中满食减,四肢不举……"六气主病特点为子午之岁,少阴司天,阳明在泉,"民病关节禁固,腰脽痛,气郁而热,小便淋,目赤心痛,寒热更作,咳嗽,鼽衄,嗌干,饮发,黄疸,喘甚,下连小腹,而作寒中"。针对常位运气特点缪问注《三因司天方》,从岁运司天在泉之气,立有附子山萸汤和正阳汤两个方,从临床实践看这两个方适应证较广,临床效果也好。笔者已分别整理成文发表于《中国中医药报》。

当然,运气病机对疾病的影响,为大概率事件,并非千篇一律。不论时病久疾,抑或疑难病症,只要病机相谋,可作为临证思辨的一种方式和手段。

"因时识宜、随机达变",顺应当时运气病机。顾植山强调,以运气病机指导临床应"因时识宜、随机达变",临证要"看时运,顺时运,抓时运,开方用药尽可能顺应当时运气"。

比如2014甲午年夏天的运气特点为中运太宫土、少阴君火司天、阳明燥金在泉,易出现水火寒热于气交而为病始,湿、火、燥相兼的病机特点。针对此运气特点,顾植山运用清暑益气汤治疗夏天荨麻疹和湿疹等皮肤病以及高血压、失眠、咽痛、痤疮等多种病症,均获良效,已在《中国中医药报》上发表有《甲午年清暑益气汤用之多效》《顾植山:甲午年东垣清暑益气汤有多效》等多篇文章。

同时,应用运气思想指导临床,与时令关系甚密,时移事易,针对时运之方过其时则不效,顾植山认为:"今年(2014年)清暑益气汤至五之气后,使用机会就少了。"2014年9月,顾植山在广州"五运六气与疫病预测预警研讨班上"预测下半年疫病及分析运气病机时指出,"今年五之气主气为阳明燥金主气,客气为少阳相火,另有郁伏的少阴君火,手足口病恐有加剧之趋势",果不其然,从国家"十二五"科技重大专项协作单位反馈的信息提示,2014年10下旬以来,山东临沂市手足口病患者再次出现高发,且部分患儿病情危重。

结合运气体质辨识合参,可资有效参考。清代章虚谷在《医门棒喝》中所云:"医为性命所系。治病之要,首当察人体质之阴阳强弱而后方能调之使安。"《素问·宝命全形论》说:"人以天地之气生,四时之法成。"人体在胚胎孕育以及不断经历"生长化收藏"的成长过程中,同样会受到五运六气的影响,毋庸讳言。不同运气年出生的人,由于胎孕、出生年运气特点等不同,体质也有偏颇,临床中需要合参。

譬如,火年出生的人,体质偏阳,逢火年更易出现热病,或容易出现烦热、口腔溃疡等上火症状,所以酌情兼顾患者运气体质。但是,需要特别注意的是,影响体质的因素很多，运气只是因素之一，且运气有常有变，分析出生年的运气不能仅凭干支推算，故临床应用时要避免机械推演，胶柱鼓瑟，需灵活变通。

如《甲午年清暑益气汤用之多效》（《中国中医药报》）中崔某案例，该患者1961辛丑年生，辛丑年湿土司天，寒水在泉，先天易受寒湿运气侵袭，1961年恰逢"三年自然灾害"，受寒湿运气影响的概率就高，再从体质和病况印证，把握就大了。《顾植山：甲午年用附子山萸汤经验》（《中国中医药报》）袁某案例中，患者甲子年生，该年亦为"岁土太过，雨湿流行……"属于寒湿体质，加之今年又逢甲年，运用附子山萸汤更有底气了。

当然，出生年的运气不能机械拘泥，要灵活看，要看当时的实际运气特点。

顺天察运，三因治宜，多因子动态评估。《素问·至真要大论》说："时有常位而气无必也。"马莳言："有定纪之年辰，与无定纪之胜复，相错常变，今独求年辰之常，不求胜复之变，岂得运气之真哉。"汪机《运气易览·序》言："虽然运气一书，古人启其端，……岂可徒泥其法，而不求其法外之遗耶？……务须随机达变，因时识宜，庶得古人未发之旨，而能尽其不言之妙也。"

五运六气有常有变，有未至而至，有至而太过，有至而不及，有胜气、复气之异，有升降失常之变。要做到"不以数推，以象之谓也"，更应顺天察运，随机达变。

龙砂医家在实践运气中早就注意到这一点，吴达在《医学求是》中运用运气预测疫病，不是简单的常位推算，而是"多因子"合参，考虑到了上一年失"藏"之气，当年的司天在泉，以及实际气候出现"春行秋令"的"非时之气"，卓有见地。

缪问注《三因司天方·运气总说》中引张戴人之说："病如不是当年气，看与何年运气同。便向某年求活法，方知都在至真中，庶乎得运气之意矣。"

顾植山反复强调，运用运气理论指导下的临床实践，应了解实时气候、物候等运气因子，动态分析，不可机械推算。符合运气病机，时方、经方皆为运气方。顾植山常告诫我们，现在有人一谈到运气方，就拘泥于《三因司天方》十六首运气方，实际上《三因司天方》仅仅给了我们十六个套路，不可拘泥，更不能呆板使用。如马宗素、程德斋等，拘泥于某人生某年，并某日用某方，自古多遭到批判。我们临床倡导运用运气理论，是基于运气病机的诊治。

对于"运气方"，顾植山认为有狭义和广义之分。所谓狭义"运气方"指陈无择《三因极一病证方论》根据岁运和司天在泉所立16首方。《宋太医局程文格》《慈航集·三元普济方》等皆立有"运气方"，而为何选择陈氏所立方呢？因为陈氏所立方经龙砂医家，尤其是姜氏世医的实践、验证、阐扬，并由缪问进行注解，前人已经为我们做好"临床观察"，有实践基础。

广义的"运气方"，指只要抓住了运气病机，按运气思路运用，则不论时方、经方皆为"运气方"。譬如，血府逐瘀汤出于王清任《医林改错》，为临床常用之名方，然而王清任没有解释血府逐瘀汤的组方思路，对其病机论述也甚少。顾植山教授基于运气"开阖枢"理论分析病机思路，认为该方主要是针对少阴、少阳之"枢"而设，扩大了该方的临证范畴。

2014甲午年五之气以来，实际运气特点为少阳相火客气为病，故血府逐瘀汤在这一时段有较多运用机会，临床实践证实从少阳病机运用该方，屡试不爽，再次显示抓运气病机，异病同治、同病异治之妙。

此外，顾植山教授指出所谓病机，一则为运气病机，二则为时机、时相。据此，临床将不同病症归于六经时相论治，疗效卓著。如治疗血小板减少，根据不同时相，从太阴、阳明论治均收到良好疗效。治疗月经病分少阴、厥阴、少阳、太阴、阳明，分别选用当归四逆汤、乌梅丸、柴桂干姜汤、固冲汤、温经汤等进行调经。

总之，顾植山教授认为把五运六气看作六十干支的简单循环周期，仅据天干地支就去推算某年某时的气候和疾病，这样的机械推算显然是不科学的，是违背《内经》运气学说精神的。基于运气病机理论运用运气方，必须做到"因时识宜、随机达变"，唯此方能圆机活法，受用临床。

（陶国水.《中国中医药报》2016年4月18日第4版）

# 良工不示人以朴　文章不着一字空
## ——读顾植山先生《疫病钩沉》（第二版）有感

由中国医药科技出版社出版的顾植山著《疫病钩沉》（第二版）马上就要与大家见面了。拿到样书，书封装帧设计典雅，展开扉页，一股淡淡墨香沁人心脾。

### 书从疑处翻成悟

本书从2003年第一版到2015年第二版修订出版，时间跨度12年，笔者有幸全程参与，看了不下10遍，却常读常新，每次都有不同的收获。书虽不厚，约20万字，但知识点和信息量极大。古人云"十年磨一剑"，在运气学说备受争议的当下，龙砂医学流派代表性传承人顾植山先生在这一领域能坚守信念，困学守望，着实有着相当的学术勇气和坚韧毅力。

参与写作、修订、再版《疫病钩沉》的12年，也是伴随笔者对运气学说认识不断加深，不断成长的12年。犹忆12年前那场令国人惊恐的疫病，犹忆12年前那个夏天陪伴顾先生挑灯夜战、坐拥书城、索隐钩沉、爬罗剔抉的日日夜夜。而今回望，才能真正体味到郑板桥先生"书从疑处翻成悟，文到穷时自有神"的意境。

《疫病钩沉》（第二版）全书共9章，分别就《内经》对疫病的认识、五运六气与疫病的关系、对疫病的预防思想等做了详细论述，系统阐述了《伤寒论》的问世与东汉末期疫病大流行的关系，以及《伤寒论》对后世疫病辨治的意义，并从文献角度梳理了六朝、隋唐、宋金元医家论疫病以及明清温病学说与疫病的关系等。

第一版书稿完成后，顾植山先生对书名的选用斟酌再三，最后定名为《疫病钩沉》，并加附标题"从运气学说论疫病的发生规律"。所谓钩沉，即把被岁月沉积遗忘的东西发掘整理出来。

## 稽古鉴今用钩沉

运气学说是中华先民集上古学术的大成之作。东汉仲景《伤寒卒（杂）病论》用三阴三阳六经论病，开创了运气理论运用于临床的典范。其后，历代政府均严禁图谶，运气学说受其牵连，故长期失传。自唐宝应元年（762年）王冰次注《黄帝内经素问》，将七篇大论补入《黄帝内经素问》后，运气学说才得以重见天日。

迨至北宋，运气学说开始有了较大发展。北宋嘉祐二年（1057年），宋仁宗诏令编修院置校正医书局，对《素问》等中医典籍进行整理、考证、校勘。当时，《太素》尚未亡佚，《素问》全元起本亦尚在，但由于运气学说盛行，故校正医书局选择有"运气七篇"内容的王冰《黄帝内经·素问》为底本，而成《重广补注黄帝内经素问》。遗憾的是，虽然唐宝应后自北宋嘉祐年间，《素问》的两个《遗篇》已经流传，但林亿等未收录。至宋哲宗元符二年（1099年），刘温舒完成《素问入式运气论奥》，将两个"遗篇"全文收入，方补此缺憾。

宋徽宗年间，运气学说进一步受到重视，在官修大型方书《圣济总录》中，大量引用运气学说内容，科举考试中，宋太医局亦将运气学说列为必考项目。宋淳熙元年（1174年），陈无择著《三因极一病证方论》，根据岁运、司天在泉立16首运气方运用于临床，疗效颇佳。当时谚云："不懂五运六气，检遍方书何济。"运气学说的影响与应用达到空前繁荣与鼎盛。

金元时期，医家根据不同运气特点进行临床实践，进而出现具有鲜明运气思想学术特点和用药风格的学派，如"金元四大家"。

运气学说繁盛的同时，也导致一些流弊的出现。一些医家过分机械套用运气推演，使得运气学说受到质疑，逐渐由鼎盛走向衰落。至明清时期，虽然一些医家对运气学说继续进行探索和应用，也陆续有一些运气专著和专篇问世，如汪机著《运气易览》、缪问注姜健所传《三因司天方》、王旭高著《运气证治歌诀》，同时，叶天士、吴鞠通等温病大家亦善于运用运气理论指导临床，但运气学说的创新和发展有限，学术上总体处于停滞状态。

清末民国时期，随着西学东渐之风兴起，运气学说更是饱受诟病和质疑，再次淹没于历史的长河之中。

总而言之，对运气学说的发掘整理，用"钩沉"是再贴切不过了。索隐钩沉的目的，是为了更好地稽古以鉴今，从而做到古为今用。

## 久经蛰伏焕生机

《疫病钩沉》第一版出版后，引起了社会的广泛关注。《中国中医基础医学杂志》在2003年第12期首篇发表了顾植山先生《三年化疫说"非典"》一文，并加了按语。2014年3月，国家中医药管理局启动"运用五运六气理论预测疫病流行的研究"特别专项课题，由顾植山先生负责。

自2003年SARS以来，在顾植山先生的积极努力下，运气学说有关疫病预测、预警等研究项目先后被国家中医药管理局立项，并被列入"十一五""十二五"国家重大科技专项子项目，以重视运气学说为特色的"龙砂医学流派"也被列为国家中医药管理局首批64个中医学术流派之一。综合各方面有效工作和运用运气理论临床实践所产生的显著疗效，使得五运六气学说在历经长时间蛰伏后，再次焕发出勃勃生机。

伴随着新一轮运气学说研究的兴起，《疫病钩沉》很快就脱销了，顾植山先生本欲重新写一本新作，但诸事纷扰，对于著述也十分谨慎，故久未遂愿。此后，又不断有读者希望此书能够再版。于是，顾先生于去年年底开始着手《疫病钩沉》修订再版，以全面展示其近十余年在五运六气研究方面的新成果和新见解。

中医要发展，学术是根本。五运六气理论的存废，关系到对整个中医理论的阐述和评价。近年来，顾植山先生致力于用五运六气思想对中医基本理论进行正本清源式的整理，发表了多篇学术论文，并做了许多宣传推广演讲。然而，运气学说因其被岁月淹没已久，学界对其误解甚深，故改变这一局面不可能一蹴而就，尚需数代学人的不懈努力。

正如顾植山先生为《名老中医之路》所撰写的《坚守龙砂特色，弘扬运气学说》一文所说："随着年岁日增，精力日衰，深感传承龙砂学术，弘扬中医药文化的责任性和紧迫性，但愿在有生之年还能为中医药复兴的伟大事业再添瓦加砖，尽一点个人绵薄之力。"

回首我和顾先生忘年交往的15年，获益良多，此刻虽百感交集，但无奈笔者天资愚钝，不擅辞藻，故草撰此文，聊表心意，兼以述怀，并坚信顾师于高一层次对中医学的俯瞰式明视，不仅启迪后学，也会对中医学术产生深远影响。

（陶国水.《中国中医药报》2015年6月10日第4版）

# 临床篇

## 顾植山教授运用静顺汤验案举隅

静顺汤见于宋代医家陈无择著《三因方》，论曰："辰戌之岁，太阳司天，太阴在泉，气化运行先天，民病身热，头痛，呕吐，气郁，中满，瞀闷，足痿，少气，注下赤白，肌腠疮疡，发痈疽，宜静顺汤。"该方由茯苓、木瓜、炮附子、防风、诃子、干姜、炙甘草组成，具有辛温散寒、苦温燥湿的功效。笔者近年有幸侍诊于龙砂医学流派代表性传人顾植山教授，见其每以运气理论思维辨治疑难杂症，投方效宏，桴鼓相应。戊戌年，顾植山教授屡次应用静顺汤，与运气特点相合，确有独到见解，兹举验案数则如下。

### 1.虚劳（乙肝病史）案

患者，男，1983年生。2017年12月18日初诊。

既往乙肝病史（患者自述为"小三阳"，已停用抗病毒药多年）。近年觉体倦乏力，胃肠不适，稍有饮食不节即腹泻，大便每日1~2次、不成形。平素易汗出，手脚凉，时有腰酸、早泄，小便色黄。纳眠尚可，余无明显不适。察其面色晦暗，无巩膜、皮肤、黏膜黄染，无肝掌、蜘蛛痣。舌质红，苔黄厚腻，左脉弦、右脉沉缓。处方：

黄芪30g，朱茯神15g，紫河车10g，炙远志（先煎）15g，整炒枣仁（先煎）15g，生姜片10g，大枣15g，炒苍术10g，炒白术10g，10剂。另制薯蓣丸一料，分3个月服完。

2018年3月8日二诊：服汤药及丸方后，腰酸、汗出已无，唯乏力怕冷感仍有，大便偶不成形、日1次，时有胸闷，小便仍黄、次数多，舌暗红苔白厚，左脉偏弦，右脉沉缓。处方：

西防风10g，宣木瓜20g，川牛膝10g，白茯苓15g，诃子10g，炮姜10g，炒甘草10g，枸杞10g，制乌梅20g。7剂。

2018年4月19日三诊：胸闷、腰酸已无，胃肠不适继续好转，腹泻已无，停药后也无反复，精力增。刻下：小腹酸胀，尿频，舌红苔薄黄，左脉弦大、右脉细弦。效不更方，前方增损。处方：

制附子（先煎）6g，宣木瓜15g，云茯苓15g，怀牛膝10g，西防风10g，诃子

10g，炮姜6g，炒甘草6g。7剂。

2018年4月26日四诊：前方已服完，尿频、小腹胀较前减轻，复查尿常规无明显异常，诸症向好。

**按**：患者初因身体倦怠乏力及胃肠不适就诊，既往乙肝"小三阳"病史，综合其舌脉症状，乃为虚劳，证属肝脾不和。顾植山教授分析指出，患者生于癸亥年三之气，是年厥阴风木司天，少阳相火在泉，三之气又逢客气厥阴风木加临少阳相火。《素问·五常政大论》云："厥阴司天，风气下临，脾气上从，而土且隆，黄起水乃眚。"《素问·六元正纪大论》云："凡此厥阴司天之政，气化运行后天……三之气，天政布，风乃时举，民病泣出，耳鸣掉眩。"人之禀赋受其出生时运气条件影响，患者罹患肝病与此不无关系。其胃肠不适，一方面由于风木克土，另一方面与癸年火运不及有关，即《素问·气交变大论》云："岁火不及，寒乃大行……民病胸中痛，胁支满……病鹜溏腹满，食饮不下，寒中肠鸣。"故处以六癸年主方黄芪茯神汤，配薯蓣丸以扶助正气。

二诊时，患者症状改善，考虑2018年太阳寒水司天、太阴湿土在泉的运气特点，结合患者怕冷、乏力、大便不成形、苔白厚等寒湿征象，遂转为静顺汤。然岁运为太徵火，当下又逢初之气少阳相火当令，故以炒乌梅易制附片，以合"用热远热"之旨。服药7剂后停药近1月，胸闷、腰酸、胃肠不适已无。三诊尿频仍有，结合当下"至而未至"的时令特点，于前方去乌梅加制附片，适当调整用量。1周后复诊，小腹酸胀、尿频等症均有改善。

此案顾植山教授并未囿于乙肝病史，予以疏肝理气、健脾益肾等法，而是运用运气思维，灵活施治，配以薯蓣丸缓缓扶正。戊戌年来，患者前后仅服静顺汤14剂，诸多症状几近消失，可见临床运用五运六气指导用药确有显著疗效。

### 2.喉痹（喉炎）案

患者，男，1978年生。2018年3月29日初诊。

患者曾常年饮冰镇啤酒，2年前觉咽喉疼痛，西医喉镜检查提示喉炎，予西药治疗稍有好转，但症状反复。疼痛位置偏右，近似火灼，每日下午疼痛明显，尚不影响吞咽、发音，余无明显不适，纳眠可，二便调。唇舌紫暗，舌苔薄白，脉细缓偶有结代。处方：

制附子（先煎）10g，云茯苓10g，炮姜10g，宣木瓜20g，诃子10g，怀牛膝10g，西防风10g，炒甘草10g，木蝴蝶10g。7剂。

2018年4月19日二诊：上方服1周后，咽喉疼痛明显减轻，后因未挂到号停药，现仍有不适感，余症尚可，舌淡暗，苔白有齿痕，脉沉细稍涩。效不更方，前方木蝴蝶增至15g，续服7剂。

**按**：该患者因咽喉疼痛就诊，余无不适，症状虽单一，此案却有值得思辨之处。其一，患者因常年饮用冰镇啤酒导致咽喉疼痛，却似火灼，究是何因？其二，西医诊断为喉炎，是断为火热，苦寒清热？还是依据发病缘由，辛温散寒？顾植山教授分析指出，患者生于戊午年五之气，是年岁运太徵火，少阴君火司天，阳明燥金在泉，五之气客气为少阳相火，三火叠加，人生天地之间，每感天地之气，故其常年饮用冰镇啤酒而不觉寒凉。然五运六气指导临床并不是机械地推算，"不以数推，以象之谓也"正是此意，故不可因而妄投寒凉，必须结合患者病情，方是运气思维精髓所在。该患者因饮冷而致喉痛，虽表现为火灼感，查其舌脉，苔薄白而脉细缓，却非热证，故当舍症从脉。《难经》云："形寒饮冷则伤肺。"咽喉为肺之门户，而"金极似火"，其伤冷而表现为火热其实有理可循。结合2018年太阳寒水司天、太阴湿土在泉的运气特点，径投静顺汤，不以重剂姜、附，一则病程较久，防其格拒，取"少火生气"之意，一则本年岁运亦为太徵火，当遵"用温远温，用热远热"之旨，酌加木蝴蝶以利其咽喉。服药7剂后，患者即感疼痛改善大半，虽停药半月，亦未反复，故守方再进，巩固疗效。顾植山教授每每教诲，临证切不可囿于西医学诊断，不加辨证而中药西用，也不可机械地理解运气学说，只有灵活把握运气之"常"与运气之"变"才能有效地指导临床。

### 3.湿疹案

患者，女性，1997年生。2018年4月19日初诊。

患者患湿疹多年，2年前曾因湿疹就诊，后症状较稳定，未继续服药。现时刻注意饮食，湿疹仍有散发，时有痒感，二便正常。舌红苔微腻，脉沉弱细数、两尺尤甚。月经常推迟10天左右，经量较前少。处方：

宣木瓜30g，怀牛膝10g，云茯苓15g，诃子10g，炮姜10g，制附子（先煎）6g，炒甘草10g，西防风12g，荆芥穗10g，枸杞10g。7剂。

2018年4月26日复诊：既往换季时湿疹易发，现值换季，服药期间，手指、手背有发，但1日即消，欲巩固治疗，余症尚可。月经4月19日来潮，量一般，时间较前延长，原3天干净现5天。脉沉滑，右偏细数，两尺沉。前方既效，且勿纷更，减宣木瓜为20g，再进7剂。

**按**：湿疹一症，西医学认为是炎性皮肤疾病，发作时皮肤呈多形损害，痒势剧烈，且易反复发作。中医古籍称为"浸淫疮""血风疮"等，将其病因病机归为湿热内蕴，复感风湿热邪，发于肌肤，或血虚风燥，治疗以清热除湿或养血润肤为主。顾教授认为，湿疹以常法治疗，虽可取得一定疗效，却易反复，若结合运气特点、患者体质、发病特点而灵活施治，可提高疗效。在司天、司人、司病机的基础上，借助药性调整天人关系，往往可以收到不治其病而病自愈的疗效。该患者2年前就诊，症状平稳后停药，刻下散发，尺脉偏沉，可予2018年运气方静顺汤。服药1周后，湿疹虽有新发，1天即消，且月经时间也已正常，方中并无大队祛风清热除湿之剂，也无养血调经之品，却能一方而奏两效，可见，"谨察阴阳，无失气宜"，从调整天人关系入手，可以调动人体自愈能力，而获得意外疗效。诚如张景岳所言："达人之见，必顺天以察运，因变以求气，得其义则胜复盛衰之理，随其机而应用矣。"

### 4.多梦易惊案

耿某，男，1968年生。2018年6月15日初诊。

患者因10余年前车祸受惊吓，时常夜梦纷纭，易受噩梦惊恐而醒。刻下：多梦眠差，夜尿频，尿色深，晨起口苦，平素饮水多，纳食尚可，大便正常。上周曾于他处就诊，服中药2剂后出现皮疹而自行停药。舌边暗红苔白，脉沉细。处方：

朱茯神15g，川牛膝10g，怀牛膝10g，西防风15g，诃子肉10g，炒甘草10g，潞党参10g，生姜10g，枸杞15g，生地榆10g，白芷10g。7剂。

2018年9月21日二诊：自述上次服药后多梦易惊症状明显改善，遂停药。近来白天多汗，偶感乏力，欲再行调摄。夜尿2~3次，大便不成形。舌暗红苔白略腻，脉左尺沉弱，左关略滑，右沉细稍滑。处方：

制附片（先煎）5g，木瓜10g，炮姜6g，茯苓15g，炒石榴皮5g，怀牛膝10g，诃子肉10g，防风15g，炒甘草10g。7剂。

黄连（后下）6g，茯苓10g，剖麦冬10g，车前子（包煎）6g，小通草6g，炒甘草6g，大枣6g，炒黄芩6g，炙远志5g，法半夏10g，生姜6g。7剂。

嘱患者两方交替服用，后随访患者已无明显不适。

**按**：中医认为"阳入于阴则寐"，阴阳不交则易失眠多梦。患者因交通意外惊恐，导致时常于噩梦中惊醒。一般认为，恐伤肾，肾水不能上济，则心神失养，心肾不交，易致多梦失眠。分析患者刻下症状：口苦、多饮是心火旺盛，尿频、脉沉细则为下虚，符合心肾不交的病机特点。但顾植山教授未以常法，予以交通心肾、补肾宁心之品，而是根据运气特点，处以静顺汤。三之气太阳寒水加临少阳相火，据"三因司天方"，以原方去干姜、附子、木瓜酸温之品，加党参、枸杞、地榆、生姜、白芷。顾植山教授认为，运气思维运用于临床，关键在于识得阴阳，人身之中，天地之间，阴阳无处不在，患者数年痼疾，服药后改善明显，可见根据运气特点用药使天人之间阴阳和谐，自能使人身阴阳相交。

## 讨论

陈无择在《三因方》"五运时气民病证治""六气时行民病证治"中收录有16首方，清代龙砂医家缪问在汇聚历代龙砂医家运用经验的基础上对其详加注解，并名之《三因司天方》。王旭高阐发这16首方时编有《运气证治歌诀》一书。静顺汤由木瓜、防风、茯苓、牛膝、炮姜、制附片、诃子、甘草组成。主要针对太阳寒水司天，太阴湿土在泉之年运气特点而设，临床可见发热、头痛、呕吐、气郁、中满、瞀闷、足痿不用、少气、下利赤白、肌腠疮疡、痈疽等症状。《素问·六元正纪大论》云："凡此太阳司天之政，气化运行先天，天气肃，地气静，寒临太虚，阳气不令……寒政大举，泽无阳焰……民病寒湿……故岁宜苦以燥之温之，必折其郁气，先资其化源，抑其运气，扶其不胜。"缪问分析此方："防风通行十二经，合附子以逐表里之寒湿，即以温太阳之经。木瓜酸可入脾之血分，合炮姜以煦太阴之阳。茯苓、牛膝，导附子专达下焦。甘草、防风，引炮姜上行脾土。复以诃子之酸温，醒胃助脾之运，且赖敛摄肺金，恐辛热之僭上刑金也。"此方苦温并用，气血同治，肺、脾、胃、肾兼顾，逐寒湿而复郁遏之阳气，与经旨相合。

上述数例不同疾病，其病因病症均有不同，却同以静顺汤获效，正是在运气思维指导下，抓住其相同的运气病机的结果。

运用运气思维辨治疾病，是基于"天人相应"的思想。发源于江苏江阴龙山砂山地区的龙砂医学流派，善于五运六气理论的临床运用。顾植山教授作为龙砂医学代表性传承人，其认为，临床要抓住天、人、邪三者之间的关系，动态认识疾病的发病规律，才能做到"握机于病象之先"，通过调整天人关系，做到不治其病而病去的目的。

对运气方的应用，顾教授每每教诲，陈无择在《三因司天方》中提出16首运气方，并非告知后人推算出某年运气特点即运用某方，而是给后人提供了十六法，只要抓住了运气病机，不论经方、时方均可作为运气方使用。"不以数推，以象之谓也"是运气辨治的精髓所在，论运气方机械呆板者，实则是未能得其要领。在运用静顺汤的过程中，顾教授根据寒湿伤肾、易郁阳气的特点，提出左尺沉弱或见其他寒湿征象时投以此方，往往获效甚捷。

［张阳，李军祥，陶国水，顾植山.《天津中医药大学学报》2020，39（4）：437-440.］

# 丁酉年顾植山用清暑益气汤异病同治

### 1.湿疹案

曾某，男，2001年生。2017年4月2日初诊。

患者因下腹部腹股沟湿疹1年余就诊。每于淋雨或汗出始作，瘙痒明显，曾服当归苦参丸等中药制剂效不佳，脚气严重，体质偏胖，口干，睡眠易打鼾，纳谷可，大便黏、日1~2次，溲可，舌边尖略红，苔白腻，脉沉细略数。清暑益气汤原方：

野葛根（先煎去沫）20g，潞党参10g，上绵芪15g，制苍术10g，上於术10g，建泽泻10g，小青皮6g，广陈皮6g，西升麻6g，炒当归6g，麦冬15g，北五味6g，炒甘草10g，炒黄柏6g，建神曲（包煎）10g。7剂。

2017年4月16日二诊：服用上方后腹股沟处湿疹瘙痒已明显减轻，但大便仍黏腻，口干，小便黄诸症仍在，易醒，舌质红，苔薄黄，有黑点，脉滑数。时在二之气，少阳相火加临少阴君火，上方加川黄连6g，通草6g，以增清热利湿之力。

2017年4月30日三诊：服用上方14剂后瘙痒已好大半，皮肤已变得光滑，仅晨起5~6时偶有皮肤瘙痒及伴有小水疱。近日鼻塞、流涕（既往鼻炎病史）。纳眠可，大便仍黏，舌质红，苔白腻，脉滑数。在上方基础上加丹参15g，车前子15g为二之气运气特点下用药；加辛夷10g，白芷10g散寒通窍。

2017年5月7日四诊：服用上方7剂后皮肤已无瘙痒，转以治鼻炎为主。

2. 胃胀、高血压案

王某，女，1958年生。2017年5月11日初诊。

患者近2日因饮食不节，感胃脘发胀、发冷，纳谷不馨，矢气多，大便日2~3次，偏稀，晨起后手胀，右侧腰酸胀，偶小腹坠痛，夜眠易醒，多在1~2时或3~4时醒，小便可，动则汗出，口干，49岁绝经，舌淡紫，苔白腻，脉沉濡细。既往测血压不稳定，时常升高，未服用降压药物。处方：

葛根（先煎去沫）30g，上绵芪20g，潞党参10g，炒苍术15g，麦冬15g，北五味6g，炒当归6g，西升麻6g，川黄连15g，丹皮（粉）10g，建泽泻15g，建神曲（包煎）10g，青皮5g，陈皮5g，炒於术10g，炙甘草6g，炒黄柏6g。7剂。

2017年5月20日二诊：服用上方后纳谷馨，矢气减轻，右侧腰酸胀明显改善，晨起手胀有好转，目前血压已转正常。夜眠易醒略有改善，冬季易发水疱、瘙痒，大便日2次、不成形、便后不爽，舌淡紫苔薄白，脉沉细。上方加车前子（包煎）15g清热利湿，7剂。

2017年5月28日三诊：服上方后诸症改善，大便日1次、已成形，但近日因受凉后偶有胃脘不适复作，得按则舒，矢气偏多，排便有不尽感，走路时脚后跟疼痛，舌淡暗，苔薄黄，脉沉细弱。上方改苍术为20g增燥湿之力，加淡干姜6g温胃散寒，川牛膝10g引血下行，改善脚后跟疼痛，7剂。电话随访，患者诉纳眠可，二便调，已无不适。

3. 水肿案

何某，女，1969年8月生。2017年6月8日初诊。

患者既往胸闷、气短、盗汗，经中药调理后胸闷减轻，已无盗汗。刻下：以四肢浮肿就诊，夜寐仍易醒，矢气多，咽干，有异物感，晨起面部、四肢浮肿，大便仍不成形，舌暗红，苔薄腻，脉弦弱，左脉弱略较前有起。处方：

葛根（先煎去沫）30g，上绵芪20g，潞党参10g，炒苍术10g，炒白术10g，小青皮5g，广陈皮5g，剖麦冬15g，北五味子10g，炒当归6g，西升麻6g，炒黄连3g，炒黄柏10g，丹皮（粉）10g，建泽泻20g，建神曲（包煎）10g，炒甘草10g，车前子（包煎）20g。7剂。

2017年6月15日二诊：服用上方后浮肿消，咽部异物感有减，咽干明显减轻，纳眠可，二便调，舌淡胖有齿痕，苔薄稍黄，脉弦略细。效不更方，守方再进7剂。

## 讨论

清暑益气汤出自李东垣的《脾胃论》，亦称李氏清暑益气汤。药物组成：黄芪一钱（汗少减五分），苍术一钱（泔浸，去皮），升麻一钱，人参五分（去芦），泽泻五分（炒曲），陈皮五分，白术五分，麦冬三分（去心），当归三分，炙甘草三分，青皮二分半（去白），黄柏二三分（酒洗，去皮），葛根二分，五味子九枚。治以清热益气，化湿生津。本方正虚邪实，治疗以扶正祛邪、标本兼顾。李东垣还认为"不因虚邪，贼邪不能独伤人"。从以上三个病案中可看出，案1、案2患者就诊时为二之气，主气少阴君火，客气少阳相火，火热较盛，受初之气客气太阴湿土影响，湿热相结，耗及正气，东垣清暑益气汤正合病机。案3患者就诊日期为三之气，主气少阳相火，客气阳明燥金，燥热俱存，热则耗气，日久均兼有气虚之象，伴见大便不成形，内有湿邪，结合今年运气特点，时值丁酉年，阳明燥金司天，少阴君火在泉，燥乃大行，标本中气理论中阳明从中，燥湿相兼，湿热并存。不同的时机，抓湿、热兼以气虚之象，治以清热祛湿、益气养阴、润燥生津，投以清暑益气汤疗效显著。

临床应用五运六气强调时令变化，时移事易，顾植山老师灵活运用运气方，不论病症多复杂，只要符合当时运气病机，均可一方投之有效，体现出异病同治之意，同时也指导我们用运气方不可拘泥一时，用运气思路开方，"不以数推，以象之谓也"。

[郭香云《世界最新医学信息文摘》2018，18（26）：154，156.]

# 顾植山从"少阳为枢"角度运用柴胡桂枝干姜汤治验体会

柴胡桂枝干姜汤出自《伤寒论·辨太阳病脉证并治下》第147条："伤寒五六日，已发汗而复下之，胸胁满微结，小便不利，渴而不呕，但头汗出，往来寒热心烦者，此为未解也，柴胡桂枝干姜汤主之。"笔者2015年4月开始随龙砂医学流派代表性传承人顾植山教授门诊学习，发现顾老师临证时经常运用柴胡桂枝干姜汤，效果很好，同时顾老师运用该方时有自己的独到见解，现举案例如下。

### 1.瘿病案

患者男，46岁，2015年4月15日初诊。

患者确诊甲状腺功能亢进症3年，平素服用丙硫氧嘧啶片，但是效果较差，停药则T3、T4检查指标上升，易疲乏、出汗、怕热，纳谷馨，大便时稀溏时干，每日2~3次，夜寐易醒，晨起腰背酸痛，舌淡苔薄白，脉弦。

西医诊断：甲状腺功能亢进证。

中医诊断：瘿病（肝郁脾虚）。

治则：疏肝理脾，和调阴阳。

处方：柴胡桂枝干姜汤。

北柴胡30g，川桂枝15g，淡干姜12g，天花粉20g，炒黄芩20g，左牡蛎10g，炙甘草10g。7剂，以水1800ml煮取900ml，去滓，再煎取450ml，分3次温服，每次服150ml。

**按**：甲状腺功能亢进症，在中医学中与瘿病密切相关，多是由于情志内伤，饮食及水土失宜等因素导致气滞、痰凝、血瘀阻于颈前所致。《外科正宗·瘿瘤论》曰："夫人生瘿瘤之症，非阴阳正气结肿，乃五脏瘀血、浊气、痰滞而成。"指出瘿瘤的主要病机是气滞、痰凝、血瘀。《杂病源流犀烛·瘿瘤》说："瘿瘤者，气血凝滞，年数深远，渐长渐大之症。何谓瘿？其皮宽，有似樱桃，故名瘿，亦名瘿气，又名影袋。"指出瘿多因气血凝滞，日久渐结而成。

该患者患甲状腺功能亢进症3年，结合患者就诊时的症状：疲乏、汗出、怕热、大便时稀溏时干、夜寐易醒，舌淡苔薄白，脉弦，辨为寒热错杂、虚实夹杂之证，顾老师运用柴胡桂枝干姜汤，和解少阳，清泻少阳火热，同时考虑患者阳虚体质，加大川桂枝、淡干姜的剂量以温脾阳而助运化。本证为虚实夹杂、脾虚兼有肝郁，故治疗理应健脾祛湿、疏肝理气，顾老师抓住患者"大便稀溏、脉弦"等关键临床特征症状，予以柴胡桂枝干姜汤治疗，调和阴阳，解郁散结，虚实同治，并非一见瘿病则用软坚化痰消结之药。

### 2.腰痛案

患者男，21岁，2015年4月18日初诊。

患者原有腰酸、耳鸣、尿频、阳痿、冬日怕冷，不渴，体倦乏力1年余，经服膏方（具体不详）后，精神逐渐转佳，余症改善不明显，现尿频便溏，每日5~6次，腰酸软，乏力，耳鸣健忘，嗜睡，舌红苔稍腻，脉弦。

西医诊断：尿路感染。

中医诊断：腰痛（脾肾亏虚兼肝郁）。

治则：疏肝健脾，和解阴阳。

处方：柴胡桂枝干姜汤。

北柴胡30g，川桂枝10g，淡干姜10g，天花粉20g，左牡蛎10g，淡黄芩20g，炙甘草10g。14剂，煎服法同前。

2015年5月3日二诊：诸症平稳，然病经延年，非短时可奏捷效，守方稍作增损。处方用柴桂干姜汤合缩泉丸：北柴胡30g，川桂枝10g，淡干姜10g，天花粉

20g，左牡蛎10g，淡黄芩20g，炙甘草10g，台乌药12g，怀山药20g，益智仁15g。14剂，煎服法同前。

2015年5月17日三诊：尿频、大便稀、体倦、乏力症状较前改善，顾老师继续予以原方调理。

**按：**该患者年龄21岁，正值身体各项功能旺盛之时，却出现肾阳虚的证候，虽经调补逐渐好转，但目前仍以脾肾亏虚为主，理应以肾气丸为主治疗，但该患者出现"尿频、大便稀溏，腰膝酸软，体倦，乏力，耳鸣，健忘，易激惹，嗜睡，舌红苔薄白，脉弦"，病为寒热错杂，虚实夹杂，热轻寒重，脾肾亏虚兼夹肝郁，顾老师予以柴胡桂枝干姜汤调整少阳气机，清肝胆之热而温脾肾之寒，通过发挥少阳升发枢纽之性进而改善脾肾亏虚状态。六经的传变是从少阳进而传至太阴，少阳为枢纽，邪至少阳，进一步传至太阴，若是此时用药可以扭转深入太阴的邪气，有利于太阴的恢复。

### 3. 癌症案

患者男，66岁，2015年4月15日初诊。

患者2014年12月因左上腹疼痛1天于当地医院就诊，确诊为胰头癌，遂入上海某医院行手术切除，术后恢复尚可，纳谷尚可，二便调，夜寐安，平素手脚发凉，舌胖苔薄黄，左脉沉弦，右脉弦。

西医诊断：胰头癌术后。

中医诊断：癌症（肝郁脾虚）。

治则：疏肝健脾，和调阴阳。

处方：柴胡桂枝干姜汤合当归四逆汤。

北柴胡30g，川桂枝15g，淡干姜10g，左牡蛎15g，天花粉20g，炒黄芩15g，炙甘草10g，西当归10g，赤芍药15g，北细辛3g，川木通10g，大红枣（擘）15g。7剂，煎服法同前。

2015年4月23日二诊：服上药后，手脚发凉症状较前改善，略转温和，舌苔仍薄黄，脉弦。顾老师继续予以柴胡桂枝干姜汤治疗1周，并建议定期随访治疗。

**按：**患者胰头癌术后，恢复较好，无明显不适症状，舌胖苔薄黄，左脉沉弦、右脉弦。顾老师没有沿着既往治疗癌症的清热解毒、活血化瘀的思路进行调理，而是根据患者"脉弦，平素手脚发凉"的特征性症状，予以柴胡桂枝干姜汤以疏肝解郁，温化机体寒湿，同时配以当归四逆汤温经散寒，养血通脉。考虑平素手脚发凉，顾老师加重川桂枝剂量以增强活血通经功效，减少炒黄芩剂量而降低苦寒清热之力。顾老师治疗疾病更多考虑的是机体阴阳气机的协调，从运气角度综合考虑患者所患疾病的所处时间、地域、气候环境等，从不单独以患者的症状特点而立法处方。

## 讨论

柴胡桂枝干姜汤由柴胡、桂枝、干姜、天花粉、黄芩、牡蛎、炙甘草7味中药组成。柴胡苦平，疏肝开郁，和解退热；黄芩苦寒，清热燥湿；柴胡、黄芩合用，则可解少阳胆府之郁热。天花粉，甘寒而微苦，可清热泻火、生津止渴。牡蛎，咸寒性涩，可软坚散结、调畅气机。桂枝辛甘而性温，干姜辛热，桂枝、干姜合用，通阳化阴，温通经脉。干姜配甘草，辛甘化阳，温补脾阳，而炙甘草又可调和诸药，固护胃气。该方寒温并用，攻补兼施，既可和解少阳枢机，疏肝泻热，又可温化寒邪。

柴胡桂枝干姜汤证的主要证候特征为"胸胁满微结，小便不利，渴而不呕，但头汗出，往来寒热，心烦"。石胜男等认为，柴胡桂枝干姜汤证的临床表现方面主要抓胁痛、口渴、便溏3个主症，其病机主要为肝胆郁热、脾虚、津伤。徐维浓等认为，柴胡桂枝干姜汤证的病机可概括为胆热脾寒。刘渡舟教授指出，柴胡桂枝干姜汤"寒热并用，肝脾同治，既清肝胆之热，又温脾胃之寒，故用于治疗这类寒热错杂的肝脾疾患，疗效卓著"。

顾植山老师实际在临床运用柴胡桂枝干姜汤时，也并非完全从胆热脾寒的病证出发，而是从"少阳为枢"角度考虑。《素问·阴阳离合论》曰："是故三阳之离合也，太阳为开，阳明为阖，少阳为枢……是故三阴之离合也，太阴为开，厥阴为阖，少阴为枢。"人体阴阳是以"开阖枢"的动态形式存在的。

魏丹霞等认为，"枢"之病，病在半表半里、阴阳交接之地，既不可汗，又不可下，则用"和法"为治则，以恢复其枢机的作用。顾老师认为少阳为枢有3层意思，一是太阳、阳明表里之枢；二是厥阴出表之枢；三是阳证入阴之枢。若少阳枢机不利，必然导致气机升降失调，从而成为疾病发生的重要因素。通过调理少阳枢机，使阳明之邪出太阳而解，使厥阴病出少阳而愈。

顾老师认为，结合五运六气理论应用本方，临床效果会更好。如春三月为少阳之气升发之时，只要患者临证时出现脉弦、腹泻，或者只有脉弦，再有柴胡桂枝干姜汤证中的一证即可适用于柴胡桂枝干姜汤。六经传变从少阳传至太阴，病在少阳太阴之间时，运用柴胡桂枝干姜汤不但发挥了少阳枢转功能，又可兼治太阴腹满、泄泻之证。对用柴胡桂枝干姜汤治疗腹泻证，顾老师还认为，当邪气由少阳刚入太阴之时，也可以通过调理少阳枢机把阴证"机转"回少阳而愈，这与叶天士的"入营犹可透热转气"理论有异曲同工之妙；而邪在少阳时和解少阳，邪刚入了太阴，犹可"机转"回阳。

顾老师在使用本方时还经常根据患者的体质状况、病情的寒热轻重等因素在用量上进行调整，若手足冷凉、畏寒、便溏重者，则重用干姜、桂枝，减少黄芩用量；舌红苔黄、口苦、烦热重者，则加重黄芩用量，减少桂枝、干姜用量。同时在方药用量和煎煮方面（以水1800ml煮取900ml，去滓，再煎取450ml，分3次温服，每次150ml）有自己独特的要求，注重符合经典，符合原文，尽量不要擅自改动原方的剂量和药物。尤其方中柴胡一药，性味苦，微寒，归肝、胆经，和解表里，疏肝升阳，为方中主药之一，剂量不可过小，否则无法起到"少阳为枢"的功效。

［吴同玉，陶国水.《中华中医药杂志》2018，33（1）：168-170.］

# 顾植山活用司天麦冬汤治疗咳嗽

龙砂医学流派代表性传承人顾植山教授认为，中医治病应分天、人、病三个层次。《内经》论病因有天、人、邪"三虚"之说，诊断上就相应有辨病证（包括辨致病之邪）、辨人（体质）和辨天（五运六气）的不同角度，治疗上有司天、司人、司病证的不同层次。所谓的"司天方"是司天人关系之方，从调整天人关系的角度出发，调理气机，从而达到天人相应的境界，调动人体自身的力量消除疾病。

2016年丙申年，水运太过，少阳相火司天，寒甚火郁，相火被岁水所克，形成郁火病机，易使肺金受邪，产生咳嗽。顾植山教授临床不拘泥于申年少阳司天的升明汤，而是活用戊年火运太过的麦冬汤，临床取得了较好的效果。有数月乃至数年久咳的患者，亦投剂辄愈。兹举跟师顾植山教授所见病例2则，略作说明。

案1　许某，女，35岁，2016年5月26日初诊。

患者咳嗽、吐黄痰2年余，久治不愈。平素下午或午睡平躺时易咳嗽，饮食冷时咳嗽亦会加重，晨起刷牙时干呕，怕冷风，易感冒，四肢发凉，胸闷气短，心悸心慌，多汗，纳寐可，二便畅，舌淡暗，苔薄白，脉沉细略涩。予司天麦冬汤原方。处方：

剖麦冬20g，桑白皮12g，钟乳石12g（先煎），潞党参10g，炙甘草10g，炙紫菀12g，香白芷6g，法半夏10g，淡竹叶10g，7剂。

2016年6月2日二诊：诉上方后咳嗽、黄痰减轻大半，觉咽部不适，予加味四七汤合麦冬汤调治。

案2　卢某，女，52岁，2016年5月26日初诊。

患者咽痒、干咳近8个月，吃干果、遇冷空气和右侧卧位时咳嗽较严重，颈痛，颈部怕冷，寐差，纳可，二便畅，舌淡暗，苔薄黄有裂纹，脉沉小弦。予司天麦冬汤原方。处方：

剖麦冬30g，桑白皮15g，钟乳石15g（先煎），潞党参15g，炙甘草10g，炙紫菀10g，香白芷10g，法半夏10g，淡竹叶10g，7剂。

2016年6月2日二诊：咳嗽已愈大半，唯咽中仍有异物感，苔由黄转薄白。上方加桃仁10g，威灵仙10g，7剂。

2016年6月9日三诊：述服上方咽痒消失，8个多月顽咳已愈。今因睡眠欠佳来诊，转治睡眠。

## 讨论

古代医家张子和有云："病如不是当年气，看与何年运气同，便向某年求活法。"麦门冬汤原为岁火太过，肺金受邪而设，丙申年少阳相火司天，阴行阳化，易出现肺金受邪之病；又丙年寒水太过，寒甚火郁，麦冬汤方义救金抑火、实土御水，正与此运气病机契合。

本方包涵了《金匮要略》麦门冬汤的主药麦冬、人参、半夏、甘草。《古今名医方论》中喻嘉言评论《金匮要略》麦门冬汤曾说："此方治胃中津液干枯，虚火上炎，治本之良法也。夫用降火之药而火反升，用寒凉之药而热转炽者，徒知与火热相争，弗知补正气以生津液，不惟无益而反害之矣。凡肺病有胃气则生，无胃气则死。胃气者，肺之母气也。《本草》有知母之名，谓肺借其清凉，知清凉为肺之母也。又有贝母之名，谓肺借其豁痰，豁痰为肺之母也。然屡施于火逆上气，咽喉不利之证，而屡不应者，名不称矣。孰知仲景妙法，于麦冬、人参、甘草、大枣、粳米大补中气以生津液队中，又增入半夏辛温之味，以开胃行津而润肺，岂特用其利咽下气哉！顾其利咽下气，非半夏之功，实善用半夏之功也。"

司天麦冬汤在《金匮要略》麦门冬汤的基础上又增加了钟乳石、桑白皮、紫菀、白芷、竹叶等药。缪问所著《三因司天方》释麦冬汤云："桑白皮甘寒，紫菀微辛，开其膹郁，借以为止血之功。再用半夏、甘草以益脾土，虚则补其母也。白芷辛芬，能散肺家风热，治胁痛称神。竹叶性升，引药上达。补肺之法，无余蕴矣。要知此方之妙，不犯泻心苦寒之品最为特识。盖岁气之火，属在气交，与外淫之火有间，设用苦寒，土气被戕，肺之化源绝矣。"

《本经》认为钟乳石："味甘，温。主咳逆上气，明目益精，安五脏，通百节，利九窍，下乳汁。"本方用其补肺之阳，止咳下气，甚为重要。曾有一患者先未配到钟乳石时效不显，配上钟乳石后即效显。

本案两位患者，或干咳，或咳黄痰，脉皆沉细，舌暗，肺金被火所烁可知。选用麦冬汤，符合缪问所说"是方也，唯肺脉微弱者宜之，若沉数有力及浮洪而滑疾者，均非所宜"的论述。

顾植山教授在用司天方调整天人关系的基础上，也兼顾了辨证施治。如案1患者转为咽中异物感时加用了加味四七汤；案2患者咽痒、干咳较甚，对于这种类型的咳嗽，常在处方中配伍桃仁与威灵仙，这是顾植山教授的经验用药。《名医别录》谓桃仁能"止咳逆上气"。《开宝本草》记载威灵仙能"主诸风"。临床上将两药相伍，对干咳咽痒者效果显著。

（陈冰俊，陈静美.《中国中医药报》2016年12月22日第4版）

# 顾植山教授运用乌梅丸的经验

乌梅丸首见于《伤寒论·辨厥阴病脉证并治第十二》，其文指出："伤寒，脉微而厥，至七八日，肤冷，其人躁无暂安时者，此为脏厥，非蛔厥也。蛔厥者，其人当吐蛔。今病者静，而复时烦，此为脏寒，蛔上入其膈，故烦，须臾复止，得食而呕又烦者，蛔闻食臭出，其人当自吐蛔。蛔厥者，乌梅丸主之。又主久利。"《金匮要略·趺蹶手指臂肿转筋阴狐疝蛔虫病脉证治第十九》亦说："蛔厥者，乌梅丸主之。"乌梅丸曾是为治疗蛔厥而确立的良方，但自清代以来，诸多医家对此提出异议，认为乌梅丸为厥阴病主方，适用于上热下寒证的治疗。亦有医家对乌梅丸证治提出质疑，如清代伤寒大家舒驰远认为乌梅丸"杂乱无章，不足为法"，更发出"乌梅丸不中之方，不论属虚属实，皆不可主也"之论述。随着现代社会的发展，个人饮食卫生的改善，蛔厥者甚少，乌梅丸也鲜被医家所用。笔者跟随龙砂医学流派代表性传承人顾植山教授临证学习时，却发现老师基于"病机"和"厥阴病欲解时"运用乌梅丸十分广泛，临床运用涉及肺系、心系、肝胆等各系统、多种疑难杂病，并且运用乌梅丸促排卵治疗不孕症取得良好疗效，深受启发，现浅谈自己的认识并辅以2则案例。

## 一、注重辨证抓病机

《素问·至真要大论》曰："谨守病机，各司其属，有者求之，无者求之，盛者责之，虚者责之，必先五胜，疏其血气，令其调达，而致和平，此之谓也。"病机是疾病发生、发展变化及转归的机理，也是临床处方用药的依据。"同病异治""异病同治"，即病机同，则治疗同，病机异，则治疗异，病机的正确判断对疾病至关重要。顾老师临证时对疾病的病机把握甚为重视。比如乌梅丸治疗厥阴病寒热错杂之证，患者一般多表现为口渴、手足厥逆、寒热错杂。此外，顾老师认为《内经》对病因的认识是三虚致病，三虚即天虚、人虚、邪虚，临床上应辨天（即五运六气）、辨人（即体质，包括运气体质）、辨病证三方面结合，运气辨治，注重辨时、辨机、辨阴阳开阖变化，是对静态的、空间的、辨证的重要指导和补充。运气辨证属厥阴风木主令时段，乌梅丸运用的机会也会增多。

## 二、注重"欲解时"抓时机

《素问·四气调神大论》曰："春三月……此春气之应，养生之道也；夏三月……此夏气之应，养长之道也；秋三月……此秋气之应，养收之道也；冬三月……此冬气之应，养藏之道也。"《素问·生气通天论》曰："平旦人气生，日中而阳气隆，日西而阳气已虚，气门乃闭。"人与天地四时相应，在生理状态下，其阴阳气血变化与四季、一日的阴阳变更变化规律是一样的，表现为生、长、收、藏。在病理状态下，其变化规律也是一致的，如《灵枢·顺气一日分为四时》曰："夫百病者，多以旦慧、昼安、夕加、夜甚。"人是大自然最有灵性的生命体，与自然界的变化息息相关。所以，如果人们患病时，把握住机体和自然界的阴阳气血变化，顺应恰当的时机给药，则事半功倍，疗效显著。

《伤寒论》中的辨证是多维度的，是"病、脉、证并治"，即辨病、辨脉、辨证相结合。辨"病"是辨三阴三阳，张仲景辨三阴三阳的一个重要特色是辨"欲解时"，通过"欲解时"来判断三阴三阳的归属。脉、证是疾病所表现出来的"象"态，"开阖枢"是时相，"欲解时"是厘定分辨"六经"的时间节点，抓住这个节点，对于判定证候的六经归属具有特殊意义。

《伤寒论》中指出"六经病"各有"欲解时"，如"太阳病欲解时，从巳至未上""厥阴病欲解时，从丑至卯上"。顾老师指出，如果疾病有明确的发作或者加重时间，应该顺应机体的阴阳变化，顺势用药，在最合适的时间服药，效果最好。依据厥阴病欲解时与厥阴的相关性，如果该疾病经常在夜间丑时（下半夜1点到3点）后症状出现或加重，多考虑属厥阴病，从而立法方药可从此着手。

### 三、尊重原方而不拘泥

顾老师临证时非常重视《伤寒论》的经典原方，尊重原方的用药、用量，顾老师认为《伤寒论》的经典原方是经过临床多次反复实践的，具有非常好的效果，所以才会流传至今。后学者临证时首先要把握住病机的基础，抓住病机要点，然后根据病机选择原方，尽可能与原方的药物、剂量相一致，若服用过后有不适的，可以适当调整药物的剂量和方药。但并非说一定要泥古不变，如果病情有变化，比如寒热错杂之证，热重寒轻，可以适当加大黄连、黄柏的剂量，减少干姜、附子的剂量，这即是崇古而不泥古的体现。

### 四、重视煎煮法与服药时间

顾老师认为煎服方法对于药物的疗效有时会起到事半功倍的效果，如果煎服方法有误，轻则药效减轻，重则毒副作用增强，产生严重后果。比如对于方中细辛，会用到5~6g，但是一定会告诉患者除了熟附片要先煎外，细辛也要先煎，以减轻其毒性，因其毒性成分黄樟醚主要在挥发油中；并且方中黄连、黄柏等苦寒之品皆用炒，借以减轻其苦寒伤胃之性；本方运用时，如果患者发病或加重时间在夜间丑时至卯时，则药物应该首剂夜间服用，这样就增强了疗效，让药物在病情发作时更大地发挥作用。

### 五、病案举隅

**案1** 患者，女，1951年5月生，2015年4月4日初诊。

主诉：尿频、尿道灼热1周。

现病史：患者1周前感冒后，出现尿频，一夜10余次，尿道灼热，伴焦虑感（有抑郁症病史），会阴部疼痛。近1周来尿频、尿道灼热反复发作，胸闷，纳谷尚可，大便稀，夜寐一般，舌淡暗，苔薄白，脉细数，上述症状每至丑时加重。

诊断：淋证，膀胱湿热证。

处方：乌梅丸合缩泉丸加减。

炒乌梅30g，炒川连8g，炒黄芩10g，炒黄柏10g，熟附片5g（先煎），北细辛5g（先煎），肉桂3g，川桂枝5g，淡干姜5g，当归6g，潞党参10g，炙黄芪24g，台乌药15g，益智仁15g，怀山药15g。7剂，水煎服，每日1剂，头煎夜间服用。

患者服药后，自觉效果尚可，但因事耽搁，又停服1周。

4月18日二诊：患者诉上方服后，尿频、大便稀改善，唯觉会阴部疼痛仍存，胸闷缓舒，余症平稳，纳可，大便尚调，寐尚可。舌淡舌边有齿痕、溃疡，苔薄腻，脉沉涩。原丑时症状加重现象已消失。改用猪苓汤加减。处方：

炒山栀10g，制大黄10g，净连翘15g，炒知母12g，生石膏15g，猪苓10g，泽泻15g，炒白术10g，云茯苓15g，滑石15g（包煎），陈阿胶10g（烊化）。14剂，水煎服，每日1剂，分2次服用。

5月7日随访，患者服药后诸症改善。

**按：** 患者初诊时，以尿频、尿道灼热为主，按照以往经验，则判断为下焦湿热，多以清利下焦湿热为处理方法，方药则以八正散、草薢分清饮等为主。但患者这些症状多在夜间丑时加重，符合厥阴病发病时间特征，根据"厥阴病欲解时，从丑至卯上"的这种特点，运用乌梅丸加缩泉丸治疗，有效改善了患者尿频、尿道灼热症状，并且丑时加重现象也消失。乌梅丸具有缓肝调中、清上温下之功效。缩泉丸具有温肾祛寒、缩小便的功效。这种根据六经病发病时间来诊治疾病，完全出乎常理，反而得到意想不到的结果。患者二诊时，虽然症状改善，但有会阴部疼痛，舌淡、边有齿痕、溃疡，苔腻等现象，表明患者目前体内仍有湿热，即予以猪苓汤配伍清热类诸药。猪苓汤具有利水、养阴、清热之功效，临床常用于治疗泌尿系感染等属水热互结兼阴虚者。而炒山栀、净连翘、炒知母、生石膏具有清热除烦的功效，制大黄则通过泻下而清热，全方共同起到清热利湿的作用。

**案2** 患者，女，1944年2月生，2015年4月3日初诊。

主诉：右侧腰以下及下肢发麻反复发作10年。

现病史：患者近 10 年来，右侧腰以下及下肢反复发麻，就诊于当地医院，西医诊断为"脊髓压迫症"，给予药物、按摩等（具体不详）处理后，无明显缓解。患者既往有高血压病史。现症见：右侧腰及下肢麻木，双下肢浮肿，按之凹陷，时有头晕发作，视物旋转，纳谷不香，夜寐易醒（1~3 点），醒后口干甚，二便畅，舌红苔黄腻，左脉弦滑，右脉弦细。

诊断：水肿，肾虚水泛证夹湿热。

处方：乌梅丸加减。

炒乌梅 40g，炒当归 10g，细辛 5g（先煎），干姜 5g，潞党参 10g，炒蜀椒 3g，川桂枝 10g，炒黄连 10g，炒黄柏 6g，熟附片 6g（先煎）。14 剂，水煎服，每日 1 剂，头煎夜间服用。

4 月 17 日二诊：患者头晕、口干、足冷症状改善，唯右侧腰以下下肢麻仍存，下肢浮肿仍有，夜寐转安，纳谷不馨，二便调，舌淡红苔中黄腻，左脉小滑，右脉细弦。予以实脾饮治疗，处方：

木瓜 15g，茯苓 5g，茯苓皮 15g，炒白术 15g，广木香 10g，炙甘草 6g，大腹皮 15g，草果 6g，干姜 6g，制附片 6g（先煎），川厚朴 10g。7 剂。每日 1 剂，分 2 次服用。

患者服用 7 剂后，腰麻及下肢浮肿症状改善。

**按**：本例患者以右侧腰以下发麻、双下肢水肿为主诉，考虑为体内水湿不运，气血运行不畅。患者夜眠易醒，易醒的时间为夜间 1~3 点，顾老师考虑为机体阴阳不相顺接，阻滞不通，此为厥阴病发病时间，遂用乌梅丸治疗。服药 14 剂后患者诸症多有改善，但是下肢水肿减轻不明显，遂用实脾饮以温阳健脾、行气利水，服后水肿消退。

## 六、小结

乌梅丸一方首见于《伤寒论》厥阴病篇，乌梅丸由乌梅、细辛、干姜、附子、桂枝、蜀椒、黄连、黄柏、人参、当归、甘草组成，方中黄连、黄柏性寒味苦，细辛、干姜、附子、桂枝、蜀椒性热味辛，寒热并用；乌梅为君，性平味酸涩，敛肺生津，涩肠安蛔，补肝体以制其用；又以人参补气、当归补血；甘草则调和诸药。乌梅丸一方，集酸苦辛甘、寒热之药于一体，可以起到气血双调、寒热同治的效果，所以临证时遇到这种寒热错杂的厥阴病证，只要证把握准确，用药得当，效果是肯定的。刘渡舟对此曾有描述："凡临床见到的肝热脾寒，或上热下寒，寒是真寒，热是真热，又迥非少阴之格阳，戴阳可比，皆应归属于厥阴病而求其治法。"故以上案例虽然病名不同，但只要辨证得当，把握厥阴病发病时间规律，可以运用乌梅丸治疗，正如蒲辅周先生所言"外感陷入厥阴，七情伤及厥阴，虽临床表现不一，谨守病机，皆可用乌梅丸或循其法而达异病同治"。

史锁芳教授亦曾在临床多次验证了这种根据六经病"欲解时"用药的疗效，

认为六经病皆有"欲解"的时间窗，当值之际，经气正盛，正能胜邪，易于愈病，若能捕捉良机，"得时而调之"，施以方药，则可得益天时资助，却病除疾，可事半而功倍矣。

厥阴病的病机主要为枢机不利，临床表现出寒热错杂之候，而乌梅丸正是基于机体寒热错杂、阴阳不相顺接而设的方剂，为厥阴病主方。《素问·阴阳离合论》曰："三阴之离合也，太阴为开，厥阴为阖，少阴为枢。"厥阴为阴之"阖"，两阴交尽，由阴出阳。顾植山教授认为，厥阴为两阴交尽，由阴出阳之时间节点，阴阳顺接之关键；厥阴病欲解时，从丑至卯上，根据机体阴阳的变化，顺时服药，药物借助机体阳气的作用而解，这正是中医学"天人相应"思想的体现，根据患者病情和机体气血、经络等运行状况，顺应时间的节点，恰时给药，可以顺时帮助患者调整阴阳顺接，疏通气机，扭转局势，往往起到事半功倍的效果。

[吴同玉，陶国水.《广西中医药大学学报》2016，19（4）：39-41]

# 跟师顾植山学用乌梅丸

笔者有幸拜于龙砂医学流派代表性传承人顾植山教授门下，在跟师侍诊中，亲见顾教授基于"厥阴病欲解时"运用乌梅丸的效案不胜枚举，各位龙砂医学流派后备传承人跟师顾教授学习后运用乌梅丸亦均取得良好疗效。笔者回到单位根据"厥阴病欲解时"理论运用乌梅丸治疗多例患者亦获良效，兹就跟师顾植山教授学习运用乌梅丸的些许体会与同道分享。

乌梅丸首见于《伤寒论·辨厥阴病脉证并治第十二》"蛔厥者，乌梅丸主之。又主久利"，又见于《金匮要略·趺蹶手指臂肿转筋阴狐疝蛔虫病脉证治第十九》。长期以来，乌梅丸便被视为治疗虫证的通用方，《汤头歌诀》及《医方集解》均将乌梅丸列为"杀虫剂"首选方，这大大限制了乌梅丸的临床应用。

顾植山教授认为乌梅丸为厥阴病主方，非只为蛔厥而设。《伤寒论·辨厥阴病脉证并治第十二》云："厥阴之为病，消渴，气上撞心，心中疼热，饥而不欲食，食则吐蛔，下之，利不止。"实乃厥阴病提纲。《素问·至真要大论》云："帝曰：厥阴何也？岐伯曰：两阴交尽也。"《素问·阴阳离合论》云："三阴之离合也，太阴为开，厥阴为阖，少阴为枢。"顾教授通过顾氏三阴三阳开阖枢图和顾氏三阴三阳太极时相图（图1-2，图1-3）对阴阳六气进行了解读，认为厥阴居东向南，阴气渐消，并合于阳，故为阴之"阖"。若厥阴枢机不利，阴阳气不相顺接，则阳气难出，阴阳失调，可出现寒热错杂的各种病象，如四肢厥冷、颠顶疼痛、口干、心烦失眠及躁动不宁等。清代柯琴在《伤寒来苏集·伤寒附翼·厥阴方总论》中指出："厥阴以乌梅丸为主。……仲景此方，本为厥阴诸症之法，叔和编于吐蛔条下，令人不知有厥阴之主方，观其用药，与诸症符合，岂只吐蛔一症耶？"乌梅丸实乃厥阴病之主方。

《伤寒论·辨厥阴病脉证并治第十二》云：“厥阴病欲解时，丑至卯上。”顾植山教授认为，丑时至卯时正值阴气将尽，阳气初生，由阴出阳之时间节点，故厥阴病在丑时至卯时若“得天气之助”，可邪退正复，“值旺时而解”则病愈；反之，则疾病不能向愈，甚至可逆转少阴成危重者。所以在“厥阴病欲解时”通过厥阴病主方乌梅丸改变机体的阴阳运动，使机体顺应天地阴阳的变化，疾病就会有痊愈的希望。顾教授临证中但见在下半夜丑时至卯时出现相关症状或症状加重者，即放手选择乌梅丸，若有口干、四肢厥冷等阴阳失调，寒热错杂之症，用之更能奏效，进一步拓宽了乌梅丸的应用范围。

乌梅丸由乌梅、细辛、干姜、黄连、当归、附子、蜀椒、桂枝、人参、黄柏组成。清代柯琴在《伤寒来苏集·伤寒附翼·厥阴方总论》中解乌梅丸：“君为梅之大酸，是伏其所主也；佐黄连泻心而除痞，黄柏滋肾以除渴，先其所因也；肾者肝之母，椒、附以温肾，则火有所归；肝得所养，是固其本；肝欲散，细辛、干姜辛以散之；肝藏血，桂枝、当归引血归经也；寒热杂用，则气味不和，佐以人参，调其中气。”乌梅丸重用乌梅，因乌梅酸平，入厥阴肝经，一则伏其所主，二则张志聪在《本草崇原》谓乌梅“得东方之木味，放花于冬，成熟于夏，是禀冬令之精，而得春生之上达也”。笔者跟师后亦在临床中学用乌梅丸治疗多例患者，均取得了较好疗效，兹举乌梅丸验案4则说明之。

### 1. 痤疮案

蒋某某，男，1990年5月生，2015年3月10日初诊。

患者面生痤疮1年余，面部可见肤色丘疹、炎性丘疹、脓包等皮损，反复发作，时好时坏，心烦浮躁，易疲劳，四末欠温，夜寐丑寅之间易醒，醒后口干，纳可，大便稀，舌淡，苔稍腻，左脉濡弦。予乌梅丸方。处方：

炒乌梅30g、炒黄连10g、炒黄柏6g、熟附片6g（先煎1小时）、川桂枝10g、北细辛3g、炒川椒3g、淡干姜6g、潞党参10g、西当归6g。7剂，水煎服，头煎晚上服，二煎第二天早晨服，日1剂。

2015年3月18日二诊：服上方后痤疮新发稀少，下半夜醒次数减少，醒后仍稍渴，四末转温，仍易疲劳，舌淡苔稍腻，脉濡弦。上方加黄芪20g，增黄柏为10g。14剂，水煎服，日1剂。

2015年4月7日三诊：服上方后，诸症继续好转，未有新发痤疮，睡眠转好，大便成形，舌淡苔薄，脉弦细。上方继服7剂巩固疗效。

**按**：此案抓住患者夜寐丑寅间易醒，乃“厥阴病欲解时”，醒后口干、四末欠温、大便稀等，符合厥阴枢机不利，寒热错杂的病机，遂用乌梅丸制为汤药，7剂后诸症多有改善。二诊时加黄芪增强补气行血之力，加大黄柏用量滋肾以除渴，14剂后诸症已愈。

2. 高血压案

张某某，女，1973年3月生，2015年6月9日初诊。

患者高血压1年，头晕反复发作4个月。1年前体检发现高血压，BP 160/94mmHg，近4个月来头晕反复发作，未予治疗。刻下：头晕，疲倦乏力、夜寐难以入睡，下半夜1~3点易醒，四末厥逆，平时易饥饿，泛酸，食则饱胀，小便畅，大便偏干，时有便秘，舌尖红，苔厚腻微黄，脉沉细。予乌梅丸方。处方：

炒乌梅30g，炒当归10g，潞党参15g，川桂枝6g，淡干姜6g，炒川椒4g，北细辛3g，熟附片6g（先煎1小时），炒黄连10g，炒黄柏6g。7剂，水煎服，头煎晚上服，二煎第二天早晨服，日1剂。

2015年6月16日二诊：服上方后诸症向好，头晕、夜眠好转，丑时已不醒，四末转温，血压降至130/80mmHg，仍稍疲乏，二便正常，舌红，苔薄白，脉沉细、左脉沉濡。

药已中的，上方增损再进，上方减炒黄连为6g，因左脉沉濡，炒乌梅加至40g，以得春生上达之力，7剂，煎服方法同上，日1剂。

**按**：患者下半夜1~3点易醒，四末厥逆，平时易饥饿，辨证为厥阴病。"厥阴之上，风气治之、中见少阳"，厥阴为风木之脏，内寄相火，病入厥阴则木火上炎，疏泄失常，肝木横逆，犯胃乘脾，则易出现上热下寒、寒热错杂之证。病入厥阴，则肝失条达，阳亢风动，表现为血压升高。夜晚难以入睡，下半夜1~3点易醒。"厥阴病欲解时，从丑至卯上"，故用厥阴病主方乌梅丸，从厥阴病欲解时调治，使阴阳之气顺利交接，周身气血条畅，血压恢复正常。

3. 经少案

王某某，女，1990年6月生，2014年12月7日初诊。

患者月经量逐渐减少1年余。患者约1年前月经来潮时受凉，以后月经经量越来越少，每次来潮经色先暗后淡，1~2天结束，伴少腹痛、腰痛、腰背部冰凉感，月经周期正常。曾间断服用过中西药治疗，疗效欠佳。平时疲倦乏力，烦躁易怒，四末凉，眠浅多梦，下半夜2点左右易醒，醒后难再入睡，经常看电视剧熬到天明。晨起精力欠佳，上午昏沉欲睡，下午精神略好，大便黏，排便费力，末次月经2014年12月2日。舌红，苔薄黄腻，左脉沉、右脉弦细。予乌梅丸方，处方：

炒乌梅40g，川桂枝10g，熟附片6g（先煎1小时），北细辛3g，炒当归10g，炒黄连12g，炒黄柏6g，潞党参10g，炒川椒4g，淡干姜6g。14剂，水煎服，头煎晚上服，二煎第二天早晨服，日1剂。

2014年12月22日二诊：服上方后乏力、易怒较前好转，下半夜3点左右易醒，醒后可再入睡，大便不黏，排便顺畅，腰背部冰凉感及手足冷感依旧。舌红苔薄，脉小滑。予乌梅丸合当归四逆汤。上方淡干姜加至10g，炒当归加至12g，加白木通6g，炒赤芍10g，大红枣10g（擘）。10剂，煎服法同上。

2015年1月5日三诊：患者2014年12月30日月经来潮，经量较前明显增多，4天经净，仍伴少腹痛。腰背部及四末转温，眠佳未再早醒，晨起精力佳，舌红苔薄，脉弦细。上方炒赤芍加至12g。7剂继服调理。

**按：** 患者在经行期间防寒保暖不够，感受外寒，《〈妇人良方〉校注补遗·月水不利方论》云："夫妇人月水不利者，由劳伤血气，致令体虚而受风冷，客于胞内，损伤冲任之脉，……风冷客于经络，搏于血气，血得冷则壅滞，故令月水来不宣利也。……又肝脉沉，是厥阴经也。沉为阴，主月水不利，腰腹痛。"患者经行时受寒，经量越来越少，左脉沉，乃厥阴病也；又有烦躁易怒、舌红苔薄黄腻，四末凉、腰背部冰凉等上热下寒症状；下半夜2点左右易醒，正是"厥阴病欲解时"，故用乌梅丸契合厥阴病病机。14剂后诸症向好，二诊时唯腰背部冰凉感及手足冷感依旧，予乌梅丸合当归四逆汤加强养血通脉、温经散寒之功，服9剂，月经来潮，经量明显增多。三诊诸症已去大半，只伴少腹痛，炒赤芍加至12g继服。

### 4. 胃脘痛案

窦某某，女，1946年6月生，2015年7月24日初诊。

患者胃脘痛4个月，按之痛甚，延及后背，食生冷疼痛加重，口淡无味，不欲饮食，面色苍白，周身乏力，四末欠温，眠差多梦，下半夜2~3点早醒，醒后口渴，大便稀，每日2~3次，质黏，舌淡衬紫苔厚腻，脉沉细。曾服他医健脾除湿中药治疗未见好转，故来我处诊治。予备化汤。处方：

覆盆子10g，宣木瓜15g，怀牛膝12g，熟附片6g（先煎1小时），大熟地黄10g，抱茯神15g，炙甘草10g，生姜片10g（自备）。6剂，水煎服，日1剂。

2015年7月31日二诊：服上方后患者诸症减轻，胃脘痛明显缓解，刻下：乏力，口苦，四末欠温，仍下半夜2~3点早醒，醒后口渴，每次醒后即解大便，大便稀，每日1次，小便可。舌胖大苔厚腻，脉细小弦。予乌梅丸方。处方：

炒乌梅50g，西当归6g，潞党参10g，炒黄连6g，炒黄柏4g，川桂枝8g，熟附片6g（先煎1小时），炒川椒3g，北细辛3g，淡干姜6g。7剂，水煎服，头煎晚上服，二煎第二天早晨服，日1剂。

2015年8月11日三诊：自诉服上方7剂后胃脘痛已缓解，无口苦，纳可，眠佳，早醒推迟至5点，大便已成形，每日1次。乏力减轻，仍有双脚凉感，舌淡苔薄，脉濡。效不更方，仍守原方加减再进，上方熟附片加至10g（先煎2小时），北细辛加至5g（先煎1小时）。7剂，煎服法同上。

**按：** 乙未年（2015年），太阴湿土司天，太阳寒水在泉，缪问曰："丑未之岁，阴专其令，阳气退避，民病腹胀跗肿，血溢，寒湿等症，寒湿合邪可知。"患者临床表现胃脘痛，食生冷加重，四末欠温，大便稀，每日2~3次，质黏，舌淡衬紫苔厚腻，符合寒湿合邪，故用丑未之岁运气方备化汤取得较好疗效。二诊时患者有口苦、四末欠温，下半夜2~3点即醒，醒后口渴并解大便，大便稀等寒热错杂证及丑时易醒之证，故予乌梅丸方。三诊时患者诸症明显减轻，仍有双脚凉感，故在乌梅丸基础方上加大熟附片及细辛量，继续调理以收完工。

顾教授强调，运用经方不宜随意加减，尽量用原方，并根据病象随机增损，同时特别注意对煎服法的严格掌握，包括浸泡、煎煮时间、先煎后入、服药时间等，都需对患者细心叮嘱，方能取得好的疗效。

[叶新翠，李玲.《中国中医药现代远程教育》2016，14（15）：71-73.]

## 顾植山龙砂膏滋方脉案选析

擅用运气学说，注重调"天人关系"，以期"必先岁气，勿违天和"，是龙砂医家的独门绝技。2016年一之气客气少阴君火，司天之气为少阳相火，中运为水运太过。加之2015乙未年为金运不足，炎火流行之纪，五之气主客气均为阳明燥金，至小雪交气后出现大范围骤然降温，火气内郁，近似寒包火，如2016年火邪引动内伏的热邪，发病将会偏重，应未雨绸缪，2015年膏滋方中多取升明汤之意。

龙砂膏滋的服药时间是有讲究的，首先取药后要伏火，否则容易上火；其次要顺应"冬至一阳生"的思想，当然也不必拘泥于就在冬至这一天，如天气相对冷可以在冬至前服用，如天气相对偏热可在冬至后服用，过早服用可能会出现上火症状。

龙砂膏滋具有两个特定内涵：一是顺应"冬至一阳生"进行冬令进补的民俗文化内涵；二是以养生保健"治未病"为主要目的之功效内涵。脱离了这两个内涵的膏方，实际已蜕化为一般剂型概念的膏剂。今选取龙砂医学流派代表性传承人顾植山教授几则膏滋方脉案，与大家分享。

### 1. 男性不育案

孙某，男，1972年生，山东烟台人，2015年12月5日订膏。

患者年逾不惑，既往不育，经2014年冬膏调补，诸不适症皆有改善，现爱人已怀孕，相关检查皆正常，甚为欢喜。今再逢冬藏之时，再次订膏滋调补"治未病"。平素嗜食烟酒，工作稍劳，会有疲倦感，容易上火，脾气大，华发多生，易出汗，历经调摄，已有改善。时有焦虑、抑郁，纳谷尚馨，大便欠爽，有时黏滞不成形，寐安。舌暗红、苔黄腻，舌面有黏沫和小裂纹，脉濡，重取可见弦象。

开路方：北柴胡15g，淡子芩15g，淡竹茹12g，炒枳壳10g，法半夏15g，炒当归12g，赤芍药15g，盐车前15g（包煎），干生地15g，云茯苓10g，炙甘草10g，生姜片6g，大红枣10g（擘）。14剂，每日1剂。

膏方：陈阿胶75g（黄酒炖），龟甲胶117g（黄酒炖），大熟地100g（砂仁泥30g拌炒），盐菟丝150g（包煎），盐车前150g（包煎），白残花60g（后下），紫檀香60g（后下），大红枣150g（擘），西洋参100g（另炖），鹿茸片20g（黄酒炖），紫油桂30g（后下），枸杞子100g，甘菊花100g，干生地150g，净萸肉200g，怀山药150g，建泽泻150g，粉丹皮40g，云茯苓100g，怀牛膝100g，制苍术120g，生枣仁200g，赤芍药150g，上绵芪300g，北沙参240g，炒当归100g，天冬150g，麦冬150g，制首乌200g，金樱子150g，忍冬藤100g，女贞子100g，旱莲草100g，冬桑叶120g，黑芝麻200g，桑椹子150g，无糖收膏。嘱取药伏火后，自冬至日开始服用，早晚各1次，每次鸡子黄大小，温水化服。

**按**：患者已过不惑之年，平素嗜食烟酒，久居滨海之地，感受湿热氤氲之气，加之素有肝郁之质，易动怒激恚，当以清化湿热、滋水涵木、调达木郁兼顾，取左归丸、首乌延寿丹、杞菊地黄汤为打底方，增损化裁。2016年丙申年，水运太过，少阳在上，炎火乃行，阴行阳化，寒甚火郁之会也，应作未雨绸缪，取用升明汤之意。

附患者2014年膏方脉案：孙某，男，1972年生，山东烟台人，2014年12月21日订膏。

患者结婚14年，10年前妻子怀孕，孕50天后自然流产，此后妻子未再怀孕，夫妻双方皆迭经中西医治疗，终未能受孕，精液常规检查提示：畸形精子达84.4%，正常精子15.6%。平素容易上火，脾气差，易激怒，华发早生，嗜烟酒，纳谷尚馨，大便时有稀溏，每日2~3次，小便正常，阴囊时有潮湿，舌淡红，苔白厚腻，脉弦滑。

膏方：鹿角胶72g（黄酒炖），龟甲胶117g（黄酒炖），大熟地150g（砂仁泥40克拌炒），盐菟丝150g（包煎），盐车前150g（包煎），西洋参80g（另炖），大海马30g（黄酒炖），大蛤蚧6对（去首、足，黄酒炖），西枸杞100g，北五味100g，覆盆子100g，韭菜100g，沙苑子100g，金樱子150g，桑椹子150g，炒黄柏30g，炒知母40g，净萸肉120g，怀山药200g，粉丹皮60g，建泽泻100g，云茯苓100g，炒赤芍120g，天冬100g，麦冬100g，补骨脂100g，宣木瓜120g，怀牛膝80g，炒当归100g，炒白术100g，炒苍术100g，炙甘草80g，盐巴戟150g，苏芡实300g，炒莲肉100g，潞党参100g，冰糖400g收膏。嘱取药伏火后，早晚各1次，每次鸡子黄大小，温水化服。

**按**：患者不育，精子畸形率高，久居海滨，嗜食烟酒，易激怒，华发早生，阴囊潮湿，大便时有稀溏、黏滞，脉证合参，属湿热兼夹阴虚之质，选用知柏地黄汤、五子衍宗丸为打底方，兼顾2015年乙未运气之备化汤，配合海马、蛤蚧等益精助阳之品，酌情配伍，订制膏滋，综合调补，如愿得子。

**2. 肺气肿案**

蒋某，男，1945年生，江苏江阴人，2015年11月22日订膏。

患者年届古稀，罹患肺气肿，有肺大泡病史多年，晨起有咳嗽、咳痰，痰色白间杂泡沫，时有喘息、胸闷，不耐劳作，平素易感冒，既往有高血压、高血脂、慢性结肠炎，口服降压药，血压控制尚可，偶有肠鸣腹泻，纳馨，溲畅，寐安，舌淡有紫气，根苔黄腻，脉弦有结代。乙未之岁，虽寒水在泉，然五之气主客气均为阳明燥金，实际气候燥热明显，小雪前后普降大雪，气温骤降，临床出现寒甚火郁之象；2016年相火司天，冬令膏滋，宜于温补坎阳中兼清少阳，防患未然。

膏方：陈阿胶125g（黄酒炖），龟甲胶60g（黄酒炖），鹿角胶72g（黄酒炖），大蛤蚧8对（去首、足，黄酒炖），大红枣150g（擘），大熟地200g（砂仁泥40克拌炒），生晒参100g（另炖），建神曲150g（包煎），白残花60g（后下），紫檀香50g（后下），盐车前150g（包煎），怀山药300g，炙甘草240g，西当归100g，大川芎100g，杭白芍100g，炒白术100g，云茯苓100g，淡干姜100g，川桂枝100g，玉桔梗100g，西防风80g，北柴胡80g，大豆卷100g，麦门冬120g，杏仁100g，生枣仁100g，小青皮80g，法半夏100g，熟附片120g，覆盆子120g，宣木瓜150g，炒乌梅150g，川牛膝100g，怀牛膝100g，冰糖400g收膏。嘱取药伏火后，自冬至日开始服用，早晚各1次，每次鸡子黄大小，温水化服。

**按：**年届古稀，罹患肺疾多年，肾气亏耗，脉有结代，肺病及心，膏滋重在培补肾命与肺心，以右归丸、薯蓣丸、备化汤为打底方，2016年丙申年，少阳相火司天而中运太羽寒水，寒甚火郁之会也，取用升明汤之意而加生枣仁、白残花、紫檀香、车前子、小青皮诸味，显示了龙砂膏方重视五运六气，未雨绸缪的特色。

## 分析与讨论

笔者通过跟随龙砂医学流派代表性传承人顾植山教授学习，研究历代龙砂医家膏滋方脉案，梳理出龙砂膏滋方具有"顺应'冬至一阳生'思想，培补命门元阳；讲究阴阳互根，善于阴中求阳；结合五运六气，顺天因时制宜；注重熬膏技艺，制作工艺精良"四大特点。具体到开具龙砂膏滋方有以下几点值得注意：

（1）龙砂膏滋方配料一般不计算胶类，饮片总量在2500~3500g之间，可以出2kg以上膏；饮片控制在25味左右；关于胶类的用量，一般不超过250g，偏于温阳则鹿角胶多于龟甲胶，偏于滋阴则龟甲胶多于鹿角胶；阿胶一般为63~125g（相当旧制二两至四两之间）；为减少霉变及影响口感，诸如核桃肉等多与其他饮片共煮而不是打碎兑入；收膏的辅料，蜂蜜一般用500~600g，若用冰糖量稍减，饴糖则量稍增，根据个人口味微调。忌糖也可无糖收膏，或加元贞糖等代糖品。

（2）关于儿童和"三高"人群能否服用膏滋方的问题，回答是肯定的。从临床实践看对于小儿容易出现反复感冒、扁桃体炎、哮喘、过敏性咳嗽、久咳不愈、厌食、遗尿、发育迟缓、多动症等，多获佳效。小儿吃膏滋，一般多兼顾治疗目的，兼顾儿童生理特点，多在资生汤基础上加入孔圣枕中丹、玉屏风散、六味地黄汤，或左归丸等为打底方，少用壮阳蛮补之品。关于胶和饮片剂量，学龄前儿童用量相当于成人用量的1/3，学龄后儿童用量相当于成人用量的1/2~3/4，糖类用量和成人相当。"三高"人群多用首乌延寿丹为打底方。

（3）关于开路方，目前流行两种说法：一是"试药"，即将拟配置膏方的药物，按一定剂量折算，作为汤药服用，看人体适应与否，然后再配置膏方，也称"探路方"；二是"清理肠道"，健运脾胃，以作开路之资，便于更好吸收。龙砂膏滋方的开路方具有其特定作用，就是便于更好地顺应秋收冬藏的气化趋势，冬季阳气潜藏，万物多静少动，纷纷养精蓄锐，人类亦要顺应自然，藏精纳气，加强命门元精的储备。如2015年五之气，主客气都为阳明燥金，燥热之象也明显，临床多见脉象浮弦，阳明不降，冬脉不藏，故多用《三因方》中的苁蓉牛膝汤（苁蓉、熟地黄、牛膝、当归、白芍药、木瓜、甘草、乌梅、鹿角、生姜、大枣）作为开路方，以便阳气更好地降、阖。

（4）目前一些膏方的服用是不讲究时间节点的，甚至出现了"四季膏方"，而龙砂膏滋的服药时间是有讲究的。首先取药后要伏火，否则容易上火；其次要顺应"冬至一阳生"的思想，当然也不必拘泥于冬至这一天，如天气相对冷可以在冬至前服用，如天气相对偏热可在冬至后服用，过早服用可能会出现上火症状。

（5）擅用运气学说，注重调"天人关系"，以期"必先岁气，勿违天和"，是龙砂医家的独门绝技。2015乙未年，中运为岁金不及，太阴湿土司天，太阳寒水在泉，2015年初顾植山教授就对2015年的运气特点做过预测，认为上半年寒热的变化会比较多，冬季会较冷，"寒冬"的可能性大，事实确实如此，但是2015年小雪后寒潮骤降，造成火气内郁的现象，加之2016年易出现"寒甚火郁"之会，故应注意附子等辛燥药物使用的量；既往有见过膏滋中附子用量至400~500g者，2015年见到的膏滋中熟附片最大量仅用100~120g。

（6）重视2016年的伏邪之气。何廉臣《重订广温热论》云："医必识得伏气，方不至见病治病，能握机于病象之先。"防患于未然，真正体现中医"治未病"优势特色。2016年丙申年，少阳相火司天，厥阴风木在泉，中见太羽水运，岁水太过，气化运行先天，丙申岁半之前，少阳相火主之，若火淫胜，则温气流行。水运太过，少阳在上，炎火乃行，阴行阳化，寒甚火郁之会也。2016年一之气客气少阴君火，司天之气为少阳相火，中运为水运太过。加之2015乙未年为金运不足，炎火流行之纪，五之气主客气均为阳明燥金，至小雪交气后出现大范围骤然降温，火气内郁，近似寒包火，如2016年火邪引动内伏的热邪，发病将会偏重，正如薛瘦吟尝言："凡病内无伏气，纵感风、寒、暑、湿之邪，病必不重，重病皆新邪引发伏邪者也。"当作未雨绸缪。陈无择的《三因方》中有升明汤［酸枣仁（生、熟各半）、车前、紫檀香、蔷薇、青皮、半夏、生姜、甘草］一方。缪问解此方曰："是岁上为相火，下属风木……枣仁味酸平……熟用则补肝阴，生用则清胆热，故君之以泄少阳之火。佐车前之甘寒，以泻肝家之热。司天在泉，一火一风，咸赖乎此。紫檀为东南间色，寒能胜火，咸足柔肝，又上下维持之圣药也。风木主令，害及阳……蔷薇为阳明专药，味苦性冷，除风热而散疮疡，兼清五脏客热。合之青皮、半夏、生姜，平肝和胃，散逆止呕。甘草缓肝之急，能泻诸火。平平数药，无微不入，理法兼备之方也。"2015年膏滋方中多取升明汤之意。

（陶国水．《中国中医药报》2016年1月8日第4版）

# 顾植山：乙未年三之气常用方推荐

2015年乙未年夏季运气进入三之气，主气少阳相火，客气太阴湿土，主生客为小逆，气候变化较剧烈。6月份，我国大部分地区降水较多，气温偏低，《素问·六元正纪大论》云："凡此太阴司天之政，气化运行后天，阴专其政，阳气退辟……寒雨数至，物成于差夏，民病寒湿，腹满，身膹愤胕肿，痞逆寒厥拘急。"

根据这一时段的运气和气象特点，龙砂医学流派代表性传承人顾植山教授推荐如下几个今年夏季的常用方，供诸同道参考。

## 1.备化汤

该方由木瓜、茯神、牛膝、炮附子、熟地、覆盆子及甘草组成，为陈无择《三因极一病证方论》中针对太阴湿土司天、太阳寒水在泉的用方。

《素问·六元正纪大论》云："丑未之岁……三之气，天政布，湿气降，地气腾，雨乃时降，寒乃随之，感于寒湿，则民病身重、胕肿、胸腹满。"三之气主气为少阳相火、客气为太阴湿土，加之南方进入梅雨季节，备化汤与此病机相合，故有较多使用机会。

《三因极一病证方论》中的备化汤用熟地，缪问注解该方时用生地，并释"佐以生地，凉沸腾之血，并以制附子之刚"。陈无择原方主张二之气去附子加防风、天麻；三之气时加泽泻；四之气依正方。顾植山教授今年使用该方时考虑到火、热象不著，故选用熟地。

此外，春分后客运进入太羽（水），临床多见脉象沉细，附子运用机会增多，故顾植山教授在临床上多不减附子；芒种后客运进入少角（木），临床可观察到弦脉增多，气象上则表现为各地降雨变化较快，也提示风象存在，临床应考虑到客运的影响，可继续加用防风、天麻；但也有部分地区出现燥、热象，这些地区用备化汤时注意附子用量，并可改熟地为生地。

## 2.紫菀汤

该方由紫菀、白芍、人参、黄芪、炙甘草、地骨皮、杏仁、桑白皮、大枣及生姜组成，为陈无择《三因极一病证方论》中针对六乙年岁运少商金不及的用方。

缪问解此方曰："凡岁金不及之年，补肺即当泻火，以折其炎上之势。若肺金自馁，火乘其敝，民病肩背痛，瞀重，鼽嚏，便血，注下，不救其根本可乎哉？"

2015乙未中运为岁金不足，三运客运为少角（木），从脉象上观察三运以来，受客运影响，临床多见弦脉，考虑与三运客运为少角（木）有关，木胜又可侮金，这一时段对于肺金损伤而出现的肺系疾病以及"肩背痛、瞀重、鼽、嚏、便血、注下"诸症，紫菀汤仍有较多的运用机会。

### 3.东垣清暑益气汤

该方由黄芪、苍术、升麻、人参、泽泻、炒曲、橘皮、白术、麦冬、当归身、炙甘草、青皮、黄柏、葛根及五味子组成，方出《脾胃论》，李东垣以"气虚身热，得之伤暑""时当长夏，湿热大胜"立论，用以治疗长夏暑湿伤人之证，症见四肢困倦、精神短少、懒于动作、胸满气促、肢节沉痛等。

甲午年夏天，顾植山教授从运气病机入手，运用清暑益气汤治疗夏天荨麻疹、湿疹等皮肤病，以及高血压、失眠、咽痛、痤疮等多种病症，均获良效，扩大了该方的适应证范畴，更证实把握病机后，"方气""方机"相应，相同运气条件下的"异病同治"之妙。

乙未年入夏以来，太阴湿土当令，降雨明显增多，湿气增，复加梅雨缠绵，湿热交蒸，虚人不受，脾气不升，胃气不降，运化升降失调。运气病机与东垣清暑益气汤颇为契合，故三之气以来，顾植山教授临床运用该方治疗各系统疾病（尤其是皮肤病）再见良效，且临床不必拘泥某病、某症，只要病机符合，皆可用之。

### 4.五积散

该方由白芷、川芎、炙甘草、茯苓、当归、肉桂、芍药、半夏、陈皮、枳壳、麻黄、苍术、干姜、桔梗及厚朴组成，首载于《仙授理伤续断秘方》，《太平惠民和剂局方》所载药物剂量比例与《仙授理伤续断秘方》不同，顾植山教授临床选用以《太平惠民和剂局方》为主。

书载其制法：上除肉桂、枳壳二味别为粗末外，一十三味同为粗末，慢火炒令色转，摊冷，次入桂、枳壳末令匀，奏"调中顺气，除风冷，化痰饮"之效，可治脾胃宿冷，腹胁胀痛，胸膈停痰，呕逆恶心，或外感风寒，内伤生冷，心腹痞闷，头目昏痛，肩背拘急，肢体怠惰，寒热往来，饮食不进，及妇人血气不调，心腹撮痛，经候不调，或闭不通，并宜服之。亦可改作汤剂使用，疗效亦佳。

五积散临床运用较广，汪讱庵在《医方集解》中将该方归入表里之剂，称其为"解表温中除湿之剂，祛痰消痞调经之方""能散寒积，食积，气积，血积，痰积，故名五积"。时人甚至有"一首五积散，房上不喊房下喊"之谚。

该方看似杂合，有人甚至分析该方包含麻黄桂枝各半汤、平胃散、二陈汤、四物汤、都梁丸、小半夏茯苓汤等多首古方，其实不然。

张璐《伤寒绪论》说："此虽类集十余方而不嫌冗杂者，得辛温散邪之大旨也。但杂合复方，原不拘全用……要在临床谛审出入，斯可与言复之妙用也。"顾植山教授认为，分析古人方，切不可以己之意臆测，五积散非《局方》简单堆叠古方建功，该方统摄寒、食、气、血、痰五邪之郁积，调节三焦气机之升降出入，兼顾表里内外、脏腑经络之寒湿阴邪，实为调枢之佳方。正如汪讱庵所论："一方统治多病，惟活法者变而通之。"

从运气病机分析，今岁太阴湿土司天，寒湿合德，故该方有较多使用机会。从近一段时间临床观察，该方具有较好的临床疗效。临床胃脘痛、腹胀、痞证、嗳气、纳呆、头目昏痛、肩背拘急、肢体怠惰、痤疮、月经不调等，舌淡，苔薄或白腻，脉见沉细，属寒湿合邪，或兼有表证，或不兼表证，只要没有明显实热证候者，皆可选用本方"异病同治"。

### 5. 甘露消毒丹

该方由飞滑石、绵茵陈、淡黄芩、石菖蒲、川贝母、木通、藿香、射干、连翘、薄荷及白豆蔻组成，用神曲糊丸，是温病大家叶天士从运气角度为"雍正癸丑疫"所创。

《续名医类案》载："雍正癸丑，疫气流行，抚吴使者属叶天士制方救之。叶曰：时毒疠气必应司天，癸丑湿土气化运行，后天太阳寒水湿寒合德，挟中运之火流行，气交阳光不治，疫气大行，故凡人之脾胃虚者，乃应其疠气……湿邪犹在气分，甘露消毒丹治之。"后被王士雄收入《温热经纬》。

癸丑岁与今年乙未岁司天（太阴湿土）、在泉（太阳寒水）之气同，即"丑未之岁，上见太阴"（《素问·天元纪大论》），也增加了该方的使用概率。临床若见湿热并重之证，或见发热倦怠、胸闷腹胀、吐泻疟痢、咽肿、颐肿、溺赤便闭、淋浊、身黄、斑疹、疮疡等，病变涉及上、中、下三焦，内熏肝胆，外渍肌肤，均可使用该方。同时，湿温时疫，该方也可作为备选方。

此外，《太平惠民和剂局方》卷二方之藿香正气散，具有芳香化湿、解表和中、理气之功效，对治外感风寒、内伤湿滞，症见发热恶寒、头痛、胸膈满闷、脘腹疼痛、恶心呕吐、肠鸣泄泻、舌苔白腻等，尤其是南方气候湿蕴者，亦可斟酌使用。

以上介绍的几首运气方，仅为大家提供运气病机临证的几个思路，广大读者可根据实际病机及运气特点，因时、因地、因人制宜，随机达变。

（陶国水，顾植山.《中国中医药报》2015年7月23日第4版）

# 顾植山教授应用柴胡桂枝干姜汤
# 治疗妇科疾病验案浅析

顾植山教授是安徽中医药大学教授，国家科技"十二五"重大专项"中医疫病预测预警的理论方法和应用研究"课题组组长，国家中医药管理局龙砂医学流派传承工作室代表性传承人兼项目负责人，国家973项目"中医学理论体系框架结构与内涵研究"课题专家组成员，中华中医药学会五运六气研究专家协作组组长。顾植山教授全面继承了龙砂医学流派重视《内经》的五运六气理论、擅用六经三阴三阳理论指导经方的临床应用、依据肾命理论结合冬藏精思想倡用膏滋方养生调理治未病的三大流派特色。笔者有幸侍诊于侧，获益匪浅。现结合2015年随师见闻，将顾教授应用柴胡桂枝干姜汤治疗妇科疾病的临床验案作一浅析。

柴胡桂枝干姜汤出自《伤寒论·辨太阳病脉证并治第五》第147条："伤寒五六日，已发汗复下之，胸胁满微结，小便不利，渴而不呕，但头汗出，往来寒热，心烦者，此为未解也，柴胡桂枝干姜汤主之。柴胡桂枝干姜汤方：柴胡半斤，桂枝三两（去皮），干姜三两，栝楼根四两，黄芩三两，牡蛎三两（熬），甘草二两（炙）。上七味，以水一斗二升，煮取六升，去滓，再煎，取三升，温服一升，日三服。初服微烦，复服汗出，便愈。"

此方在临床上应用于诸多病证：①消化系统疾病；②呼吸系统疾病；③泌尿系统疾病；④神经系统疾病；⑤妇科疾病；⑥其他疾病：如急慢性中耳炎、结膜炎、湿疹、头部疖肿、梅尼埃综合征、阳痿、糖尿病、放疗后味觉缺乏症等，均取得了良好疗效。但历代医家对本方的病机认识不一，概括起来有以下几种认识：①少阳病兼水饮内结。伤寒汗下后，邪入少阳，枢机不利，因手足少阳经常相互影响，足少阳枢机不利，疏泄失常，手少阳三焦因之壅滞，决渎失职，而致水饮内结。持此见解者以当代注家居多，如《伤寒论讲义》二版、四版、五版，《伤寒论选读》以及《伤寒论译释》等。②少阳病兼津伤。汗后复下，津液已损，更因邪入少阳，胆火内郁，热耗津液，致亡津而内燥。成无己在《注解伤寒论》中对本方之注曰："小便不利而渴者，汗下后，亡津液而内燥也。"③邪陷少阳，胆火内郁兼太阴虚寒。刘渡舟在《伤寒论通俗讲话》中指出："邪陷少阳，气郁不舒，故胸胁满微结；胆火上炎而灼津，故心烦口渴；热郁不得宣泄而上蒸，故头汗出；正邪分争，故往来寒热；无关乎胃，故不呕；三焦气机阻滞，所以小便不利；内伤脾气，太阴虚寒，故见腹满或大便溏泻。此证为胆热脾寒，故治以清少阳之热，兼温太阴之寒。"④半表半里阴证：伤寒五六日为表病传半表半里之期，因已发汗而复下之，津液大伤，使半表半里阳证变为半表半里阴证。此外，有关本方病机的论述，还有少阳兼气化失常；气郁为本，痰结为标；汗下邪陷，阴阳两伤等。

顾植山教授对柴胡桂枝干姜汤病机认识有独到之处，他运用"开阖枢"理论，从少阳为枢阐述本方的病机，更利于临床掌握运用。顾植山教授认为：自然界的阴阳不是静态的比对，而是具有盛衰变化周期的节律运动，古人将自然界阴阳的盛衰变化理解为一种周期性的"离合"运动。《素问·阴阳离合论》云："圣人南面而立，前曰广明，后曰太冲；太冲之地，名曰少阴；少阴之上，名曰太阳；……广明之下，名曰太阴；太阴之前，名曰阳明；……厥阴之表，名曰少阳。是故三阳之离合也，太阳为开，阳明为阖，少阳为枢；……三阴之离合也，太阴为开，厥阴为阖，少阴为枢。"如图1-3，图1-2。

顾植山教授认为：从上两图中可以看出，少阳为枢体现在三个方面：①是太阳、阳明表里之枢；②是厥阴出表之枢；③是阳证入阴之枢。若少阳枢机不利，必然导致气机升降出入失调，从而成为疾病发生的重要因素。正如《素问·六微旨大论》所言"出入废则神机化灭，升降息则气立孤危"。所以可以通过调理少阳枢机，使阳明之邪出太阳而解；使厥阴病出表至少阳而愈；而当邪气由少阳刚入太阴之时，也可以通过调理少阳枢机把阴证机转回少阳则病愈，这与叶天士的"入营犹可透热转气"的理论有异曲同工之妙：邪在少阳时和解少阳，邪刚入了太阴，犹可机转回阳。柴胡桂枝干姜汤正是针对后两种病机而设的方剂，顾植山教授在临床中抓住这两种病机应用本方，收到了很好的临床效果。笔者复习2015年跟师的病案发现，顾教授用柴胡桂枝干姜汤治疗不寐、头痛、经期头痛、月经不调、多囊卵巢综合征、子宫肌瘤、痤疮、甲亢、甲减、甲状腺癌术后、失眠、抑郁、中耳炎、糖尿病、外感、盗汗、胆结石、眩晕、口腔溃疡、遗精、鼻咽癌术后、贲门癌术后等疾病，均效果显著。兹举验案3则说明之。

**案1** 康某某，女，1976年7月生。2015年2月6日首诊。

患者月经衍期半年余。近半年出现月经衍期，每次推后约半月，量少色暗，经期3天，伴心情烦躁，易激惹，面部色斑增多，时有腹胀，稍受凉易腹泻，二便调，寐安，舌淡苔腻，脉弦小数。予柴胡桂枝干姜汤。处方：

北柴胡30g，桂枝15g，淡干姜10g，炙甘草10g，淡黄芩15g，天花粉20g，生牡蛎15g。7剂，每日1剂，以水1800ml，煮取900ml，去滓，再煎取450ml，分3次温服，每次150ml。

2015年3月16日二诊：服柴桂干姜汤后月事分别于2月9日、3月10日来潮，量中等，较前有增，颜色偏暗，近期心情较佳，脘腹稍有胀气，纳可，寐安，舌淡胖稍腻，脉细沉小滑。上方淡干姜增至15g，加潞党参10g，法半夏10g。14剂，继服调理，每日1剂，煎服法同上。

**按：**患者心情烦躁，易激惹，脉弦小数为少阳证，仲景论少阳证，云"但见一证便是，不必悉具"；时有腹胀，稍受凉易腹泻，舌淡苔腻，提示患者太阴脾虚。从运气学说分析，患者发病当是2014年8月，正值甲午年四之气，甲午年值土运太过而湿盛；从六气主客加临推算，四之气太阴湿土（客气）加临太阴湿土（主气），更加重了脾虚症状。故患者属少阳证且有入太阴的"阴证机转"，以柴胡桂枝干姜汤原方，通过调理少阳枢机把阴证机转回少阳和解而取效。药后月经周期恢复正常，二诊时仍有脘腹胀气，舌淡胖腻，故加潞党参健脾益气，法半夏除心下痞气。

**案2** 苏某某，女，1991年11月生。2015年4月9日首诊。

患者月经衍期间作，经前10余天开始不再排便，平素手足不温，怕冷，进食稍有不慎，易呕吐，时有体倦乏力，寐可，舌红苔有黏沫，脉细数，左脉稍浮弦。末次月经3月19日。予柴胡桂枝干姜汤加味。处方：

北柴胡30g，川桂枝10g，淡干姜10g，大川芎10g，左牡蛎10g，天花粉20g，炒黄芩10g，炙甘草10g，北细辛6g，西当归10g，法半夏10g。7剂，每日1剂，以水1800ml，煮取900ml，去滓，再煎取450ml，分3次温服，每次150ml。

2015年5月7日二诊：患者因故未能及时服药，于4月20日月事来潮，量偏少，色黑褐，兼血块，头痛，经事来潮前10天未解大便。月经结束后开始服药，服药后手足转温，不再怕冷，大便通畅，睡眠佳，原进食不慎易呕吐，现亦改善。但停药后夜寐又变差，睡眠浅，体倦乏力，平素易口干、唇干。纳可，便调通畅，舌淡暗有瘀斑，苔白腻，有黏沫，脉细数小弦。上方去北细辛、西当归，加潞党参15g，淡黄芩增至15g。7剂，每日1剂，煎服法同上。

2015年5月21日三诊：患者诸症向愈，月事今日来潮，经前不便症状消失，头痛减，乏力、困倦症状较前减轻，服药后夜寐差改善，但仍有多梦易醒。舌淡暗边有黏沫，脉细数。效不更方，仍守原方加减再进。5月7日方改法半夏10g为姜半夏15g。14剂，每日1剂，煎服法同上。

**按：** 患者以经前10余天不排便为苦来诊。平素手足不温，怕冷，乃阴阳气不相顺接，阴阳十二经脉均在四肢末端交接，若"阴阳气不相顺接，便为厥。厥者，手足逆冷者是也"，乃厥阴之病；进食稍有不慎，易呕吐，脉细，左脉稍浮弦（春脉不应），为少阳证；时有体倦乏力，舌红苔有黏沫，为太阴脾虚湿盛之象；患者经前10余天不排便是少阳枢机不利，邪气结于胁下，影响上焦津液不得往下而导致的不大便。故以柴胡桂枝干姜汤一引厥阴病出少阳，二通过调理少阳枢机将太阴证机转回少阳。加北细辛、西当归，取当归四逆之意协治手足逆冷，舌苔有黏沫是使用半夏的体质特征。7剂后患者手足转温，大便通畅，睡眠佳，原进食不慎易呕吐亦改善，继续守方加减再进21剂巩固疗效。治疗期间行经1次，月经周期正常。

**案3** 唐某，女，1990年4月生。2015年2月5日首诊。

患者因工作原因出现月经量少，色暗，兼瘀块，易烦怒，近期面部痤疮增多，近2年感尿频，时有食入脘胀，夜寐安，大便偏溏，月事2月2日来潮，今已净，舌淡苔腻，脉细滑。予柴桂干姜汤加味。处方：

北柴胡30g，川桂枝12g，淡干姜10g，炒黄芩15g，左牡蛎15g，炙甘草10g，天花粉20g，西当归15g，潞党参15g。7剂，每日1剂，以水1800ml，煮取900ml，去滓，再煎取450ml，分3次温服，每次150ml。

2015年2月12日二诊：服首诊方后性情较前平和，痤疮未有新发，大便正常，小便次数明显减少。夜寐安，余症同前，守方增损继进，上方减川桂枝至10g，左牡蛎至10g，天花粉增至24g。14剂，每日1剂，煎服法同上。

**按：**患者因工作压力大，情志不舒，导致肝气郁结，气滞血瘀出现月经量少，色暗，兼瘀块；少阳枢机不利，郁而化火则烦怒，阳气内郁则"脂液遂凝，蓄于玄府"而成痤疮。食入脘胀，大便偏溏，舌淡苔腻，脉滑，为太阴虚寒；少阳气化失常，膀胱失约则尿频。辨病机在少阳太阴，仍以枢转少阳枢机，使太阴病机转回少阳，加党参、当归增强健脾益气补血活血之力，药后诸症改善明显，二诊时加大天花粉剂量以增加通经之力。

需要提醒的是，要想取得确切疗效，还应注意以下几点。①煎服方法：顾植山教授非常重视古方的煎服方法，他说运用古方尤其是经方，煎服方法也需要遵照古人。所以柴胡桂枝干姜汤处方下会注明："以水1800ml煮取900ml，去滓，再煎取450ml，分3次温服，每次150ml"。②煎煮时间：顾植山教授会根据病情告知患者，按照上面的煎煮方法，有的需煎煮2小时，有的需煎煮3小时以上。主要是因为处方中柴胡用量大，煎煮时间长可将挥发油逐渐挥发，减其升提之功而保其抒发阳气之性。笔者侍诊中发现若患者按告知的方法煎煮，疗效就好，若患者诉服药后疗效不显时，询问得知均未按告知的煎煮方法煎取。③方中使用的柴胡应为北柴胡之根。现药房每用南柴胡（狭叶柴胡）的全株入药。南方药房用南柴胡较多，性偏燥，故叶天士有"柴胡劫肝阴"之说；柴胡桂枝干姜汤用柴胡剂量较大，顾植山教授每关照患者抓药时要注意必须是北柴胡根，药物准确才有疗效。

总之，临床中只要细辨六经三阴三阳，抓住柴胡桂枝干姜汤的病机特点应用本方，不必"诸证悉具"，就能获得意想不到的神奇疗效。这为我们进一步深入研究及使用经方提供了另一种思路，值得临床医家揣摩、研习。

［叶新翠，李玲.《中国中医药现代远程教育》2016，14（7）：80-82.］

# 跟师顾植山学用柴胡桂枝干姜汤

柴胡桂枝干姜汤是医圣仲景《伤寒卒病论》中的一张名方，临证若使用恰当，可治疗许多疾病。笔者拜师顾植山先生之前，虽已在临床工作30余年，但使用此方疗效满意者少。参阅历代医家之诠释，亦多深奥难懂，很难用于实践，令笔者对本方之应用百思不得其解。

2015年3~5月期间，笔者随顾植山先生侍诊，亲见先生使用柴胡桂枝干姜汤多例，均效如桴鼓。诊余暇时，笔者剖析自己之前运用此方疗效不好的原因大致有三个方面：一是没有准确把握此方证的病机和时机，二是药量偏小，三是怕患者嫌麻烦没有遵守原方煎服法。待回到单位独立应诊后，笔者再运用此方，疗效大增。兹就跟师顾植山先生学习运用柴胡桂枝干姜汤的点滴体会记述如下，并就正于同道。

## 一、临床应用要点

### 1. 识病机

柴胡桂枝干姜汤证在仲景方中凡两见：一是《伤寒论·辨太阳病脉证并治下第七》第147条云："伤寒五六日，已发汗而复下之，胸胁满微结，小便不利，渴而不呕，但头汗出，往来寒热，心烦者，此为未解也，柴胡桂枝干姜汤主之"。二是《金匮要略·疟病脉证并治第四》："附《外台秘要》方……柴胡桂姜汤：治疟寒多，微有热，或但寒不热。"

顾植山先生认为，少阳为枢，不仅是表证传里的枢机，也是三阳证转入三阴的枢机。因此，少阳证多有兼见证，如少阳兼表的柴胡桂枝汤证，少阳兼里实的大柴胡汤、柴胡加芒硝汤证。而柴胡桂枝干姜汤证则是与大柴胡汤证相对的方剂，是少阳兼里虚寒之证。如此，则兼表兼里、里实里虚俱备，少阳为枢之意义才完美。

仲景于146条论少阳兼表的柴胡桂枝汤，紧接着在147条论少阳传入太阴的柴胡桂枝干姜汤证，其用意之深，令人深思。柴胡桂枝干姜汤和解少阳，兼治脾寒。胸胁满微结，但头汗出，口渴，往来寒热，心烦诸证，均为病在少阳，枢机不利，胆热郁于上所致。小便不利之因，一则因少阳枢机不利，影响气化；二则因脾阳不足，脾液传输不及也。

### 2. 握时机

2015年3~5月跟师期间，笔者见顾植山先生用柴胡桂枝干姜汤可谓百发百中。其间大部分患者既没有胆热之口苦，也没有脾寒之便溏。乃知顾植山先生运用柴胡桂枝干姜汤的依据是：春三月少阳之气升发，只要脉弦，特别是左关脉大，再有柴桂干姜汤证中的一证即可。

### 3. 遵照原方剂量比例

顾植山先生说，经方是先贤多年临床实践经验和智慧的结晶，首次使用宜尽量遵照原方，不要随意加减，剂量可以比原方小，但比例不能变，否则有效无效无从考证。顾先生开柴胡桂枝干姜汤的剂量一般是：北柴胡30g，川桂枝15g，淡子芩15g，天花粉20g，淡干姜10g，生牡蛎10g，炙甘草10g。

### 4. 重视原方煎服方法

汤剂的疗效与其煎煮质量密切相关。顾植山教授临床十分重视古方的煎服方法，他认为运用古方，尤其是经方，煎服方法也需要遵照古人。顾植山教授临床运用大、小柴胡汤，三泻心汤及旋覆代赭汤等，都是要将《伤寒论》中的煎煮法交代给患者。如他使用柴胡桂枝干姜汤，处方下会注明：以水1800ml，煮取900ml，去滓，再煎取450ml，每次150ml，日3次。

## 二、临床应用举隅

**案1** 蔡某某，女，30岁，上海人，2015年4月4日初诊。

患者因乳汁外溢6年就诊。患者6年前顺产一男婴，哺乳1年断奶，断奶后仍然乳汁外溢，每日20~30ml，曾服逍遥散、归脾汤等方剂无效。刻下：经前乳房胀痛，经行即缓解，冬季手足冷凉，春季略有口干，无口苦咽干，饮食可，眠可，月经正常，二便正常，舌质淡红，苔薄白，脉弦，左关脉大。处方：

北柴胡30g，川桂枝10g，淡干姜10g，炒黄芩15g，生牡蛎12g，天花粉20g，炙甘草10g。14剂，水煎服。以水1800ml，煮取900ml，去滓，再煎，取450ml，每次150ml，日3次。

2015年4月18日二诊：乳汁外溢明显减少，仅在挤压时挤出1~2ml，正值月经来潮，经前乳房胀痛消失，原方继服7剂，煎服法同上。

2015年5月30日随访，已无乳汁外溢，余症亦均消失。

**案2** 胡某某，女，51岁，江苏南通市人，2015年4月3日初诊。

患者因皮肤丘疹伴瘙痒3个月就诊。患者皮肤丘疹以面部、颈项、双手暴露部位为主，瘙痒难忍，上午较重，丘疹色淡红，无口干口苦，大便不成形，日1次，睡眠可，月经正常，舌尖红，苔白腻，脉弦，左关脉大。处方：

北柴胡30g，川桂枝10g，淡干姜10g，炒黄芩15g，生牡蛎12g，天花粉20g，炙甘草10g，西防风10g，白蒺藜15g。14剂，水煎服。以水1800ml，煮取900ml，去滓，再煎，取450ml，每次150ml，日3次。

2015年4月17日二诊：面部丘疹未再发作，颈项及双手偶尔出现散在丘疹，轻度瘙痒，舌质淡红，苔薄白，脉弦细。上方加生白芍15g以养阴和血。7剂，煎服法同上。

2015年5月30日随访，患者诉已痊愈。

（赵桂琴《中国中医药报》2015年6月18日第4版）

# 顾植山：当"厥阴病欲解时"用乌梅丸

《伤寒论》第338条云："伤寒，脉微而厥，至七八日，肤冷，其人躁无暂安时者，此为脏厥，非蛔厥也。蛔厥者，其人当吐蛔，今病者静而复时烦者，此为脏寒。蛔上入其膈，故烦，须臾复止；得食而呕，又烦者，蛔闻食臭出，其人常自吐蛔。蛔厥者，乌梅丸主之；又主久利。"

《金匮要略·趺蹶手指臂肿转筋阴狐疝蛔虫病脉证治第十九》说："蛔厥者，当吐蛔，今病者静而复时烦，此为脏寒，蛔上入膈，故烦，须臾复止，得食而呕又烦者，蛔闻食臭出，其人当自吐蛔。蛔厥者，乌梅丸主之。"

后世医家意会《伤寒》《金匮》条文，奉乌梅丸为治蛔专方，历版高等中医学院校教材《方剂学》亦将乌梅丸立于"驱虫剂"条目下，将该方功效定位于驱虫治蛔，大大局限了该方的临床应用。

## 一、乌梅丸为厥阴病主方

《素问·至真要大论》强调"审察病机，无失气宜"，如："帝曰：厥阴何也？岐伯曰：两阴交尽也。"故病至厥阴，两阴交尽，由阴出阳，若阴阳气不相顺接，则阳气难出，阴阳失调。《诸病源候论》云"阴阳各趋其极，阳并于上则热，阴并于下则寒"，故寒热错杂。《伤寒论》第326条："厥阴之为病，消渴，气上撞心，心中疼热，饥而不欲食，食则吐蛔；下之，利不止。"故厥阴病主见四肢厥冷、颠顶疼痛、口干、心烦失眠及躁动不宁等寒热错杂症状。

龙砂医学流派代表性传承人顾植山教授认为，自然界的阴阳气不是静态的比对，而是具有盛衰变化周期的节律运动。古人将自然界阴阳气的盛衰变化理解为一种周期性的"离合"运动，气化阴阳的离合过程形成"开、阖、枢"三种状态，由"开、阖、枢"三种动态的"气"升降出入往来变化而生万物。阴阳各有"开、阖、枢"，就产生了三阴三阳六气。中医学中根据气化的不同时空状态，依据三阴三阳六经（太阳、阳明、少阳，太阴、少阴、厥阴）进行辨证论治的方法，习称"六经辨证"。

《素问·阴阳离合论》云："三阴之离合也，太阴为开，厥阴为阖，少阴为枢。"厥阴为阴之"阖"，两阴交尽，由阴出阳。顾植山认为，厥阴病病机为枢机不利，阴阳气不相顺接；病象为寒热错杂，乌梅丸为厥阴病主方。

清代伤寒大家舒驰远认为，乌梅丸"杂乱无章，不足为法"，发出"乌梅丸不中之方，不论属虚属实，皆不可主也"之论。但柯琴认为："乌梅丸为厥阴病之主方，非只为蛔厥之剂也。""小柴胡为少阳主方，乌梅为厥阴主方。"吴鞠通亦提出："乌梅丸为寒热刚柔同用，为治厥阴、防少阳、护阳明之全剂。"陈修园在《金匮要略浅注》中说："肝病治法，悉备于乌梅丸之中也。"其"味备酸甘焦苦，性兼调补助益，统厥阴体用而并治之。"

柯氏在《名医方论》中方解乌梅丸云："肾者肝之母，椒附以温肾，则火有所归；肝得所养，是固其本；肝欲散，细辛、干姜辛以散之；肝藏血，桂枝、当归引血归经也；寒热杂用，则气味不和，佐以人参，调其中气。"乌梅丸重用乌梅，因乌梅酸平，入厥阴肝经，一则伏其所主，二则张志聪在《本草崇原》中说乌梅"得东方之木味，放花于冬，成熟于夏，是禀冬令之精，而得春生之上达也"。方中细辛、干姜、附子、蜀椒、桂枝以温下寒，人参、当归益气养血，以辛甘之品以助阳复，黄连、黄柏以清上热，全方酸苦辛甘并投，寒温兼用。全方从厥阴病机立法，随机增损，寒温同施，诸药相伍，搭配得当，故可奏效。

## 二、"厥阴病欲解时"的忽视

张仲景创作《伤寒论》的理论基础是三阴三阳六经辨证体系，但目前研究《伤寒》者多拘泥于方证对应研究，忽视了仲景创作《伤寒论》基于三阴三阳"开阖枢"的理论，更忽视了"六经欲解时"。

顾植山教授认为，《伤寒论》"六经欲解时"源于"开阖枢"的时间定位。三阴三阳的"开阖枢"时间定位，可在临床应用上得到验证。

张志聪说："此论六经之病欲解，务随天气所主之时而愈也……天之六淫，伤人六气，而天气所主之时，又助人之六气者也。"

陈修园《伤寒论浅注》云："察阴阳之数，既可推其病愈之日，而六经之病欲解，亦可于其所旺时推测而知之……邪欲退，正欲复，得天气之助，值旺时而解矣……以见天之六淫，能伤人之正气；而天之十二时，又能助人之正气也。"

顾植山认为，厥阴为两阴交尽，由阴出阳之时间节点，正如柯琴所说，为"阴之初尽，即是阳之初生"。厥阴有其特殊性，如"得天气之助"，邪退正复，"值旺时而解"则病愈；反之。则疾病不能向愈，甚至可逆转少阴成危重者，故厥阴欲解时的临床意义尤为突出。

临床各种疑难杂病，但见在下半夜1~3点（丑时至卯时）间出现相关症状或症状加重者，皆可选择乌梅丸奏效。兹举基于"厥阴病欲解时"运用乌梅丸验案4则，以为佐证。

## 三、病案举隅

### 1.胃脘痛案

刘某，男，78岁，2008年10月25日初诊。

患者既往有肠息肉手术史，刻下：每于夜间2~3点胃脘痛已有1月余，痛时剧烈，被痛醒，四肢不温，纳谷尚可，大便难解，舌中有小裂纹，苔黄厚腻，脉弦虚大。处方：

炒乌梅15g，熟附片10g（先煎），北细辛6g（先煎），川桂枝10g，川花椒6g，淡干姜6g，潞党参12g，炒当归10g，川雅连10g，炒黄柏10g。5剂，每日1剂，水煎服，头煎夜间服。

10月30日复诊：诉服药1剂胃痛即止，原大便难亦有所缓解，黄厚苔已退，脉细弦。原方微调，减川雅连为6g，加肉苁蓉20g，再进9剂。

随访：胃痛未再犯，大便亦调畅。

### 2.盗汗案

刘某，女，25岁，2009年8月20日初诊。

患者近3月出现盗汗，以下半夜为甚，平素易感冒，稍活动多汗出，胸闷，腹胀，口干，五心烦热，舌苔黄腻，脉短偏数。处方：

炒乌梅20g，川雅连10g，炒黄柏6g，熟附片3g（先煎），紫油桂3g（后下），北细辛3g（先煎），炒川椒3g，淡干姜5g，西当归6g，上绵芪15g，生地10g，熟地10g，炒黄芩10g。7剂，每日1剂，水煎服，头煎夜间服。

8月25日复诊：服药3剂盗汗即止，胸闷腹胀亦消，睡眠、口干、五心烦热均好转。

### 3. 失眠案

居某，女，44岁，2012年4月15日初诊。

患者失眠10余年，反复失眠，入睡困难，或寐而多梦，下半夜易醒，反复口腔溃疡，脱发，舌质红，苔黄厚腻，脉细弦。处方：

炒乌梅24g，炒川连6g，炒黄柏6g，熟附片5g（先煎），北细辛5g（先煎），川桂枝8g，炒川椒3g，淡干姜3g，潞党参10g，炒当归10g。7剂，每日1剂，水煎服，头煎夜间服。

4月22日复诊：服上方后失眠好转。针对口腔溃疡上方微调，加上绵芪20g，上於术10g，紫油桂2g（后下），7剂。

随访：服药后10余年之失眠顽疾已愈，口腔溃疡消退，脱发亦好转。

### 4. 磨牙案

王某，男，33岁，2011年9月27日初诊。

患者夜寐磨牙多年，常于下半夜1~4点发生，余无特殊不适，舌淡红，苔薄白，脉细小弦。处方：

炒乌梅20g，熟附片4g（先煎），北细辛4g（先煎），川花椒3g，淡干姜3g，川黄连6g，炒黄柏6g，潞党参10g，炒当归10g，川桂枝10g，北五味6g。7剂，每日1剂，水煎服，头煎夜间服。

10月18日二诊：夜间磨牙已有减轻，近期小便较频，上方微调，加益智仁10g，怀山药15g，台乌药10g，紫油桂（后下）2g。7剂，水煎服。

10月25日三诊：夜间磨牙已消失，小便亦调。

## 四、分析与体会

顾植山从"厥阴病欲解时"理念运用乌梅丸的效案、奇案不胜枚举。此外，从各位龙砂医学流派传承人跟师顾植山学习后运用乌梅丸的临床反馈信息看，临床但见在厥阴病欲解时（从丑至卯上）出现的相关症状、各种病症，若没有明显的实热、燥热等与厥阴病相反征象者，或在厥阴风木当值运气时段，皆可使用乌梅丸。

笔者临床体会，若同时兼见厥逆、口干等厥阴病特征者，收效把握更大，往往一剂中的。曾有一吕姓老年男性，苦于后背部燥热多年，每于下半夜发生，痛苦不堪，西医检查未见明显异常，遍访国内名医诊治，不能收效，顾师仅根据"下半夜发生"这一特点，果断选择乌梅丸，1剂药即治愈多年顽疾，传为美谈。乌梅丸成了一首屡试不爽的奇方、良方、验方。

2014年《第三届龙砂医学国际论坛论文汇编》中收录了多位顾师弟子临证学用乌梅丸的有效验案，从其中所载录医案看，涉及内、外、妇、儿各科，肺、心、肝、脾等各系统，既有扩张性心肌病、呼衰亡阳出汗等危急重症，亦有高血压、糖尿病、严重失眠、严重毛发脱落、慢性结肠炎、顽固咳嗽等疑难顽证，病症烦多，非"方证对应"所能罗列矣。

（陶国水.《中国中医药报》2015年5月15日第4版）

# 顾植山：乙未年一之气运气方推荐

2015年乙未年，中运为岁金不及，太阴湿土司天，太阳寒水在泉，气化运行后天。"阴专其政，阳气退辟"，总的气候偏于湿寒。司天土生中运金是"顺化"，中运金又生在泉水，三气相得，属平气年，"其化顺，邪气乃微"。上半年寒热的变化会比较多，冬季会较冷，"寒冬"的可能性大。

从气象、物象、脉象、征象综合分析，今年大寒以来，大部分地区司天湿土和一之气的厥阴风木都按时交运。南方部分地区年初气温持续偏高，乃2014年甲午终之气的燥热未及时消退，乙未年的太阴湿土之气不能正常迁正所致。南方出现的一些流感等疫情当与此运气因素有关。

到二之气时，主位少徵火，客气少阴火，中见金运，二火得位而胜金运，《内经》有"其病温厉大行"之警示，需未雨绸缪。

乙未年一之气，主客气均为厥阴风木，易出现关节疼痛和出血、头晕、皮肤瘙痒、咽痒干咳等与"风"相关的病证，《内经》云"民病血溢，筋络拘强，关节不利，身重筋痿"，容易出现鼻出血、牙龈出血等"民病血溢"症状；风木易克脾土，未年太阴湿土司天亦影响及脾，临床观察到，目前出现大便稀溏、腹泻、呕吐、纳差等消化道症状较多，一些地区出现了诸如病毒感染性腹泻，可以从运气病机得到解释。

根据以上对今年一之气运气的综合观察分析，龙砂医学流派代表性传承人顾植山推荐了以下运气方供临床参考：

### 1.备化汤

备化汤由木瓜、茯神、牛膝、炮附子、熟地黄、覆盆子、甘草组成。该方系陈无择《三因方》中为丑、未之年太阴湿土司天太阳寒水在泉的运气特点而立的方。龙砂医家缪问方解曰："丑未之岁，阴专其令，阳气退避，民病腹胀，胕肿，痞逆，拘急，其为寒湿合邪可知。夫寒则太阳之气不行，湿则太阴之气不运。君以附子大热之品，通行上下，逐湿祛寒。但阴极则阳为所抑，湿中之火亦能逼血上行，佐以生地凉沸腾之势，并以制辛烈之雄。茯苓、覆盆，一渗一敛。牛膝、木瓜，通利关节。加辛温之生姜，兼疏地黄之腻膈。甘温之甘草，并缓附子之妨阴，谓非有制之师耶？"

顾植山认为，临床见湿、寒为病，症见关节疼痛、拘挛、筋脉痿弱，腰痛，痹证宿疾症状加重，浮肿，脘胀，胸胁不舒，畏寒，舌淡苔薄，脉见沉濡等象者，可选用该方。

### 2. 紫菀汤

紫菀汤由紫菀、白芍、人参、黄芪、五味子、炙甘草、地骨皮、杏仁、桑白皮、大枣、生姜组成。该方为陈无择《三因方》中针对六乙年岁运少商金不及的运气特点而立的方。缪问解此方曰："凡岁金不及之年，补肺即当泻火，以折其炎上之势。若肺金自馁，火乘其敝，民病肩背痛，瞀重，鼽嚏，便血，注下，不救其根本可乎哉？盖肩背为云门中腑之会，肺脉所循，鼻为肺窍，肺伤则鼽嚏。肺与大肠为表里，气不下摄，则为便血、注下。脏病而腑亦病，此时惟有清火止泄一法，急补肺金，斯为得耳。紫菀苦温，下气和血，寒热咸治。桑皮甘寒，补血益气，吐血所需。而尤赖参、芪固无形之气，即以摄走泄之阴也。气交之火必潜伏金中，地骨皮甘平微苦，能泻肺中伏火，止其血之沸腾。又肺苦气上逆，泄之以杏仁之苦。肺欲收，敛之以白芍之酸。合之甘草补土生金，姜、枣调和营卫，缓诸药于至高之分，而参、芪得收指臂之功。为水所复，不用别药，盖补土可以生金，而实土即以御水也。"

顾植山认为，乙未年本为金运不及，初之气时主客气均为厥阴风木，木胜又可侮金。这一时段如出现干咳咽痒，或见声嘶，或痰少兼夹血丝，或咳嗽咳痰，痰少色黄质稠，甚或喘息、痰中带血，或痔疾加重，伴便秘，甚至便血等症，舌偏干红，脉偏弦细者，可选用该方。

### 3. 茯苓汤

茯苓汤由茯苓、厚朴、白术、青皮、炮干姜、半夏、草果、甘草、生姜、大枣组成。此方在陈无择《三因方》中名"苓术汤"，缪问注《三因司天方》时称为"茯苓汤"。该方本为六壬年"岁木太过，风气流行，脾土受邪"所立，缪问曰："是方治发生之纪，风气流行，脾土受邪之剂也。民病飧泄食减，体重烦冤，肠鸣腹满，甚则忽忽善怒。肝木乘脾极矣，是当用肝病实脾法，以为根本之地。夫风淫所胜，治以苦甘。白术、甘草，一苦一甘，以补脾之体，佐以草果、厚朴，辛香消滞，以宣脾之用，健运不愆，脏腑交赖矣。然土又恶湿，补之而不去其害，究非法程。臣以茯苓、半夏通利阳明，驱无形之邪，导之从小便下达，坤土资辛淡之品，而湿乃行，治痹之法尽乎此矣。但风淫所胜，宜稍犯之。青皮之酸，甘草之甘，所谓以酸泻之，以甘缓之是也。不涉血分，顾虑藏阴，合之炮姜，焦苦醒脾，且以制金之来复。复则胁痛而吐，泄之缓之，已具备于诸药之中。姜、枣调营益卫，治中所需。"

顾植山认为，今年虽非壬年，但一之气出现风木太过脾土受邪时，可参照壬年运气使用此方，适用于腹泻、呕吐、脘腹胀满而见头晕，关节酸楚，脉弦等风木征象者。

### 4.柴桂干姜汤

柴桂干姜汤由柴胡、桂枝、干姜、天花粉、黄芩、牡蛎、甘草组成。该方出自《伤寒论》147条："伤寒五六日，已发汗而复下之，胸胁满微结，小便不利，渴而不呕，但头汗出，往来寒热，心烦者，此为未解也。柴胡桂枝干姜汤主之。"柴桂干姜汤原主治少阳病枢机不利，寒气闭结胸膈，少阳相火逆上之证，顾植山近期用治少阳证而兼有腹泻者每获速效。

顾植山认为，按开阖枢理论，"少阳为枢"，六经传变从少阳传太阴，病在少阳太阴之间时，发挥少阳枢转功能，即可兼治太阴腹满泄泻之证。在今年一之气主客气皆为厥阴情况下，按标本中气理论，"厥阴之上，风气治之，中见少阳"（《素问·六微旨大论》），又"虚则厥阴，实则少阳"，故临床少阳病证常可见到，或伴有大便稀溏者，可选柴桂干姜汤。

### 5.乌梅丸

乌梅丸由乌梅、细辛、干姜、附子、蜀椒、桂枝、人参、当归、黄连、黄柏组成。该方出自《伤寒论》第338条，是厥阴病的主方。顾植山匠心独运，临床善于从运气学说"开阖枢"及"厥阴病欲解时"理论运用该方治诸多疑难杂证，成为龙砂医学流派的一个特色。顾植山认为厥阴风木主令时可较多使用乌梅丸。当前一之气主客气均为厥阴风木，故乌梅丸在这一时间段有较多运用机会。

张志聪《本草崇原》谓乌梅："得东方之木味，放花于冬，成熟于夏，是禀冬令之精，而得春生之上达也。""后人不体经义，不穷物理，但以乌梅为酸敛收涩之药，而春生上达之义未讲也，惜哉！"

顾植山强调：把握运气病机要从气象、物象、脉象、证候等多个方面进行综合动态分析。《素问·至真要大论》说："时有常位而气无必也。"五运六气有常、有变，有未至而至，有至而太过，有至而不及，有胜气、复气之异，有升降失常之变。要做到"不以数推，以象之谓也"，不可只凭对天干地支的常位推算去用方，要"看时运，顺时运，抓时运"，贵在"因时识宜、随机达变"。

陈无择《三因方》根据乙年的中运和未年的司天在泉常位运气特点，分别立有"紫菀汤"和"备化汤"两个运气方。但顾植山认为《三因方》十六首运气方，是针对不同运气特点的十六个套路，不是到某年就固定用某方，看实际出现的运气特点是什么，就可选用相应的运气方，因此，今年的运气方不能局限在紫菀汤和备化汤两方。正如金元四大家之一的张从正所云："病如不是当年气，看与何年气相同，只向某年求活法，方知都在至真中。"而且，抓住了运气病机，除《三因方》中的十六方外，不论经方、时方，皆可按运气思路运用，皆可称"运气方"。

（陶国水.《中国中医药报》2015年4月1日第5版）

# 顾植山善用苁蓉牛膝汤验案

2014年甲午年少阴君火司天、阳明燥金在泉，实际气候特点是夏季温度偏低，司天少阴君火受郁，五之气少阳相火加临，引动内郁之君火渐发，气温较往年同期明显偏高，有"畏火临，暑反至，阳乃化"之气候特点。终之气阳明燥金加临，"燥令行，余火内格"，燥热象较明显。龙砂医学流派代表性传承人顾植山认为，甲午年出现暖冬当与终之气阳明燥金当值，加之五之气少阳相火未降，以及内郁的君火继续郁发，火气浮上，冬藏失应。反映在临床病象上，可以见到一些患者出现燥热为病之病象，如干咳、头痛、胸胁疼痛、口干、唇燥、舌红苔黄厚、干燥、兼见裂纹、脉浮弦等。顾植山针对此运气特点，临床上运用苁蓉牛膝汤（方出《三因极一病证方论》卷五《五运时气民病证治》，由肉苁蓉、牛膝、木瓜、白芍、熟地黄、当归、炙甘草、生姜、乌梅、鹿角屑组成）取得良效。兹列举验案2则，介绍顾植山应用苁蓉牛膝汤经验，并借此探讨运气临证应"随机达变，因时识宜"之要旨。

**案1** 朱某，男，78岁，2015年1月3日首诊。

患者因"咳嗽1个月，头晕、胁痛伴神疲乏力10天"来诊。患者1个月前出现咳嗽，痰少色黄，不易咳出，在他院住院治疗疗效不显著。刻下：头昏重、干咳、偶有少许黄痰，胁肋胀痛，后背板滞捆束感，下肢痿软，泛酸、口干，神疲乏力，小溲黄，大便偏稀，寐差。既往有高心病、肺心病、脑梗死、肝囊肿病史，近日查生化提示胆红素值偏高。舌淡红，舌体略右歪，舌苔黄厚干燥，中见裂纹，脉浮弦。气象、脉象、症象三象结合，乃燥金加临太过，风木被克，木气不和，风从火化，风燥火热同现。燥邪为病，故予《三因方》之苁蓉牛膝汤加减。处方：

肉苁蓉15g，川牛膝15g，炒乌梅10g，宣木瓜15g，熟地黄24g，西当归10g，杭白芍15g，炙甘草6g，生姜片10g，大红枣10g（擘），鹿角霜10g（先煎），明天麻10g，厚杜仲10g。7剂，每日1剂，水煎分服。

二诊：服上方后咳嗽、头晕明显改善，后背板滞捆束感大减，下肢力增，纳谷增进，二便调，寐转安，舌红，燥苔去半，舌中裂纹减少。刻下：仅吸冷空气后咳嗽偶作，痰色亦转白，右胁仍时有灼痛，脉浮弦。药已中的，针对兼症，略加增损，雷鼓再进。处方：

肉苁蓉15g，川牛膝15g，炒乌梅10g，宣木瓜15g，熟地黄24g，西当归10g，杭白芍15g，炙甘草6g，生姜片10g，大红枣10g（擘），鹿角霜10g（先煎），明天麻10g，厚杜仲10g，北柴胡15g，炒枳壳15g。7剂，每日1剂，服法同前。

三诊：服前方后咳嗽、头晕、后背板滞捆束感、两胁胀痛诸症已愈。舌苔转润，裂纹消失，口干大减。唯3天前外感后出现发热，咳嗽复作，大便稀溏，小便偏黄，舌红苔薄黄，脉浮小弦。燥象消失，刻见"少阳阴证机转"，予柴桂干姜治之。处方：

北柴胡30g，淡干姜10g，川桂枝15g，淡黄芩15g，生牡蛎15g，天花粉20g，炙甘草10g。7剂，日1剂。以水1800ml煮取900ml，去滓，再煎，取450ml，每次150ml，每日3次。

**按：** 甲午年中运为太宫，土运太过，终之气阳明燥金客气当值，燥金之气太过，金克木，肝木虚。"燥金司令，头痛，胸胁痛者，此金胜克木也。胸痛者，肝脉络胸也。胁痛者，肝木之本位也"。加之，五之气少阳相火未降，以及内郁的司天君火继续郁发，出现燥热相兼之病机特点。

《素问·至真要大论》云："阳明之胜，清发于中，左胠胁痛……。大凉肃杀，华英改容，毛虫乃殃。胸中不便，嗌塞而咳。"《类经》卷二十七《六气相胜病治》解释此段经文：阳明之胜，金邪盛也，金气寒肃，故清发于中。木受其制，故左胁痛。清气在下则为溏泻……胸中，肺所居也，燥胜则肺气敛而失其治节，故有不便而嗌塞为咳也。治疗大法当遵《素问·至真要大论》"阳明之胜，治以酸温，佐以辛甘，以苦泄之"之训。

苁蓉牛膝汤本《三因方》为六丁年所设运气方，原方："治肝虚为燥热所伤，胁并小腹痛，肠鸣溏泄，或发热，遍体疮疡，咳嗽肢满，鼻衄。"缪问注曰："岁木不及，燥乃盛行，民病中清，胠胁痛，少腹痛，肠鸣溏泻。复则病寒热，疮疡痱疹痈痤，咳而衄。"本方为燥邪致病所立，缪问曰："但肾为肝母，徒益其阴，则木无气以升，遂失春生之性；仅补其阳，则木乏水以溉，保无陨落之忧，故必水火双调，庶合虚则补母之义。""苁蓉咸能润下，温不劫津，坎中之阳所必须；熟地苦以坚肾，湿以滋燥，肾中之阴尤其赖，阴阳平补，不致有偏胜之害矣。再复当归、白芍辛酸化阴，直走厥阴之脏，血燥可以无忧。"

本案患者为运气之燥火所伤，故见咳嗽、头晕、后背板滞捆束感、两胁胀痛诸症，苁蓉牛膝汤"治肝虚为燥热所伤"，正如王旭高解："此以肝虚伤燥，血液大亏，故用苁蓉、熟地峻补肾阴，是虚则补其母之法也。"取补肾滋水涵木，"虚则补其母"，扶木制金，以治燥邪，一箭双雕，殊途同归，故能速奏显功。

**案2** 孔某，男，73岁，2015年1月22日初诊。

患者系"罹患肺结核20余年，咳嗽痰血加重1周"来诊。有肺结核宿疾20余年，不规则抗结核治疗，2014年入秋以来出现晨起咳嗽、咳痰、痰中带血。于外院行影像学检查示陈旧性结核灶，未见病灶活动，痰检隐性，考虑有结核病史，再次口服利福平抗结核治疗。服药后出现体倦、乏力、纳差，自感体质明显下降，不耐受抗结核治疗，于2014年10月来顾植山处诊治，投以薯蓣丸改汤剂治疗，服药叠经旬余，咳血控制，精神大振，纳谷增进，诸症皆减，后守方改丸缓图巩固。近1周再次出现晨起咳嗽、咳痰，有整口血咳出，血色鲜红，伴有口干、口苦，喜饮，胁肋部胀痛，纳谷不馨，夜寐差。刻下：舌红苔黄燥，左关偏弦滑。甲午在泉，燥金犯木，拟滋水涵木，调和肺肝，予《三因方》之苁蓉牛膝汤合紫菀汤治之。处方：

淡苁蓉15g，川牛膝10g，炒乌梅15g，宣木瓜15g，熟地黄20g，西当归10g，杭白芍15g，炙甘草10g，淡干姜10g，大红枣10g（擘），鹿角霜10g（先煎），炙紫菀10g，潞党参10g，上绵芪15g，光杏仁10g，地骨皮12g，炙桑皮。14剂，每日1剂，水煎分服。

二诊：服上药第3天，咳血即减，胁肋部胀痛缓解。刻下：晨起偶有咳嗽，兼夹少量血丝，口干、口苦未作，自感无不适主诉，纳可，二便畅，夜寐安。舌红苔薄黄，燥苔转津，脉小弦。诸症转佳，效不更方，巩固前效。上方续施14剂，服法同前。

**按**：肺为娇脏，喜润恶燥，不耐寒热，外感风热燥邪，或肝火上逆犯肺，阴虚肺热等，肺络受损，血溢脉外，则为咳血。一般主张治以清肺、泻火、降气、平肝、养阴、止血为大法。

紫菀汤为六乙年"岁金不及，炎火乃行，民病肩背瞀重，鼽嚏，血便注下。复则头脑户痛，延及囟顶，发热。民病口疮，甚则心痛"所设。缪问释此方曰："人参、黄芪以固无形之气，统摄走泄之阴，气交之火必潜伏金中；地骨皮甘平微苦，能泄肺中伏火，凉其沸腾之血；又肺苦气上逆，泄之以杏仁之苦；肺欲收，敛之以白芍之酸。桑皮甘寒，补血益气，吐血所需；紫菀苦温，下气寒热咸赖，合之甘草之补土生金，缓诸药至至高之分，而参芪得指臂之效。为水所复，不用别药，即以养金之法，并为御水之谋，盖补土可以生金，而实土即堪御水也。"苁蓉牛膝汤"治肝虚为燥热所伤，胁并小腹痛，肠鸣溏泄，或发热，遍体疮疡，咳嗽支满，鼻鼽"。

《圣济总录》卷二《运气》甲午岁图"终之气……主位太羽水，客气阳明金，中见土运，土生金，燥令行，余火内格，肿于上，咳喘甚则血溢，寒气数举……宜治阳明之客，以酸补之，以辛泻之，以苦泄之"。

本案患者因病经甲午五之气少阳相火客气、郁发之少阴君火，在泉之气阳明燥金致病，出现燥火相兼为病，故见咳嗽痰血加重，伴有口干、口苦，喜饮，胁肋部胀痛，舌红苔黄燥。顾植山从运气病机出发，辨病机属燥火为病，符合苁蓉牛膝汤"治肝虚为燥热所伤"病机特点。此外，燥气通于肺，故诸燥气为病，皆属于肺金也，加之少阳相火未降，少阴君火继续郁发，故现肺金燥热化火之象，当清肺泻火，故加用紫菀汤，"补肺即当泻火，以折其炎上之势"，从运气病机着手，两方合用，两擅其用，故能应手而效。

### 分析与体会

苁蓉牛膝汤本为《三因方》六丁年运气方，为"岁木不及，燥乃盛行"所致。2014甲午年实际运气特点为司天少阴君火受郁，五之气少阳相火加临，引动内郁之君火渐发，终之气阳明燥金加临，加之未降之少阳相火与内郁之君火继续郁发，出现"燥令行，余火内格"，与"岁木不及，燥乃盛行，……咳而鼽"运气病机相合，故可选用该运气病机指导下之"运气方"，正如《儒门事亲·治法心要》所载运气歌言："病如不是当年气，看与何年气运同，便向某年求治（活）法，方知都在至真中。"

上2则病案无论选择苁蓉牛膝汤，抑或紫菀汤都是抓住了运气燥热火邪为病之核心病机。

顾植山反复强调，以运气病机指导临床应"因时识宜，随机达变"，临证要"看时运，顺时运，抓时运，开方用药尽可能顺应当时运气"。

汪机有言"五运六气须每日候之，记其风雨晦明"（《运气易览·学五运六气纲领》），"务须随机达变，因时识宜，庶得古人未发之旨，而能尽其不言之妙也"（《运气易览·序》）。通过反复回味基于运气病机临证体会，对汪氏此言有了更深刻感受，更加体味到顾植山反复嘱咐我辈在临床中应密切动态观察气象、物象、病象之良苦用心了，唯此才能做到"谨守气宜，无失病机""握机于病象之先"，进而"圆机活法"，受用临床。

（陶国水.《中国中医药报》2015年3月6日第5版）

# 顾植山龙砂膏滋方脉案赏析

发源于江苏省江阴市的龙砂医学流派，绵延700余年，影响深远，以《内经》的"冬藏精"理论和肾命学说为理论基础，擅用膏方"治未病"是该学术流派的重要特色之一。

冬服膏滋调补在龙砂地区，自明清以来就有此"民俗"。近年来随着中医"治未病"工程的推广，原本在江浙一带用作"冬令进补"的膏滋"民俗"，在全国范围内广泛传播，冬令进补服"膏方"，已然成为一种时尚。但在中医膏方繁荣的同时也伴随一些问题，一些人将具有深厚文化底蕴的膏滋民俗，等同于一般剂型概念的"膏剂"。

顾植山作为龙砂医学传承代表性传承人，临床擅长运用膏滋方冬令调补"治未病"。顾植山认为，龙砂膏滋，不同于一般剂型概念的膏剂，龙砂膏滋有其特定地域民俗文化内涵，有其独特的理论基础和组方、配伍思路，同时有其独到的制作工艺。

现摘录笔者跟师顾植山学习记录龙砂膏滋方脉案2则,并借此探讨龙砂膏滋方处方特色与开方思路、开方原则。

## 一、病案举隅

**案1** 高某,女,66岁,甲午立冬日订膏方。

患者素体亏虚,形体偏瘦,往年易于外感,罹患痹证,左腿痛作,得寒加重,时有头晕,倦怠乏力。去冬服膏后,痹证得舒,头晕至今未作,体质改善,甚为欣喜,时届立冬,再求膏方调理。刻下:左腿疼痛稍有复发,乏力怕冷,但纳谷尚馨,二便亦调,夜寐醋香;诊见舌淡红,苔白微腻,脉沉濡,右脉尤甚。

甲午岁土运太过,夏季寒湿明显,脾肾受困,腿痛再作时,曾服六甲年运气方附子山萸汤收效,故仍以附子山萸作开路之方;明岁太阴湿土司天,痹证宿疾恐受影响,冬膏当须兼顾来年岁运司天。

开路方:附子山萸汤。熟附片6g(先煎1小时),净萸肉12g,肉豆蔻6g,炒乌梅10g,宣木瓜10g,法半夏10g,淡干姜10g,大红枣2枚(擘),14剂。

膏方:鹿角胶72g(黄酒炖,烊入),龟甲胶47g(黄酒炖,烊入),东阿胶95g(黄酒炖,烊入),大红参70g(另炖,兑入),大熟地200g(砂仁泥40g,拌炒),盐菟丝子150g(包煎),六神曲100g(包煎),怀山药300g,净萸肉150g,全当归100g,潞党参80g,茯苓80g,茯神80g,大川芎80g,赤芍60g,白芍60g,淡干姜40g,炙甘草240g,川桂枝90g,玉桔梗60g,北柴胡70g,大豆卷100g,剖麦冬120g,北五味80g,光杏仁70g,上绵芪300g,炒白术100g,西防风80g,熟附片80g,厚杜仲80g,枸杞子100g,覆盆子100g,怀牛膝70g,宣木瓜100g,大红枣100g(擘),冰糖500g收膏。

嘱取药伏火后,自冬至日开始服用,早晚各1次,每次鸡子黄大小,温水化服。

**按:** 本案膏方组方思路,重培补命门元阳,重藏精化气之功,兼顾甲午年运气特点,考虑到乙未年太阴湿土司天,同时兼顾患者痹证基础病。总体组方思路以张景岳之右归丸,《金匮》之薯蓣丸,以及三因司天方之备化汤、玉屏风散为基础,组合加减而成。右归丸填"命门"元阳,主治命门火衰,腰膝酸冷,精神不振,怯寒畏冷诸症。薯蓣丸出自《金匮要略·血痹虚劳病脉证并治第六》,系仲景为"虚劳诸不足,风气百疾"而设的专方,顾植山临床将该方应用于各种虚损性疾病及虚弱体质调理,疗效显著。备化汤为岁气太阴湿土司天,太阳寒水在泉而立。玉屏风可益气固表,加强护卫。纵观全方,思路清晰,随机立法,注重"先机",体质、宿疾、运气统筹兼顾,充分彰显中医"治未病"思想。

**案2** 徐某,女,47岁,甲午立冬日订膏方。

患者素有胃疾，卫外不固，易于感冒，腰腿酸楚，两目干涩，时有烦躁，烘热汗出，大便干燥，自去岁服用冬膏，经年未再感冒，胃舒便调，余症亦减。自秋季以来又稍感不适，眼干涩，腰酸腿疼，偶有烦躁、心悸，夜寐多梦，口苦倦困，纳谷一般，二便尚调。诊见舌淡红、苔薄欠津，脉细沉。予培补肾命，滋养心脾，兼顾甲午年少阳相火客气主病，及乙未年太阴湿土司天。

膏方：鹿角胶90g（黄酒炖，烊入），陈阿胶125g（黄酒炖，烊入），大熟地120g（砂仁泥30g，拌炒），别直参60g（另炖，兑入），盐菟丝子150g（包煎），盐车前子150g（包煎），紫河车100g（黄酒炖），上绵芪400g，怀山药200g，净萸肉150g，干生地100g，粉丹皮80g，建泽泻100g，怀牛膝100g，西枸杞150g，甘菊花120g，潞党参100g，酸枣仁120g，北五味100g，朱茯神150g，炒白术120g，西防风80g，西当归100g，炙甘草100g，炙远志80g，广木香50g，龙眼肉100g，川桂枝100g，炒杭芍150g，天冬150g，麦冬150g，炒黄芩60g，润玄参150g，熟附片100g，宣木瓜100g，覆盆子100g，淡干姜30g，大红枣150g（擘），元贞糖200g收膏。

嘱取药伏火后，自冬至日开始服用，早晚各1次，每次鸡子黄大小，温水化服。

**按：** 本案膏方组方思路，在阴中求阳，重视培补肾命元阳的同时，兼顾目前兼症，五脏相关，心脾同调，辅以益气健脾，养血安神；同时考虑甲午年阳明燥金在泉，五之气开始少阳相火客气主病影响较大，容易出现皮肤干燥、眼睛干涩、口苦咽干等症状。本案患者见眼部干涩、口苦时作，阳明燥金与少阳相火影响之症显。此外，2015年乙未岁太阴湿土司天，也需预作绸缪。选择六味地黄、归脾、备化、玉屏风为基本方加减化裁，加玄参、黄芩清少阳相火和内郁的少阴君火。立法遣方，随"机"而立，思维缜密。

## 二、顾氏龙砂膏滋方的组方原则与思路

顾植山认为龙砂膏滋具有"培补命门元阳，顺应'冬至一阳生'"；"注重阴阳互根，阴中求阳"；"结合五运六气抓'先机'"；"注重熬膏技艺，手工制作，工艺精良"等特色。从以上2则膏方脉案不难看出，龙砂膏滋特色体现在中。

顾植山在拟定膏滋方时，一般都由1个或几个成方构成的基础方（也称"打底方"），再根据阴阳互根等原则，配合相应药物群以及相关细料组方，兼顾脾肾、动静结合，通盘运筹，具体特点如下：

### 1.阴阳互根，以期阴阳互求，精气互生

《景岳全书·新方八阵》说："善补阳者，必于阴中求阳，则阳得阴助而生化无穷；善补阴者，必于阳中求阴，则阴得阳升而泉源不竭。"张氏又提出："善治精者，能使精中升气；善治气者，能使气中升精。"阴阳互根，精气互生理论为龙

砂膏滋方组方重要原则。精化气，气成形，冬季形气以精的形式藏于少阴坎位，待来年精化气。顾植山之膏滋方中常以六味、八味、左归、右归等为龙砂膏滋之打底方，以阴阳互求，藏精化气，助力新一轮"生、长、化、收、藏"气化运动。

### 2. 必先岁气，结合五运六气，无伐天和

重视《内经》五运六气学说，是龙砂医学流派另一重要学术特点。运气的变化影响着疾病的发生和发展。因此，对疾病的诊治要考虑到运气因素的影响，做到"必先岁气，无伐天和"。作为龙砂医学流派代表性传承人，顾植山多年来一直从事五运六气研究，在临床实践中甚为重视运用运气理论，善用"运气方"，在拟定膏滋方时也注重结合患者运气体质及当年和来年运气特点组方，从以上2例膏方脉案可以看出，都兼顾运气特点，选用了来年太阴湿土司天之备化汤，案2又兼顾了甲午年"五之气"少阳相火与"六之气"阳明燥金客气为病的特点。

### 3. 重视肾命，注重培补命门元阳

《景岳全书·大宝论》中说："夫阴阳之体，曰乾与坤；阴阳之用，曰水与火；阴阳之化，曰形与气。……若其生化之机，则阳先阴后，阳施阴受。……凡万物之生由乎阳，万物之死亦由乎阳。非阳能死物也，阳来则生，阳去则死矣。阳气者若天与日，失其所则折寿而不彰，故天运当以日光明。可见人之大宝，只此一息真阳。"龙砂膏滋理论植根于肾命学说，其特色之一就是重视肾命，注重培补命门元阳。此外，江南冬季气候湿冷，容易消耗人体阳气，加强扶阳，可避免"冬伤于寒者，春必病温"，顾植山膏滋方中，常用右归之意。

### 4. 醒脾助运，避免呆补滋腻碍胃

顾植山认为，膏滋药中含有胶类物质，易滋腻碍胃，一味堆方呆补易造成腹胀、便溏等不良反应。"胃以喜为补"，口服膏方后，胃中舒服，能消化吸收，方可言补。临床开具膏方，需兼顾脾胃，可选择一些健运脾胃，助消受纳之品；在服用膏滋前也可服用一些开路药。此外，膏滋中多补益之"静药"，酌情配伍少量辛香行气活血之"动药"，则能补而不滞，所谓"通补相兼，动静结合"。顾师拟定膏滋方时多用砂仁伴炒熟地，以收行气和中，醒脾助运，灵动活泼之效。

### 5. 以升为动，重视阳气升发气化

顾植山认为，龙砂膏滋的主要目的是藏精化气。藏是一种状态，自然界和人体的气化离合是一种动态的过程，不顺应气化运行，呆补则失去化精为动，升阳化气之用；龙砂膏滋重视培补命门元阳，常酌加温阳之品，温阳目的是促进精化气，也是一种动。此外，"阳动阴静"，根据开阖枢"冬至一阳生"思想，加用佐助太阳"开"的药物，以升助动，是一种更高层次的"动"。阳旦汤可助阳气出阴入阳，助力"冬至一阳生"，顾植山在膏滋方中，善用桂枝汤、建中汤或选用黄芪、桂枝、饴糖（饴糖为麦芽糖，有时受货源限制，改用其他糖）取"阳旦"之意《汤液经法》中桂枝汤加饴糖叫"正阳旦汤"，建中汤加参、芪为"大阳旦

汤"），比如上2个脉案中都加用了桂枝，以助力阳气出少阴入太阳，从而加强气化升发作用。

（陶国水.《中国中医药报》2015年1月28日第4版）

# 顾植山：甲午年东垣清暑益气汤有多效

2014年甲午年夏天的运气特点为中运太宫土、少阴君火司天、阳明燥金在泉，易出现水火寒热于气交而为病始，湿、火、燥相兼的病机特点。针对此运气特点，顾植山教授运用东垣清暑益气汤治疗夏天荨麻疹和湿疹等皮肤病，以及高血压、失眠、咽痛、痤疮等多种病症，均获良效。《中国中医药报》8月14日发表柳成刚《甲午年清暑益气汤用之多效》一文，对顾植山用清暑益汤特点做了报道，笔者近日随师门诊遇2例复诊患者，夏季来诊时均以清暑益气汤获良效，录此病案，为"甲午年清暑益气汤用之多效"的论述，再添佐证。

**案1** 患者，孙某，男性，32岁，2014年5月30日首诊。

患者罹患过敏性皮炎数年，久治难愈，每遇进食海鲜，接触宠物皮毛、日光照射易发，入夏以来皮炎再次复发，多方诊治未获良效，刻见：全身多发红色丘疹、成簇分布于颜面、胸背部，揩之碍手，瘙痒，夜间或出汗后瘙痒加重，平素易感疲乏，易烦躁，食入脘胀，大便质黏，每日2~3次，舌苔白腻，脉沉濡。综合分析病机，湿、火、燥相兼，拟予东垣清暑益气汤施治。处方：

潞党参15g，上黄芪15g，野葛根15g（碎，先煎去沫），炒苍术10g，炒白术10g，建泽泻15g，小青皮5g，广陈皮5g，西升麻10g，全当归10g，剖麦冬15g，北五味6g，炙甘草6g，西防风10g，炒黄柏6g，建神曲12g（包煎），7剂。

6月13日复诊：皮疹无新发，面部皮疹消退，瘙痒明显缓解，腹胀缓解，乏力亦减，但大便仍黏滞，脉舌同前。上方改苍术量为15g，7剂。

10月31日三诊：述前服6月13日方后皮疹、肛门瘙痒、脘胀、疲劳诸症皆愈。近1周因出现口腔溃疡来诊。

**案2** 朱某，女性，51岁，2014年6月1日首诊。

患者肛周瘙痒伴湿疹多年，入夏以来手部湿疹加重，腰膝酸痛无力，夜眠多梦，乏力明显，晨起为重，皮肤色斑增多，近发现头部斑秃1处，硬币大小，并有扩大之势，二便尚调。舌淡暗苔厚腻，脉沉细。以清暑健脾除湿为法，予东垣清暑益气汤加减。处方：

野葛根20g（碎，先煎去沫），潞党参10g，上绵芪30g，炒苍术10g，炒白术10g，小青皮5g，广陈皮5g，西升麻5g，炒当归10g，剖麦冬15g，北五味10g，炒黄柏10g，建神曲15g（包煎），建泽泻15g，香白芷6g，补骨脂12g。14剂。

6月15日复诊：服前方后手部湿疹明显缓解，已基本消失，肛周瘙痒减轻，睡眠较前改善，斑秃处已有少许毛发生长，唯双下肢乏力改善尚不明显，1周前出现带下偏黄。脉舌如前。守方继进14剂。

11月1日三诊：述6月服清暑益气汤加减方后湿疹愈，肛周瘙痒亦愈，更高兴的是斑秃处新发生长，茂密如前。

**按：**案1为过敏性皮炎，案2为湿疹伴斑秃。一般对过敏性皮炎、湿疹、荨麻疹之治疗，无外从血虚风燥、脾虚湿困、湿热内蕴等着手；斑秃则多从肝肾不足、精血亏虚论因。按常规辨证论治，似都很少会考虑用东垣清暑益气汤。但甲午年土运太过，少阴君火司天，运气以湿热为主，李东垣清暑益气汤以"气虚身热，得之伤暑""时当长夏，湿热大胜"立论，并在《脾胃论》卷中清暑益气汤条下阐析："心火乘脾，乃血受火邪，而不能升发，阳气伏于地中；地者，人之脾也。""脾胃既虚，不能升浮，为阴火伤其生发之气，营血大亏，营气伏于地中，阴火炽盛，日渐煎熬，血气亏少……是清气不升，浊气不降，清浊相干，乱于胸中，使周身血逆行而乱。"所论与今年运气病机颇为契合。顾植山从运气角度选用此方，使湿去脾健，清升浊降，郁火得发，气血生化有源，五脏周环，故能诸症得愈。

然应用运气思想指导临床，与时令关系甚密，时移事易，针对时运之方过其时则不效。顾植山用此方主要在三之气和四之气时段（5~9月），五之气以后，主气加在泉之气均为阳明燥金，客气为少阳相火，另有司天郁伏的少阴君火，实际运气特点转为少阳相火、阳明燥金暨少阴伏火，临床观察王清任血府逐瘀汤在这一时段有较多运用机会，具体运用经验另文论述。

王孟英在薛生白《湿热病篇》三十八湿热证条下按：此脉此证，自宜清暑益气以为治，但东垣之方，虽有清暑之名，而无清暑之实。……余每治此等证，辄用西洋参、石斛、麦冬、黄连、竹叶、荷秆、知母、甘草、粳米、西瓜翠衣等。

王孟英认为东垣清暑益气汤"虽有清暑之名，而无清暑之实"，以致在历版高等院校《方剂学》教材中，将王孟英清暑益气汤列为正方，东垣之方仅列为附方。笔者在开始跟随顾植山侍诊时，先生嘱余拟清暑益气汤时也误以为王孟英之方，当时还心存疑惑，患者并无暑气伤津之象，为何选用此方？待先生说我"只知孟英，不知东垣"，乃顿释诸疑。

李东垣、王孟英两个清暑益气汤，立方用意不同，各有不同的适应证，可以并行不悖。

（陶国水.《中国中医药报》2014年12月10日第5版）

# 顾植山：甲午年用正阳汤经验

顾植山教授为国家中医药管理局龙砂医学流派代表性传承人，他全面系统继承了龙砂医学流派，重视《内经》五运六气理论与临床运用，运用六经三阴三阳理论指导运用经方。笔者作为其学生，侍诊多年，观其临证善用运气方，于疑难病症屡获良效，兹举顾植山甲午年运用《三因司天方》正阳汤验案，借此探析其临证运用运气方之思路。

## 一、《三因司天方》之正阳汤

《素问·至真要大论》提出："夫百病之生也，皆生于风寒暑湿燥火，以之化之变也。"运气理论中六气司天、在泉不同，对疾病病机影响各异。

2014年为农历甲午年，甲午年常位六气主病特点：子午之岁，少阴司天，阳明在泉，"民病关节禁固，腰痛，气郁而热，小便淋，目赤心痛，寒热更作，咳嗽，鼽衄，嗌干，饮发，黄疸，喘甚，下连小腹，而作寒中"。陈无择《三因司天方》针对以上运气病机特点，创用正阳汤（白薇、玄参、川芎、桑白皮、当归、白芍、旋覆花、炙甘草、生姜）进行调治。

清代医家缪问释义此方曰："少阴司天之岁，经谓热病生于上，清病生于下，水火寒热，持于气交。民病咳血，溢血，泄，目赤，心痛等症，寒热交争之岁也。夫热为火性，寒属金体，用药之权，当辛温以和其寒，酸苦以泄其热，不致偏寒偏热，斯为得耳。当归味苦温，可升可降，止诸血之妄行，除咳定痛，以补少阴之阴；川芎味辛气温，主一切血，治风痰饮发如神；元参味苦咸，色走肾而味及心，《本经》称其寒热积聚咸宜，三药本《内经》咸以软之，而调其上之法也。桑皮甘寒悦肺。芍药酸以益金。旋覆重以镇逆，本《内经》酸以收之，而安其下之义也。白薇和寒热，有维持上下之功，复加生姜、甘草一散一和，上热下清之疾胥愈矣。"

## 二、正阳汤病案举隅

**案1** 吴某，女性，26岁，2014年9月7日首诊。

患者以"漏血3月余，久治不愈"来诊，自诉月事淋漓不尽，漏下不止，量多，血色鲜红，无明显血块，迭经3月未净；另有干咳，大便时溏；小便正常，纳可，睡眠可；舌淡苔白微腻，脉象偏濡。甲午之岁，君火司天，时入中秋，湿土加临，予健脾固土、降气摄血为治。正阳汤出入。处方：

炒白薇6g，润玄参15g，大川芎10g，炙桑皮20g，全当归10g，炒杭芍15g，陈旋覆花10g（包煎），炙甘草10g，炒白术30g，山萸肉15g，茜草炭10g，乌贼骨30g，煅龙骨15g（先煎），煅牡蛎15g（先煎），炮姜炭10g。7剂，水煎服。

2014年9月21日二诊：患者服上药5剂，漏血即止，甚喜。腻苔已退，唯仍偶有干咳，大便仍偏溏。漏血虽止，余烬未灭，防其反复，守方续进。7剂。

2014年10月4日三诊：诸症悉愈，脉舌正常。拟予秋膏调理善后。

**按**：经血非时而下，或暴下如注，或量少淋漓不尽，谓之"崩漏"。暴下如注，谓之崩中；淋漓不尽，病属漏下。习以"塞流、澄源、复旧"三大原则。患者漏血日久，前医按常规治则，未能收效。今年运气特点为少阴君火司天，易出现出血证。缪问注正阳汤谓："当归味苦温，可升可降，止诸血之妄行，除咳定痛，以补少阴之阴；川芎味辛气温，主一切血。"顾植山及龙砂医学流派传承工作室诸弟子运用正阳汤治疗血证屡获良效。山东省临沂市人民医院儿科刘宇主任根据今年运气致病易发出血的病机特点，运用正阳汤防治手术后出血亦取得预期效果。顾植山在《从五运六气看埃博拉》（《中国中医药报》2014年8月13日）一文中，推荐用正阳汤治疗埃博拉的出血症状，有其临床实践基础。

**案2** 杨某，女，66岁，戊子年生，2014年10月2日诊。

患者1个月前（9月2日）曾因反复咳嗽不愈来诊，咳嗽以下半夜为甚，痰白清稀，血压高，夜尿多（3~4次/夜）。先用乌梅丸后下半夜咳止，又用小青龙后痰消咳愈，但血压未降，夜尿仍多。1周前再次出现咳嗽，痰黄质稠，咽部异味感，时有恶心、头痛，汗出汲汲，纳差，寐差。舌淡红苔薄黄，脉细微数。结合运气病机予正阳汤施治。处方：

炒白薇6g，玄参20g，旋覆花10g（包煎），炙桑白皮15g，炒当归10g，大川芎10g，炒白芍15g，炙甘草6g，炙紫菀10g，生姜片10g。14剂。

2014年10月16日二诊：诸症皆愈，脉舌正常。予膏方调理善后。

**按**：患者三次咳嗽处方各异，9月2日咳嗽下半夜为甚，根据"厥阴病欲解时"投以乌梅丸下半夜咳止，但白天仍有咳嗽，痰白清稀，予小青龙而愈。10月2日又发咳嗽、痰黄稠，伴头痛等兼症，从运气思路分析，甲午之岁，君火司天，民多"小便淋""咳嗽"等症，加之患者戊子年出生，火运太过，今岁少阴司天，燥金在泉，符合正阳汤运气病机。服正阳汤本无缩泉、降压之意，而患者服后血压稳定，夜尿明显减少，纳谷、夜寐等均好转，说明临证中抓住病机，有些兼证可不治而愈。运气病机指导临床，可执简驭繁。

### 三、顾植山运用《三因司天方》运气方体会

（1）《内经》对病因的认识是天、人、邪三虚致病，临床上应辨天（即五运六气）、辨人（即体质，包括运气体质）、辨病证三方面结合，才能更好地体现中医学"天人相应"的整体思想。《素问·六节藏象论》说："不知年之所加，气之盛衰，虚实之所起，不可以为工也。"临证要做到"必先岁气，无伐天和"。抓住了运气病机，许多病症就可以迎刃而解。

（2）顾植山反复强调，《三因司天方》十六首运气方给了我们十六个套路，不是逢某年必用某方。《素问·至真要大论》说："时有常位而气无必也。"五运六气有常、有变，有未至而至，有至而太过，有至而不及，有胜气、复气之异，有升

降失常之变。马蒔云："有定纪之年辰，与无定纪之胜复，相错常变，今独求年辰之常，不求胜复之变，岂得运气之真哉。"运用运气理论指导下的临床实践，应了解实时气候、物候等运气因子，动态分析，顺天察运，随机达变。

例如，今年的运气为少阴君火司天，阳明燥金在泉，在三之气时少阴君火客气加临少阳相火，两火叠加，气候应偏热，但实际气温明显偏低。根据实际气候，在临床运用附子山萸汤时，可酌情增加附子用量；但毕竟是少阴君火司天，被寒气遏伏在内之君火仍会产生一定影响，临床发现附子用量较大时仍容易"上火"，与寒水太过年不同。

（3）临证中有时可参考患者出生年的运气特点分析病机，如附子山萸汤案中袁某，1984年出生，为甲子年，实际运气特点为"岁土太过，雨湿流行，……"患者平素怕冷、腰痛等特征，佐证其属于寒湿体质，加之今年又逢甲年，故选用附子山萸汤，更有底气。正阳汤中杨某，戊子年生，该年运气为火运太过，今岁又逢少阴司天，更符合正阳汤运气病机，使用该方也就更有把握。

（4）顾植山认为，临证运用运气方，不应拘泥于《三因司天方》16首，只要是基于运气病机理论，按运气思路辨证，则不论时方、经方皆可按运气思路运用。如今年甲午年，土运太过，少阴君火司天，阳明燥金在泉，易出现湿、火、燥相兼的病机特点。李东垣清暑益气汤，清暑热即清少阴火，健脾除湿而制太过的土运，方中又有人参、麦冬、五味子酸甘生津制燥金之品，与今年运气契合，因而有较多应用机会。

（陶国水.《中国中医药报》2014年11月5日第5版）

# 顾植山：甲午年用附子山萸汤经验

顾植山教授为国家中医药管理局龙砂医学流派代表性传承人，他全面系统继承了龙砂医学流派，重视《内经》五运六气理论与临床运用，运用六经三阴三阳理论指导运用经方，运用肾命理论与冬藏精思想指导运用膏滋方"治未病"。余有幸忝列门墙，师事先生，观其临证善用运气方，于疑难病症屡获良效，运用之妙堪称神验，兹举顾植山甲午年运用《三因司天方》附子山萸汤验案，借此探析他临证运用运气方之临证思路，以便于更好推广运用。

## 一、《三因司天方》之附子山萸汤

2014年为农历甲午年。宋代陈无择在《三因司天方》中，针对六甲年岁运病机特点，立"附子山萸汤"主之（附子、山萸肉、半夏、肉豆蔻、木瓜、乌梅、丁香、木香、生姜、大枣）。清代缪问释方曰："敦阜之纪，雨湿流行，肾中之真气被遏，则火用不宣，脾土转失温煦，此先后天交病之会也。《内经》谓：'湿淫于内，治以苦热。'故以附子大热纯阳之品，直达坎阳，以消阴翳，回厥逆而鼓少火，治肾而兼治脾。但附子性殊走窜，必赖维持之力而用益神，有如真武汤之用白芍，地黄饮之需五味是也。此而不佐以萸肉之酸收，安见其必入肾而无劫液之虑？不借以乌梅之静镇，难必其归土而无烁肺之忧。得此佐治，非徒阳弱者赖以见功，即阴虚者投之中綮矣。然腹满、溏泄为风所复，土转受戕，此治肝宜急之秋也。脏宜补，以萸肉专培厥阴；腑宜泻，借木瓜以泄甲木。所以安甲乙者，即所以资戊己也。肉果辛温助土，有止泻之功，兼散皮外络下诸气，治肉痿者所需。再复以半夏之利湿，丁、木香之治胃，木瓜、乌梅之疗痿，眼光四射矣。风气来复，有酸味群药补之泻之，尚何顾虑之有哉。"观缪氏之论，知附子山萸汤立法组方，因机论治，丝丝入扣。陈无择《三因司天方》中附子山萸汤用的是藿香，而缪问传姜氏书中则为木香。顾植山主张，临床可根据患者湿象的差别灵活选用藿香或木香。

## 二、验案举隅

袁某，男性，30 岁，甲子年生。2014 年 8 月 16 日首诊。

患者反复咳嗽、腰痛、乏力 5 月余。2014 年 3 月感寒后出现咳嗽，痰少质清稀，久治不愈。刻见：咳嗽，干咳无痰，腰部酸痛，时有视物模糊，自诉平素精力差，怕冷，易疲劳，寐而多梦，二便可，纳可，舌暗红，苔薄白，中有裂纹，脉沉细。患者病程缠绵，久羁不愈，兼证颇多，拟予六甲年运气方附子山萸汤，加炙桑皮、旋覆花、炒杭芍合正阳汤之意。

处方：制附子 6g（先煎 1 小时），山萸肉 15g，宣木瓜 12g，炒乌梅 10g，公丁香 2g（后下），法半夏 15g，广木香 6g，炙桑皮 10g，煨肉蔻 5g，炒杭芍 15g，陈旋覆花 6g（包煎），炙甘草 6g，生姜 7 片，大红枣 2 枚（擘）。14 剂。

2014 年 9 月 6 日二诊：服上药后，咳嗽已愈，腰部酸痛和疲劳感亦减，唯仍夜寐梦多，梦醒仍感乏力，脉舌同前。效不更方，微调药量。改附子为 10g（先煎 1 小时），山萸肉为 20g，减法半夏为 10g，去桑皮。14 剂。

2014 年 9 月 26 日三诊：诸症悉减，怕冷和疲劳感明显改善，夜寐酣香，二便调，纳谷馨，脉象较前有力。拟今冬服用膏方调理善后。

**按**：本案患者，久咳不愈，加之腰痛、乏力、怕冷、夜寐梦多，诸症夹杂按常规辨证，咳嗽病因有多样性，或以宣肺散寒，或以宣肺清热，或以温肺化饮，或以培土生金，或以温肾摄气止咳；乏力要补气，怕冷要温阳，眠差要安神，针对腰痛又需明辨寒湿虚瘀等，多方兼顾，势必庞杂，且前医多按常规辨证论治，收效甚微。运用运气思路分析其病机，可得到很好解释。患者为 1984 甲子年出生，该年亦为"岁土太过，雨湿流行"，整体属于寒湿体质，加之 2014 年又逢甲年，综合分析病机与附子山萸汤符合，复加炙桑皮、旋覆花、炒杭芍合正阳汤之意，用药与病机相谋，故能应手而愈。如此，则患者繁杂症状，用五运六气分析，有执简驭繁之妙。

### 三、方中药物相反问题

附子山萸汤中有附子、半夏相配伍，医者因"十八反"之说，运用时多有顾虑。顾植山在临床中观察到，该方附子与半夏相配伍未见不良反应。乌头、半夏同用，《金匮要略·腹满寒疝宿食病脉证治第十》中有乌头与半夏同用之"赤丸"，医圣张仲景已开先河；后世方中如《备急千金要方》之风缓汤，《和剂局方》之润体丸、乌犀丸，许叔微《普济本事方》之"星附散"等皆有用之。"十八反"不是"十八禁"。

对于相反药物配伍运用之见地，清人余听鸿曰："古人立方，每每有之"，李时珍也说："古方多有用相恶相反者。盖相须相使用同者，帝道也；相畏相杀同用者，王道也；相恶相反同用者，霸道也。有经有权，在用者识悟耳。"

（陶国水.《中国中医药报》2014年11月3日第5版）

# 学习顾植山"辨象－辨时－握机"运用乌梅丸体会

顾植山教授是江阴致和堂中医药研究所所长、安徽中医学院教授，是龙砂医学流派代表性传人，从事中医临床、教学、科研工作40余年，学验俱丰。顾植山教授秉承了龙砂医学的三大特色——熟练掌握与灵活运用中医运气学说，善用经方治杂病以及善用养生膏方调体治未病。在此基础上尚多有发挥创新，尤其是在中医运气学说的理论研究与实践应用中取得了令人瞩目的成绩。笔者有幸侍诊顾植山教授，收获良多。其中，顾教授灵活应用乌梅丸治疗杂病的效果给笔者留下了深刻的印象。在其指导下，笔者在临床上按照"病象－病时－病机"辨治的经验应用乌梅丸，取得良好效果，现将学习体会整理如下。

### 一、乌梅丸证治略述

乌梅丸首见于《伤寒论·辨厥阴病脉证并治第十二》和《金匮要略·趺蹶手指臂肿转筋阴狐疝蛔虫病脉证治第十九》，为厥阴病的主方。其主治出自原文："厥阴之为病，消渴，气上撞心，心中疼热，饥而不欲食，食则吐蛔，下之利不止，乌梅丸主之。""蛔厥者，乌梅丸主之，又主久痢。"后世医家尊崇张仲景，奉乌梅丸为治蛔之主方，如成无己、尤在泾等。《汤头歌诀》《医方集解》等方书及现行通用的《方剂学》教材都将其列为"杀虫剂""驱虫剂"的首方。但清代以来，诸多医家对此提出异议，认为乌梅丸为厥阴病主方，适用于上热下寒证的治疗，更广泛应用于内、外、妇、儿各科杂病。刘芳等曾对乌梅丸类方主治病证进行了总结，该研究选取1958~2009年医药类期刊中的中医药临床治疗报道，以"乌梅丸"为主题词进行检索，确定纳入标准为：①《伤寒论》中的乌梅丸原方；②以原方为基础的加减方。结果发现，符合标准的文章205篇，病案354例。共涉及58种中医病名，75种西医病名，覆盖多个系统。

## 二、"辨象－辨时－握机"——顾植山运用乌梅丸临床思维

乌梅丸方证为寒热错杂之证，这一点为业界公认。诚然，"上热下寒"或"寒热错杂"可以理解为病证之象，也可以理解为病证之机，甚至可以理解为病证之因。如果仅从简单的方证对应的视角应用乌梅丸，可能限制该方的应用范围。正如蒲辅周先生所言："外感陷入厥阴，七情伤及厥阴，虽临床表现不一，谨守病机，皆可用乌梅丸或循其法而达异病同治。"

"辨象－辨时－握机"是顾教授总结的诊疗思维方法。顾教授指出：教材宣扬中医看病的主要特色是辨证论治，但辨证论治是中医较低层面上的特色，《内经》并不突出辨证论治，反复强调的是谨守病机、无失病机。辨证时把某一时间点上采集到的症状和体征（以下简称症征）集合在一起，分析它们的寒热虚实等属性，是空间的、静态的思维方式；抓病机则要求从动态的、时间的、相互关系的、综合的角度看问题。"证"是"象"，证象不明显时会"无证可辨"；而抓病机每能"握机于病象之先"，抓的是先机。抓病机要抓产生"证"的关键因素，深层次的因素往往是不显于表的"隐机""玄机"。顾教授认为：古人云"握机于病象之先"，意思是讲高明的大夫有时候无待病象的出现就可把握住病机，这样也就掌握了更多的治疗主动权。因此，诊疗过程中还需要"辨时"。

所谓"辨时"，有三个含义。其一是辨别不同症征出现时间所提示的中医学临床意义，即对症征的出现或发作时间进行分析，以归纳疾病的病机。其二是在分析病机时，要辨识疾病的发展规律，以根据疾病所处的不同时间，制定相应的治疗原则。其三是辨五运六气，顾教授指出：五运六气是古人研究自然界周期性节律变化而总结出来的规律，是阴阳五行思想在更高层次的结晶。五运六气思想对中医学基本理论模式的形成产生了重要影响。天人相应是中医阴阳五行学说的灵魂，五运六气是这一思想的集中体现；运气学说是中医治疗中"因时制宜"的基本依据，对临床遣方用药具有重要的指导意义。可见，"辨时"是"握机"的重要内容。顾教授还指出，除了《伤寒论》明确提到了六经病的欲解时外，《素问·阴阳应象大论》中提到的"七损八益"，实际上也是从动态的角度教人抓时机的重要原则。因此，习医者不能只满足辨证论治的思维模式，还需要多锻炼"辨时握机"的能力，这样才能更好地发挥中医治未病的优势。

在辨时握机相结合的思维指导下，顾教授诊疗时把症、征、舌脉等病象置于病机的层次进行考量：不仅重视症、征的属性与关系，更强调症、征出现的时间

对于病机的重要提示意义。

有学者对"辨时"有这样的理解：《素问·至真要大论》反复强调"谨候气宜，无失病机""审察病机，无失气宜"。而"气宜"的含义之一便是指时间节律周期对人体生理的影响。所以运用六经病"欲解时"的理论，观察某一外感病的外在证候减轻或加重的时间，便可诊断其为何经之病。因为各经经气皆有旺盛之期，当是之时，邪正相争的外在表现也最为明显。正能胜邪，医者若能抓住良机，"因时制宜"，施以针药，则天时资助药力，祛邪却病，事半而功倍矣。笔者认为，这是辨时运用《伤寒论》经方的一种思路，但尚未能从中医基本理论层面上阐述《伤寒论》经方灵活运用的关键。

顾教授认为：灵活运用《伤寒论》经方的关键是熟练掌握"六经辨证"体系，而对六经实质的正确解读则是学习"六经辨证"体系首要任务。讨论六经实质，关键在于对"三阴三阳"的理解。

三阴三阳表述的是自然界阴阳离合的六种状态。三阴三阳的开、阖、枢，决定了"六经"各自的属性和不同特点。需要用五运六气在不同时空方位阴阳气的状态来理解三阴三阳。从五运六气看六经，以往六经理论中的一些难题就可以得到较为合理的解释。三阴三阳之间是有序的动态时空变化。三阴三阳辨证，可较好地反映疾病发生时内外环境整体变化的动态时空特征。

《素问·阴阳离合论》："三阴之离合也，太阴为开，厥阴为阖，少阴为枢。"顾教授通过原创的"三阴三阳开阖枢图"和"三阴三阳太极时相图"（图1-2，图1-3）对阴阳六气进行了解读，认为厥阴居东向南，阴气渐消，并合于阳，故为阴之"阖"。乌梅丸所主治之厥阴病，病机为枢机不利，阴阳气不相顺接；病象为寒热错杂。厥阴病欲解时为丑时至卯时，这段时间正值阴气将尽，阳气初生，证属厥阴。《素问·至真要大论》："帝曰：厥阴何也？岐伯曰：两阴交尽也。"故病至厥阴，两阴交尽，由阴转阳，一阳初生。若阴阳两气不相交接，阳气难出，此阴盛阳衰故也。因为阴阳之气不能顺畅交接，故而出现寒热错杂的各种见证，且有部分症、征在下半夜出现或加重的特点。此前，已有文献把顾教授"辨象–辨时–握机"相结合的乌梅汤临床应用验案进行了介绍，包括哮喘、慢性胃炎、糖尿病、水肿等病种。

## 三、黄疸治验详解

为进一步介绍顾教授"辨象–辨时–握机"这一思路过程，特选取运用乌梅丸治疗的1例黄疸典型病案，详解如下。

### 1.诊治过程

曾某，男，34岁。因"身目尿黄1月余"于2011年12月29日入院。患者长年于水产海鲜市场工作，1月余前无明显诱因出现身目黄染，伴周身皮肤瘙痒，厌油腻，纳差，在当地服用中草药，症状未见明显改善，遂于2011年12月21日至当地医院就诊，检查谷丙转氨酶122U/L，谷草转氨酶65U/L，血清总胆红素218.8μmol/L，结合胆红素135.2μmol/L，谷氨酰转肽酶84U/L，乙肝病毒标志物阴性，丙肝抗体、甲肝抗体、戊肝抗体均阴性，腹部B超提示肝脏稍大，胆囊壁稍厚，予护肝、退黄、降酶治疗后症状未见改善。继于2011年12月29日至广东省中医院求治，入院症见精神疲倦，乏力，身目黄染，但不光亮，周身皮肤瘙痒，纳差，平素喜欢吃蟹，且进食比较多，病后喜欢进食辛辣烫热，喜欢饮热水，曾不遵医嘱进食一次麻辣火锅后自觉舒服，夜眠差，大便调，尿黄，形体壮实，舌质淡暗、边有齿痕、苔薄白，脉弦细。

入院后行上腹部磁共振胰胆管造影（MRCP）及经内镜逆行性胰胆管造影术（ERCP）检查，排除胆道梗阻；行肝活检，提示中度小叶内炎，重度肝内淤胆，汇管区、血管周围及肝血窦壁纤维化。中医诊断：黄疸（阴黄，寒湿困脾）；西医诊断：淤胆型肝炎。中药予茵陈术附汤辨证化裁，西医治疗包括熊去氧胆酸胶囊口服改善淤胆，复方甘草酸苷静脉滴注护肝等综合治疗均未见症状改善。患者皮肤瘙痒夜间尤甚，影响睡眠。患者诉近日每于夜间自觉皮下如蚁爬，奇痒难忍，肌肤间灼热，汗出不利，每晚不能入睡，瘙痒每于凌晨2~3时尤甚，直到清晨5~6时方能少寐片刻。辨为厥阴病，予乌梅丸原方：熟附子（先煎）、桂枝、当归、炒黄柏各10g，细辛、花椒各3g，干姜、炒黄连各5g，党参30g，乌梅15g。药用1剂后，诉睡眠及皮肤瘙痒有所改善，夜间11时入睡，可睡至清晨5时许，再服3剂，睡眠逐渐正常，周身皮肤瘙痒明显改善，后续服前方共20剂，配合西医护肝、改善淤胆等综合治疗，黄疸亦逐渐消退，肝功能指标改善出院，至2012年2月22日随访检查血清总胆红素降至35.5μmol/L，后电话随访症状未见反复。

### 2. 象时分析与病机把握

本例患者主要症、征为身目尿黄、皮肤瘙痒灼热、汗出不利、夜不能寐。《金匮要略·黄疸病脉证并治第十五》指出"黄家所得，从湿得之"，湿为阴邪，阻遏气机，损伤阳气，乃见脾寒之象。从患者平素所嗜、日常所处可证明其体质特点为寒湿无疑。一方面，病者脾虚不能运化，湿邪内困，为肝木所乘，发为黄疸。另一方面，《素问·至真要大论》病机十九条所列"诸痛痒疮，皆属于心（火）"，火热为阳邪。火郁于内，为寒湿所遏，郁于肌肤之间，则肌肤灼热，汗出不畅；再者寒热错杂，激荡生风，风湿纠缠；营卫失和，故皮肤瘙痒，夜间发作，下半夜尤甚；夜不能寐。本病之象为"湿郁之中，寒热错杂，风气扰动"。

结合象时，把握病机为厥阴枢机不利。"厥阴之上，风气治之，中见少阳"，厥阴为风木之脏，内寄相火，病入厥阴则木火上炎，疏泄失常，肝木横逆，犯胃乘脾，可致上热下寒，寒热错杂之证。虽然本例黄疸、皮肤瘙痒、失眠等症、征复杂纷繁，但其病机仍是厥阴枢机不利。

本例入院初期，拘泥于一般的"病证结合–辨证分型"治疗常法，从寒湿阴黄入手，套用茵陈术附汤，未能切中病机，故退黄效果不佳，反致瘙痒更甚。后遵循"辨象–辨时–握机"的思路，从"寒热错杂"的病象辨识出发，通过部分具有代表性意义的症、征在下半夜发作的特点，紧紧抓住"阴阳气不相顺接"这一病机，用乌梅丸原方奏效。可见，"谨守病机"当为"治病必求其本"的具体体现。

一般认为，乌梅丸非治湿、黄之通剂，但细考诸药完全切合病因病机。要知乌梅丸集酸甘苦辛、大寒大热之品于一体，效土木两调，清上温下之大法，湿、黄已在治中矣。刘渡舟曾经指出："凡临床见到的肝热脾寒，或上热下寒，寒是真寒，热是真热，又迥非少阴之格阳、戴阳可比，皆应归属于厥阴病而求其治法……临床见到阳证阴脉，或阴阳之证杂见，而又有气上冲心证的，皆应抓住厥阴纲领以求辨治之理，则就起到提纲挈领之目的。"刘老此言不但把厥阴病的病象进行了归纳，更对其病机进行了鉴别，其中深意值得后学认真玩味。

刘老认为："学习六经病的提纲证，不但要从理论上进行学习，而更重要的是从患者发病规律去进行研究。"这对我们理解顾教授的用方思路很有帮助。

### 四、结语

经方一直是中医学术研究的热点，既往的研究包括临床与基础两个方面，涵盖了方–证对应研究，类方研究、经方拆方、配伍研究、经方药学或者制剂研究等，分别取得了不少成绩。相对而言，对名老中医应用经方心得体会的研究比较薄弱，尤其是基于中医基本理论以及原创的临床思维指导用方，而不仅是经验用药的经方临床应用研究比较欠缺。顾教授在通过五运六气理论解读六经实质的基础上提出了"辨象–辨时–握机"相结合的经方运用思维方法，认为乌梅丸可治疗具有"厥阴枢机不利，阴阳气不相顺接，寒热错杂，部分症、征在下半夜出现或加重"这一病理特点的不同病症，为进一步拓宽乌梅丸应用范围提供了参考依据。

[老膺荣，唐泽彦，蒋俊民.《新中医》2013，45（7），196-198.]

# 顾植山用资生汤治小儿多动综合征经验

小儿多动综合征又称轻微脑功能障碍综合征，是一种较常见的儿童行为异常。其指征是智力正常，而在行为上出现活动过多、注意力不集中、情绪不稳等脑功能失调的表现。本病不仅影响患儿的学习、生活，给患儿心智的健康发展带来严重影响，也会给患儿家庭带来种种烦恼。

顾植山认为本病的主要证型之一为阴虚火旺，涉及心、肝、脾、肾四脏。临床上该病除有注意力不集中、情绪不稳、多动外，多兼有健忘，形体消瘦，烦躁易怒，纳差，眠差，盗汗，大便干，舌红苔少，脉细数。心主神明，阴虚火旺，心无所主，则注意力不集中，情绪不稳，眠差；肝阴虚，肝风内动，则多动；脾为后天之本，脾阴不足，生化无权，则纳差、形体大多偏瘦；肾为先天之本，藏精主骨生髓，肾阴虚，则易健忘，而盗汗、大便干、舌红苔少、脉细数均为阴虚火旺之象。

对小儿多动综合征本证型的治疗，顾植山以养阴健脾为主，佐以安神定志。虽然本病涉及心、肝、脾、肾诸脏，但可抓住"脾为后天之本，脾能健运，则气血津液生化有源，与之相关的诸症皆能随之痊愈"这个关键点入手，以求收纲举目张之效。在选方上，以资生汤为主。该方出自张锡纯《医学衷中参西录》，由生山药（一两），玄参（五钱），於术（三钱），生鸡内金（二钱，捣碎），牛蒡子（三钱，炒，捣）组成。在情志方面症状较突出时，顾植山多合孔圣枕中丹之意，加炙远志、石菖蒲、花龙骨，化痰宁神。现介绍笔者在跟师门诊时亲历的2则验案。

案1　刘某，男，13岁。2010年1月3日初诊。

患者自幼多动，上课时注意力不集中，记忆力减退，已影响到学习，平素纳差，眠差，便燥，舌红苔少，脉细偏数。处方：

生於术10g，怀山药15g，生内金8g，炒牛蒡子7g，京玄参8g，炙远志6g，石菖蒲7g，青龙齿10g（先煎），左牡蛎10g（先煎），益智仁8g。14剂，水煎服。

二诊：服上方后食欲明显增加，睡眠好转，大便亦调。近有轻度感冒，鼻塞，咽痒，咳嗽，舌尖红，先拟解表止咳，另初诊方续服7剂。

金银花8g，连翘壳6g，炙桑皮8g，冬桑叶6g，杭菊花6g，玉桔梗5g，光杏仁6g，粉甘草5g，薄荷叶4g（后下），炒乌梅6g。5剂，水煎服。

三诊：服药后感冒已愈，已能静心学习，记忆力增强，饮食和睡眠已佳，大便亦畅，唯舌尖红仍未退，原方加清心之品，以巩固疗效。处方：

生白术10g，怀山药15g，生内金8g，炒牛蒡子6g，京玄参8g，炙远志5g，石菖蒲6g，青龙齿8g（先煎），左牡蛎10g（先煎），宣木瓜8g，川雅连2g（姜汁炒），紫油桂1g（后下）。7剂，水煎服。

案2　关某，男，9岁。2010年4月3日初诊。

平素多动，好发脾气，易眨眼，注意力难集中，纳差，盗汗，便干，舌红少苔，脉偏细数。其母认为儿子不听话，也经常发火，甚是烦恼。处方：

生白术6g，怀山药10g，生内金6g，润玄参6g，炒牛子5g，火麻仁6g，石菖蒲5g，炙远志4g，左牡蛎15g（先煎），花龙骨15g（先煎），生川军2g（后下）。14剂，水煎服。

二诊：服药后多动、脾气、注意力难集中、盗汗均好转，便干前几天好转，近稍有反复，上方加焦山楂续进。处方：

生白术6g，怀山药10g，生内金6g，润玄参6g，炒牛子5g，火麻仁6g，石菖蒲5g，炙远志4g，左牡蛎15g（先煎），花龙骨15g（先煎），生川军3g（后下），焦山楂8g。7剂，水煎服。

三诊：现已能安静，脾气亦稳定，盗汗已愈，大便正常，仍有少次易眨眼情况。上方去生川军，加决明子10g，干生地10g，继服7剂。

在上述2例中，用於术以健脾阳；山药以滋胃阴；鸡内金善化有形郁积；玄参不致令寒凉伤脾胃，又可去上焦之浮热，且其色黑多液，能补肾气，故治阴虚者尤宜；牛蒡子体滑气香，能润大肠；远志能强志益智；石菖蒲开心利窍；龙骨镇肝安神，从而都收到了较满意的疗效。

（杨萍.《中国中医药报》2011年2月24日第4版）

# 顾植山乌梅丸治验

顾植山教授从事中医临床、教学、科研工作40余年，在中医文献和五运六气研究方面造诣颇深，并在临床上擅长针药结合治疗各种疑难杂病。近2年笔者有幸随之临证，见顾植山辨治各种疑难杂病，疗效颇好。现列举其治疗内科杂病验案3则。

**案1** 王某，女，25岁。2008年8月13日初诊。

患者胃脘疼痛2年余，近期发作较频，午夜至凌晨时分痛甚。胀满、拒按，眠差，多梦，下肢膝关节以下欠温而多汗，畏冷食，口干，舌红苔薄，脉濡细。方用乌梅丸原方：

炒乌梅12g，川黄连6g，炒黄柏9g，炒当归6g，川花椒9g，台党参9g，淡干姜6g，熟附片9g(先煎)，北细辛3g(先煎)，炒当归6g，川桂枝9g。7剂，水煎服。随诊得知2剂则痛减，7剂后则愈。

**案2** 宋某，男，82岁。2010年5月17日初诊。

患者前列腺术后，下肢浮肿，小便频，长年便溏，四肢厥逆，乏力，服温补之品又易上火，下半夜喜盗汗，舌苔稍厚腻，脉沉。方用乌梅丸：

炒乌梅20g，川黄连10g，炒黄柏6g，炒当归6g，川花椒5g，台党参10g，淡干姜6g，熟附片10g（先煎），北细辛6g（先煎），炒当归6g，川桂枝10g。7剂，水煎服。

2010年5月24日二诊：服上药诸症减，大便已正常，小便仍频，守上方加上黄芪24g，再进7剂。

2010年6月1日三诊：小便次数减少，四肢已温，精神亦佳，稍觉胃胀，舌苔已不厚，脉有力。前方减黄芪为15g，加砂仁泥5g。7剂善后。

**案3** 吴某，男，61岁。2010年5月10日初诊。

患者患糖尿病10余年，长年用胰岛素控制，未用胰岛素时空腹血糖达12.4mmol/L，中西药皆服过，无效。刻下症：口干欲饮，下半夜为甚，视力下降，四肢末端厥冷且汗腺萎缩，舌苔黄干裂，脉沉。方用乌梅丸：

炒乌梅30g，川黄连30g（姜汁炒），炒黄柏6g，炒当归10g，川花椒4g，台党参10g，淡干姜6g，熟附片6g（先煎），北细辛5g（先煎），炒当归10g，川桂枝10g。7剂，水煎服。

2010年5月17日二诊：服上药后血糖平稳，胰岛素已停，空腹血糖为6.1mmol/L，口干已好转，胃部自觉胀满，矢气后舒，二便难，动则汗出，舌脉如前。上方郁李仁15g，黄芪10g，桃仁泥10g。7剂，水煎服。

2010年5月24日三诊：诸症平稳，二便已调，精神有增，面色转红润，腹部仍有凉感。上方加附子为10g。7剂善后。

**按**：三个病案虽为三种病，但其有着共同的病机。一是寒热错杂。案1之下肢欠温，畏冷食为寒；口干舌红为热。案2之长年便溏，四肢厥逆，乏力为寒；易上火，夜喜盗汗为热。案3之四肢末端厥冷且汗腺萎缩为寒；舌苔黄干裂为热。寒热错杂之候是阴阳气血之间有明显的偏衰时的外显之象。所谓"厥深者，热亦深；厥微者，热亦微"。二是下半夜病症出现或加重。3个案例都是下半夜出现或加重，这个特点是厥阴病特有的，厥阴病欲解时是丑至卯时。此时正值阴气将尽，阳气初生，证属厥阴。柯韵伯说："两阴交尽，名曰厥阴。"故病至厥阴，两阴交尽，一阳初生。若阴阳两气不相交接，阳气难出，此阴盛阳衰故也。

乌梅丸是治疗厥阴寒热错杂以及蛔厥证的主方。由乌梅、细辛、干姜、黄连、附子、当归、蜀椒、桂枝、人参、黄柏组成。方中有温有寒，有辛有酸，有甘有苦。而温药之量大于寒药，可助阳破阴而出。正合寒热错杂，阳不出阴之病机。服药后寒热调和，气机升降通畅，诸症自除。这3个病案充分体现了中医异病同治的思想。

（谢平安.《中国中医药报》2010年6月14日第4版）

附篇

# 名老中医之路

## 坚守龙砂特色　弘扬运气学说

### 一、家承岐黄龙砂脉，早年磨炼在基层

我于1946年出生在江苏江阴的一个乡镇，外祖父曹仰高是镇上的老中医，开了一爿留春堂药店；母亲曹鸣（曹桂凤）原是教师，毕业于江苏省立第一女子师范学校，因外祖父的关系，当了几年教师后，又改入上海中国医学院学中医，受业于江阴柳宝诒再传弟子薛文元，为该校第六届毕业生。父亲是西医医生，抗战前毕业于上海陆军军医学校。20世纪40年代，父亲与母亲在家乡月城镇开了一家"鸣岗医院"，我从小受家学熏陶，对医学颇有兴趣。60年代，国家政策允许和鼓励老中医子女可以通过师承教育学习中医，于是我在1961年走上了学习中医的道路。

江阴号称中医之乡，文化底蕴深厚，历代名医众多。宋末元初，江阴出了位精通经史百家和医学的大学问家陆文圭。陆氏集两宋学术大成，被学界推崇为"东南宗师"。宋亡后，陆文圭在江阴龙砂地区专心致力于教育事业达50余年，培养了大批文化和医学人才。其后龙砂地区名医不断涌现，明清时代形成了以龙山、砂山地区为中心和源头，不断向周边扩大，乃至影响全国的"龙砂医学"流派。清代乾嘉时期的著名学者孔广居在《天叙姜公传》中说："华墅（镇名，龙山、砂山的所在地，今称"华士"）在邑东五十里，龙、砂两山屏障于后，泰清一水襟带于前，其山川之秀，代产良医，迄今大江南北延医者，都于华墅。"到近代，这块名医辈出的土壤依然薪火不息，绵延700余年的"龙砂医学"群星灿烂，桃李天下。我从小在父母身边，对龙砂医家的许多故事耳濡目染，暗暗立下继承发扬龙砂医学的心愿。

学习早期，母亲给我指引的学习方法是先读好《内经》，而且要求先读白文本，作独立思考，以免被后世一些不正确的注家局限和误导。第一年《内经》，第二年《伤寒》《金匮》，第三年再读方药和临床各科。父母的家训是马援的名句："汝大器，当成晚，良工不示人以朴。"那时教我们医古文的庄祖怡老师颇有学养，其父庄翔声乃民国时期上海光华大学中文教授，与蒋维乔、曹颖甫等是至交，

庄祖怡的启蒙老师就是曹颖甫先生。在父母和庄先生的影响下，我阅读了较多中医古籍和文史类文献。

1966年学习期满毕业，我从长江南岸的江阴来到了淮河北岸的安徽省怀远县，开始了长达10余年的农村基层医疗工作。那时在乡镇医院，中医、西医，门诊、病房，内、外、妇、儿、针灸、推拿，甚而化验、护理、制剂等等，什么都得干。接触的病种多，处理急重病的机会也多，受现在医院条条框框的束缚少。这段经历对提高自己的临床能力和深入认识传统中医的临床疗效具有非常重要的意义。

1978年12月26日中央发出了邓小平同志亲自批示的中医界著名的52号文件："关于从集体所有制和散在城乡的中医中吸收一万名中医药人员充实加强全民所有制中医药机构问题的通知。"我抱着试一试的心态参加了安徽省的选拔考试。当时安徽省有500个名额，其中80个是推荐名额，实际通过考试录取只有420个名额，而报名参加考试的有1万多人。所幸的是我不但以怀远县第一名的成绩被录取，并且被安徽省政府作为"特别优秀的青壮年中医"选调到安徽中医学院（现安徽中医药大学）任教。

## 二、广涉各家筑文献功底，验证气象探运气理论

我于1979年底接到调令赴安徽中学院工作，学校领导见我在应试论文中引用各家论述较多，先是将我分配到中医各家学说教研室任教，又在1985~1986年被选派到中国中医研究院（现中国中医科学院）就读中医文献研究班，回校后在安徽中医学院开设中医文献学课程，担任文献教研室负责人。

从一个基层中医到中医大学的教师，跨度极大，"教而后知不足"，需要补充许多知识。为了加强中医理论的基本功，我重新系统学习了中医四大经典，《中医经典索引》（安徽科学技术出版社1988年出版，获全国首届优秀医史文献图书及医学工具书银奖）就是我在此时逐字逐句研读五部经典著作的副产品。

当时学校的制度，对学院编制的教师没有参加临床的硬性要求，教师参加临床不算工作量也没有任何报酬，但我始终认为教中医课程的老师是不能脱离临床的，教科书的理论必须经过临床的检验。因而我坚持每周2次以上的门诊，做到"雷打不动"。

教学中需要对各家学说和历代文献做出评价，感到教科书中的许多观点与传统认识和临床实际不一致，我在讲授各家学说时，尽量能结合亲历的临床案例进行评析，受到学生的欢迎。

对《中医文献学》课程，原使用的教材把"中医文献学"定性为古典文献学的分支学科，按照古典文献学的结构着重讲授目录、版本、校勘、训诂等文献方法学的知识，这样的课程内容在非文献专业的本科教学中势必不能引起学生广泛兴趣，因而那时大多数院校的"中医文献学"课程在本科学生中开不下去。我认

为课程内容应紧紧围绕培养目标，中医本科学生的培养目标主要是临床医生，对一个临床医生来讲最需要的不是文献整理的方法，而是如何利用文献的知识。我在安徽中医学院开设的"中医文献学"，从学生的实际需求出发，自编中医文献教材主要讲授历代中医文献的源流，"辨章学术，考镜源流"，指引读书门径，让学生对历代中医文献的概况及利用要点有一基本了解；在文献整理方面则着重于指导学生如何选择利用文献整理的成果。我们进行的中医文献学教改取得了较好效果，自编《中医文献学》教材获得学校教学成果奖。20世纪末全国中医文献教材编写会议在我校召开，参照我校教材模式，由我跟北京中医药大学的老师一起主编了首部"新世纪全国高等中医院校《中医文献学》"教材。以后又在此教材基础上修订为教育部"十一五""十二五"全国高等中医药院校规划教材。

《中医各家学说》和《中医文献学》中都不可避免要涉及五运六气的内容。那时中医界对运气学说争议较大，教科书对涉及运气的内容不敢作正面介绍，偶尔提到时也多带有一定的批判倾向，造成中医院校毕业的学生基本都不懂五运六气了，这对中医学术的继承发扬带来了很大负面影响。

重视五运六气是龙砂医学流派的一大特色，历代龙砂名医对"五运六气"理论的研究和应用著述颇丰，如明代吕夔的《运气发挥》，清代缪问注姜健所传《三因司天方》，王旭高著《运气证治歌诀》，吴达的《医学求是》有"运气应病说"专论，薛福辰著《素问运气图说》，高思敬在《高憩云外科全书十种》中著有《运气指掌》一书等。另外有些医家虽无运气专著，但在论著中带有明显运气思想，如柳宝诒据运气原理对温病伏邪理论的阐发，承淡安在针灸中弘扬子午流注，章巨膺用五运六气观点解释各家学说的产生等。龙砂姜氏世医临床善用"三因司天方"治疗内伤外感的各种疾病，更成为独家绝技。

龙砂伤寒名家曹颖甫先生在晚年所著《经方实验录·原序》中云："年十六，会先君子病洞泄寒中，医者用芩连十余剂，病益不支，汗凝若膏，肤冷若石，魂恍恍而欲飞，体摇摇而若堕，一夕数惊，去死者盖无几矣。最后赵云泉先生来，授以大剂附子理中加吴萸丁香之属，甫进一剂，汗敛体温，泄止神定；累进之，病乃告瘥。云泉之言曰：'今年太岁在辰，为湿土司天，又当长夏之令，累日阴雨，天人交困，证多寒湿，时医不读《伤寒·太阴篇》，何足与论活人方治哉！'"龙砂医家运用五运六气思想在临床上取得卓效，给幼年的曹颖甫留下了深刻印象。

类似这样的医闻轶事，我在幼时也常会听到父母和先辈们谈论，因而从小就知道中医的五运六气是个好东西。我在教学中不迷信教科书上的现成说法，而是通过自己的研究探索和临床实践观察，做出自己独立的分析意见。

为了验证五运六气的科学性，20世纪80年代前期我去安徽省气象局收集了当时所能收集到的安徽省全部气象数据进行了系列的统计分析，结果与五运六气常位推算的符合率明显高于平均概率，说明古人总结的五运六气规律是有科学道理的。但为什么有的时候又不符合呢？通过对《内经》原文和名家注释的认真研读，领会到影响运气变化的因素是多方面的，运气学说的精神是看变化的动态是否正常，需动态地多因素综合分析，而不是简单地按照天干地支的推算就行。若把五运六气看作六十干支的简单循环周期，仅据天干地支就去推算预测某年某时的气候和疾病，这样的机械推算显然是不科学的，是违背《内经》精神的。《素问·五运行大论》强调"不以数推，以象之谓也"。若单从天干地支的推算去预测，就是"数推"了。而且，对预测重大疫病来说，分析不正常运气的状态比六十年常规时位的推算更为重要。

我们在教学中尝试着与同学们一起对每年的气候用多因素动态分析的方法进行预测实验。1991年夏的特大洪水，我们在春天就作了分析预测。洪水发生后，中国科学技术大学一位刚从美国海归的教授要我预测下一个异常气象，我告诉他这年冬天会特别冷。冬至过后的半个月气温比常年偏高，中科大一位老师拿着中央气象台预报将是暖冬的报纸来找我商讨，我跟他讲还未到三九，不急。三天后一场暴雪，合肥气温降到-18℃，为合肥地区有气象记录以来最低。

2000年，中央气象台预测长江流域要发生超过1998年的大洪水，安徽一位干部调任长江水利委员会，行前聊到此话题，我将按五运六气的预测意见告知该年重点要抗旱而不是防洪，实际情况就是发生了严重干旱。

由于预测结果绝大多数都能与实际气象符合，坚定了我们对中医五运六气学说的信心。

1988年，中国科学技术大学第一次请我去做于五运六气的演讲，此后与中科大一些对研究中医有兴趣的学者经常来往交流，其中有科学史和科技考古、统计、计算机、化学、理论物理、天体物理等多方面的专家，在五运六气的研究方面进行了多学科的共同研究探索。

### 三、"三年化疫"说"非典"，《疫病钩沉》初试锋

2002~2003年，"非典"（SARS）的爆发，给人们带来了灾难，也给中医学和五运六气学说带来了考验和机遇。

过去一些医家对运气学说提出质疑，焦点在对疫病的预测功能上。现在疫病来了，按照运气学说能预见到吗？

2003年4月中旬，SARS疫情见诸媒体公开报道，安徽科学技术出版社的同志找到我，要求在最短的时间内写出一本防治"非典"的科普宣传读物。我在4月24日完成出版了《非典防治》的小册子，在书中按五运六气的观点，尝试着预测疫情会在5月5日立夏时出现转折，5月下旬进入三之气后消退，后来疫情的发展果然如此，这就增强了我对五运六气疫病预测的信心。六、七月份我集中2个月的时间对《内经》的运气学说及历代医家在疫病方面的重要著作进行了系统复

习，写成了《疫病钩沉——从运气学说论疫病的发生规律》一书（2003年10月由中国医药科技出版社出版）。

在重温《内经》的运气理论时，发现按照《素问遗篇》中"刚柔失守""三年化疫"的理论，完全可以在2年以前就预见到SARS疫情的发生。

《素问·刺法论》说："假令庚辰刚柔失守，……三年变大疫。"《素问·本病论》中更具体指出："假令庚辰阳年太过，……虽交得庚辰年也，阳明犹尚治天，……火胜热化，水复寒刑。此乙庚失守，其后三年化成金疫也，速至壬午，徐至癸未，金疫至也。"这两段话的意思是：假若庚辰年的年运"刚柔失守"，三年以后将出现大的瘟疫。庚辰年刚柔失守的表现为天气干燥，气温偏高，并出现寒水来复的变化，此后三年化生的大疫名"金疫"。快到壬午年，慢到癸未年，"金疫"就来了。

2000年正好是经文提到的庚辰年，该年出现全国大面积干旱，年平均气温偏高，而11月份又出现月平均气温20年最低的现象，符合"庚辰刚柔失守"的运气特点。按"三年变大疫"之说，正好应该在2003年发生大疫情。经文说："速至壬午，徐至癸未，金疫至也。"广东最早发现SARS在2002壬午年，北方大规模流行在2003癸未年，而且经文明言发生的是"金疫"——肺性疫病，预见的准确性已超出一般想象。对运气理论的信心进一步加强。

2003年5月下旬以后，SARS为什么会消退？我们看到西医的疾控理论认为冠状病毒在10~20℃时最活跃，气温超过25℃就不复制了，故他们预测下半年气温回到25℃以下时，SARS还将卷土重来。我们根据运气学说在《疫病钩沉》一书中明确指出："像上半年那样的大规模流行不会再出现。下半年完全不具备运气致疫条件。"实际情况是下半年一个病例都没有，再次验证了运气理论的准确。

《疫病钩沉》问世以后，一些学术期刊纷纷刊出我从五运六气谈SARS的论文：《中国中医基础医学杂志》在2003年第12期发表我《三年化疫说"非典"》一文，中医药临床杂志2004年第1期发表了我的《〈内经〉运气学说与疫病预测》，江西中医学院学报2003年第3期发表了我的《从SARS看五运六气与疫病的关系》，五运六气与SARS关系的讨论成为大家关心的话题。

## 四、预测课题敢担当，屡测屡验彰绝学

运用运气理论对SARS疫情的预测，引起了国家中医药管理局的重视。2004年3月，国家中医药管理局启动"运用五运六气理论预测疫病流行的研究"特别专项课题，由我负责组建课题组，安徽中医学院、中国中医研究院基础理论研究所、中国科学技术大学、北京中医药大学、广州中医药大学、中国中医研究院附属广安门医院等单位的十多名专家参加了课题研究。

朋友劝告：疫病预测是世界性难题，五运六气又是争议较多的学说，准确与

否立马要见分晓，风险极大，搞不好身败名裂！我觉得中医学中这样精华的内容，不把它弘扬光大，是愧对我们先祖的！因而毅然接受了这一任务。

2004年4月，课题刚启动，考验就来了。安徽一位研究生从实验室感染了病毒，在北京和安徽两地出现了SARS疫情，4月21号疫情见报，22号课题组接到通知要对疫情作分析预测。我们24号上报的预测报告中明确指出：目前发生的SARS"只是散在发生而已，不必担心会有大流行"。

紧接着我们在5月中旬做出了对2004年下半年疫情的分析预测，认为2004年下半年"不具备发生大疫的运气条件，即使有人为输入性因素发生疫情，也不会引起大的蔓延"。

在2004年12月所作《对2005年疫情的五运六气分析报告》认为：2005年是疫情多发年，会有疫情出现；疫情规模一般，可无大碍；疫情规模虽不大，但"其病暴而死"，可能死亡率较高。三之气后需适当注意疟疾一类传染病；若气候"湿而热蒸"，需注意肠道传染病。验证结果是，原卫生部发布的2005年7月份疫情报告：霍乱67例，较去年同期上升了2.5倍；流行性乙型脑炎1690例，较去年同期上升28.32％。并且还发生了猪链球菌病和人间皮肤炭疽暴发疫情，部分地区出现了少见的鼠间及人间鼠疫疫情。

2005年9月29日，世卫组织某负责人就人感染高致病性禽流感发出警告："500万到1.5亿人将会丧生"，引起社会恐慌。我在11月12日作出书面预测报告："今冬明春属疫情多发期，发生小疫情可能性极大，但不必担心有大疫情。至明年（2006年）二之气（3~5月份）后可较乐观。"实际情况再次验证了五运六气的预测是准确的。

课题对2004~2006三年的疫情先后作了7次预测报告，结题时专家组验收意见："所作数次预测与以后发生的实际情况基本一致，初步证明了五运六气学说在疫病预测方面具有一定准确性，为重新评价运气学说提供了重要依据。""课题组在预测方法学上从多因子综合和动态变化的角度辩证的进行疫情分析预测，态度是科学的，客观的，方法是先进的。"

2008年要开奥运会，世卫组织发出通知，要求各国必须做好应对新的一波大流感的准备。4月份国家有关部门向我咨询，我说："奥运会期间无疫情，可放心开。"

因为有上述特别专项课题的预测成果，2008年启动国家科技特别专项时，"中医疫病预测预警方法研究"被列为国家"十一五"科技重大专项子课题，仍由我负责。

2009年3月5日，我在"十一五"重大专项启动会当天就上报了《2009年需加强对疫情的警惕》的预测预警报告，认为"2009年是疫病多发年"。3月24日提交第二次预测预警报告："今年发生疫情的可能极大，规模可达中等。"报告分析了2009年疫情与2003年SARS的区别："疫情的强度应比2003年轻，但在下半年还将延续。"3月下旬出现了较严重的手足口病疫情，有关方面发出警告，认为手足口病在5~7月还将出现高峰。我们在4月13日上报的第三次预测预警报告中认为："5月后手足口病可望缓解，不必担心5~7月会再出现高峰。"并在有关会议上提出：进入5月后，运气条件改变，手足口病消退，2009年的主疫情暴发。事实果如所测。

因为我们对甲流感预测的准确，中国中医药报在2009年12月21日用整版篇幅刊登了《顾植山与运气疫病预测》的专题报道。

有了"十一五"期间预测的成果，课题又滚动进入"十二五"国家科技重大专项。

2013年出现的H7N9疫情，4月2日首见报道，我们在4月4日的分析报告中判断："当前出现的H7N9禽流感属于节段性运气失常。""节段性运气失常引发的疫情多为小疫。因此，H7N9禽流感发展成SARS那样的大疫情可能性不大。风性的疫病一般来得快去得快，持续时间也不会太长。"（《中国中医药报》4月8日第1版）4月中旬疫情最紧张时，我们又在4月17日作了进一步分析，指出："5月5日是立夏节，立夏后的运气将有所转变，可期望出现疫情消退的转折点。"（《中国中医药报》4月19日第4版）

2013年的H7N9的疫情在5月上旬如期消退。2014年初，H7N9流感疫情再次发生，发病人数超过2013年。课题组1月9日所作《对当前疫情及中医药防治原则的几点看法》中，对疫情规模的判断维持了"小疫情"的预测意见，又在2月10日所作《对2014年疫情的预测报告》中进一步判断："甲午年的运气已经迁正行令"，春节后的寒潮"对H7N9疫情的消退则是有利变化，故预计H7N9疫情将趋缓"。以后的疫情变化再次得到应验。

从预测SARS到禽流感、手足口病、甲流感、H7N9，可谓屡测屡验，显示了运气学说对疫病预测预警的意义和价值。

社会上对运气预测存在一极大误区：认为运气学说是仅仅根据天干地支的推算去预测的，有些人没有去观察和分析实际天气情况，仅仅摘用《内经》中的片言只语就去搞预测，自然经常会不符合，遭到怀疑和反对也就可以理解了。我们在课题研究和预测实践中不断总结五运六气理论应用于疫病预测的规律和方法，在2006年的《中华现代中医药杂志》上发表了《五运六气预测疫病的科学态度和方法讨论》，在《中国中医药报》和《中华临床医药杂志》上发表了《五运六气预测不是机械推算》等有关文章，帮助大家了解运气预测是怎么回事。

通过SARS，我们看到运气学说的意义，不仅表现在对疫病的预测上，更是中医分析疫病病机和制订治则不可或缺的重要依据。

SARS暴发之初，一些指南上讲的是"风温""春温"，要求按卫气营血和三焦进行辨证施治。但临床看到的既不是风温、春温，也没有按卫气营血和三焦传变，患者的证候寒热错杂，燥湿相间，中医病机怎么分析？有主热毒的，有主寒湿的，一时间众说纷纭，莫衷一是。国家中医药管理局设立了接受献方办公室，收到全国各地献方上万首，但终无一适宜之方，难怪古人要发出"不懂五运六气，检遍方书何济"之叹！

从运气的角度分析，庚辰年刚柔失守产生的"燥"和"热"是伏气；癸未年的"寒"和"湿"则是时气，由疫毒时气引动伏气，燥、热郁于内，寒、湿淫于外，伏气和时气的交互作用，导致了SARS内燥外湿、内热外寒的病机证候特征。

古代医家认为："凡病内无伏气，病必不重；重病皆新邪引发伏邪者也。"因此对SARS来说，伏燥伏热是主要病机，而寒和湿是当年时气所致，是次要病机。由于"伏燥"在现行教科书中全无论及，成了现代中医的盲区。我发掘了前人文献中有关伏燥的论述，在2005年的《中国中医基础医学杂志》上发表了《伏燥论——对SARS病机的五运六气分析》一文，又在《中华中医药杂志》上发表了《运气学说对中医药辨治SARS的启示》的文章，并作为第三届国际传统医药大会优秀论文在大会上作了宣讲。

"三年化疫"之论出于《素问遗篇》。对《素问》的两个遗篇，因有学者认为出自唐宋间人伪托而不与《内经》同等看待，《内经》的注本常舍此两篇不注；一些影响较大的研究五运六气的专著也都不讲"遗篇"。我认为，运气七篇大论主要讲的是六十年运气的一般规律，以时气和常气为主；而2个"遗篇"重点讨论的是运气的不正常状态，两者结合，才是较完整的运气学说。研究疫病的发生规律及防治，更要重视《素问遗篇》中的有关论述。为纠正学界对《素问遗篇》的偏见，我在《中医文献杂志》2004年第1期上发表了《从SARS看〈素问遗篇〉对疫病发生规律的认识》、在《中医杂志》2004年第11期上发表了《重评〈黄帝内经素问遗篇〉》的文章。

2005年11月，我撰写了《让中医五运六气学说重放光芒》一文参加中华中医药学会在杭州举办的中医药学术发展大会，大会特邀我在会上作了专场演讲（后发表在《浙江中医药大学学报》2006年第2期）；2007年12月又出席在北京人民大会堂举行的"第二届中医药发展论坛"以该题作专场演讲，论文获大会优秀论文一等奖。

在疫病的病因上，西医注重的是直接致病原，在SARS就是冠状病毒。但冠状病毒不是2002年才有的，为什么2003年5月下旬人们并没有把冠状病毒消灭掉病就没有了？现在病毒还在却不再发生疫情了？西医的病因理论无法解释。中医的理论是天、人、邪"三虚致疫"，比西医单一的致病微生物理论就要全面得多。

"天虚"是五运六气出现了乖戾，是自然大环境出了问题。事实启示我们：人体的抗病能力、致病微生物的传染力和生物学特性，都受制于自然大环境的变化条件。中医天、人、邪三虚致疫学说，将是对西方医学流行性传染病病因学的必要补充和重大突破！在疫病的防治上，若仅仅盯住致病微生物，病毒会不断变异，新的致病微生物会不断产生，老是被动地跟在致病微生物后面跑，绝不是解决问题的好办法。若能充分运用五运六气的理论，把握疫病的发生发展规律，在与致病微生物的斗争中，就可以发挥中医治未病的优势，变被动为主动。

《内经》在这里讲的"虚"不是"弱"。"虚"是有空隙，不和谐。就2009年的甲流来说，世界卫生组织一再强调对老弱病幼孕妇等要加强预防，可为什么反而身体最强的青少年发病最多？2009年的运气特点是寒湿，在寒湿年不注意避寒保暖就会产生"虚"。试看雪糕冰激凌都是青少年吃得多，老幼病弱者吃得少，得甲流青少年多顺理成章；美国人最爱吃冰块，得甲流多也就可以理解了。中医讲"邪之所凑，其气必虚"！世卫组织的防疫是防"弱"不防"虚"！我在《中国中医基础医学杂志》2009年第5期上发表了《"三虚致疫"——中医学对疫病病因的认识》一文，阐述了上述观点。

### 五、太极图重释阴阳五行，开阖枢演绎六经大义

我1987年在北京曾拜访著名中医学家方药中先生，方先生说："五运六气是中医基本理论的基础和渊源！"此话对我影响很深。从方老这一观点出发，再去研读《内经》，就会发现《内经》中处处都是五运六气，五运六气思想还渗透到中医学理论的各个方面，《内经》的理论基本建立在五运六气基础之上，例如，五脏六腑显然源于五运六气，六经辨证其实就是"六气辨证"，丢掉了五运六气，许多中医的基本概念都走样了。故需要用五运六气来重新认识中医基础理论的构架原理和起源问题。

我从龙砂医学传承的宋代理学的太极河洛思想入手，首先重新诠释了阴阳和五行的本义。研究发现，太极图是古人对自然界动态变化周期运动的象态描绘，阴阳代表了气化运动的两种象态：由衰到盛——阳象；由盛到衰——阴象；河图洛书是数字化的太极图。自然界的阴阳气不是静态的比对，而是具有盛衰变化的节律运动。古人将自然界阴阳气的盛衰变化理解为一种周期性的"离合"运动。《内经》中有《阴阳离合论》的专篇。气化阴阳的离合过程形成开、阖、枢三种状态，阴阳各有开、阖、枢，就产生了三阴三阳六气。三阴三阳说是中医学对阴阳学说的一个非常重要的发挥和创新，是中医阴阳学说的精髓，指导中医辨证意义重大。

用三阴三阳六气思想来指导经方的应用是张仲景在理论上最大的贡献，抓住了三阴三阳，就能提纲挈领，执简驭繁。明代著名医家王肯堂晚年总结说："运气之说为审证之捷法，疗病之秘钥。"

《伤寒论》"六经欲解时"，即是源于"开阖枢"的时间定位。三阴三阳的"开

阖枢"时间定位，可以在临床应用上得到验证。例如，我发现根据"厥阴病欲解时"，不管什么病，凡症状主要出现在丑、寅、卯三时者，用厥阴病主方乌梅丸方治疗，每可获得奇效。现在这一治病思路得到了越来越多医生的采用（一些学术期刊和《中国中医药报》时有报道）。

辨三阴三阳六气是看动态、抓先机的思想。现代人把中医看病的思路归结为"辨证论治"四字，但《内经》中并没有这个词，《内经》反复强调的是"病机"问题。辨病机要求从五运六气时间的动态规律看问题，抓的是隐机、玄机、先机，而辨证主要是空间的、静态的、治已病的思维方式，病未发作时往往无证可辨，只能在已病后抓"后机"了。

对温病的卫气营血辨证与《伤寒论》的六经辨证，学术界颇多争议，其实叶天士在讲卫气营血时，依据的仍是阴阳开阖枢理论，从三阴三阳开阖枢的模式就可以把两者统一起来。

在近现代的中医研究中，开阖枢三阴三阳几乎是个盲区，有些著作中的三阴三阳已不知所云，失去了其应有的地位。五行是自然界"五常之形气"，把一年分作五个时段，就会依次出现木、火、土、金、水五大类自然气息。阴阳是事物变化的性态，开阖枢是动态，开阖枢"三生万物"，五行是万物的象态，三者构成一个完整体系。把五行说成是"构成世界的五种基本物质"，就没有继承发扬的价值了。

阴阳五行首先是古代的自然科学模型，然后才有哲学层面的推演和说理。阴阳五行强调的是动态、时态。天人相应的关键是要把握天地阴阳动态节律中的盈虚损益关系。

中医的"藏象"讲的是天地自然五行之象在人体的表现，《内经》讲"各以其气命其藏"，自然界有五行之气，故人有"五脏"。现在将基于时间的藏象学说代之以基于空间解剖实体的脏腑器官，藏象理论的天人相应思想被严重曲解。

"天不足西北，地不满东南"和"七损八益"等都是对天地阴阳动态变化盈虚损益的描述。《素问·阴阳应象大论》提出调和阴阳的大法是"知七损八益，则两者可调"。"七损八益"是启示我们辨时机、抓先机、治未病的思想。由于摒弃了五运六气，这重要思想在有些著作中成了"房中术"。

中医要发展，学术是根本。从运气学说入手，可澄清中医学术中大量历史"悬案"。不懂五运六气，就不会真正搞懂中医理论。近10年来，我致力于用五运六气思想对中医基本理论进行正本清源式的整理，发表了多篇论文并作了较多宣传推广演讲，例如：

在2006年第6期的《中国中医基础医学杂志》上发表了《从阴阳五行与五运六气的关系谈五运六气在中医理论中的地位》。

在2006年第8期的《中华中医药杂志》上发表了《从五运六气看六经辨证

模式》。

在2006年7月21日的《中国中医药报》上发表了《黄帝内经"七损八益"不是房中术》。

2009年9月在中国科协第36期香山科学会议上作了"需要用五运六气来重新认识中医基本理论的构架原理"的主题发言。

2009年6月27日在中国社会科学院召开的"中医影响世界论坛北京专题会议",发表了"学术是根本,传统要继承"的专题演讲。

在2011年2月16日的《中国中医药报》上发表了《还中医药理论本来面目》的文章。

2012年6月19日,在中医影响世界论坛北大会议上作了"阴阳离合之道——中医阴阳学说中一个被忽视的基本原理"的主题发言。

2012年7月8日,应邀在人民大学召开的中医临床疗效评价学术研讨会上作"评价中医临床疗效如何体现中医特色优势的几点思考"的专场学术报告。

2013年8月6日,应邀在福州召开的"全国第十三次《内经》学术研讨会(《内经》高层论坛)"上作"三阴三阳开阖枢——《内经》研究中的一大盲区"的专题报告等。

研究发现,中医学术流派的产生与不同历史时期五运六气的不同有很大关系。2013年10月10日,我在中华中医药学会主办的全国第五次中医学术流派交流会上发表了"中医学术流派与五运六气"的学术报告,就这一问题作了阐述。

已故中医名家邹云翔先生说:"不讲五运六气学说,就是不了解祖国医学。"五运六气理论的存废,关系到对整个中医理论的阐述和评价,已不容回避。丢掉了五运六气,中医学术失去了最核心的基础。

我应《健康报》约稿,在2012年2月8日的《健康报》上发表了《中医教材需要更新》一文;又在《中医药管理杂志》2013年第1期上发表了《中医要发展,教材是根本》一文,呼吁教材改革。这一呼吁已引起原国家卫计委和国家中医药管理局有关领导的重视。

## 六、推广龙砂学术特色,培育流派传承人才

太极河洛思想和五运六气学说为宋代两大显学,张仲景的伤寒学也于北宋时期成为医家经典。宋代的这些学术精华经过作为东南宗师的陆文圭的传承阐扬,在龙砂地区得到很好继承、发扬。重视五运六气,运用开阖枢三阴三阳理论指导运用经方,擅用膏方治未病,成为龙砂医学流派的三大主要特色;而这三大特色,恰恰都是目前中医学传承中濒临亡佚的薄弱环节。

2006年我从安徽中医学院教学岗位上退休,缘我是江阴致和堂创始人柳宝诒四传弟子的关系,江阴市政府于2007年成立了"致和堂中医药研究所",邀请我

回家乡担任研究所所长开展工作。针对龙砂医学的三大特色，研究所设立五运六气、经方和膏方三个研究室。

2007年，研究所首先在江阴市科技局申请了"致和堂膏滋药制作工艺研究"的科研课题，对柳宝诒的膏滋药制作工艺进行了发掘整理。2009年致和堂膏滋药制作技艺成为江苏省非物质文化遗产，我个人获"2007年度江阴市科协创新人才一等奖"。2011年，致和堂膏滋药制作技艺成为国家级非物质文化遗产。

陆文圭传承的两宋太极河洛思想，为明清肾命学说的嚆矢，龙砂文化影响苏南广大地区，在此文化基础上产生了冬令服膏滋药的江南民俗，龙砂膏方体现了传统膏方养生治未病的内涵。

近年来，膏方市场空前繁荣，原流传在江浙民间的膏方正在迅速向全国推广，但各地对江浙膏滋民俗产生的文化背景和理论并不清楚，大多将治已病的膏剂混同于治未病的养生膏滋。为了推广和普及膏方知识，2009年10月中华中医药学会主办"全国首届膏方应用与制作培训班"和"全国首届膏方学术研讨会"，并由江阴致和堂中医药研究所承办，我在培训班上作了"膏滋方理论考源"的专题报告（该文发表于《中国中医药报》2009年11月6日和《中医药文化杂志》2009年第6期）。以后我们每年都要举办1~2次国家级的膏方培训继教班，"龙砂膏方"已在全国多个省市推广。我们2009年在江阴市科技局立项的"膏方理论与临床应用研究"课题，也已于2012年获江阴市科学技术进步奖。

在五运六气的研究方面：

2008年4月参加国家中医药管理局"中医药应对突发公共卫生事件工作座谈会"，在会上作了"中医五运六气理论对疫病发生的相关性研究"的专题汇报演讲。

2008年9月承办并主讲了由中华中医药学会主办的国家级继续教育项目"中医五运六气研讨班"和"全国五运六气学术研讨会"。

2008年底，由致和堂中医药研究所牵头的"中医疫病预测预警方法研究"列入国家"十一五"科技重大专项。

以后每年都要举办1~2次以五运六气为主题的国家继教培训班。

我们在承担国家科技重大专项时，与中国科学技术大学从事科学史、统计学、计算机等方面的专家共同组成课题组，进行多学科合作研究；2010年后，我们加强了与科技各界的交流合作，例如在2010年6月专程访问了华南师范大学光子中医学实验室；2010年11月访问了长江水利委员会水文局，后与水文局有关专家就疫病与灾异预测的相关性及水文资料在五运六气研究中的应用等问题进行了多次讨论；2011年3月参加北京师范大学与美国科罗拉多大学联合举办的"人类健康与环境"国际会议，我在会上作了"中医五运六气理论对气候变化与疫病发生规律的认识"的主题演讲；应邀在中国科学院大气光子研究中心作"中医学对自然变化周期性规律的认识”的专场学术报告等。

## 七、对龙砂医学流派的发掘整理和传承推广

江阴市科技局2008年立项资助"龙砂医学的发掘与研究"课题，2011年通过结题验收。随后，我们在2011年10月的《中国中医药报》上连载了《江南杏林一奇葩——龙砂医学说概》的文章，系统介绍了龙砂医学流派的源流和学术特色，使这一濒临湮没的重要学术流派重见光明。

2012年，国家中医药管理局启动对中医学术流派传承工作室建设项目，龙砂医学流派率先成为建设项目的试点，随后又成为首批立项的全国64家流派之一。

乘流派传承项目的东风，我们在2012年8月举办了首届"龙砂医学国际论坛会"；以后每年举办1次，今年（2015年）8月将举办第四届。

2013年无锡市编办批准正式成立了无锡市龙砂医学流派研究所，特聘我担任所长。无锡中医院29名医师踊跃报名争当龙砂流派后备传承人，通过考试首批遴选了12人，2015年将遴选第二批。流派建设推进了整个地区中医药的发展。

2013年在广州召开的"全国中医学术流派传承工作室建设项目启动会"上，我作为龙砂医学流派的代表性传承人暨传承工作室建设项目的负责人，作了题为"流派传承显生机"的试点工作经验介绍，为全国的中医学术流派传承工作起了示范作用。2013年10月，我们承办了中华中医药学会"全国第五次中医学术流派交流会"，全国主要中医流派汇聚江阴，共商流派传承大计。

国家支持中医学术流派传承的目的，除了避免失传外，更重要的是要做好推广发扬。"一花独放不是春"，遍地开花才能催生流派传承的繁荣春天！

我的宗旨不是为流派而流派，流派传承的最终目的是要让一个流派的"独家秘术"成为大家都能共享的知识和技术，这个流派就完成了历史使命。所以我们要努力做好传承推广工作，争取成为最早被"消灭"掉的流派！我们对前来拜师学习的弟子倾心传授，毫不保留，一视同仁，所以传承弟子每次跟师抄方，都会有新的收获，业务上进步都很快。进行试点时，我们与广东省中医院和山东省临沂市人民医院建立了合作共建关系，试点一年多的实践证明，流派传承工作使合作共建单位的中医状况发生了很大改变，如临沂市人民医院产生了"一石激起千层浪"的效应，龙砂特色门诊的临床疗效得到很大提高，拜师龙砂的弟子很快从一个普通医生成长为市名中医，ICU的危重患者请中医会诊已形成常态，而且还促使该院的西医掀起了学习中医的热潮。我们在该院举办国家继教项目"中医五运六气临床应用培训班"时，有超过100位西医到场听课；目前已有7名西医的主任医师拜师龙砂流派学习中医，小儿外科主任刘宇在《中国中医药报》上发表了《一名西医对五运六气的认识和应用》的文章，有望形成中西医结合的新模式。

山东省卫计委（现山东省卫生健康委员会）已在全省推广临沂经验，2015年4月

2日在临沂召开了山东省"全省综合医院和妇幼保健机构中医药工作现场推进会"。

目前，我们已新增无锡市中医医院、山东烟台毓璜顶医院、江阴市中医院等单位为合作共建推广单位。全国各地前来拜师者踊跃，现在拜师的龙砂弟子已超过100人，分布全国12个省市，其中正高职称的占了40%。

为了让更多的人尽快了解到龙砂医学流派濒临亡佚的学术，这几年在全国各地作了100多场次的宣讲；除每年多次的全国性和国际性学术会议、国家级继教项目外，还包括人事部"中医骨干人才能力建设培训班"，国家中医药管理局第二批、第三批全国优秀中医临床人才研修培训班，国家中医药管理局传染病专项临床人才研修班，上海市"海上名医传承高级研修班"等培养高级中医人才的讲座，并应邀在中国中医科学院基础理论研究所、中国科学技术大学、上海中医药大学、南京中医药大学、福建中医药大学、辽宁中医药大学、黑龙江中医药大学、长春中医药大学等研究机构和高校作专题学术报告。

## 八、"钥匙"明灯照方向，《内经》医魂是根本

习近平主席曾在澳大利亚皇家墨尔本理工大学中医孔子学院授牌仪式上说："中医药学凝聚着深邃的哲学智慧和中华民族几千年的健康养生理念及其实践经验，是中国古代科学的瑰宝，也是打开中华文明宝库的钥匙。"

习主席的话给了我很大的震撼和启发。过去只是讲中医是我国传统文化伟大宝库的重要组成部分，是伟大宝库中的一颗明珠，"钥匙论"较之"重要组成部分"的提法显然又上升了一个层次。

自古以来，我们一直自称"炎黄子孙"，常说"上下五千年"，古代文献中讲伏羲画八卦，伏羲比黄帝早得多，古人为什么不自称"伏羲子孙"？为什么不把文明的起源定于伏羲或者更早而要定在黄帝时代？

中华文化丰富多彩，四书五经、诸子百家，为什么认为中医药学是"钥匙"呢？

在"钥匙"论这盏明灯的指引下，我对我国的文化史和医学史重新进行了系统学习和认真思考。

终于明白了：五千年是中华民族的文明史。伏羲时代的代表性文化符号是八卦，"太极生两仪，两仪生四象，四象生八卦"，这种二分制推衍模式，虽已表达了阴阳的概念，但还不足以成为文明成熟的标志。黄帝时代的文化特征是什么？《史记·历书》说"盖黄帝考定星历，建立五行"，阴阳学说上升到了五行的层面。在阴阳五行的基础上，才可能有"大桡作甲子""容成造历"等划时代的文化标志出现，中华民族才进入成熟的文明时代。中华民族的第一次文化高峰应该是在黄帝时代而不是有些人讲的春秋战国时期。

终于明白了：阴阳五行在夏代以前已成为全社会的重要准则，决不如某些国学权威所讲是春秋战国时期才形成的思想。中医学最重要的经典是《内经》，《内

经》最核心的思想是阴阳五行。所以中医学是植根于黄帝文化的医学，相比之下，道家和儒家是春秋时期才出现的思想，都只有2000多年的历史，故在传统国学中，只有《内经》最能代表中华文明的源头——黄帝时代的文化，而且《内经》整合了太极阴阳、开阖枢三生万物和五行学说三大基本理论，反映中华文化原创思维的系统最为完整；《内经》从阴阳五行模式推衍总结出来的五运六气、藏象经络等学说，在传统文化中已达最高学术层次；《内经》探讨的是天人相应的科学道理，是古代的科学瑰宝，受后世封建迷信等思想的掺杂最少，保持了中华传统文化的纯净内涵。

终于明白了"钥匙"说的深刻伟大和重要意义！如何看待中医药文化在中国传统文化中的地位，不但关系到中医药传承发展的大方向和根本原则，更关系到弘扬中华优秀文化的大局！

习总书记在全国宣传思想工作会议上强调，要"讲清楚中华文化积淀着中华民族最深沉的精神追求""讲清楚中华优秀传统文化是中华民族的突出优势，是我们最深厚的文化软实力"。

能成为"打开中华文明宝库的钥匙"，绝对不是只从临床技术和疗效的角度上讲的，需要我们讲清楚中医药文化的精神追求和突出优势。有了"钥匙"论这盏明灯，再读《内经》感觉就完全不一样了，随处可见中华医学的特色优势，处处都是中华文明的奇珍异宝！

现在的教科书把《内经》讲成是战国至秦汉时期的著作，经常会讲《内经》的思想来源于春秋战国时期的诸子百家，其实《内经》是西汉刘向等汇编"周、秦间人传述旧闻"的著作，《内经》的命名，是编者认为该书"言阴阳五行，以为黄帝之道也"。现在有些人仅依据传世本《内经》载体的时代特征去判定该书的成书时间，对于流传久远的古籍来说，文献载体的时代特征，不能代表该文献中学术思想的形成时间，这应该是文献学的一个常识。考察《内经》学术思想的产生时代，内证比载体更为可靠，例如《内经》中讲"九星悬朗"是指北斗九星，但中原地区人在3600年前才有可能看到北斗九星；运气理论中冬至点定在二十八宿的"虚"位，那是4000年前的天象等。看不到《内经》的理论基础是黄帝时代的文化模式，就难以理解中医药学可以成为打开中华文明宝库钥匙的英明论断！中医学与中国的道学、儒家思想是同源异流的关系，由于《内经》的基本思想直接植根于黄帝时代的文化，保留了许多其他文献中见不到的内容，《内经》可以给国学其他方面的研究填补一些缺失，提供一些新的视角。通过对《内经》文化源头的梳理和阐述，有助于恢复和弘扬被湮没和已被曲解的古代文化的原貌，对中华文明的历史做出新的评估。

现在通行的中医药理论模式是以西医为参照系整理构建的，中医院校毕业生中医特色淡化，整体临床水平不尽人意。国医大师陆广莘生前呼吁要"重铸中华医魂", 是感到现在的中医学术已"失魂落魄"! 中医之"魂"首先是中华文化之魂! 中医药理论植根于中华民族传统文化的土壤之中, 凝聚着中华优秀文化的精髓。中华文化的源头是太极河洛, 是阴阳五行。太极河洛是古人对自然变化规律的基本认识, 阴阳五行是时间的动态模型, 这些都是中医思想的灵魂。丢掉了五运六气, 模糊了三阴三阳, 据西医的解剖生理学来研究藏象, 用有效成分分析方药, 在西医的辨病之下搞辨证, 以证明部分内容能合乎西医原理而沾沾自喜, 诊脉成了做做样子, "天人相应"徒留空名……诸如此类的问题不胜枚举。中医当然就"失魂落魄"了。

　　基于这一认识, 我在2013年7月18日的《中国中医药报》上发表了《找回中医思想的魂》, 2013年9月11日的《中国中医药报》又用整版篇幅发表了我《中医之魂在〈黄帝内经〉中》一文, 2013年12月24日我在世界中医药学会联合会与中国中医科学院联合举办的"世中联中医药传统知识保护研究专业委员会成立大会暨中国中医科学院第二届中医药文化论坛"会上作了"《内经》的文化定位思考——学习中医药学是'打开中华文明宝库的钥匙'"的专题报告, 呼吁中医界要高度重视"钥匙"论的重要意义, 重新认识中医药文化的科学内涵, 真正担当起打开中华文明宝库钥匙的历史重任!

　　随着年岁日增, 精力日衰, 深感传承龙砂学术, 弘扬中医药文化的责任性和紧迫性, 但愿在有生之年还能为中医药复兴的伟大事业再添瓦加砖, 尽一点个人绵薄之力。"知我者谓我心忧, 不知我者谓我何求。悠悠苍天! 此何人哉?"(《诗经·王风·黍离》)

(陶国水协助整理, 原载于《名老中医之路》第五辑)

# 敢继绝学济苍生

今天的中国，正满怀豪情和自信地走在通往民族伟大复兴的征程上。

而中华民族的伟大复兴，离不开中医的振兴。

一代又一代的中医人，为了振兴中医而发奋图强，他们永无止境的探索和留下的宝贵财富，至今令我们这些后来者高山仰止。

中医的振兴，呼唤集大学者和大医家于一身的领军人物，而顾植山先生正是其中一位。

他学究天人，治学法度严谨，同时又闳中肆外。中医五运六气学说，素来被称为中医理论中的绝学。顾植山数十年致力于中医理论传承中这一最艰深、最薄弱部分的攻坚，做到了把五运六气原理阐明、把其产生的宏大文化背景讲清；更可贵的是，他的理论探索一刻也没有离开过临床一线，不仅开辟了五运六气用于临床的现实路径，而且创立了一套完备的五运六气临床应用体系。

明代张景岳说过："浑然太极之理，无乎不在，所以万物之气皆天地，合之而为一天地；天地之气即万物，散之而为万天地。故不知一，不足以知万；不知万，不足以言医。理气阴阳之学，实医道开卷第一义，学人首当究心焉。"一代名医、中医肾病学奠基人邹云翔先生一直推崇五运六气学说，并倡导从多学科范围研究，强调这种研究需要通才。

顾植山正是这种守正创新的通才。他在返本归原中继承传统中医理论和文化，廓清了许多长期以来覆盖或附着于中医身上的误解和曲解；他在更高的多维度科学层面，融合天文学、气象学、考古学、物候学、地理学、统计学等多学科知识成果，交叉验证五运六气学说的科学性并把它付诸临床医学实践中。他不排斥任何现代科学，包括西医学在内。

他既有勇于探索的品格，又有验证于实践、回报于大众的情怀和大爱。在全国抗击SARS（严重急性呼吸综合征）和新冠肺炎感染的战斗中，顾植山及其团队挺身而出，做出了有目共睹的贡献。顾植山淡泊名利，不计个人得失，积极投身于医学流派的传承，如今所带弟子已逾千人。

我最早认识顾先生是因为采访，后来了解越多，相知愈深。对先生的学术人品、道德文章日益仰慕，时时生起"仰之弥高，钻之弥坚；瞻之在前，忽焉在后"之感。2017年11月，在美丽的太湖之滨，我有幸拜师成为顾先生的弟子。从一次次的跟师和交流中，我总是被先生的学术创见所吸引，被先生精湛的医道医术所折服，被先生为中医而忧的使命感所打动。

2019年2月中旬的几天里，合肥春雪未泮，继之微雨。先生住处门外的南天竹经冬不凋，青翠欲滴。我与先生竟夕长谈，浑然忘倦。我无所拘谨，放胆请教，直陈疑问；先生思接千载，视通万里，有问必答。

这本书，某种程度上是我的一份入门学习的作业。但从另一方面讲，更是对先生数十年学术临床生涯的一个粗线条的巡礼。

在写作本书的过程中，我一次次地记起自己与中医的情缘。我热爱中医，童年时便多识于草木鸟兽之名，为一种花草树木叫不出名字、不知道其科属，会惆怅半天。在我还不明白"满山芳草神仙药"的时候，就已能在乡村的田间阡陌或小河边，认识几十种中草药。走进中药店，我第一感兴趣的是那些神奇的一格格的药屉和玲珑无比的药秤——戥子。再后来，大学期间，我不仅看了《本草纲目》，还开始阅读《黄帝内经》《伤寒论》《金匮要略》。近二十年来，我结识了不少中医朋友，包括一些民间中医，其中，不乏经方派的大家和火神派的代表人物。跟他们，我学到相当多的中医知识，当然疑问也变得越来越多。我于是转向从中医典籍中寻找答案。北京永定路的那家医药书店，里面几乎所有的中医经典，我都曾涉猎过。

我曾经注意到，日本古方派医家的著作和汉方药在日本非常普及，日韩中医药产业规模之大，令人惊异。而在有的西方国家，一方面，有人在不遗余力地否定甚至诋毁中医中药，另一方面，研究和开发中医药的人和机构却在不断增多。因此，我虽曾一度对国内的中医药发展产生过失望情绪，但更多的则是感到忧患和危机。

自从遇到顾先生并拜师以后，我对我国的中医事业又重新充满了信心。只要中国有顾植山先生这样的中医学家，只要像顾植山先生这样的大家在中国多一些再多一些，只要能把像顾植山先生这样的大家们的学术思想和临床经验传承下去，并且从现在起有更多的人像顾先生一样身体力行，那么，振兴中医就大有希望。

十八大以来，党和国家振兴中医药事业的新政不断出台，力度之大，在历史上前所未有。无论是把中医药振兴提升到国家战略层面，还是为中医药立法；无论是中医药知识产权保护，还是中医药人才培养方面的政策，都昭示了国家振兴中医药的决心。可以预见，在中西医并重政策的指引下，一个涉及中医药管理、教育、医疗体系的全方位改革和创新体系，已经在推进之中。

本书在写作过程中，得到了顾植山先生的全程指导，并承蒙先生审阅全稿；陶国水、李宏、张丽、朱若文等多位同门，也给予了不少帮助，在此一并深致谢意。本书中一些资料参考引用了《中国中医药报》等媒体的报道，有的未——注明出处，特此说明。

去年顾先生73岁大寿时，我曾写下一首小诗为先生祝寿：

植得绿树遍山川，且喜吾师犹童颜。春风龙砂最浩荡，举目薪火星满天。

"举目薪火星满天"，这也是我对中医传承事业最大的期盼和祝愿。

尹洪东<br>2020 年 9 月<br>（本文为《运气大医顾植山》前言）

# 编集后记

中国传统中医所注重的"天人合一""顺天应时",强调人与天地自然的动态的一致,更蕴含着深层次的含义,即,作为天地万物之灵的人,应始终保有刚健进取的精神,努力追求"天时、地利、人和"的统一,实现人的身心、社会群体与天地自然的和谐。顾植山先生的中医理论与实践,就是以此为鹄的。

顾先生家承岐黄、博通经籍又能应势开新,虽年逾古稀,仍不辞辛劳,奔波在临床一线。一直以来,先生执着于五运六气研究和疫病学研究,推动龙砂医学流派的传承与创新,探索与改革中医学传承模式,大力推广传播中医传统文化,实为后辈楷模。

2013年10月,我第一次聆听了顾先生关于五运六气的讲座,打开了认识中医的全新视野。此后有幸拜先生为师,以一种全新的思维重新学习中医经典。在跟随先生的数年时间里,我系统整理和学习了先生已发表的学术论文和发言稿,对先生的学术思想有了大致的认识和理解,深感这是一个立意高远的严密的学术体系——一个贯穿中医文化传播、经典文献研究和临床实践全领域的、以"找回中医思想之魂"为精神指向的学术体系,对于提升中医学术水平和指导临床实践有着重要意义,因此萌生了整理出版的念头。

古语云:将升岱岳,非径奚为;欲诣扶桑,无舟莫适。本书汇聚先生既往论作,分门别类,纂辑成册,便于系统研读。包括文化卷、医论卷、抗疫卷、传承卷及附篇五部分。在先导部分的文化卷中,先生条分缕析了中华文明和中医文化的密切关系,认为:中华民族跨入文明时代的里程碑是黄帝文化,植根于黄帝文化的《黄帝内经》是中医药学最重要的典籍,而中医药学正是打开中华文明宝库的钥匙。医论卷从"道"的层面重点阐释五运六气理论及医易关系,并用五运六气理论重新认识中医基础理论中的诸多原理,有助于更好地理解中医阴阳五行学说的天人相应思想。在着墨较多的抗疫卷中,先生稽古揆今,通过整理分析历代中医文献中对疫情的研究,着重论述了五运六气学说与历代疫情发病特点的密切关系,为中医防治各种传染病提供了宝贵的研究思路。先生临床以五运六气理论为指导,擅用经方,发挥性应用三因司天方,疗效独到,故又设传承卷,收录先生临床诊治的诸多典型案例(多由跟师弟子整理完成)。传承卷分医理篇和临床篇两部分,突出先生解决临床实际问题的"道术相合"的方法论。附篇是先生行医五十周年之时回顾自己的心路历程，深感传承龙砂学术、弘扬中医药文化、培育中医人才的责任性和紧迫性，是中医人的心声和肺腑之言。

对于真正想学习五运六气、学习传统中医的学者而言，本书或可提供学习中医的正确思路与方法，以及成为中医人的真正指南。展卷其中，我更相信，读者诸君必能感受先生的深厚学养以及贯穿几乎所有文字的对于中国优秀传统文化的眷眷情怀。西风东渐以来，中医药学饱受冲击。先生对此有切肤之感，并义无反顾地担负起振兴传统中医的重任。他时常吟诵《诗经·黍离》中的诗句：——"知我者，谓我心忧；不知我者，谓我何求。悠悠苍天！此何人哉？"古往今来，对民族文化的沉郁痛切的情感以及光大民族文化的坚定信念，常常是士君子自强不息的动力。

古人有"立德、立功、立言""三不朽"之说，弘扬以"救济苍生"为宗旨的传统中医药学，可以说实现了"立德、立功、立言"的有机统一。中医学术为探索中国文化自身发展规律与特色作出了独到贡献，中医药学当以自信的姿态立于世界文明成果的舞台。

吴波
2022年孟冬于济南